100 MEISTERWERKE 3

100 MEISTERWERKE
AUS DEN GROSSEN MUSEEN DER WELT

Herausgegeben von Wibke von Bonin

Band 3

vgs

CIP-Kurztitelaufnahme der Deutschen Bibliothek
100 [Hundert] Meisterwerke aus den großen Museen der Welt/
hrsg. von Wibke von Bonin. – Köln: vgs
Bd. 1 hrsg. von Edwin Mullins
NE: Mullins, Edwin [Hrsg.]; Bonin, Wibke von [Hrsg.]
Bd. 3 (1987)
ISBN 3-8025-2170-6

1. Auflage 1987

Reproduktionen: Regrafo GmbH, Kempen
Druck und Verarbeitung: Industrie + Werbedruck, Herford
Herstellung: Wolfgang Arntz
Printed in Germany
ISBN 3-8025-2170-6

Inhalt

Vorwort

Dieser dritte Band der Reihe „100 Meisterwerke" unterscheidet sich von den beiden voraufgegangenen vor allem durch die Auswahl und Anordnung der Bilder. Während Edwin Mullins, der die ersten 100 Werke aus den großen Museen der Welt wählte, diese in thematische Gruppen zusammenfaßte, liegt für die zweiten 100 Meisterwerke die Wahl von Bildern und Autoren bei der Kölner Redaktion der Fernsehsendungen, die zusammen mit dem Buch produziert werden. Die Meisterwerke wurden jetzt unter folgenden Gesichtspunkten gewählt: Kein Maler darf bereits in den ersten Hundert vertreten gewesen sein.
Bevorzugt werden (zunächst) deutsche Maler, deutsche Museen und insgesamt vorwiegend modernere Arbeiten, d.h. viel (aber nicht nur) aus dem 19. und 20. Jahrhundert bis in die unmittelbare Gegenwart.
Pro Museum werden fünf Werke gewählt, die zugleich repräsentativ für die jeweilige Sammlung sind. Von den zwanzig Museen sind sieben deutsche, zehn außerdeutsch europäische, drei US-amerikanische. In diesem Band, der die ersten Fünfzig der zweiten Hundert vereinigt, sind es sechs deutsche, zwei Schweizer und je ein englisches und ein französisches Museum.
Die Autoren sind Kunsthistoriker, vielfach die Kustoden der betreffenden Museen, die über die Bilder bereits für Ausstellungskataloge oder Bücher gearbeitet haben, in deren Forschungsgebiet das jeweilige Werk fällt.
Ihnen möchte ich an dieser Stelle sehr herzlich danken, sowie auch den Direktoren der Museen, die die Kapitelvorworte geschrieben haben. Sie geben einen Einblick in die Entstehung der Sammlung und beleuchten den Stellenwert der ausgewählten Bilder.

Wibke von Bonin

Vorwort

Der Titel „100 Meisterwerke" ist längst zu einem Synonym für eine bestimmte Art von durchaus populärer Vermittlung von Kunst mit Hilfe des Fernsehens und des gedruckten Buches geworden. Die Tatsache, daß allenthalben Meisterwerke nicht nur der Kunst angeboten werden, läßt darauf schließen, daß die Idee dieser „100 Meisterwerke" eine offenbar sehr produktive Idee ist.

Als Edwin Mullins – der Herausgeber des ersten Bandes dieser Reihe und Promoter der Fernsehsendungen bei der BBC – die Meisterwerke auf 100 begrenzte, legte er damit eine zwar sehr einprägsame und handliche Zahl fest, nicht aber eine, die durch die Zahl der existierenden Meisterwerke zwingend gewesen wäre. Natürlich gibt es mehr als 100 Meisterwerke. Ob es 1000 sind – wie der Vorspann der Fernsehsendungen eher spielerisch bekanntgibt –, mag dahingestellt bleiben… Auf jeden Fall scheint es uns gerechtfertigt, über die Hundert hinauszugehen und mit diesem Band bis zu 150 zu gehen.

Der Verleger

DIETER HONISCH

Nationalgalerie Berlin (West)

Wann immer man über Kunst nachdenkt und sich mit ihr beschäftigt, wird man Werke in einen Zusammenhang bringen. Der Wissenschaftler tut dies und der Sammler oder der Museumsmann, selbstverständlich auch der verantwortliche Redakteur einer so populären Fernsehserie wie dieser.

Natürlich wird man damit nicht das Ganze haben, sondern nur einen Teil, wenn die Gesichtspunkte stimmen, sogar einen wesentlichen. Auch die Sammlungen unserer Museen können nur Ausschnitte aus der weltweiten Kunstproduktion geben. Sie müssen sehr viel mehr weglassen, als sie erwerben können, und so gilt es, eine Konzeption zu finden, die das fehlende Werk nicht vermissen und das vorhandene nicht als willkürlich erscheinen läßt.

Die Sammlung eines Museums – zumal, wenn mehrere Generationen an ihr mitwirken – wächst so über die Jahre hin zu einem Organismus heran, der sich nicht mehr beliebig verändern läßt. Bilder haben Nachbarschaften gefunden, bilden Familien und Gruppen, die sich zu Anschauungseinheiten verdichten. So entstehen Lebensgemeinschaften, die sich nur gewaltsam trennen lassen.

Jeder erinnert sich an solche Zusammenklänge in irgendeinem Museum der Welt, und er wird mit Recht aus diesem Grunde die betreffende Sammlung für besonders gut, im umgekehrten Fall für besonders schlecht halten.

Das bedeutet, daß es für ein Museum gar nicht so sehr darauf ankommt, lediglich Spitzenwerke aneinanderzureihen, sondern darauf, solche Zusammenhänge herzustellen, die mehr noch als Schrifttafeln und schöne Worte über die Zeit sagen, für welche die Bilder einzustehen haben.

Um so schwieriger wird es, über die Funktion von Bildern zu sprechen, die, wie hier, aus diesem gewachsenen Zusammenhang herausgenommen und in einen anderen gebracht worden sind.

Ein Schwerpunkt unserer Sammlung ist selbstverständlich das frühe 19. Jahrhundert mit Friedrich, Schinkel und Blechen, den Nazarenern und schließlich dem Biedermeier, für das hier Schinkel und Spitzweg stehen. Der frühe Impressionismus oder Naturalismus von Menzel ist der nächste Schritt, dem in der Sammlung einerseits die französischen Impressionisten, andererseits die Deutsch-Römer antworten.

Hannah Höch stand mit ihrer wichtigen Arbeit sehr isoliert und konnte erst kürzlich durch einen aus ihrem Besitz kommenden Dada-Komplex in die richtige Umgebung versetzt werden. Das Flandern-Bild von Dix wieder schließt eine Gruppe von wichtigen Werken des kritischen Realismus ab, die einen Schwerpunkt des 20. Jahrhunderts bilden.

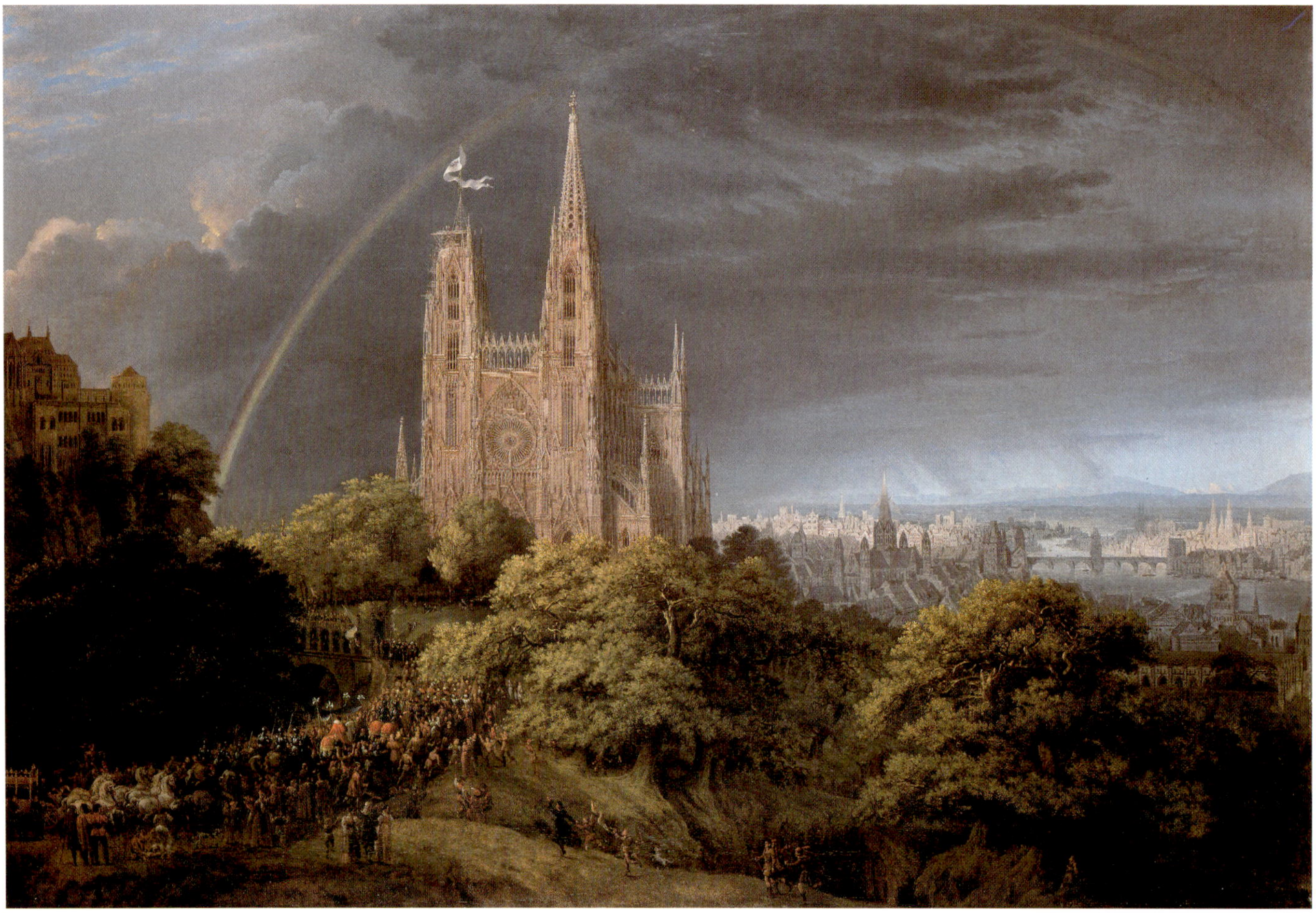

BERLIN (WEST), NATIONALGALERIE

KARLHEINZ NOWALD

Karl Friedrich Schinkel (1781-1841)

Mittelalterliche Stadt an einem Fluß (1815)

Das Bild ist 1815 gemalt und bietet die Ansicht einer deutschen Stadt im Mittelalter. Doch scheint die Stadt fast hinter dem gewaltigen gotischen Dom zu verschwinden. Hochragend empfängt er hellstes Licht.

Seine Fassade konzentriert sich um eine große Fensterrose, über deren Strahlen die Madonna thront, umgeben von anbetenden Figuren. Daneben steigen die Massen der Türme schlank in den Himmel, der eine noch unvollendet; auf seiner Plattform das Räderwerk eines Baukrans, auf dessen Bedachung mutig-schwindelfreie Menschen, darüber im Wind die weiße Fahne mit dem schwarzen Reichsadler.

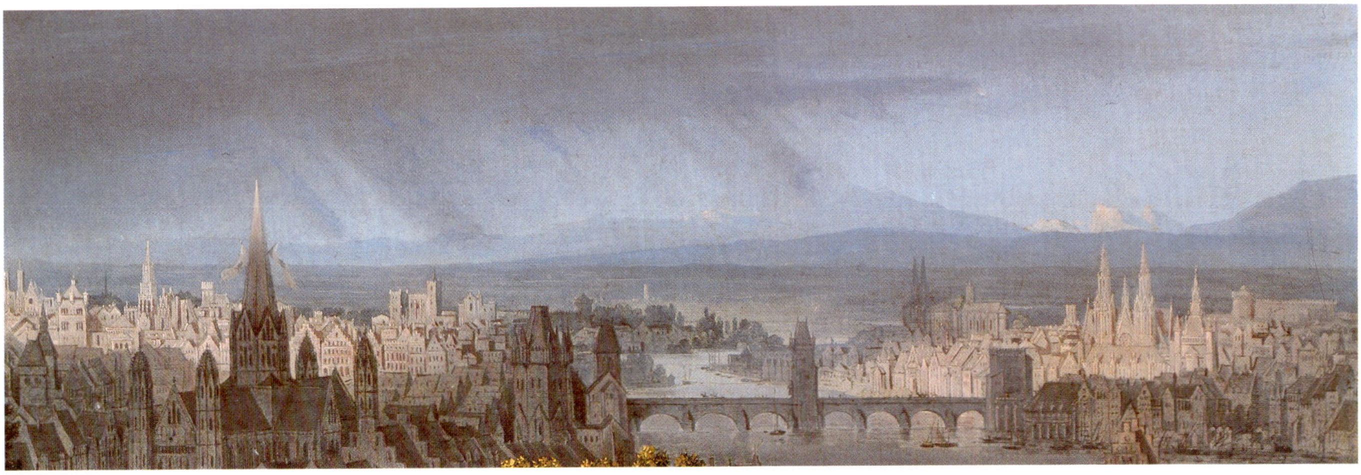

Stadtansicht,
Ausschnitt aus *Mittelalterliche Stadt an einem Fluß*

Hundert Einzelheiten des Doms beschäftigen das Auge. Lupenscharf gemalt, zeigen sie alle Details des Baus: Kreuzblumen und filigran durchbrochenen Turmhelm, Filialen und Krabben, Wimperge und dünne Fensterstäbe, Baldachine mit Figurenschmuck und steile Galerien, die ebenfalls voller Figuren sind. Und man kann den winzigen Menschen folgen, die auf provisorischer Treppe am Turm die luftige Höhe erklimmen. Doch ist der Dom nur ein Teil des Bildes.

Da ist noch die mächtige Burg, die im Schatten liegt. Da ist der Regenbogen, der vor dem düster-schweren Wolkenhimmel steht, aus dem letzte Regenschauer fallen. Und da ist der lange Zug von

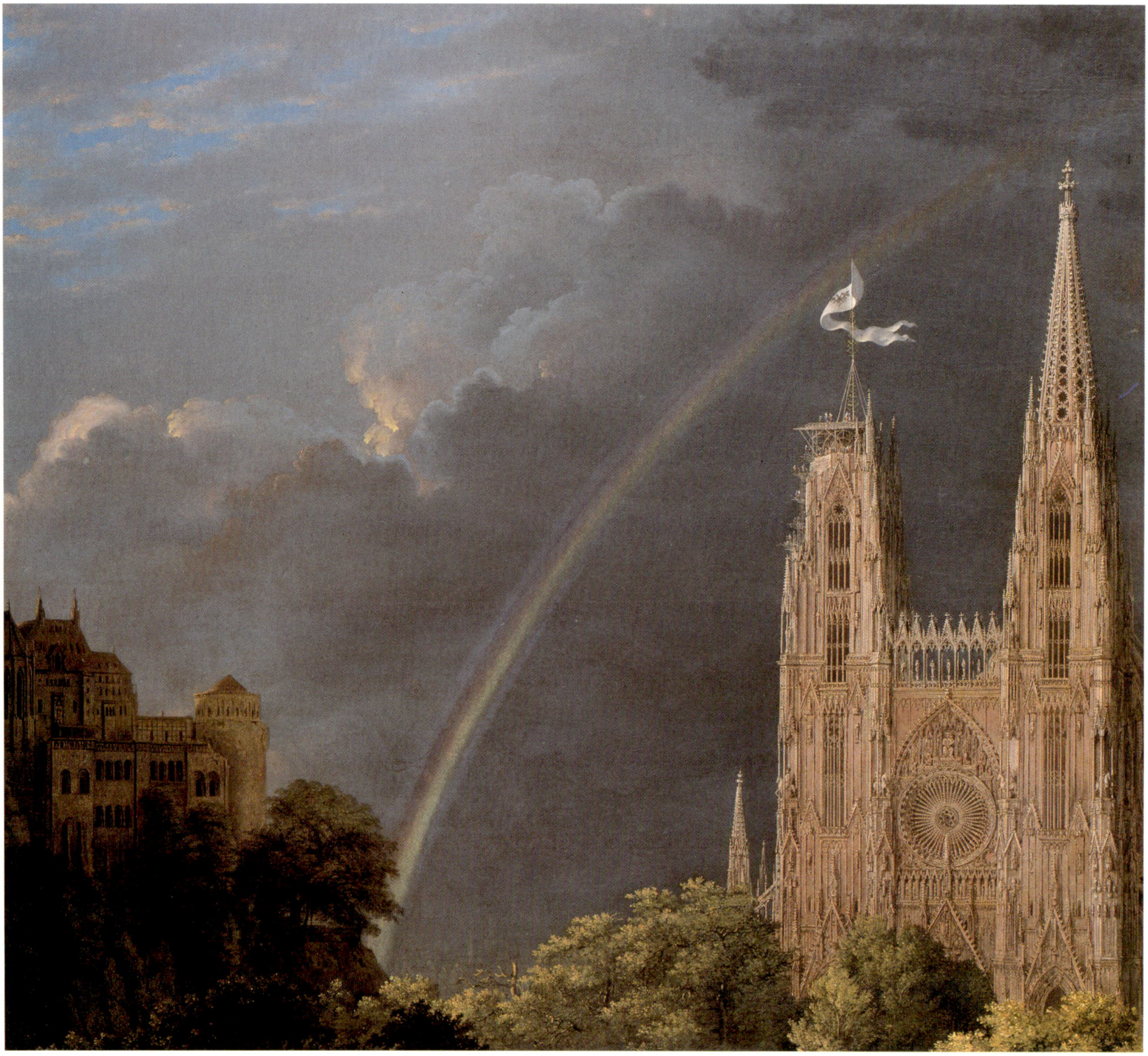

Kathedrale mit Regenbogen, Ausschnitt aus *Mittelalterliche Stadt an einem Fluß*

Rittern mit blinkenden Rüstungen. Unter ihnen, erhellt von einem einzelnen Sonnenstrahl, die einsame Gestalt eines auf geschmücktem Schimmel unter blauem Baldachin reitenden Mannes in rotem Mantel – wer mag es sein? Und da sind helle Haufen von Zuschauern, die jubelnd den Zug der Reiter säumen. Das alles beherrscht Vorder- und Mittelgrund des Bildes, diesen Hügel mit seinen grünen Eichenbäumen. Doch hinter Burg, Dom und Baumwipfeln liegt fern die Stadt mit dem breiten Strom, der zum Horizont führt mit den hellen Bergen.

Es ist also ein mit Gegenständen dicht angefülltes, fast überfülltes Bild, dessen viele Einzelheiten dem Auge kaum Ruhe gönnen und dem Verstand kaum Zeit, sich zu besinnen. Man fühlt sich gedrängt, diese Einzelheiten zu ordnen und sich einen Reim auf sie zu machen.

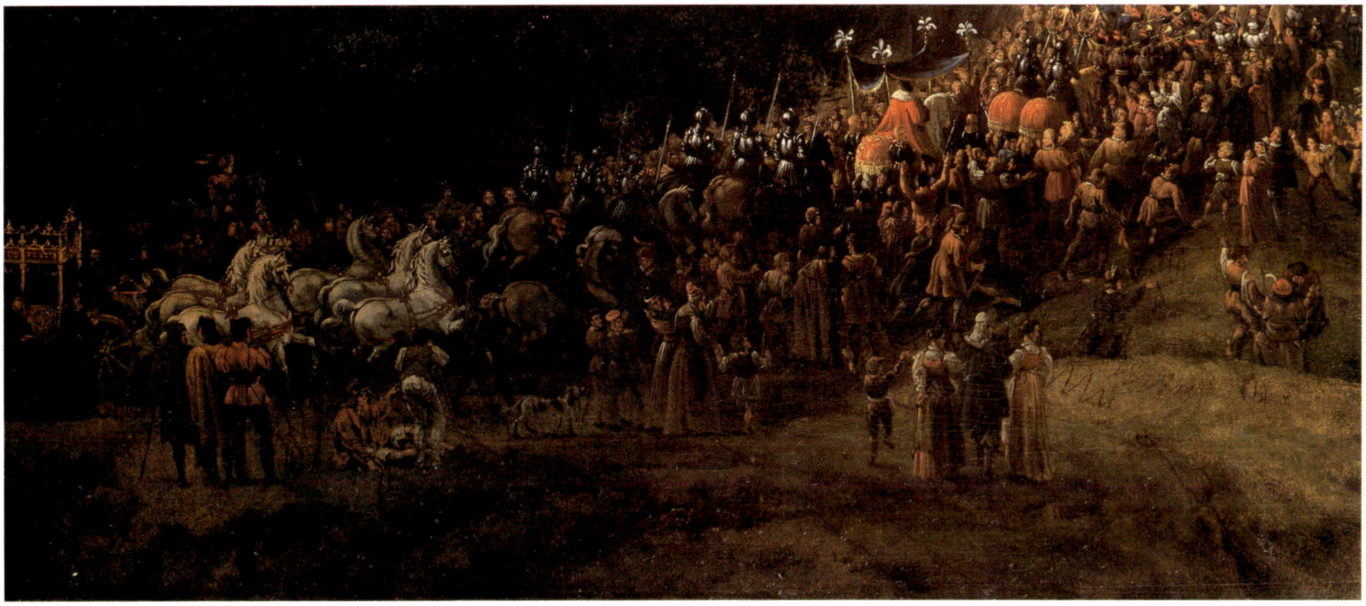

Menschenmenge,
Ausschnitt aus *Mittelalterliche Stadt an einem Fluß*

Das Bild zeigt Natur, Menschenwerk und Menschen in inniger Einheit. Der Regenbogen, die Wolken, Fluß, Wälder und Berge stehen für Überzeitliches, für die in sich selbst kreisende und sich ständig erneuernde Natur. Die Türme, Brücken und Häuser der Stadt, die Burg und der Dom verdeutlichen Menschenwerk, das vergeht.

Der Reitertrupp mit den Zuschauern, das sind die Menschen, die nur kurze Zeit auf Erden leben. So steht in Bildern die Zeit als Gegenwart und zieht sich dennoch auseinander: Immer der Himmel mit seinen Dramen, immer Landschaft, immer Natur.

Jahrhunderte für die Stadt, der Wechsel von Aufbau und Zerfall, von Aufstieg und Niedergang. Und die Menschen? Jeder nur für eine Generation und jeder tätig in seiner Welt und Zeit.

Aber über allem erhebt sich der Dom: Ein Menschenbau zwar, doch errichtet zur höheren Ehre des ewigen Gottes, der dem Leben Sinn und Ziel gibt. Der Dom ist – nach mittelalterlicher Auffassung – Abbild des Himmlischen Jerusalem, der Gottesstadt. Und darum befinden sich die überirdischen Gestalten an seiner Fassade.

Doch das Bild wurde 1815 gemalt – das Mittelalter liegt weit zurück und ist für die Gegenwart wie verloren. Aber ist es wirklich verloren? Denn 1815, das ist das Jahr der Schlacht von Waterloo, in der Napoleon nach den Befreiungskriegen endgültig besiegt wurde. Nach den Jahren der Fremdherrschaft schien den Völkern Europas ein neuer Morgen zu glänzen.

Das abziehende Unwetter – das sind die endlich beendeten Kriege. Der Regenbogen ist Zeichen des Friedens. Und ist es ein Zufall, daß seine glänzende Kurve die weiße Fahne auf der Domspitze streift? Die Fahne zeigt den schwarzen Reichsadler – sie ist das Banner des Heiligen Römischen Reiches deutscher Nation, 962 von Otto I. gegründet, 1806 mit der Abdankung von Franz II. unter Napoleons Druck beendet.

Nationalgalerie, Berlin (West)

Demnach ist das Bild eine aktuelle politische Mahnung, sich jetzt an deutsche mittelalterliche Größe und Macht zu erinnern und ein neues Deutschland zu bauen, das seiner großen Vergangenheit würdig ist.

Der Maler ist Karl Friedrich Schinkel. Im Jahr 1815 war er 34 Jahre alt und bereits als bedeutende Persönlichkeit ausgewiesen: Ordentliches Mitglied der Königlichen Akademie der bildenden Künste und Geheimer Oberbaurat von Berlin. Ein Mann mit Scharfsinn und Weitblick, dem die Baukunst mehr war als die Produktion von Stilmerkmalen, der die Sprache der Architektur als Sinnproduktion verstand und sie so auch in seiner Malerei handhabte.

So schreibt er zum Beispiel 1810, um seine Entwürfe für ein gotisches Grabmal zu erläutern: „Die Deutschen ergreifen die Kunst des gotischen Gewölbebaus mit der Ursprünglichkeit und Freiheit ihrer Natur und verstanden es bald, sie zum Ausdruck derjenigen Ideenwelt zu verwenden, die ebenso aus der ursprünglichen Geistesrichtung des Volkes, wie aus den Anschauungen des Christenthums nach einer äußeren Verwirklichung drängte."[1]

Die gotische Baukunst war ihm eine Erfindung der Deutschen – erst am Ende des 19. Jahrhunderts wurde klar, daß dies ein Irrtum war; die Gotik war in Frankreich entstanden. Doch für Schinkel war sie eine urdeutsche Leistung. Und so verherrlichte er sie auch in anderen Gemälden, etwa der *Gotischen Kirche auf einem Felsen am Meer,* auf dem die Kirche als erhöhte Idee das Bildganze regiert.

Schinkel, *Gotischer Dom am Wasser*

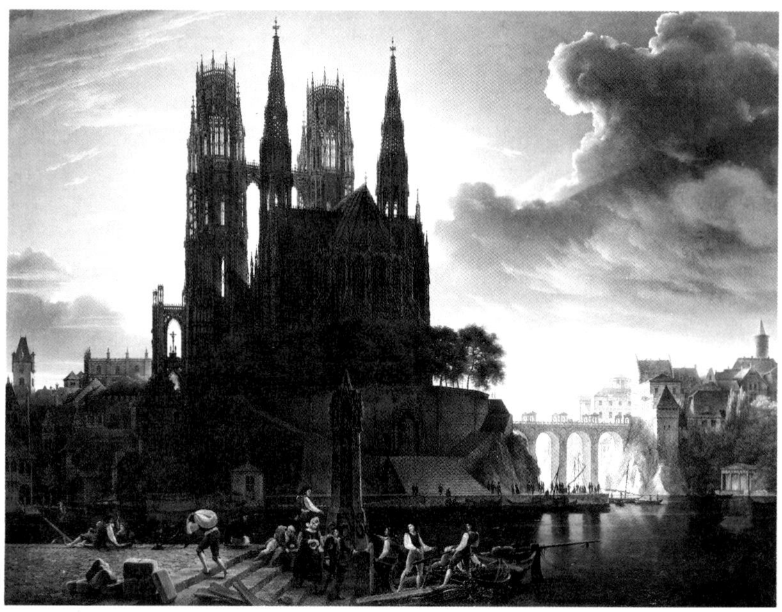

Oder im *Gotischen Dom am Wasser*; der Kirchenbau beherrscht das Bild – ein antikischer Tempel erscheint wie eine Fußnote an seinem Rand. Dies betont nationalpolitische Moment war zumal den Nationalsozialisten recht – der *Gotische Dom am Wasser* hing in Hitlers Reichskanzlei und wurde da als Verherrlichung deutscher Größe wirksam. Im Kampf um Berlin ist das Bild dort am Ende des Zweiten Weltkriegs verbrannt.

Wenn man Schinkels Malerei mit Caspar David Friedrichs Gemälden vergleicht, etwa mit dessen *Stadt bei Mondaufgang* (um 1817), dann sieht man: Bei Friedrich bleibt die politische Bedeutung zurück, hier geht es nicht um nationale Größe, sondern um ein generelles Fragen nach dem Lebenssinn. Nur wenige Gegenstände werden spannungsvoll aufeinander bezogen – bei Schinkel verläuft man sich in all den Einzelheiten, die sich gegenseitig Konkurrenz machen.

Vergleichen wir zum Schluß Schinkels Gemälde mit Jan Vermeers *Ansicht der Stadt Delft*, gemalt gegen 1660 (vgl. Bd. 1, S. 216). Dieses Bild läßt sich auf den Anblick der Stadt ein, ohne sich an ihn zu verlieren. Es entsteht Bildzusammenhang. Aber nicht durch das Nebeneinander der Gegenstände, wie bei Schinkel, sondern durch die Verbindung der nebeneinander auf der Bildfläche liegenden Farben. Die Bildfläche wird von Vermeer nicht nur als tragender Grund für die Abbildung von Gegenständen aufgefaßt, sondern vor allem als Träger der miteinander verbundenen Farbtöne.

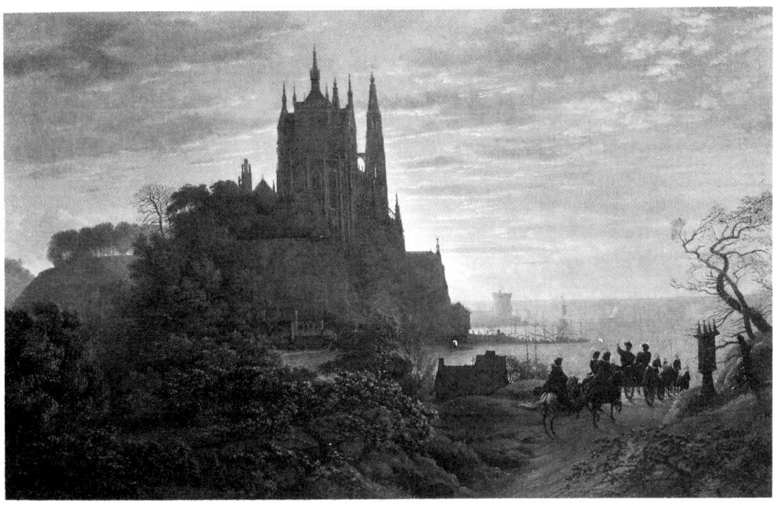

Schinkel, *Gotische Kirche auf einem Felsen am Meer*

Bei Schinkel bleibt sie Projektionsfläche für die Abbildung von Objekten, die hier vor allem perspektivisch richtig zu erscheinen haben. Schinkel sieht technisch, Vermeer optisch. Oder noch anders: Schinkel bezieht sich in seiner Malerei auf das, was er von den Gegenständen weiß, Vermeer auf das, was er von den Farben der Gegenstände sieht. Das ist der Unterschied. Vermeer belastet sein Bild nicht mit der umständlichen Gedankenoperation einer freien Rekonstruktion der verlorenen Vergangenheit, er ist nicht moralisch, ist nicht politisch, er erzählt nicht, er zeigt und hält sich dazu an die helle Gegenwart des Jetzt.

Schinkel dagegen wendet sich ab vom Jetzt und träumt sich mit seinem Bild ins Einst und von da wieder zurück.

Freilich: er war vor allem Architekt. Und so lag ihm auch das Zeichnen näher als das Malen. Darum spitzt er den Pinsel und ziseliert seine Stadt, die Bauten, die Bäume und die Menschen – und gewinnt so ihre beängstigende Gegenständlichkeit. Manchmal hat diese eine fast magische Qualität.

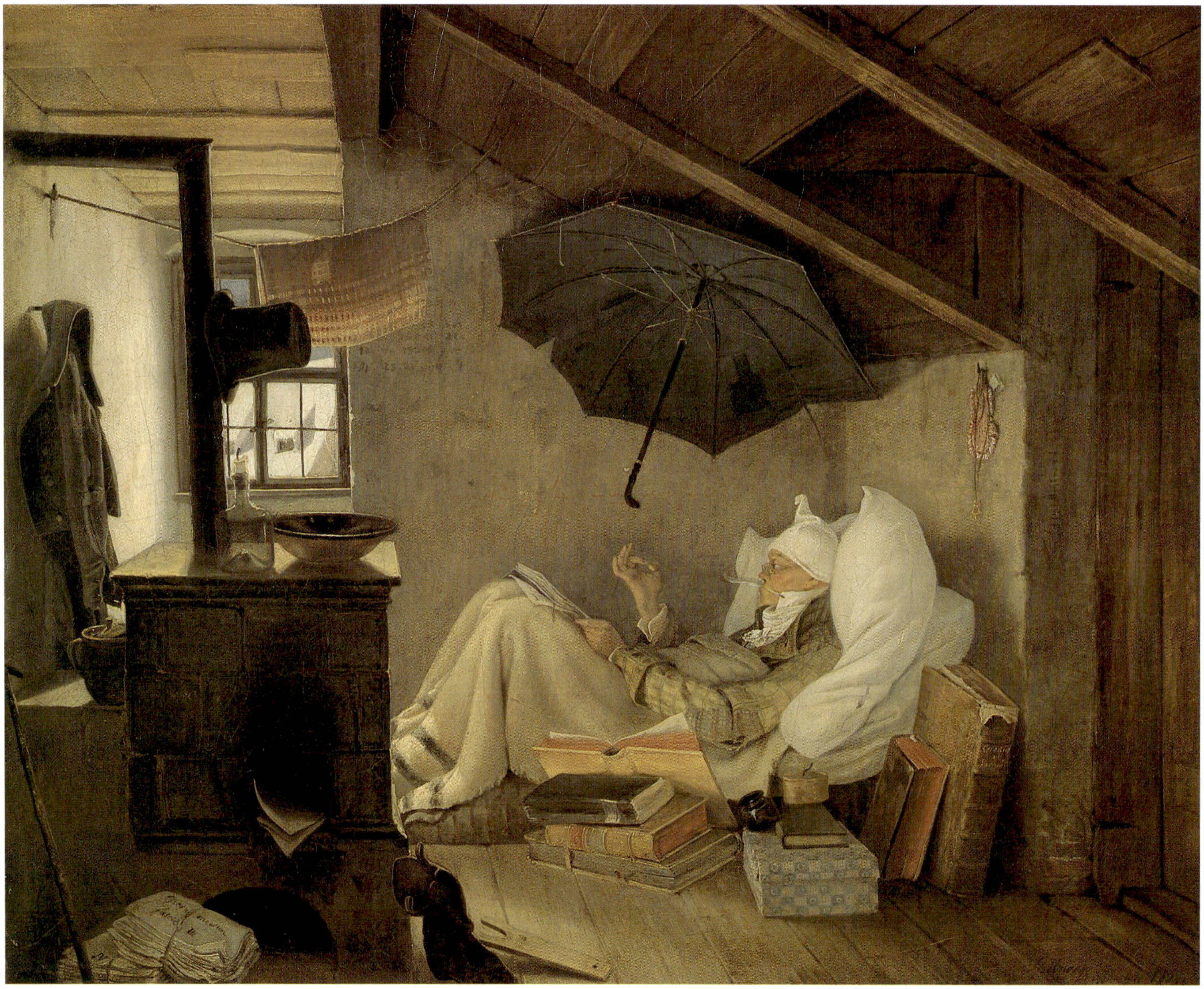

BERLIN (WEST), NATIONALGALERIE

KARLHEINZ NOWALD

Carl Spitzweg (1808-1885)

Der arme Poet (1839)

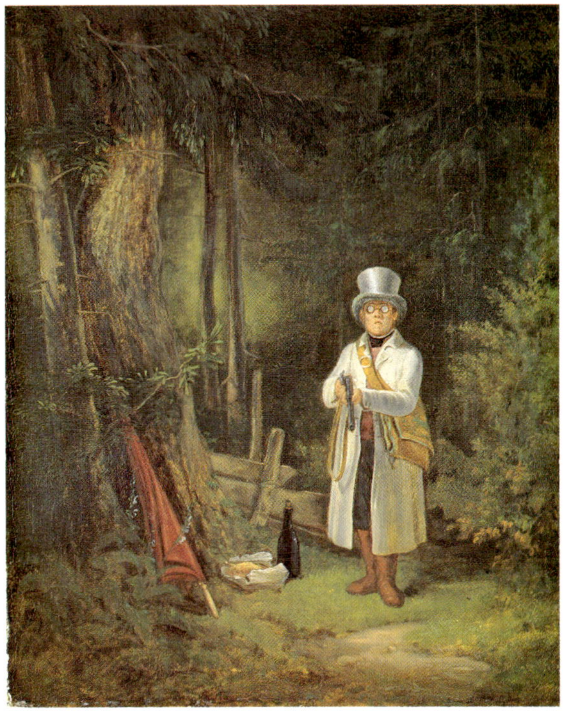

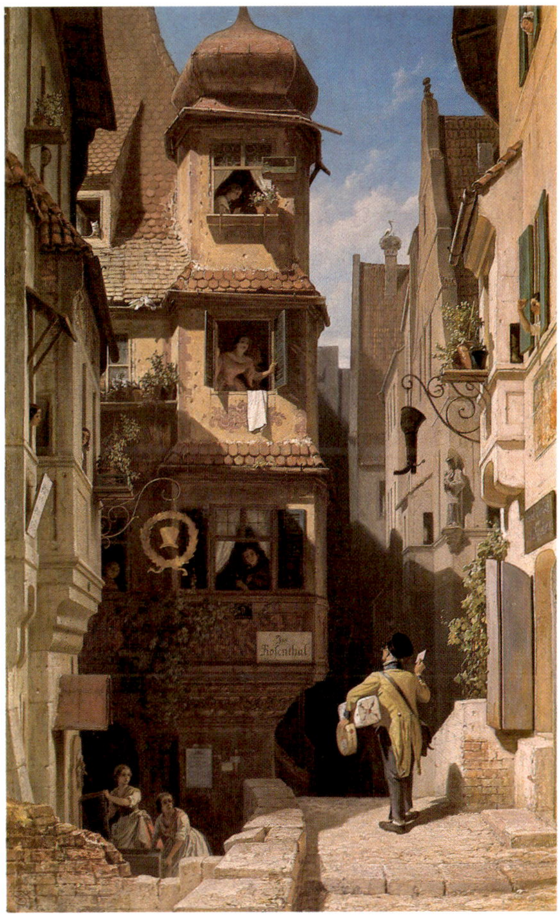

Oben Spitzweg, *Der Sonntagsjäger;*
unten Spitzweg, *Der Briefbote im Rosental*

Mit diesem Bild wurde Carl Spitzweg, der Maler aus München, weltberühmt. Und wenn man denen zuhört, die in der Nationalgalerie in Berlin oder in der Neuen Pinakothek in München, wo sich zwei fast gleiche Fassungen des Bildes befinden, sich dazu äußern, dann versteht man das auch. Es herrscht eine große Dankbarkeit für das Einfach-Herzliche des Sujets, ein Vergnügen an der Komik des Dargestellten und ein Einverständnis mit dieser Art von Humor.

Tatsächlich ist es eher selten, daß Kunstwerke so verläßlich sind in ihrer Schlichtheit. Das gilt auch für andere Werke Spitzwegs, wie *Rosenduft, Der Sonntagsjäger, Der Briefbote im Rosental.*

Aber zurück zu unserem Bild. Wir sehen in eine Dachstube. Sie ist eng. Links das Fenster ist klein. Dunkle Schrägbalken an der Decke. Ein grüner Kachelofen. Und rechts die Tür. Vor der Rückwand liegt die Matratze auf den Dielen, das Bett, in dem der arme Poet liegt, eingehüllt in einen Schlafrock, die Zipfelmütze über die Ohren gezogen, in tiefe Kopfkissen gedrückt. Auf seinen Knien faßt die Hand einige Manuskriptseiten. Die rechte Hand ist erhoben, zwischen Daumen und Zeigefinger hält sie etwas fest, auf das die brillebewehrten Augen scharf hinblicken.

Über der Bettstatt der unsägliche Regenschirm, der den Dichter vor der durch die Decke tropfenden Feuchtigkeit schützt. Auf dem Boden dicke Bücher, zwei Schachteln, ein gefährlich kippelndes Tintenfaß. An der Wand mit roter Farbe angeschriebenes Versmaß.

Auf dem Rücken des rechts aufrecht stehenden Wälzers liest man: „Gradus ad Parnassum" – Stufen zum Parnass, dem Dichterhort.

Auf dem Ofen die Kerze in der Flasche, daneben die Waschschüssel, an der Schnur darüber das Handtuch. Am Ofenrohr hängt der Zylinder, im Ofenloch stecken Papierblätter, wohl aus jenen Bündeln stammend, die vorm Ofen liegen und deren oberstes beschriftet ist: „Operum meorum fasciculum III" – Von meinen Werken das dritte Bündel.

Hinterm Ofen der Mustopf, an der Wand daneben Rock und Spazierstock, vorn am Bildrand ein einsamer Stiefel und der Stiefelknecht.

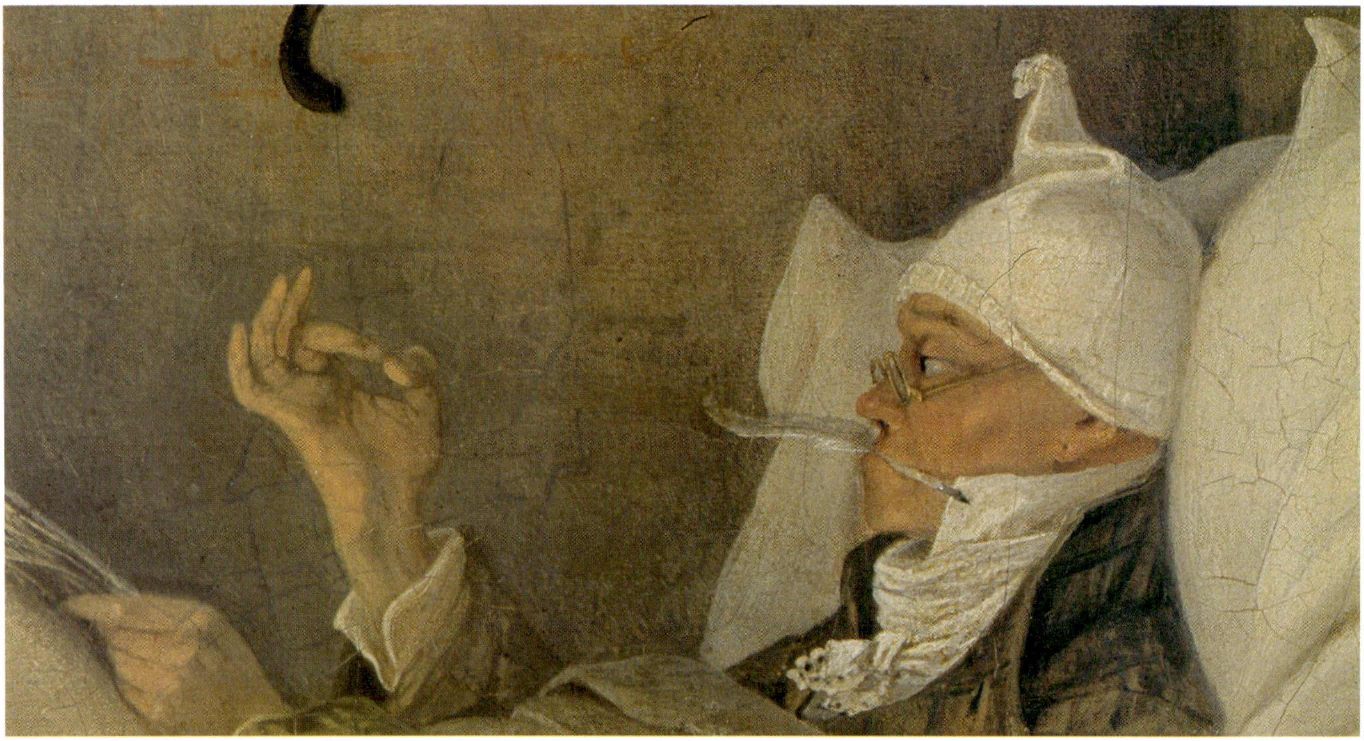

Oben Dichter und Floh, Ausschnitt aus *Der arme Poet;* *rechts* Manuskriptbündel, Ausschnitt aus *Der arme Poet*

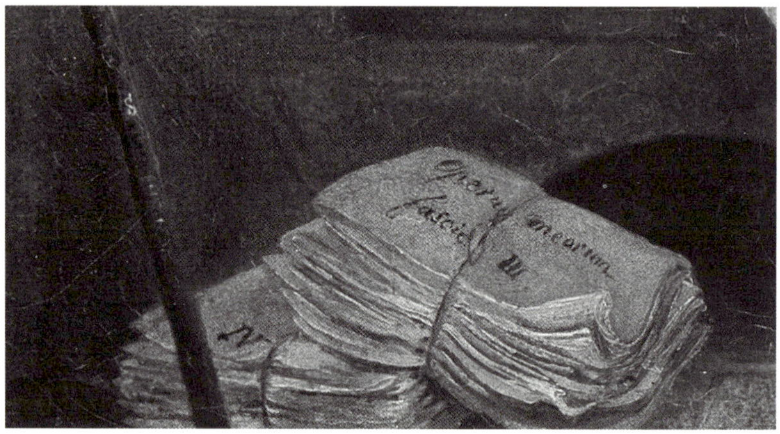

Zwar scheint die Sonne ins Zimmer, doch draußen vorm Fenster sieht man unter blauem Himmel verschneite Dächer – es ist winterlich kalt und der Dichter so arm, daß er bei Sonnenschein, wie eben jetzt, nicht heizen kann, darum auch ins Bett gekrochen ist – und wenn er heizen muß, dann müssen seine Werke dran glauben. Ein wirklich armer Poet.

Ein letzter noch nicht benannter Gegenstand: An der Wand überm Kopfkissen ein rosa Lappen, ein gefaltetes Papier ist daruntergesteckt, und ein Messingschlüsselchen baumelt von da an langer Schnur herunter. Geht alles andere in diesem Bild leicht auf, an dieser Stelle muß man verhalten; das Bilderrätsel löst sich hier nicht leicht: Das Läppchen hat in Farbe und Artung etwas Feminines – kommt es von des Dichters Muse, ein zartes Souvenir, begleitet vom Liebesbrief und vom Schlüsselchen zu ihrem Herzen? So etwas wird es sein. Aber wie arm das alles, wie ärmlich! In welcher Umgebung wird hier gedichtet!

Nationalgalerie, Berlin (West)

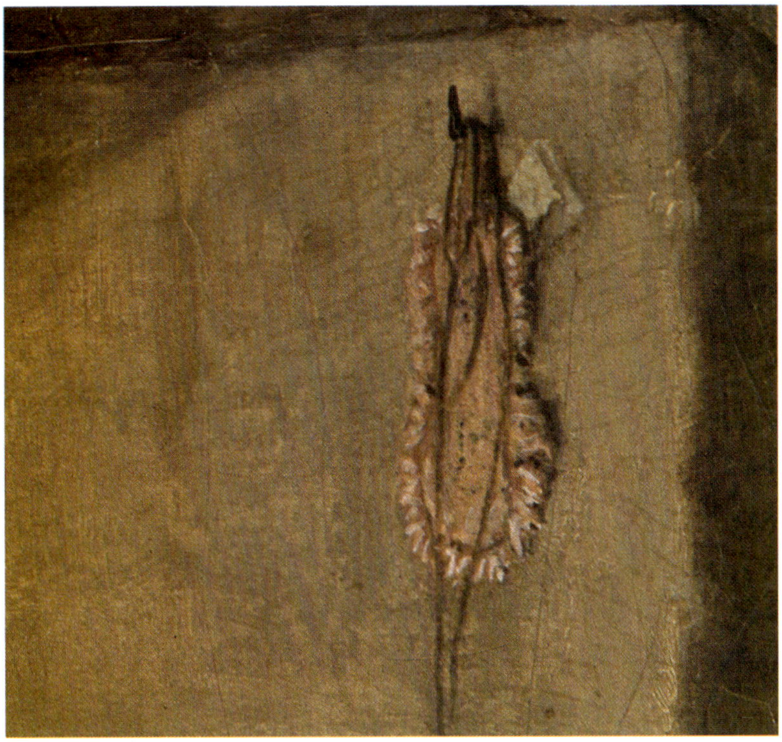

Rosa Tuch, Ausschnitt aus *Der arme Poet*

Ein Elend zum Verzweifeln! Und nun gar die Beschäftigung unseres Poeten: Er zerdrückt zwischen seinen Fingern – einen Floh! Wie prosaisch!

Möchte er doch wenigstens Verse skandieren in seiner armen Einsamkeit, möchte er doch trotzen den Unbilden seiner Lebenslage, möchte er doch starten zu dichterischen Höhenflügen und hinter sich lassen seine bedrängende Armut, möchte er doch glühen von Inspiration und die Bedrückungen seiner Existenz und

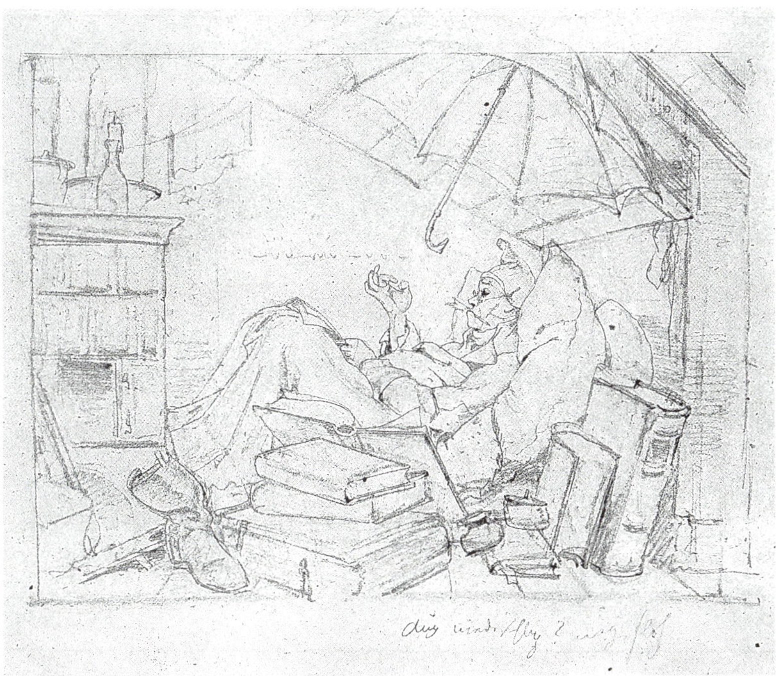

Skizze zu *Der arme Poet,* 1839

die Kälte und den Hunger vergessen. Aber nein, vom Ungeziefer geplagt wird er gestört und bezwungen.

Wie mühsam war in der Renaissance die gesellschaftliche Gleichstellung des Künstlers mit den großen Geistern und Herren errungen worden. Und nun – welcher Abstieg! Wie hatten im Sturm und Drang die Künstler auf ihr Genie gepocht. Und nun – welche Erniedrigung!

Wie hatten die Künstler der Romantik ihrer Sehnsucht nach Weltbegreifen und -umfassen freien Lauf gelassen, und auch ihrer Verzweiflung. Und nun – wie alltäglich, wie gewöhnlich, wie erbärmlich!

Dabei: Welche Zeit! Biedermeier herrscht und Restauration. Metternichs Gesetze gegen demagogische Umtriebe erleben immer wieder neue Auflagen. Es gibt die sogenannten Demagogen-Verfolgungen. Der freisinnige Intellektuelle ist den Herrschenden ein Greuel – hat er ein Amt, wird es ihm genommen. Die Zensur drückt. Und mancher geht oder muß außer Landes. Beispiele: Heinrich Heine, Karl Marx und Friedrich Engels. Ein Duckmäusertum wird großgezogen und begünstigt, eine Flucht in die Stube und Kammer forciert. Und hier beißen andere Plagen: Hunger, Kälte und Ungeziefer. Und das soll komisch sein? Wie seltsam!

Nichts ist hier dem Bild geblieben von jener melancholischen Attitüde, mit der Künstler sich in romantischen Gemälden zeigten – Tommaso Minardis *Selbstbildnis* in der Dachkammer –, wo Trauer über ärmliche Verhältnisse doch immer ein trotziges Dennoch enthielt, eine Adelung in der Überwindung widriger Umstände. Und selbst in Goethes Gedicht über den Gegendruck, den der Schaffende zur Auslösung von Produktion benötigt, ist doch immerhin von Produktion noch die Rede: „Meine Dichterglut war sehr gering, / solang ich dem Guten entgegenging. / Aber sie brannte lichterloh, / wenn ich vor drohendem Unheil floh. Zart Gedicht wie Regenbogen / wird nur auf dunkeln Grund gezogen. / Daher behagt dem Dichtergenie / das Element der Melancholie.“[1]

Von der Höhe solcher Auffassung ist Spitzwegs Dichter auf den Dach-Boden der Tatsachen gefallen. Zwar wölbt sich über ihm der Regenschirm wie ein auszeichnender Baldachin – und zu bemerken ist, daß in seiner Farbe das gleiche Blau spielt, das durchs Fenster am Himmel zu sehen ist –; zwar bildet die Gestalt des Dichters zusammen mit der Kuppel des Schirms eine schöne, das Bildzentrum auszeichnende Rundung; zwar ist die bildflächenparallele Rückwand genau so ins Bild gepaßt, daß sie das Mittelfeld eines Triptychons mit exakt gleichen Restfeldern zu den beiden Bildrändern bildet – doch sind diese Versatzstücke klassischer Bildkomposition hier ins Ironische gewendet, lächerliche Requisiten nur, die präzise die Fallhöhe bezeichnen, von der dieser Dichter heruntergekommen ist: Vom Parnass in die Dachkammer!

Die Kriminalistik der Desillusionierung, wo alle Einzelheiten sorgfältig erfunden und plaziert sind, um den Bildsinn voll zünden zu lassen, bemächtigt sich sogar einer solchen Einzelheit wie der

Nationalgalerie, Berlin (West)

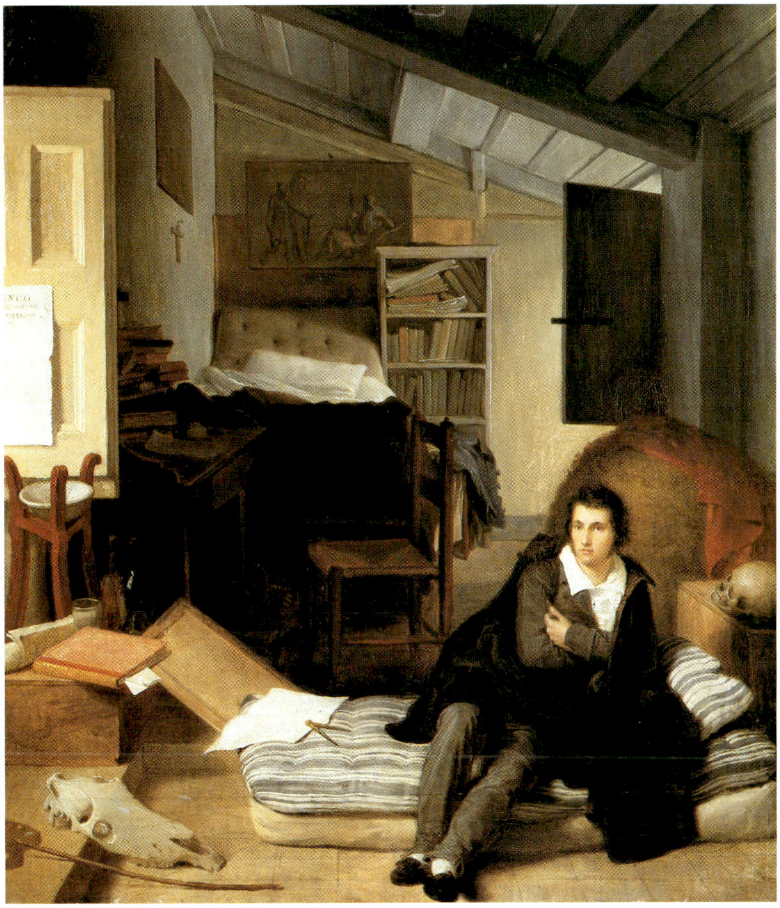

Minardi, *Selbstbildnis*, 1807

fürs Bild gewählten Augenhöhe: sie liegt etwa da, wo sich der Querholm des Fensterkreuzes befindet, also in einer Höhe, die dem Betrachter eine Position zuweist, in der er weder sitzen noch stehen könnte und in höchst unbequemer Stellung verharrte.

Alles also dient hier der Profanierung – fast der Denunzierung. Und wer will, finde das komisch.

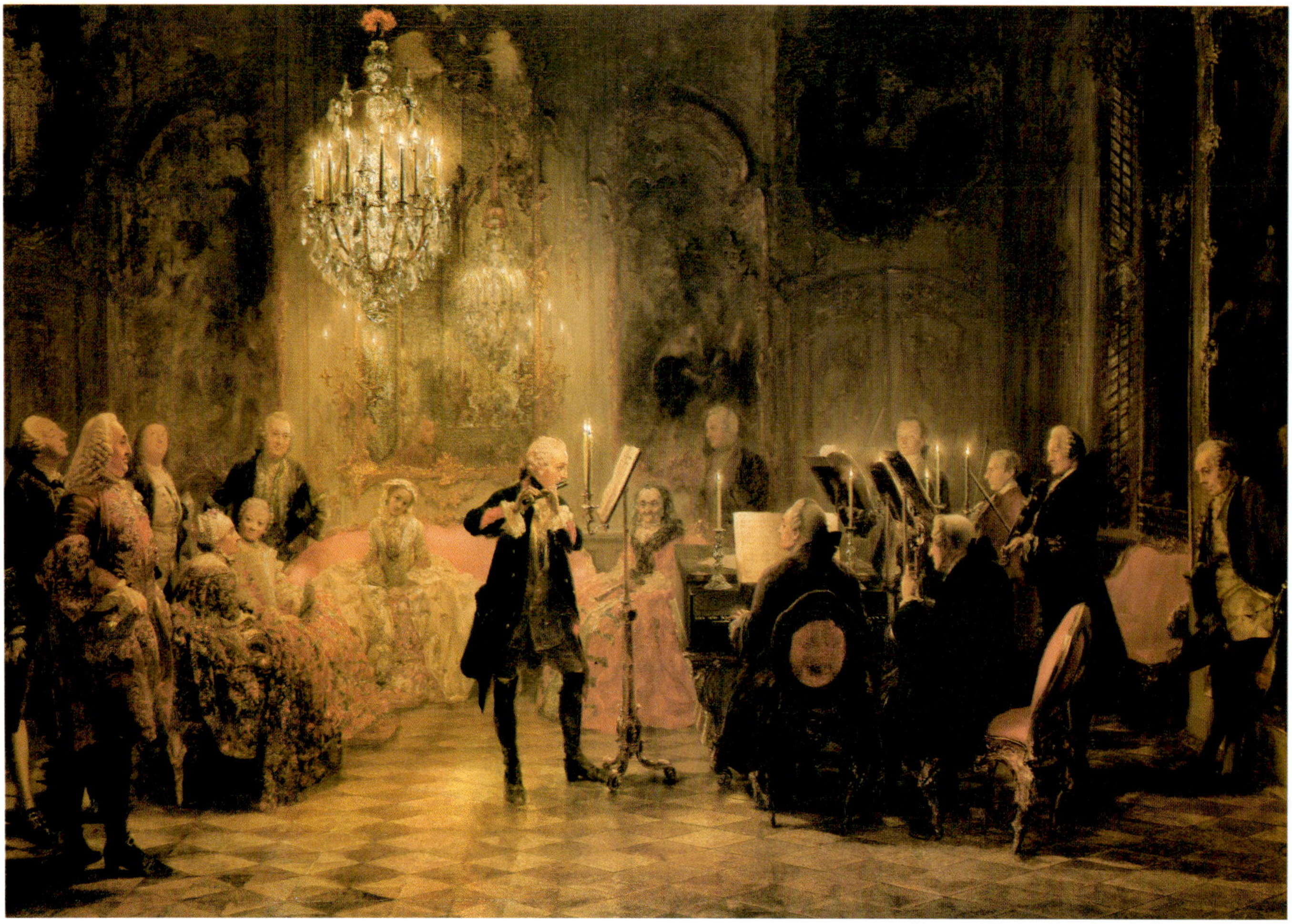

BERLIN (WEST), NATIONALGALERIE

KARLHEINZ NOWALD

Adolph von Menzel (1815-1905)

Das Flötenkonzert (1850/52)

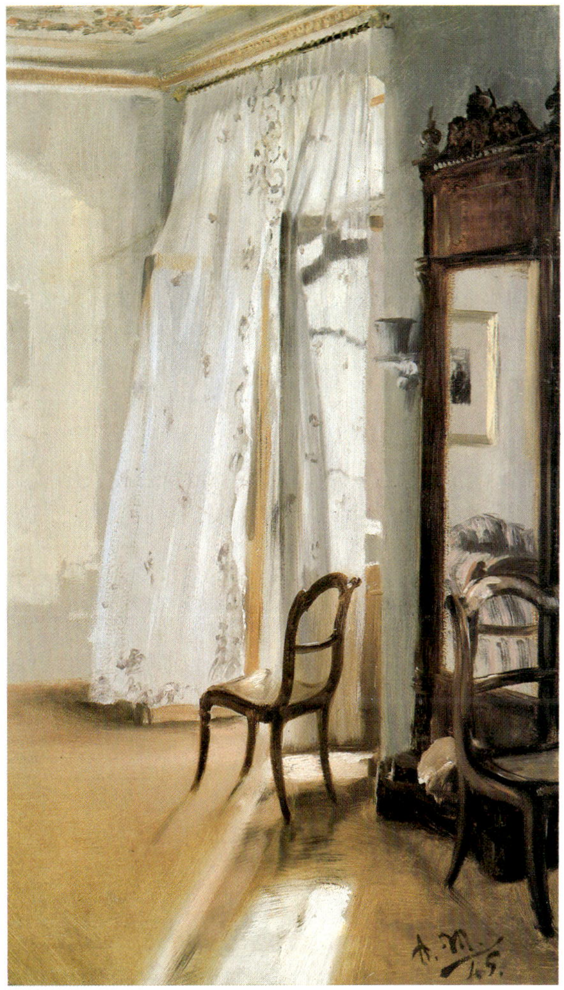

Menzel, *Das Balkonzimmer,* (Ausschnitt)

Adolph von Menzel: aus Breslau gebürtiger Berliner, geboren 1815, gestorben 1905. Zeitgenosse von Marx und Nietzsche, von Courbet und Cézanne, von Bismarck und einigen deutschen Königen und Kaisern, Augenzeuge von Revolutionen und Krönungszeremonien; ein eindringlicher Beobachter. Aber sein Auge war mehr als ein Fotoapparat; Zeichenstift und Pinsel mehr als Registriermaschinen. Auf alles war er neugierig. Hinterhof und Ballsaal, Bauplatz und Schlafzimmer, Wolkenhimmel und Fabrikhalle, Abendgesellschaft und Eisenbahn, Menschenbild und Karrengaul, Atelierwand und Flötenspiel. Gegenwart – aber auch Vergangenheit. Er sah und suchte nicht einen der Welt vorausliegenden Sinn, nicht ein in ihr sich zeigendes Ideal, nicht den großen, den geschichtsträchtigen Augenblick. Er kannte keine Hierarchien des Bildwürdigen, hatte zu allem die gleiche kühle Nähe. Das Dasein der Dinge und der Menschen war der Sinn der Welt – und dieser Sinn war überall. Schaut man seine Bilder an, dann sieht man die gewaltige Spannweite seiner Neugier. Zum Beispiel das Gemälde *Das Balkonzimmer* von 1845. Was ist hier gemeint, was ist hier mitgeteilt? Das unbegreifliche Geheimnis der Dinge, ihr freundliches Beieinander, die gelöste Stimmung eines hellen Tages, das Wehen der Gardine – erfaßt mit einem schnellen, schräg ins Zimmer stürzenden aktiven Blick, der die Gegenstände ergreift und von ihnen ergriffen wird.

Welch ein Abstand zu Caspar David Friedrichs Bild der *Frau am Fenster* von 1822, das nur wenige Schritte vom *Balkonzimmer* in der Nationalgalerie hängt: Arrangement der Gegenstände und der Figur, Anstrengung zum Allegorischen hin, Anspannung der Komposition, Suche nach dem Sinn des menschlichen Daseins. Kein Zweifel: Caspar David Friedrich denkt seine Bilder, Menzel sieht sie; Caspar David Friedrich ordnet die Welt, Menzel ergreift sie. Doch sein Interesse galt nicht nur dem Gegenwärtigen, sondern auch dem Vergangenen. So lieferte ihm das Leben König Friedrichs II., des Großen, nicht nur Stoff für Hunderte von Holzschnitten, sondern auch für eine Serie von acht großen Ölbildern. Die Entwürfe der Holzschnitt-Illustrationen für Kuglers „Geschichte Friedrichs des Großen" entstanden zwischen 1840 und 1842, die Friedrich-Gemälde zwischen 1849 und 1860.

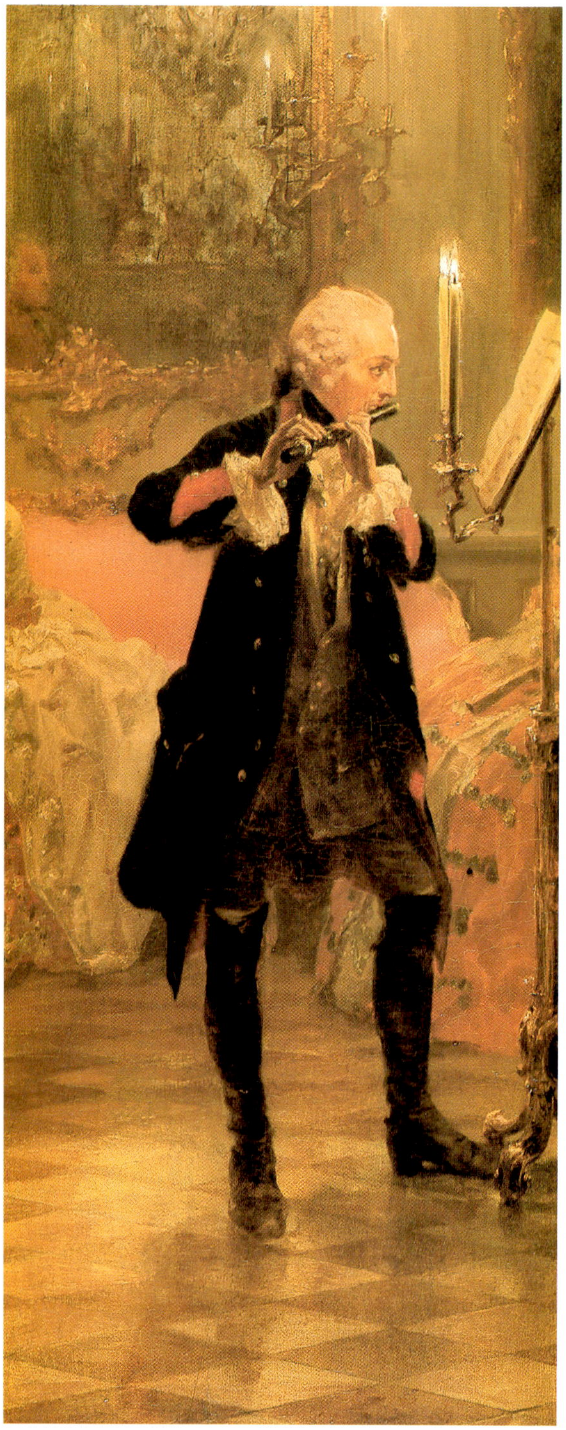

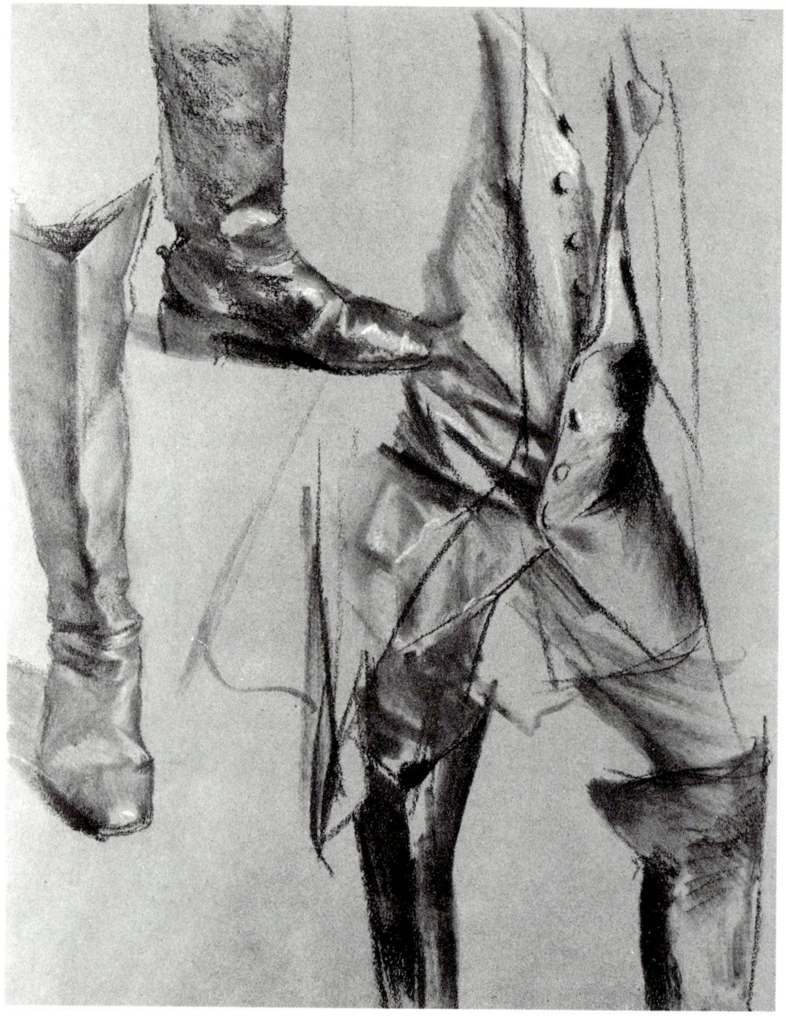

Links Friedrich II., Ausschnitt aus *Das Flötenkonzert; rechts* Studie der *Uniform und Beinstellung Friedrich II.*

Aber: Keine weltgeschichtlichen Ereignisse, wie das in der Historienmalerei lange üblich war und blieb. Menzel findet Friedrichs Größe in alltäglichen Ereignissen. Seine Verklärungstechnik akzentuiert eher das Private.

Das Flötenkonzert versetzt uns ins Schloß Sanssouci bei Potsdam. Draußen ist es längst dunkel. Ein großer Kronleuchter erhellt den Saal mit Kerzenschein. In seinem Licht dämmern die Wände mit ihrem Rokokoschmuck, mit ihren Spiegeln und Gemälden. Im Mittelpunkt der Gesellschaft auf glänzendem Parkett der König: Langschäfter, Waffenrock, Spitzenmanschetten, gepudertes Haar – eine dunkle Silhouette mit pointiert gesetzten Helligkeiten. Er steht am Notenpult und bläst die Querflöte. Die Begleitmusiker – am Cembalo Philipp Emanuel Bach, Johann Sebastians Sohn – warten auf ihren Einsatz.

Die Mitglieder des Hofes ringsum in verschiedenen Graden von Versunkenheit oder Abgelenktheit. Auf den Polstermöbeln sitzen die Damen. Die eine ganz hingegeben an die Musik, fast selbstvergessenes Schmachten. Die andere sich ab- und ihrer Nachbarin zuwendend. Und die Herren? Sie stehen. Der eine voll lächelnden Lauschens. Ein anderer gutmütig höflich. Ein Dritter findet die Deckenbilder spannender. Eine ganze Skala von

Nationalgalerie, Berlin (West)

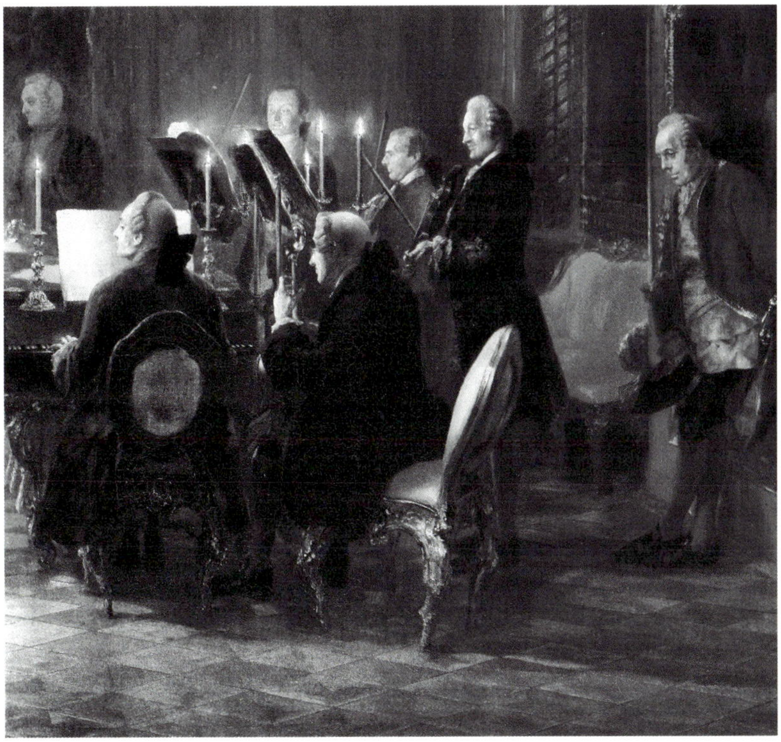

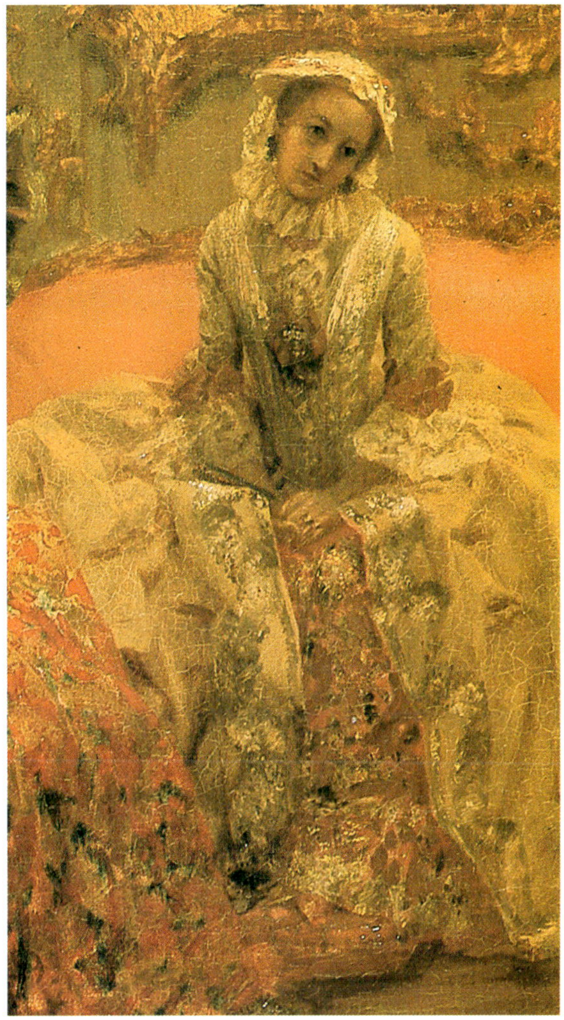

Musikergruppe, Ausschnitt aus *Das Flötenkonzert*
Links Skizze zu *Das Flötenkonzert:*
rechts Wilhelmine von Brandenburg-Bayreuth,
Ausschnitt aus *Das Flötenkonzert*

Reaktionen auf Musik, die nun mal dauert. Und eine ganze Skala von Reaktionen auf die Situation: Der König gibt den Ton an. Mag der Fürst auch aufgeklärt sein, er ist und bleibt absolut regierender Herrscher. Das engt ein und fordert Selbstbeherrschung.

Wir kennen fast alle Bildpersonen, Menzel hat sie auf einer Skizze registriert. Heben wir nur zwei hervor: Auf dem Sofa unter dem Lüster Markgräfin Wilhelmine von Brandenburg-Bayreuth, die Lieblingsschwester des Königs; ihr Besuch in Sanssouci ist Anlaß dieses Konzerts und läßt das dargestellte Ereignis ins Jahr 1750 datieren. Und ganz rechts am Bildrand Johann Joachim Quantz, Komponist und strenger Flötenlehrer des Königs.

Nationalgalerie, Berlin (West)

Von Johann Friedrich Reichhardt, Komponist und Konzertmeister am preußischen Hofe, erfahren wir etwas über Friedrichs des Großen Interesse am Flötenspiel und über die Qualitäten dieses Spiels: „Der König war gewohnt, vier bis fünf Mal täglich die Flöte zu blasen. Sein ganzes Adagio war ein sanfter Erguß und reiner, anmutiger Gesang – der sicherste Beweis, daß der schöne Vortrag ihm aus der Seele kam. Im Allegro war er dafür desto schwächer; seinem Spiel fehlte Feuer und Kraft.“[1]

Das Bildthema hatte Menzel bereits in seinen Illustrationen zu Kuglers Geschichte Friedrichs des Großen dargestellt. Das Gedrängte des Holzschnitts suchte er dann in einer kleinen Farbskizze zum Gemälde zu vermeiden.

Die endliche Schlußfassung erarbeitete er, wie stets, an Hand einer großen Zahl von Einzelstudien – dabei machte er sich auch die Positionen der Personen im Saal mit Hilfe einer Grundrißzeichnung klar. Nichts sollte dem Zufall überlassen bleiben, alles sollte aus einer vollkommen deutlichen Vorstellung kommen.

Menzel hatte das Bild 1849 ohne Auftrag begonnen, es dann liegengelassen, bis es vom Potsdamer Kommerzienrat Jacobs bestellt wurde. 1852 war es vollendet. Es ist ein großes Bild – über zwei Meter breit.

Später, nicht lange vor seinem Tode, erklärte er es einem Besucher: „Da betrachten Sie sich mal da den König! Hm, es ist mir auch nicht so gelungen! Der König steht da wie ein Kommis, der sonntags Muttern was vorflötet! Der dicke Gotter gehört gar nicht ins Bild, und die übrigen sehen auch so hineingefabelt aus, um das große Zimmer zu füllen. Überhaupt habe ich's bloß gemalt des Kronleuchters wegen.“[2]

Und in der Tat, Kerzenlicht von oben und allen Seiten, Dämmerungen überall im Raum – eine schwierige Aufgabe. Die Farben mußten leise bleiben. Rot und Gelb überwiegen, Blau tendiert zum Schwärzlichen. Vom linken bis zum rechten Bildrand zieht sich – getragen von den Stoffen der Kleider und der Möbel – ein bewegtes Band von roten Tönen. Es wird von der raffiniert rhythmisierten Girlande der Köpfe, deren Gesichtsfarben ebenfalls ins Rötliche spielen, skandiert. Die ganze obere Bildhälfte aber entfernt sich von der exakten Beschreibung des Gegenständlichen und weicht einer auf tiefer Skala, sozusagen in den Bässen spielenden Malerei, in der die hellen Lichter des Lüsters wie die Arabesken des Flötenklangs tönen – Malerei wie Musik.

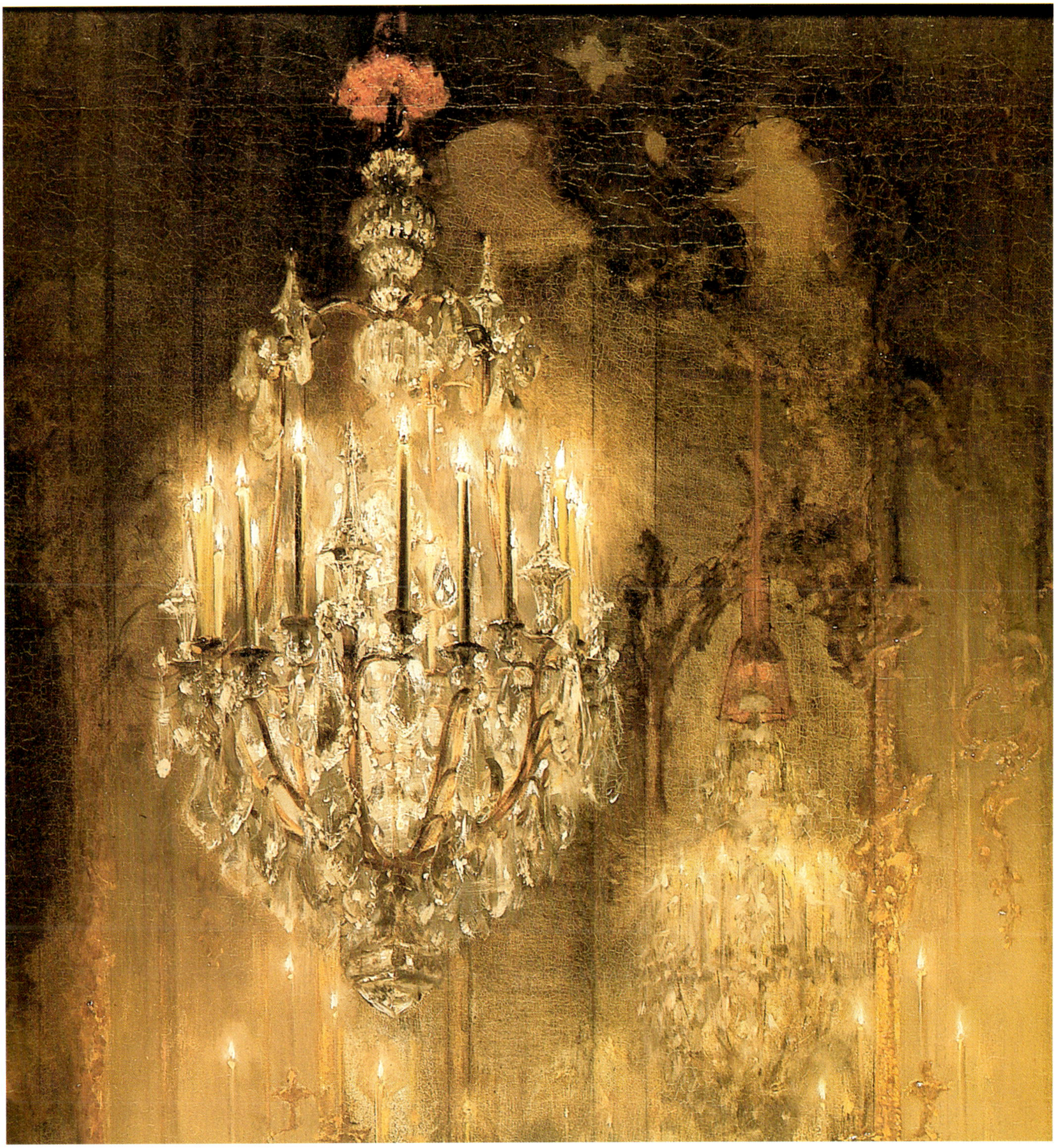

Kronleuchter, Ausschnitt aus *Das Flötenkonzert*

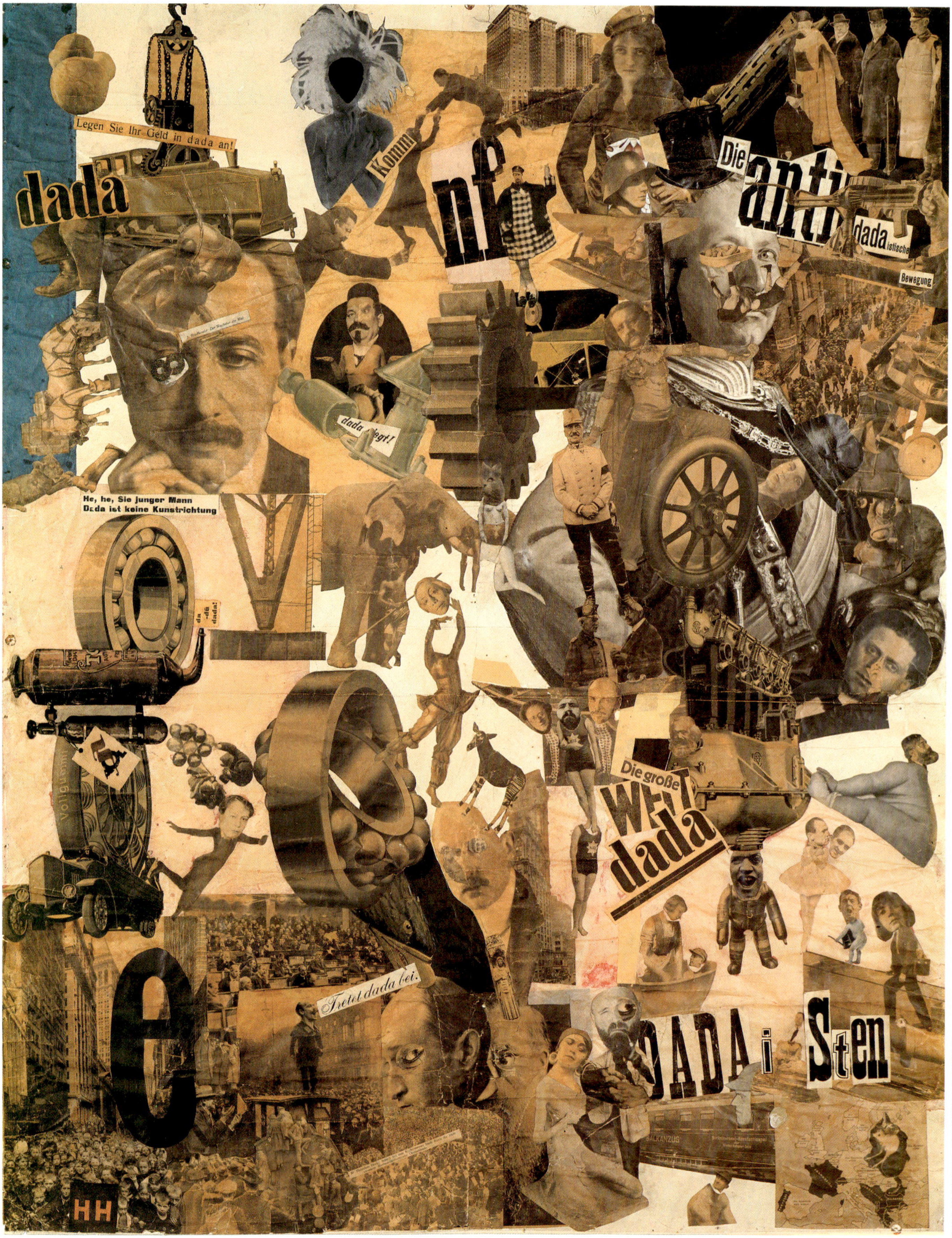

BERLIN (WEST), NATIONALGALERIE

GISELA HOSSMANN

Hannah Höch (1889-1978)

Schnitt mit dem Küchenmesser (1919/20)

DADA! Was ist DADA? „Dada ist ein Gesicht! Dada will gelebt sein! Dada ist ein Geisteszustand! Dada ist die schöpferische Aktion in sich selbst."[1]

„Der dada schwebte über den Wassern, ehe der liebe Gott die Welt schöpfte, und als er sprach: es werde Licht, da ward es nicht Licht, sondern dada!"[2]

Dada ist alles! Dada ist nichts! Dada ist auch der *Schnitt mit dem Küchenmesser Dada durch die letzte Weimarer Bierbauchkulturepoche Deutschland,* wie es der Titel einer Fotomontage der Berliner Künstlerin Hannah Höch aus den Jahren 1919/20 verkündet.

Hannah Höch war die einzige Frau unter den rebellierenden Berliner Dadaisten, die in der Nachkriegszeit – ab 1918 – ihre Umwelt mit Bildern und Aktionen provozierten. Auch Raoul Hausmann, der „Dadasoph", langjähriger Freund der Künstlerin, gehörte zu diesem Kreis, ebenso Johannes Baader, George Grosz und die Brüder Herzfelde.

Auf der „Ersten Internationalen Dada-Messe" von 1920, dieser inzwischen legendär gewordenen Antikunst-Schau, zeigte Hannah Höch ihre beißende Fotomontage über die turbulente Zeit kurz nach dem Ersten Weltkrieg, ein dadaistisches Kaleidoskop der Prominenz aus Politik und Wirtschaft, Kunst, Wissenschaft und Sport. Rund fünfzig Personen erscheinen im Bild – als Kopf oder kopflos, verzerrt, entstellt, karikiert, verfremdet.

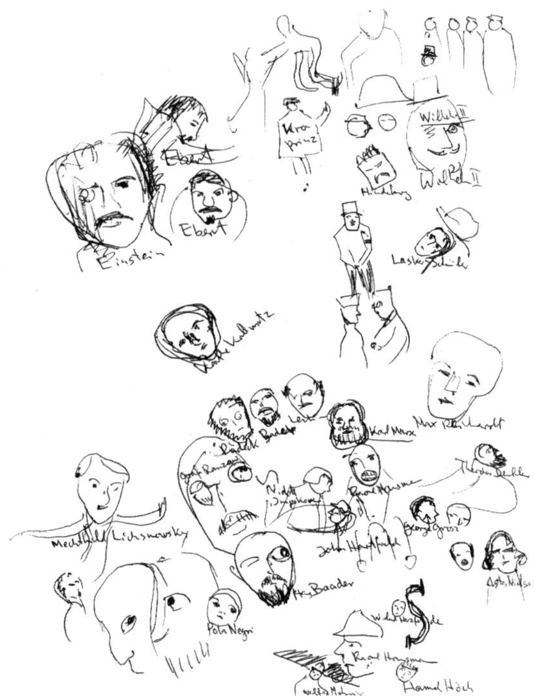

Skizze zu *Schnitt mit dem Küchenmesser*

Von der Hand der Künstlerin stammt eine Skizze, in der sie einzelne Figuren und Köpfe namentlich benennt und so den Zugang zu ihrem Werk erleichtert.

Der Kopf des berühmten Physikers und Philosophen Albert Einstein in Großformat – er steht für Dada ein! Daneben dadaistisch verfremdet Reichspräsident Ebert; einmal bewegt deklamierend von der Seite und einmal statisch frontal mit weiblichem Oberkörper. Beide Persönlichkeiten sind im linken oberen Teil des Bildes zu sehen. Der letzte deutsche Kaiser, Wilhelm II. – der bekannte Schnurrbart besteht hier aus zwei Ringern; anstelle des rechten Auges – ein Säugling in der Badewanne. Seine Majestät ist durch die Montage entstellt, zur Groteske verzerrt, zum Symbol der Reaktion geworden: Anti – Dadaist!

Nationalgalerie, Berlin (West)

Einstein, Ausschnitt aus *Schnitt mit dem Küchenmesser*

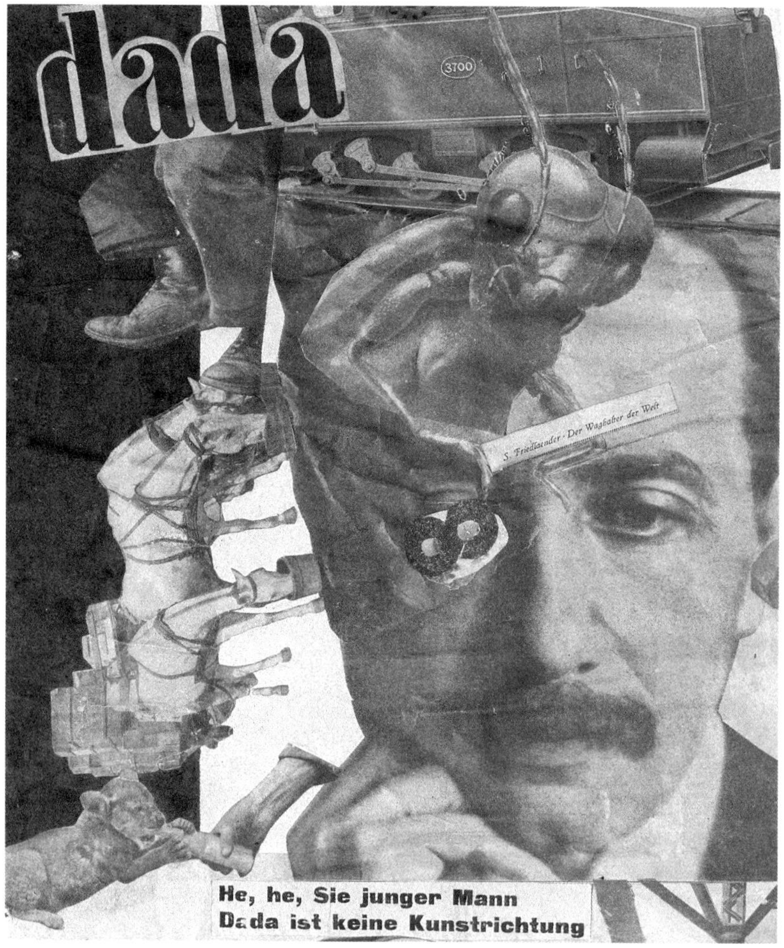
dada
3700
He, he, Sie junger Mann
Dada ist keine Kunstrichtung

Im großen dadaistisch-collagierten Welttheater aus den Anfängen der Weimarer Republik hat die Künstlerin Hannah Höch ohne Rücksicht Köpfe versetzt und Körper vertauscht, künstliche Wesen geschaffen und absonderliche Situationen erfunden. Sie hat Kritik geübt und den Zeitgenossen die Augen geöffnet. Der *Schnitt mit dem Küchenmesser* des Dadaismus verschont niemanden und nichts – weder Freund noch Feind.

Anstelle des Pinsels benutzt Hannah Höch die Schere – und ihre Schere ist scharf! Aus Büchern, Zeitungen, Zeitschriften und Werbebroschüren schneidet sie heraus, was ihr brauchbar erscheint, um so Figuren und Dingen in der Montage eine neue Bedeutung zu geben. Sie schreibt: „Wir nannten diese Technik Fotomontage, weil sie unsere Aversion enthielt, den Künstler zu spielen.“[3]

Das Heer der Arbeitslosen auf der Straße: „Arbeitsnachweis“ verkündet ein Transparent. Blitzartig werden Personen und Ereignisse beleuchtet.

Der Putschist Wolfgang Kapp auf der Flucht in einem Doppeldecker; darüber der Kopf eines Soldaten mit Stahlhelm – und in der rechten oberen Ecke Politiker und Militärs auf einem Maschinengewehr stehend. Die Hand am Abzug verdeutlicht ihre Absicht. Die anti-dadaistische Bewegung hat sich formiert, bereit zum bewaffneten Kampf gegen Aufrührer und Revoluzzer! Zu

Gegenüber links Marx und Lenin,
Ausschnitt aus *Schnitt mit dem Küchenmesser; gegenüber rechts* Käthe Kollwitz,
Ausschnitt aus *Schnitt mit dem Küchenmesser*

ihnen gehörte auch der damalige Innenminister Gustav Noske – Stütze der Reaktion –, wie Hannah Höch es so sinnfällig zeigt. Er trägt – wie sein Gegenüber – einen General auf seinem Kopf.

In der Mitte: Käthe Kollwitz, die sozial engagierte Malerin und Freundin der Dadaisten. Ihr Kopf ist Spielball einer kopflosen Tänzerin, die auf Rathenaus Glatze ihre Pirouetten dreht. Bildende Kunst und Theater verbinden sich – ein Kopf ohne Körper und ein Körper ohne Kopf – doch jeder wußte, wer hier gemeint war.

Nicht ohne Bezug sind die eingefügten Maschinenteile, Symbole der wirtschaftlichen und technischen Entwicklung zu Beginn der zwanziger Jahre. Die Künstlerin setzt sie vermittelnd zwischen die gegensätzlichen Gruppen der Gesellschaft.

Ein Blick auf die Weimarer Nationalversammlung: gebannt lauschen die Abgeordneten einem Redner, doch dieser Redner ist nicht sichtbar, ist verdeckt durch das eingefügte Bild eines Agitators, der einer riesigen Menschenmenge auf der Straße zuruft: Tretet Dada bei! Sein Kopf gehört dem Matrosenführer Raimund Tost, der Körper einem unbekannten Redner. Die Revolution braucht die Kunst – die Kunst braucht die Revolution! Lenin auf seiten der Dadaisten! Mit ihm posieren der Marxist Karl Radek und der berühmteste aller Dadaisten, der „Oberdada" Johannes Baader.

Die Literatur ist vertreten durch den expressionistischen Schriftsteller Theodor Däubler. Seine Leibesfülle wird durch den feisten Körper eines Riesenbabys karikiert, dem sein Kopf verkehrt herum aufgesetzt ist.

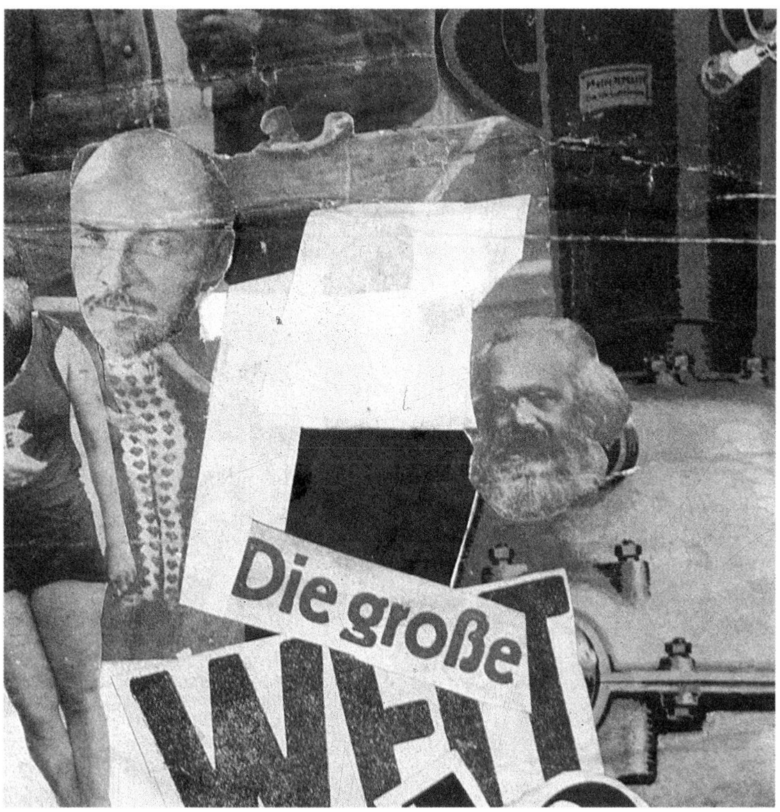

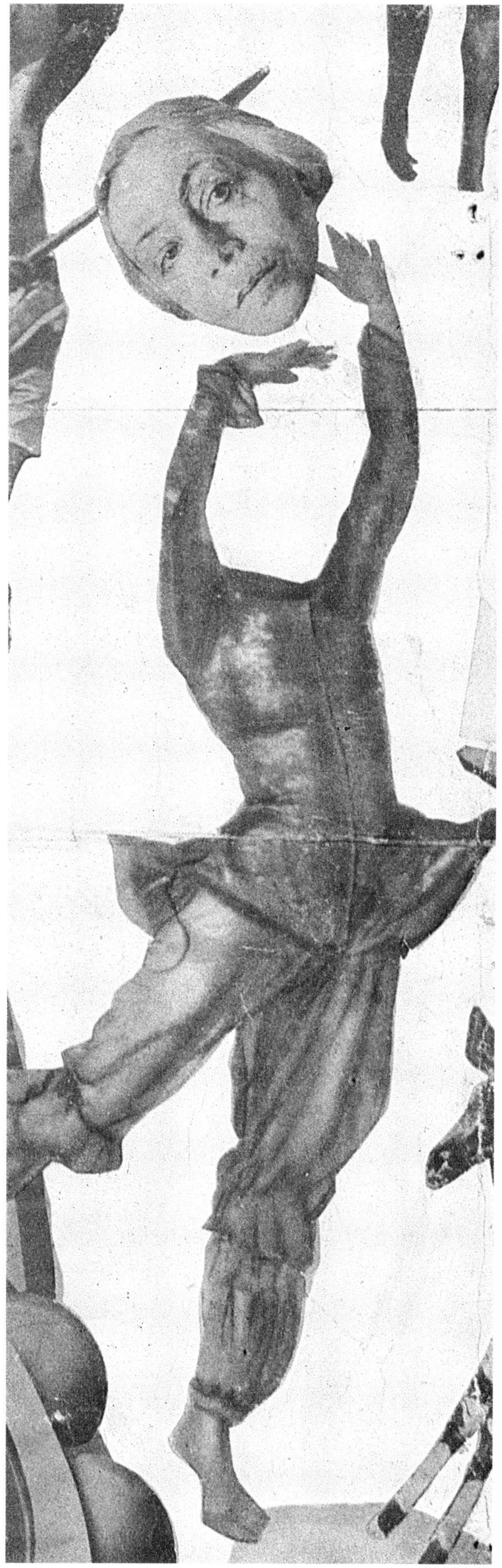

Nationalgalerie, Berlin (West)

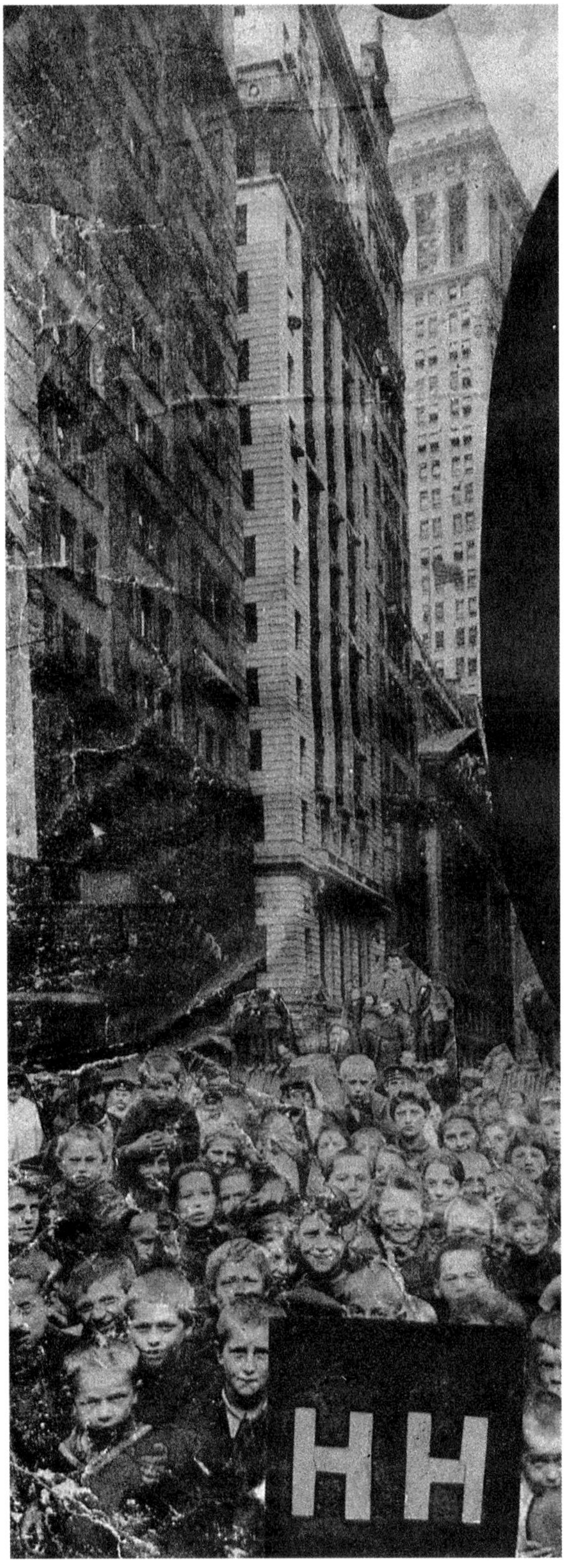

Kinder in der Großstadt,
Ausschnitt aus *Schnitt mit dem Küchenmesser*

Die Dadaisten George Grosz und Wieland Herzfelde – siamesische Zwillinge auf dem grazilen Körper einer Ballerina. Unverhohlene Kritik auch an der Dada-Philosophie!

Pola Negri, berühmter Filmstar der zwanziger Jahre. Isoliert sitzt ihr Kopf auf einer Skulptur und neigt sich – Partei ergreifend – dem neben ihr stehenden „Oberdada" Johannes Baader zu. Charakteristisch sein Monokel.

In das sozial-kritische Kaleidoskop der Zeitgeschichte schließt sich die Künstlerin selbst mit ihren Initialien ein.

Hannah Höch, die Malerin, zählt zu den Ersten, die die Collage-Technik zum eigenständigen Kunstmittel erhoben. Zwar hatten bereits die Kubisten, unter ihnen Picasso und Braque, schon viel früher Papierschnipsel und Zeitungsausschnitte in ihre gemalten Bilder eingefügt, doch diese Collagen – zu deutsch Klebebilder – waren anderer Natur. Die montierten Bilder der Dadaisten waren hauptsächlich aus zerschnittenen Fotos zusammengesetzt.

Hannah Höch hat ihr Leben lang Klebebilder hergestellt: *New York* – eine Fotomontage aus dem Jahr 1922. Das Verwirrende dieser Stadt wird durch das Überkleben von Fotofragmenten unterschiedlichster Art bildlich sichtbar gemacht.

Einige weitere Beispiele: Aus dem Jahr 1924 stammt *Sternfilet,* bei dem sie neben geklebtem Papier auch Textilien verwendete. *Resignation* – eine Fotomontage von 1938. Die düstere Vision der Ohnmacht dokumentiert durch die nach unten weisenden Hörner eines Nashorns und eine verstümmelte Hand, die ins Leere greift. Zwischen bedrohlichen Kanonenrohren und Maschinenteilen fliegt ein Vogel. *Friedenstaube* nennt die Künstlerin das Bild, das zwischen 1945 und 1947 entstand. Die Bildsymbolik ist das wesentliche Element der Aussage.

Phantasie, das Lebenselixier der Dadaisten – Hannah Höch hat es daran nie gemangelt. Ihre Fotomontage über die beginnende Weimarer Republik ist ein schlagender Beweis dafür. Als Künstlerin in einer Zeit, da – nach ihren eigenen Worten – Frauen von ihren männlichen Kollegen nur als „reizende, begabte Amateure"[4] angesehen wurden, fährt sie in ihren Träumen einem Land entgegen, in dem die Gleichberechtigung von Mann und Frau bereits verwirklicht ist.

Phantasie, gepaart mit Intelligenz, Witz und Ironie, hierin liegt auch die Faszination der großen Fotomontage, in der die Künstlerin durch ihren *Schnitt mit dem Küchenmesser* eine schillernde Epoche deutscher Politik, Sozialgeschichte und Kultur seziert. Hier ist die Montage als Instrument der Satire meisterhaft eingesetzt.

Was mit Dada begann, wurde zur immerwährenden Verlockung ihres Lebens, und ihr Leben wiederum war wie ihre dadaistische Kunst: zuzeiten bunt und turbulent, im Alter einsam und verklärt, aber immer kritisch engagiert. Eine echte Dadaistin, eine ungewöhnliche Frau. Mit neunundachtzig Jahren starb Hannah Höch im Sommer 1978 in Berlin.

Nationalgalerie, Berlin (West)

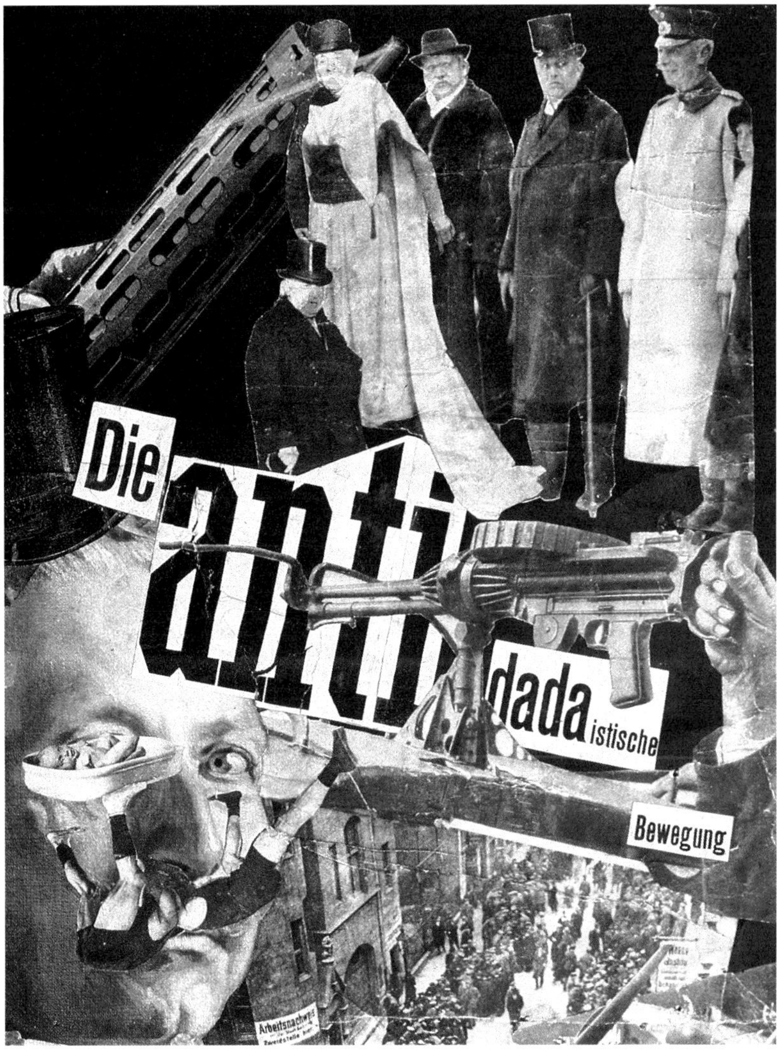

Die anti-dadaistische Bewegung, Ausschnitt aus *Schnitt mit dem Küchenmesser*

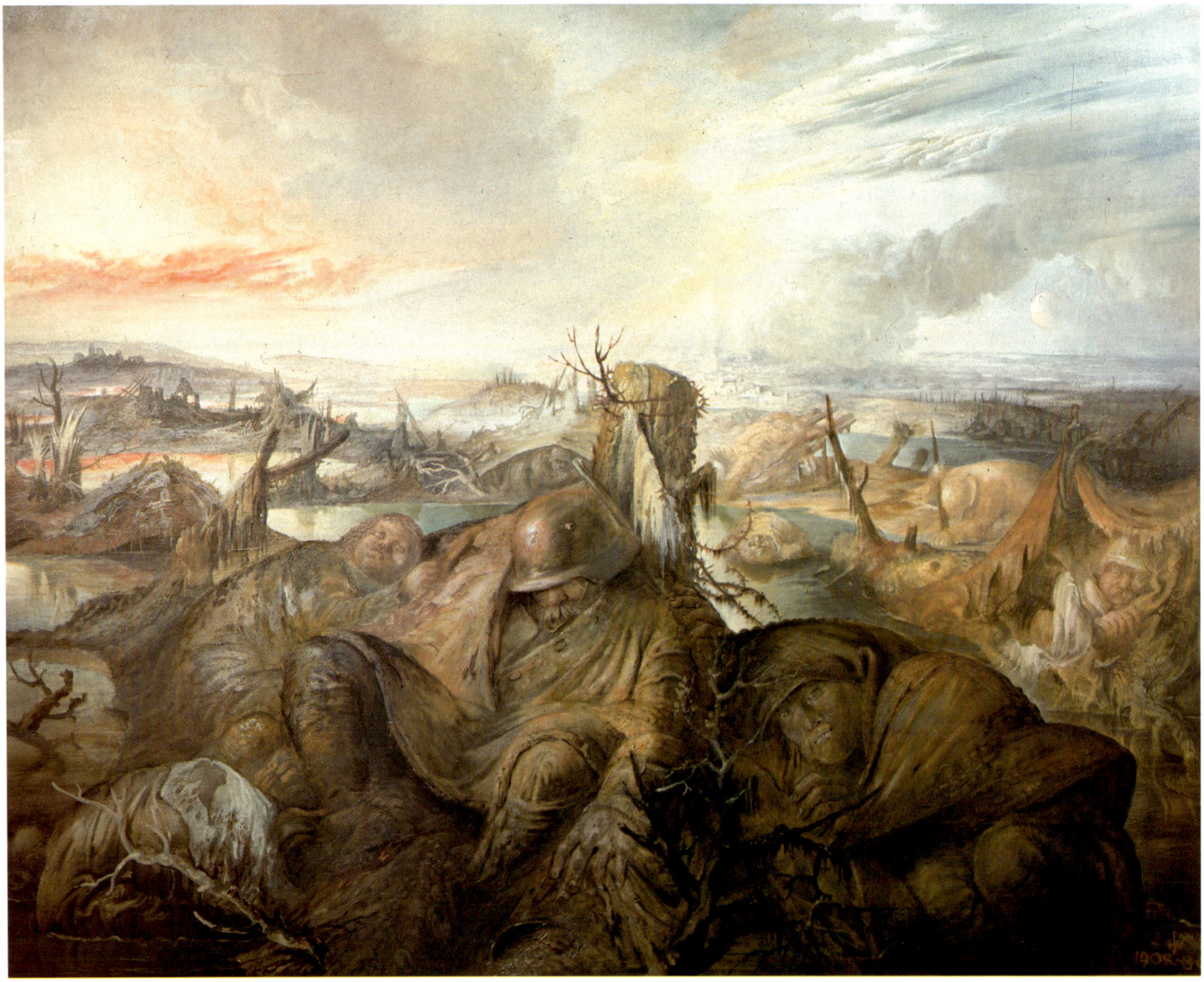

BERLIN (WEST), NATIONALGALERIE

HERMANN WIESLER

Otto Dix (1891-1969)

Flandern (1934-36)

1934 beginnt Otto Dix seine Arbeit am Flandern-Bild. Es ist sein letztes Dokument über den Weltkrieg, den wir heute den Ersten nennen. 1934, das ist ein Jahr nach seinem von den Nationalsozialisten betriebenen Hinauswurf aus der Kunstakademie Dresden, wo Dix seit 1927 als Professor gelehrt hatte. 1936 ist das Bild vollendet. Es ist 2 m hoch und 2,5 m breit. Heute besitzt es die Nationalgalerie in Westberlin. Der Besitz dieses Hauptwerks von Dix kann nicht die Tatsache vergessen machen, daß dieses Museum durch die nationalsozialistischen Kunstverfolgungen auch mindestens neun Dix-Bilder aus seiner Sammlung moderner Kunst im ehemaligen Kronprinzenpalais verlor.

Soldat im Unterstand, Ausschnitt aus *Flandern*

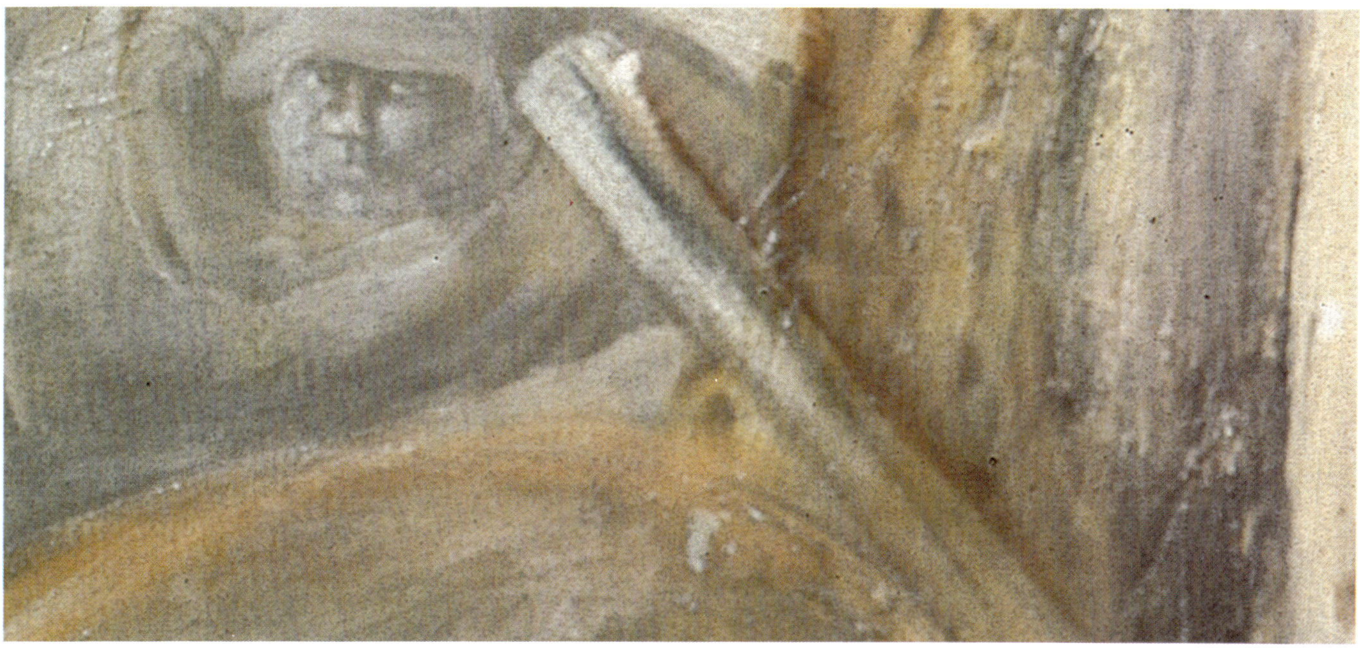

Als Vierundzwanzigjähriger kommt Dix an die Front. Er erlebt den mörderischen Kampf unmittelbar. Der beobachtende Maler wird verrückt im wahrsten Sinn des Wortes. Sein Kriegserleben bewegt und erschüttert ihn. Ähnlich ergeht es Franz Marc und Max Beckmann.

Nationalgalerie, Berlin (West)

Die Ereignisse zerreißen Dix. Herkömmliche Malstile versagen als angemessene bildnerische Methode. Dix hatte schon 1913 Neues erprobt – den Gebrauch gebündelter Farbenergie, wie das zum Beispiel der Schweizer Ferdinand Hodler vorgemacht hatte. Jetzt drängen dank kubistischer Einflüsse Farbgesten hervor, die Bildraum und Bildkomposition sprengen. Zerfetzende Kriegsgewalt wird Bild. Das Bild wird zu einem Erfahrungsbericht, zu einem Leidensprotokoll.

Der Krieg hatte 1914 frohgemut begonnen. Groß war auf allen Seiten die Kriegsbegeisterung. Krieg galt damals den Staaten als

Kauernder Soldat, Ausschnitt aus *Flandern*

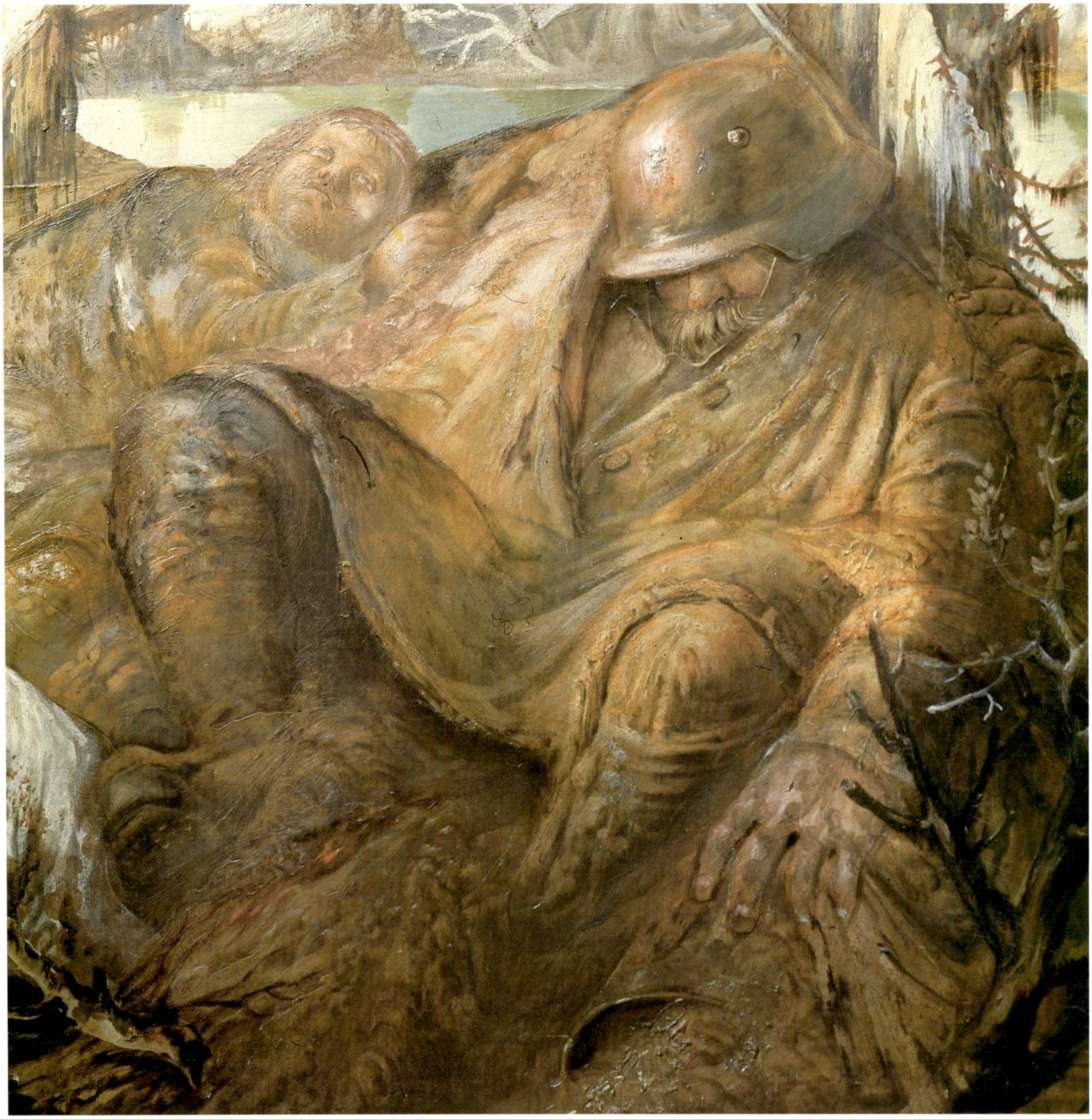

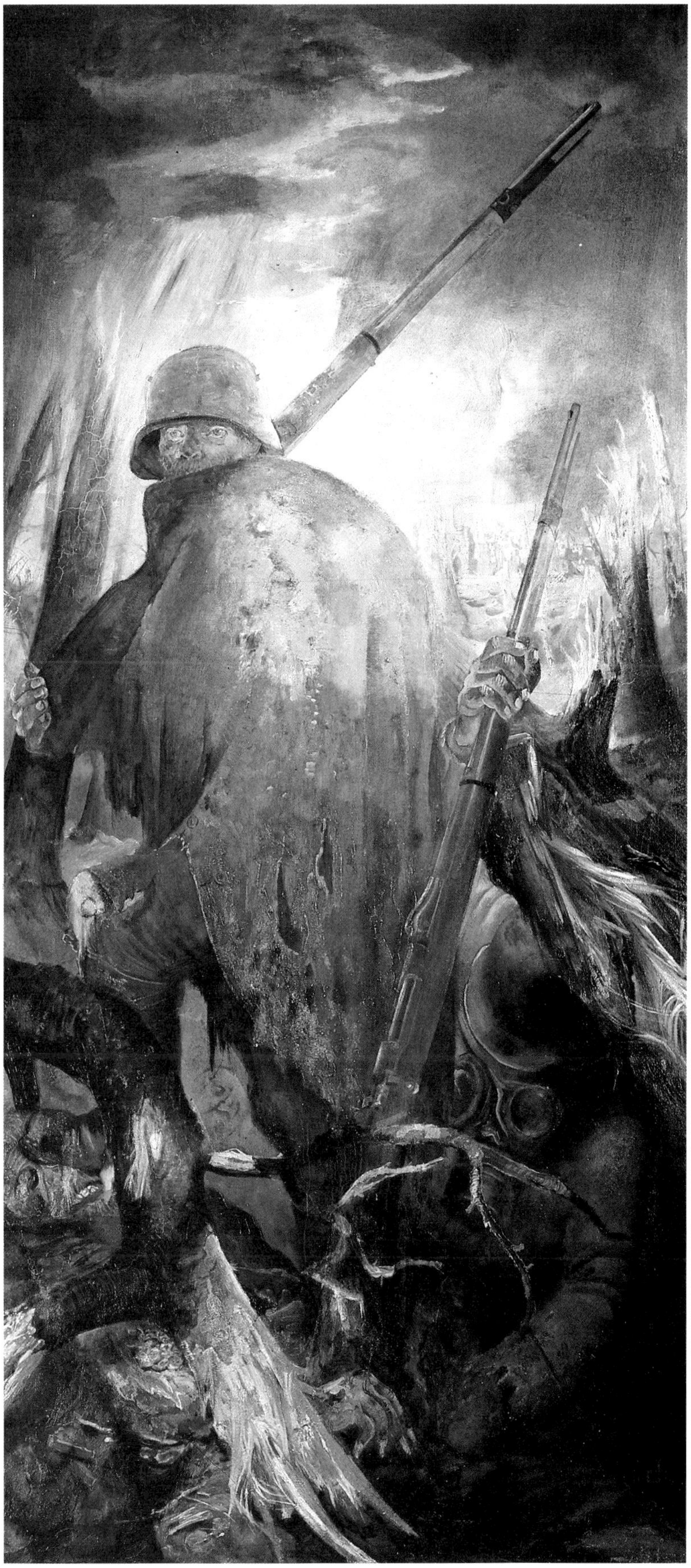

Dix, *Grabenkrieg*

Gegenüber Soldat im Unterstand, Ausschnitt aus *Flandern*

gutes Mittel, politische Schwierigkeiten zu klären. „Wer Gott vertraut, frisch um sich haut, der kann wohl hier auf Erden niemals zuschanden werden", hatte ein Preußenprinz gedichtet. Das war 1914 die Losung. Sie zerstörte Europa. Eine scheinbar heile Welt zerbricht. Ein Wertezerfall wird sichtbar, dessen Ausdruck dann in den dreißiger Jahren das Versagen rechtsstaatlicher Sicherungen ist. Es folgen faschistische Herrschaft und schließlich Mordlager.

Flandern: Dix weiß, was er malt. Er hat den Krieg – nach seiner freiwilligen Meldung an die Front – ab 1915 als MG-Schütze und als Zugführer erlebt. Im Osten, im Westen – in Flandern. Dort ist im Spätsommer 1914 der rasche Vormarsch der Deutschen durch Belgien gegen Frankreich zu einem Schützengrabenkrieg erstarrt. Die feindlichen Fronten stecken im Schlamm. Auf Sicht- und Rufweite gegenüber.

Dix hat sich nicht eingebildet, daß er durch seine Bilder den Menschen oder die Welt verändern könne. Er zeigt im Bild außerordentliche Situationen, „den Menschen in seiner ganzen Größe, aber auch in seiner ganzen Verworfenheit, ja Viehmäßigkeit"[1], so seine eigenen Worte.

Als „Verhöhnung des Heldischen"[2] denunzieren Nationalsozialisten später die Dix-Kriegsbilder. Genau umgekehrt aber ist es: Diejenigen verhöhnen die Wirklichkeit des Krieges, die ihn als heroisches Feiertagsereignis heiligen. Als „Gemalte Wehrsabotage", „Schandfleck der deutschen Kulturgeschichte"[3] gelten die Bilder; auf sie bezieht sich der Satz „Nichts ließ die Judenkunst unversucht, um das Bekenntnis zu einer heldischen Lebensauffassung im deutschen Volk auszurotten."[4] Es bleibt nicht bei ausgesprochener Entrüstung, die beweist, wie Dix mit seinen Bildaussagen trifft – viele seiner Bilder werden vernichtet, knapp entgeht er weiterer persönlicher Verfolgung.

Der Maler Dix ist Zeuge seiner Zeit, ihr Protokollant. Die Gouache *Leuchtkugel* von 1917 zeigt fahlen nächtlichen Totentanz. Menschen leben als Lemuren. In Bildreihen versucht Dix, zeichnend, malend sich vom Kriegsgrauen zu befreien. „Es hat", sagt er, „Spaß gemacht, in der langweiligen Viecherei zeichnen zu können. Das Starre, Unmenschliche muß man gesehen haben."[5] Das ist natürlich alles andere als Zynismus. Es ist Verzweiflung und Hohn eines Menschen, der sieht und aushalten will, was geschieht.

Dix definiert Krieg als schmutzige Sache. Er zeigt, wie Menschen wenig edlen und viel elenden Tod haben. Dix sieht sich 1921 als einen, den Entsetzen distanziert, hart gemacht hat. Er will, so sagt er, „ganz nackt, klar sehen, beinahe ohne Kunst"[6].

Das Flandern-Bild zeigt eine vom französischen „Feind" beschriebene Szene.

„Das Feuer. Tagebuch einer Korporalschaft" von Henri Barbusse erscheint in Frankreich 1916, in deutscher Sprache vollständig 1918. Ein Schanzkommando gerät in einen Wolkenbruch. Barbusse schreibt: „An derselben Stelle, wo wir uns in der Nacht auf den Boden geworfen hatten, warten wir auf den Anbruch des Tages. – Zögernd naht er. Eisig, düster und unheimlich breitet er sich auf der fahlen Ebene aus... Halb dösend,

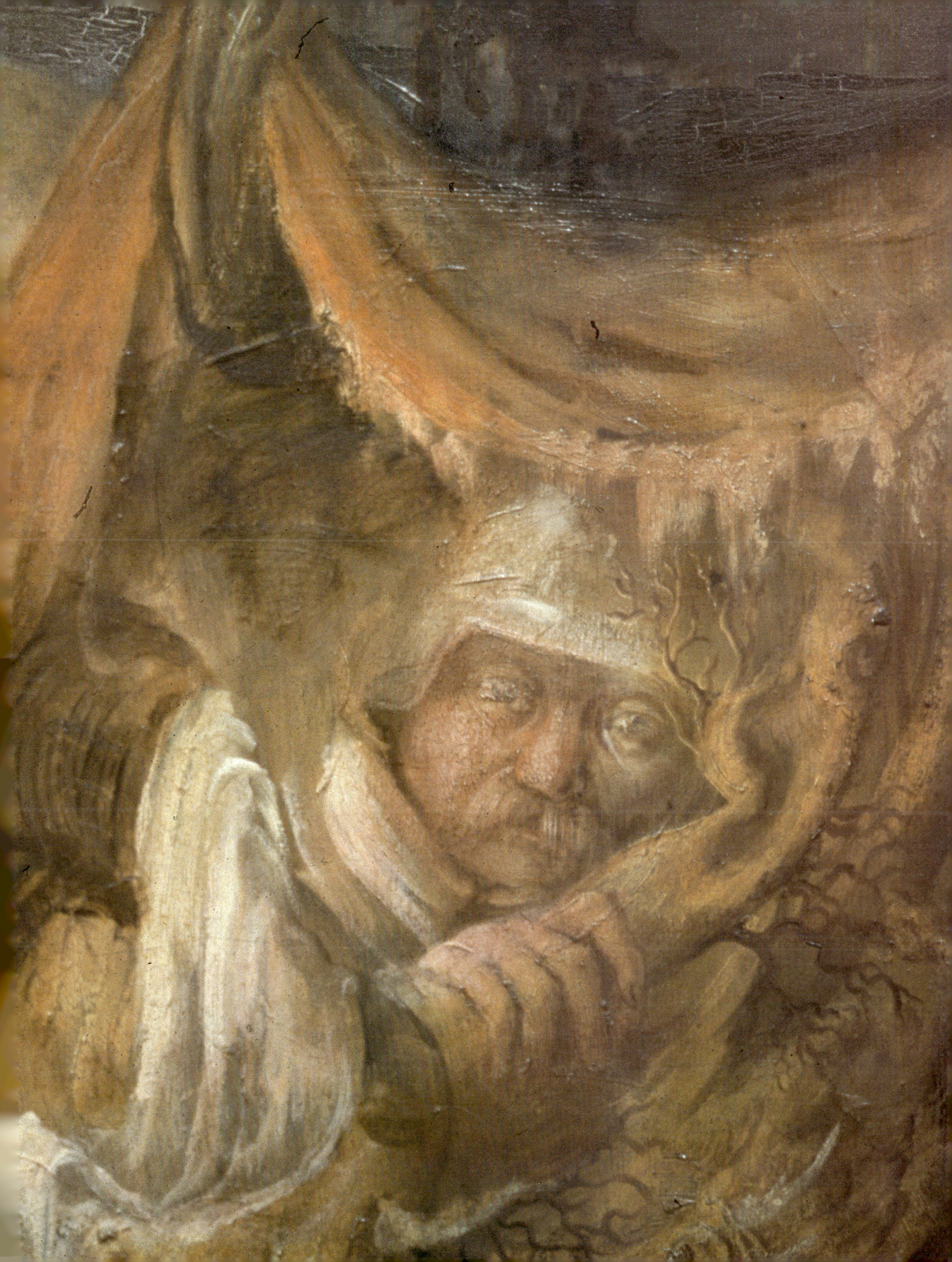

Nationalgalerie, Berlin (West)

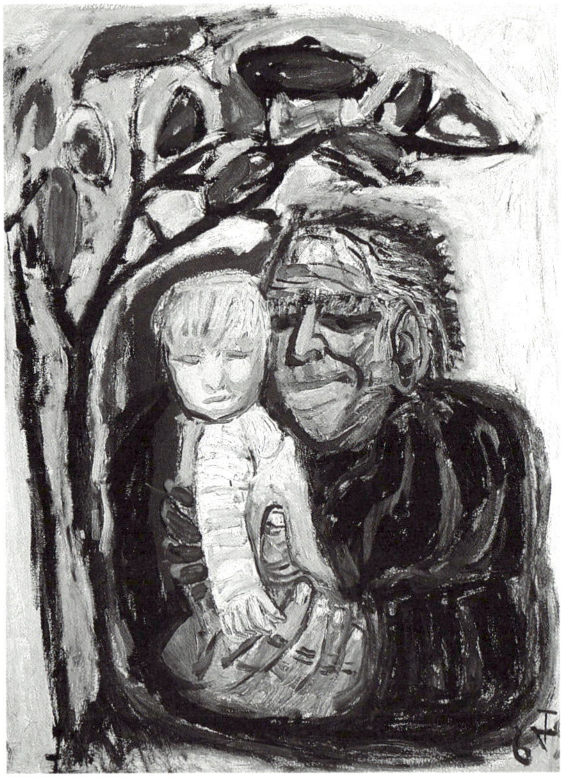

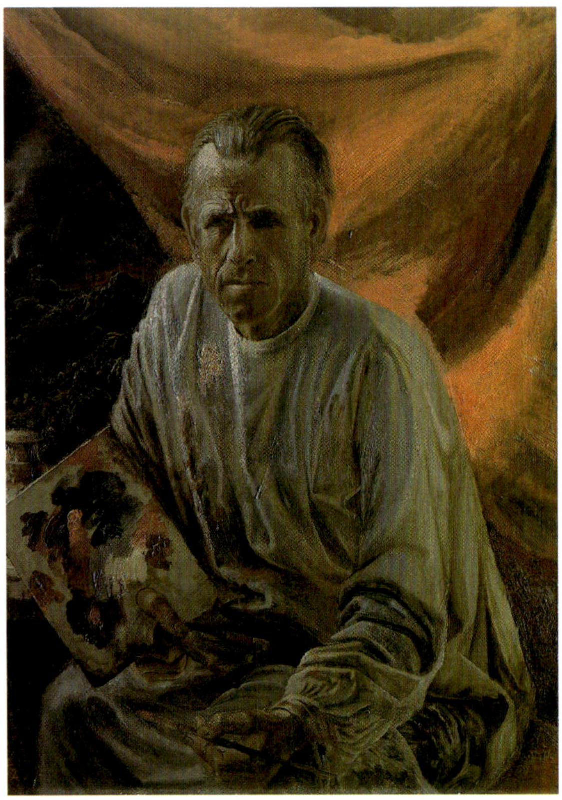

Oben Dix, *Selbstbildnis mit Marcella;*
unten Dix, *Selbstbildnis mit Palette vor rotem Vorhang;*
rechts Ruinen vor Sonnenaufgang, Ausschnitt aus
Flandern

halb schlafend, mit immer wieder aufgerissenen, aber sofort wieder zufallenden Augen, gelähmt, zerschlagen und frierend starren wir auf die unglaubhafte Wiederkehr des Lichtes."[7]

Die zerstörte Landschaft ist die der Apokalypse. Der Sonnenaufgang ist trüb – es gibt bei Dix keine romantischen Aufbruchsfanfaren mehr. Grau und eingesunken liegen Menschen da. Opfer ihrer Taten.

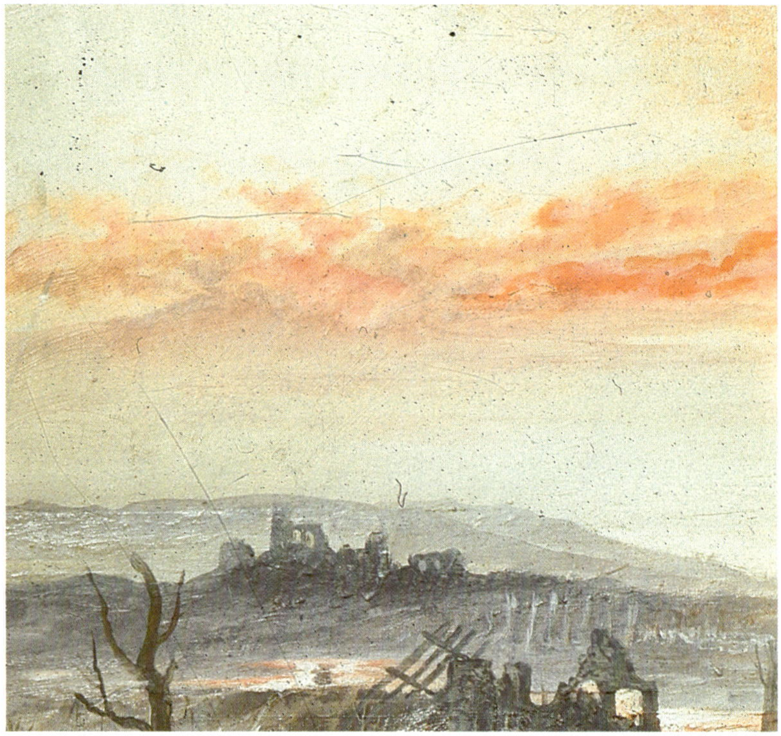

Die französischen Soldaten bei Barbusse werden bei Dix zu deutschen. Beide Szenen sind austauschbar. Beide Autoren – Barbusse und Dix – werden in ihren Ländern wegen ihrer kriegsfeindlichen Haltung angegriffen.

Diese großen Kriegsbildprotokolle sind eine Kunst, die Augen öffnet; Kunst, die allgemeine Erfahrungen öffentlich und bewußt machen kann. Die Zeitgenossen von Dix sahen das meist anders. Für sie war Dix wertzersetzender Bürgerschreck. Diese Zeitgenossen übersahen und übersehen, daß, wo keine Werte sind, der mitleidende Maler keine feststellen kann. Die Dix-Gegner hielten die auf Menschlichkeit drängende Zeugniskraft der Bilder nicht aus. Wie Leben als Leben ein Wert ist, bekennt Dix aus seinem im Todesjahr 1969 gemalten *Selbstbildnis mit Marcella.*

Kriege zu verhindern ist schwierig; schwieriger, als sie zu beginnen. Die Entscheidung ist unaufhebbar. Heute mehr denn je. So kann, so sollte *Flandern* gesehen und erfahren werden.

CHRISTOPH HEILMANN

Neue Pinakothek München

Ausschließlich für zeitgenössische Kunst bestimmt, war die Neue Pinakothek nach der Glyptothek und der Alten Pinakothek das dritte der von König Ludwig I. in München erbauten Museen. Dieses erste „Museum of Modern Art" beherbergte zu Lebzeiten König Ludwigs bereits 395 Gemälde, die sämtlich aus der königlichen Privatschatulle finanziert worden waren. Als Privatsammlung stand die Galerie aber dem Publikum offen, in der Idee, das Volk kulturell zu bilden und den Künstlern Ansporn zu sein. Die durch Neuankäufe innerhalb der folgenden 50 Jahre auf ein Vielfaches angewachsene Sammlung machte es nach dem Ersten Weltkrieg notwendig, für die jüngste Moderne eigene Räume zu finden, und so entstand 1920 die Staatsgalerie Moderner Kunst.

In die Anfangszeit der Sammlungsgeschichte gehört Wilhelm von Kobells großformatige Darstellung der *Belagerung von Kosel.* Das Besondere daran ist die nüchterne, unbarocke, mehr im Sinne eines Kriegsberichterstatters dokumentarisch festgehaltene Bildauffassung, wobei die sehr genau beobachtete Naturstimmung der groß gesehenen Landschaft den historischen Augenblick nachdrücklich überhöht.

Der nächsten Künstlergeneration gehört Wilhelm von Kaulbach an, der als Direktor der Münchner Kunstakademie die Richtung des historischen Idealismus vertrat. In die Kunstgeschichte eingegangen sind vor allem seine für das „Neue Museum" in Berlin ausgeführten Kolossalgemälde zur Geschichte der Menschheit, darin er die im Auftrag Ludwigs I. gemalte *„Zerstörung Jerusalems"* nochmal verwendet hat.

Kaulbachs Zeitgenosse Carl Rottmann hat mit seinem Hauptwerk, einem Zyklus griechischer Landschaftsbilder, auf ganz andere Weise geschichtlich Rückschau gehalten und damit das in der Hierarchie der Schönen Künste traditionell alleine für die Historienmalerei beanspruchte Primat nunmehr auch dem Landschaftsfach angewiesen.

Hans von Marées begann 1853 mit seinem Studium an der Akademie und im Atelier von Karl Steffeck, in Berlin, ehe er vier Jahre später nach München übersiedelte. Sein Leben und Schaffen war ein fortwährendes Ringen um die Verwirklichung einer ins Abstrakte vordringenden absoluten Kunst. In Rom entstanden Hauptwerke wie *Das Goldene Zeitalter,* zu dem er zwar gleichzeitig im Verlauf eines jahrelangen Prozesses eine Variante schuf, schließlich aber die erste Fassung 1885 vollendete.

Ebenfalls mit München eng verbunden ist Lovis Corinth, dessen rein malerische Kunst hauptsächlich hier geprägt wurde, ehe er kurz vor der Jahrhundertwende nach Berlin übersiedelte. Dort entstand auch dieses Selbstporträt. Die Kraftanstrengung, mit der nicht gelähmten Linken zu arbeiten wie der bohrend sein Spiegelbild durchdringende Blick äußern sich hier in expressiv kraftvollen Pinselhieben, deren eigentümlich gebrochene Farbigkeit dazu auffallend kontrastiert. Das 1937 als entartet beschlagnahmte Bild wurde bei Fischer in Luzern versteigert und gelangte erst 1950 durch Ankauf in die Neue Pinakothek.

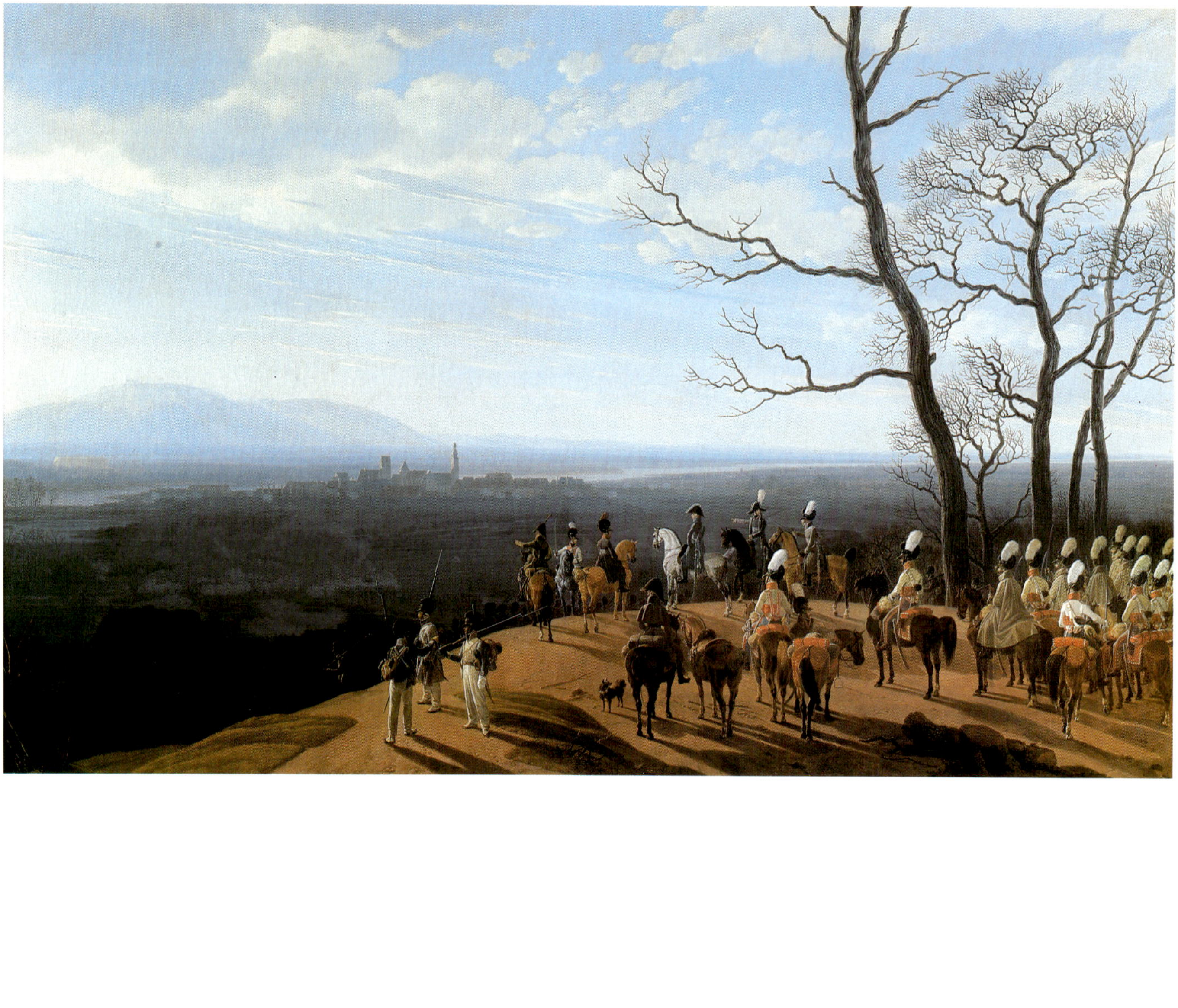

MÜNCHEN, NEUE PINAKOTHEK

GISELA HOSSMANN

Wilhelm von Kobell (1766-1853)

Die Belagerung von Kosel (1808)

Fein herausgeputzt und in würdiger Haltung hoch zu Pferd steht eine Gruppe von Soldaten auf einem Hügel und schaut hinunter in eine weite Ebene. Es ist ein strahlender Frühlingsmorgen, die Sonne ist gerade aufgegangen, und Roß und Reiter werfen lange Schatten über den Boden. Die Szene atmet Frieden und Beschaulichkeit. Doch dieser Eindruck trügt. Der Titel des Bildes verrät, daß es sich vielmehr um eine höchst ernste Sache handelt, nämlich *Die Belagerung von Kosel.*

Der Maler dieses Bildes ist Wilhelm von Kobell, der im Alter von 26 Jahren als Hofmaler von Mannheim nach München berufen wurde und dort sehr schnell zu höchsten Ehren gelangte.

Bekannt geworden war er vor allem durch Tierdarstellungen, besonders durch seine vielen Pferdebilder. Unter dem Einfluß der zeitgenössischen englischen Kunst, im besonderen der sogenannten *Sporting Prints* von Malern wie George Stubbs und John F. Herring, zeichnete und malte Kobell immer wieder Reiter- und Jagdstücke, Militär- und Schlachtenszenen, in denen das Pferd im Mittelpunkt seines künstlerischen Interesses stand. Peinlich genau gibt er dabei die Farbe und die Rasse, die Ruhestellung oder Bewegung der Tiere wieder.

Die schlesische Stadt Kosel, an der Oder gelegen, war im frühen 19. Jahrhundert Schauplatz kriegerischer Auseinandersetzungen zwischen Preußen und Rußland auf der einen und Napoleon und dessen Verbündeten auf der anderen Seite. Zu diesen Verbündeten auf seiten des Rheinbundes gehörte auch Bayern, und die bayrischen Heere kämpften tapfer für König und Vaterland.

Die Belagerung von Kosel gehört zu einer Serie von Schlachtenbildern, die Kronprinz Ludwig bei Kobell in Auftrag gegeben hatte. Der ehrgeizige Prinz wollte die militärischen Leistungen, die Siege, aber auch die Niederlagen der bayrischen Soldaten in den Napoleonischen Kriegen verewigt sehen. Kobell wurde ihm hierfür als fähigster Künstler empfohlen, hatte er sich doch bereits auch als Landschafts-, Militär- und Uniformmaler einen Namen gemacht.

Was Fotoreporter und Kamerateams heute in Sekundenschnelle dokumentieren, dafür brauchte ein Maler früherer Zeiten

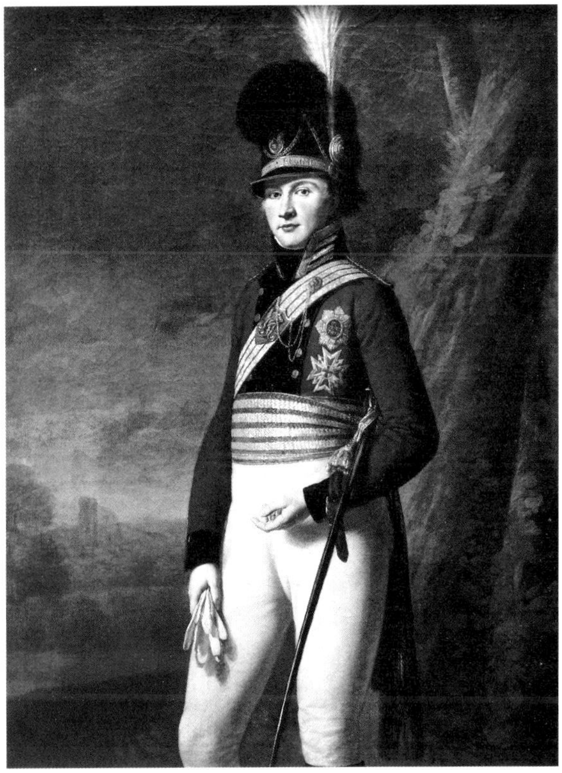

Kobell, *Porträt Kronprinz Ludwig*

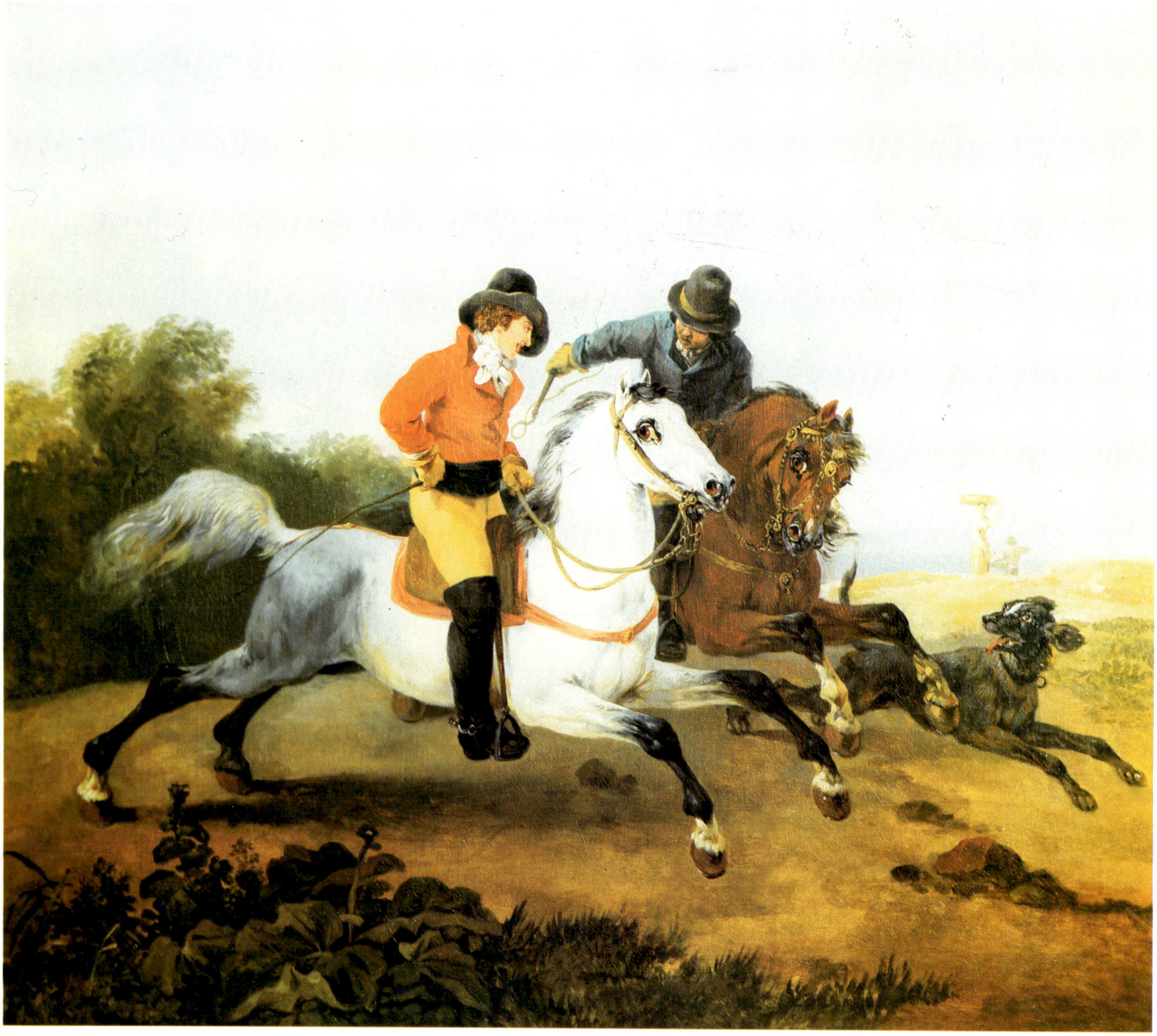

Oben Kobell, *Zwei Reiter;*
rechts Kobell, *Angriff auf Spielberg und Michelsburg*

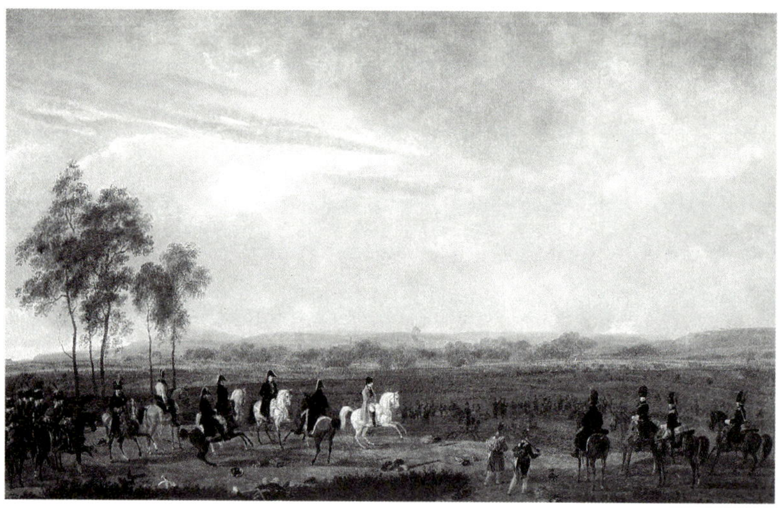

Wochen, Monate, oft Jahre, und das Ergebnis entsprach dabei mehr der Phantasie des Künstlers als der Realität. Anders bei Kobell. Kronprinz Ludwig forderte absolute Wirklichkeitstreue, wie der Künstler sie bereits in den kleinformatigen Gemälden *Angriff auf Spielberg und Michelsburg* und *Die Beschießung von Ulm* bewiesen hatte. Diese Bilder gehören in einen früheren Schlachtenzyklus, der im Auftrag des Königs Max I. Joseph entstanden war. Die Offiziere – in ihrer Mitte hoch zu Roß der Feldherr Napoleon – sind individuell porträtiert und namentlich bestimmbar. Der Landschaftsraum entspricht weitgehend den realen Gegebenheiten.

Kobells Porträt des jungen Kronprinzen in Uniform ist ebenfalls ein besonders schönes Beispiel für seine Kunst wirklichkeitsgetreuer Wiedergabe. Liebhaber und Sammler bunter Zinnsoldaten werden Ludwig hier unschwer als Oberst des 3. Cheveauxlegers-Regiments erkennen können.

Ludwig wollte seine Bilder nicht als kleine Kabinettstücke wie im vorausgegangenen Schlachtenzyklus seines Vaters sehen, sondern er forderte große Formate, so wie es ihm sein künstlerischer Berater, der Münchner Landschaftsmaler Georg von Dillis empfohlen hatte: „Wenn aber die Kunst auf große Thaten wirken soll, so müssen die Gegenstände im Großen ausgeführt seyn. Nur das Große wirkt groß auf den Menschen…“[1], und so legte er für *sein* Auftragswerk ein Format von 2 x 3 m fest.

Zudem veranlaßte er hohe Offiziere, die bestimmten Schlachten beigewohnt hatten, dem Maler über das Ereignis zu berichten und detaillierte Skizzen zu liefern. Er schickte seinen Künstler auch höchst persönlich an die Schauplätze des Geschehens; so machte Kobell Studien an Ort und Stelle und nahm die militärischen Situationen und die topographischen Gegebenheiten in seine Skizzen auf.

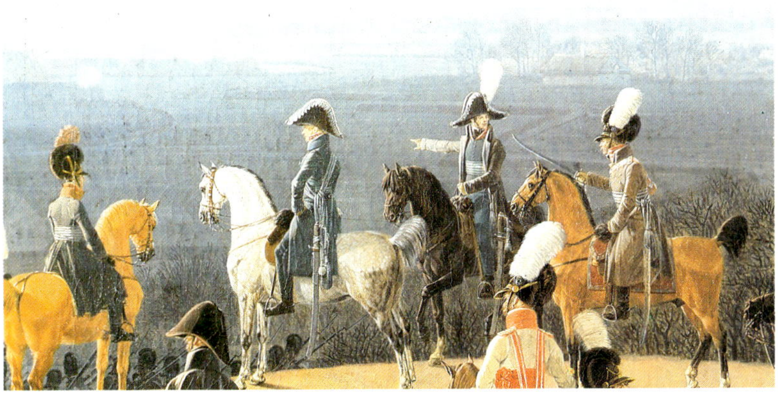

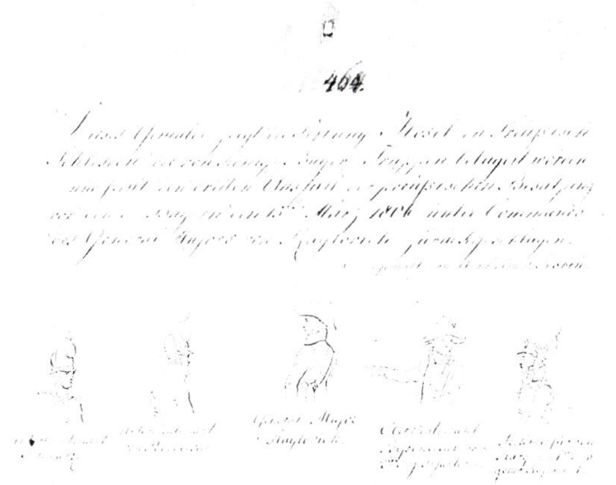

Links Offiziere und Generäle, Ausschnitt aus *Die Belagerung von Kosel;* *rechts* Kobell, Skizze Bildrückseite *Die Belagerung von Kosel*

Einem flüchtigen Betrachter wird von diesem Bild nur wenig in Erinnerung bleiben. Doch wer genau hinschaut, kann die Geschichte von der Belagerung der Festung Kosel in Einzelheiten nachvollziehen, kann das Bild lesen wie die Reportage eines Kriegsberichterstatters:

An einem frühen Morgen im März des Jahres 1806 unternehmen die Preußen nach langer Belagerung durch die

Neue Pinakothek, München

bayrische Armee ihren dritten Ausfallversuch aus der befestigten Stadt. Dabei kommt es zum Zusammenstoß. Dieses Ereignis ist dargestellt.

Die Stadt liegt noch im morgendlichen Dämmerlicht, nur ihre Türme sind – vom ersten Sonnenstrahl beleuchtet – in weiter Ferne klar erkennbar. Dahinter zieht sich in großem Bogen das breite Band der Oder durch eine weite Ebene.

Die Stadt Kosel,
Ausschnitt aus *Die Belagerung von Kosel*

Die kriegerische Auseinandersetzung selbst spielt sich in einem dunklen schattigen Tal im Mittelgrund des Bildes ab.

Ganz links im Hintergrund am Oderufer fährt bayrische Artillerie auf. Davor, auf einer Insel in sumpfigem Gebiet ihr gegenüber, ist es bereits zum Feuergefecht gekommen. Pulverdampf steigt auf. Die ganze Stadt ist umzingelt, die Belagerten sind in aussichtsloser Lage.

Vom Feldherrnhügel schaut, unbeteiligt wie Besucher im Theater, die Generalität auf das Geschehen im Tal, wo die Szene in Nebel und Pulverdampf verschwimmt.

Was hatte Kronprinz Ludwig vom Maler gefordert? Absolut getreue Wirklichkeitsdarstellung! In der dokumentarisch genauen Wiedergabe des Generalstabs erfüllte der Künstler diese Pflicht in peinlichster Präzision.

Auf der Rückseite des Bildes findet man neben Porträtstudien der hohen Militärs folgenden Bericht: „Dieses Gemälde / Zeigt die Festung Kosel in Preusisch Schlesien / die von Königlichen bairischen Truppen belagert / worden – und Stellet den dritten Ausfall der / Preusischen Besatzung vor – den die Baiern den 15ten März 1806 unter Commando des / General Majors von Raglovich zurückgeschlagen."[2] Das Porträt des Generalmajors ist klar skizziert und wie die seiner Begleiter, Oberleutnant Beßenecker, Rittmeister von Karg und Unterleutnant von Heidecker, vom Künstler handschriftlich belegt. In gleicher Pose findet man die Offiziere im Ölgemälde wieder.

Die Belagerung von Kosel ist ein Meisterwerk seiner Art: Der Betrachter steht hier vor einem Schlachtenbild, doch kein martialisches Gemetzel findet statt, kein Toter ist zu sehen, kein Blut und keine Wunde. Das Bild ist nicht im traditionellen Schema barocker Schlachtengetümmel ausgeführt, sondern nüchtern, verhalten, atmosphärisch dicht. Die Landschaft, die Bäume, die morgendliche Stimmung und das lichte Blau des Himmels, der die Szene überhöht, sind gleichberechtigt – wenn nicht sogar dominierend – in die dokumentarische Berichterstattung eines Kriegsereignisses einbezogen. *Die Belagerung von Kosel* ist somit geschichtlich wie kunstgeschichtlich ein höchst bedeutendes Werk der Malerei des frühen 19. Jahrhunderts.

Nachdem Wilhelm von Kobell 1815 dem Kronprinzen die zwölf Schlachtenbilder geliefert hatte, wandte er sich friedlicheren Themen zu. Er bevorzugte nun Genreszenen aus Bürgertum und Landadel, und auch die Landschaft spielte nun wieder eine wichtige Rolle in seiner Malerei: die oberbayrischen Seen, das Gebirge, die Stadt München. Über die Isarauen hinweg sieht man einmal die Türme der Stadt und weit in der Ferne die zarte Silhouette der Berge. Eine friedvolle Abendstimmung am Ufer des Flusses.

Bilder wie *Die Belagerung von Kosel* hatten diese Art der Stadtansicht vorbereitet.

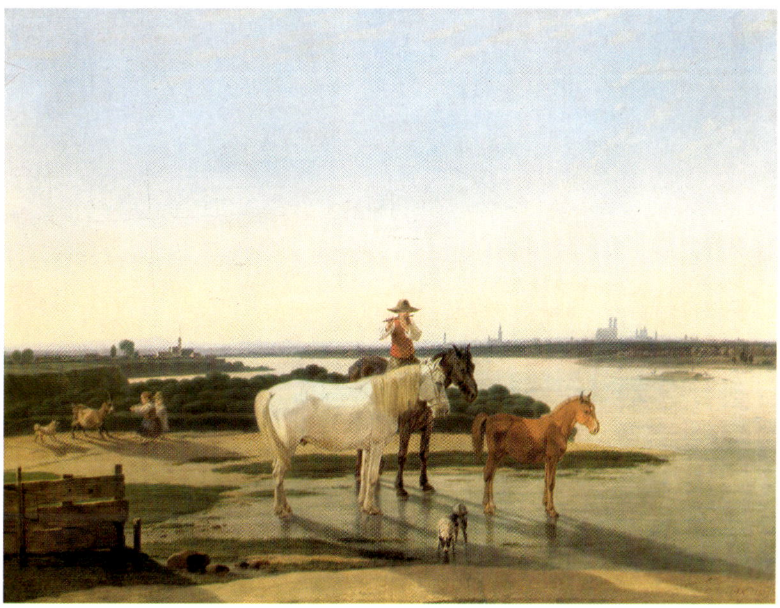

Kobell, *Isarlandschaft bei München*

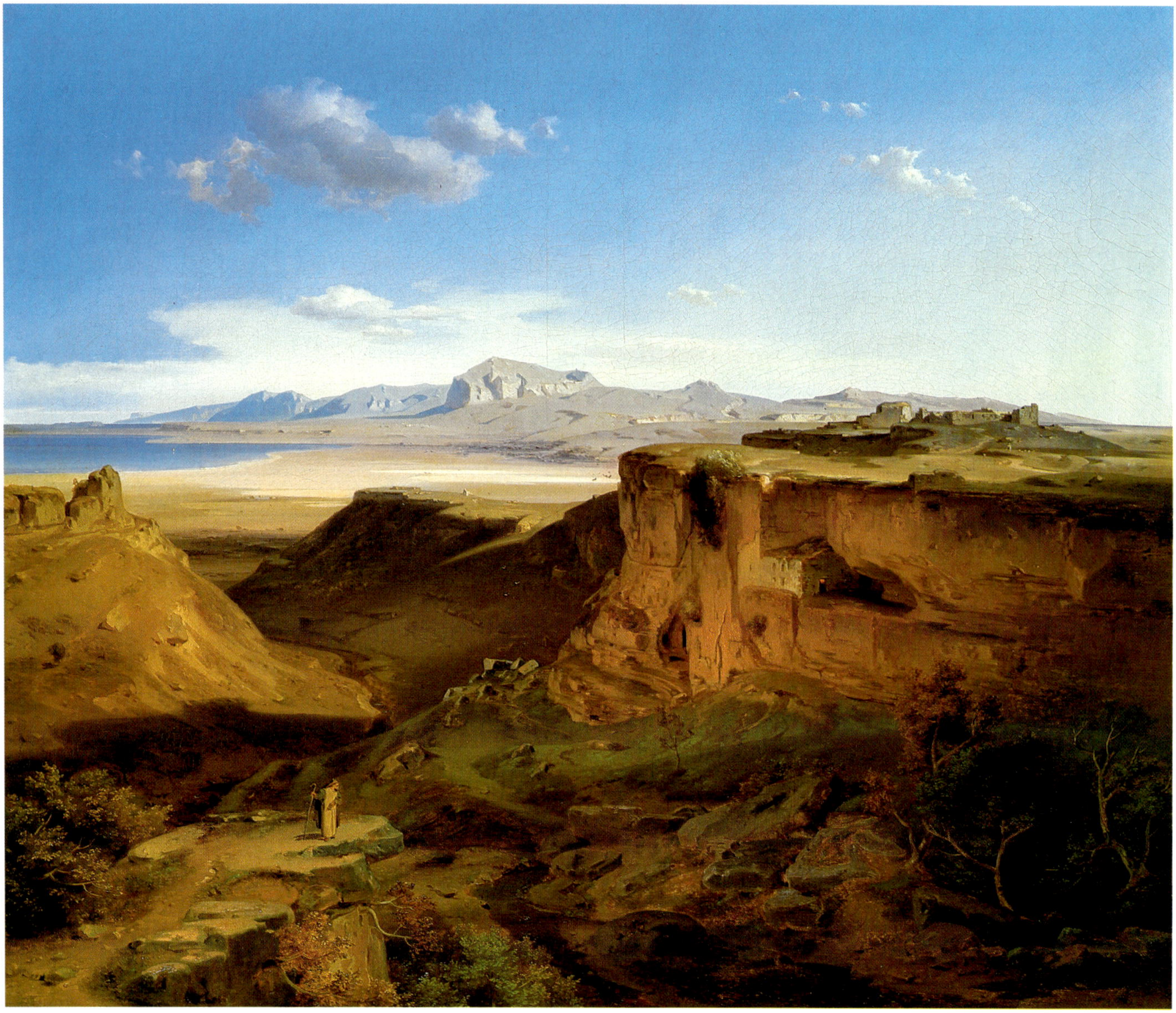
MÜNCHEN, NEUE PINAKOTHEK

GISELA HOSSMANN

Carl Rottmann (1797-1850)

Aus dem Griechenland-Zyklus (1839/50)

In der Eingangshalle der Neuen Pinakothek in München – unübersehbar für jeden Besucher des Museums – hängen vier große Wandgemälde des Malers Carl Rottmann: es sind Darstellungen griechischer Landschaften, historisch bedeutender Stätten der Antike.

Diese Bilder sind Teil eines umfassenden Griechenland-Zyklus der Jahre 1839 - 1850, der im Auftrag des bayrischen Königs Ludwig I. entstand und die nördlichen Hofgartenarkaden der Münchner Residenz schmücken sollte. Doch die Wandbilder gelangten nicht an ihren Bestimmungsort – wie der zuvor vollendete Italien-Zyklus Rottmanns –, sondern wurden 1853, nach dem Tode des Künstlers, in einem eigens für sie bestimmten Saal der gerade erbauten Neuen Pinakothek angebracht.

Von dem ursprünglich auf 38 Gemälde geplanten Zyklus wurden am Ende nur 23 realisiert und in die Wände des sogenannten Rottmann-Saales eingelassen.

Carl Rottmann, den ein Porträt seines Münchner Malerkollegen August Riedel darstellt, wurde mit diesem Werkzyklus zu einem der gefeiertsten Münchner Landschaftsmaler der ersten Hälfte des 19. Jahrhunderts.

Er begann diesen Zyklus mit einer Sicht auf *Sikyon mit Korinth*. Von den in der Antike berühmten Handelsstädten Sikyon und Korinth sind im 19. Jahrhundert nur noch unbedeutende Reste geblieben.

Warum malte Rottmann diese Reste?

Zu dieser Zeit war die Griechenlandbegeisterung in Europa auf einem Höhepunkt. Die Griechen hatten sich gerade in einem mutigen Kampf vom Joch der Türken befreit.

Prinz Otto, ein Sohn des bayrischen Königs, war König der Griechen geworden. Nun wollte sein Vater, Ludwig I., seinem Volk das Land, das Goethe besungen und Lord Byron besucht hatte, vor Augen führen. Korinth – Sparta – Theben und Marathon, jeder klassisch Gebildete kannte diese Namen.

So reiste Rottmann im Auftrag des Königs durch Griechenland – gewissermaßen als Reporter mit Bleistift und Pinsel – und realisierte daheim nach eigenen Studien seine großen Wandgemälde. Doch viele Betrachter mögen enttäuscht gewesen sein,

Gegenüber Rottmann, *Sikyon mit Korinth*

Rottmann,
Kopais-See

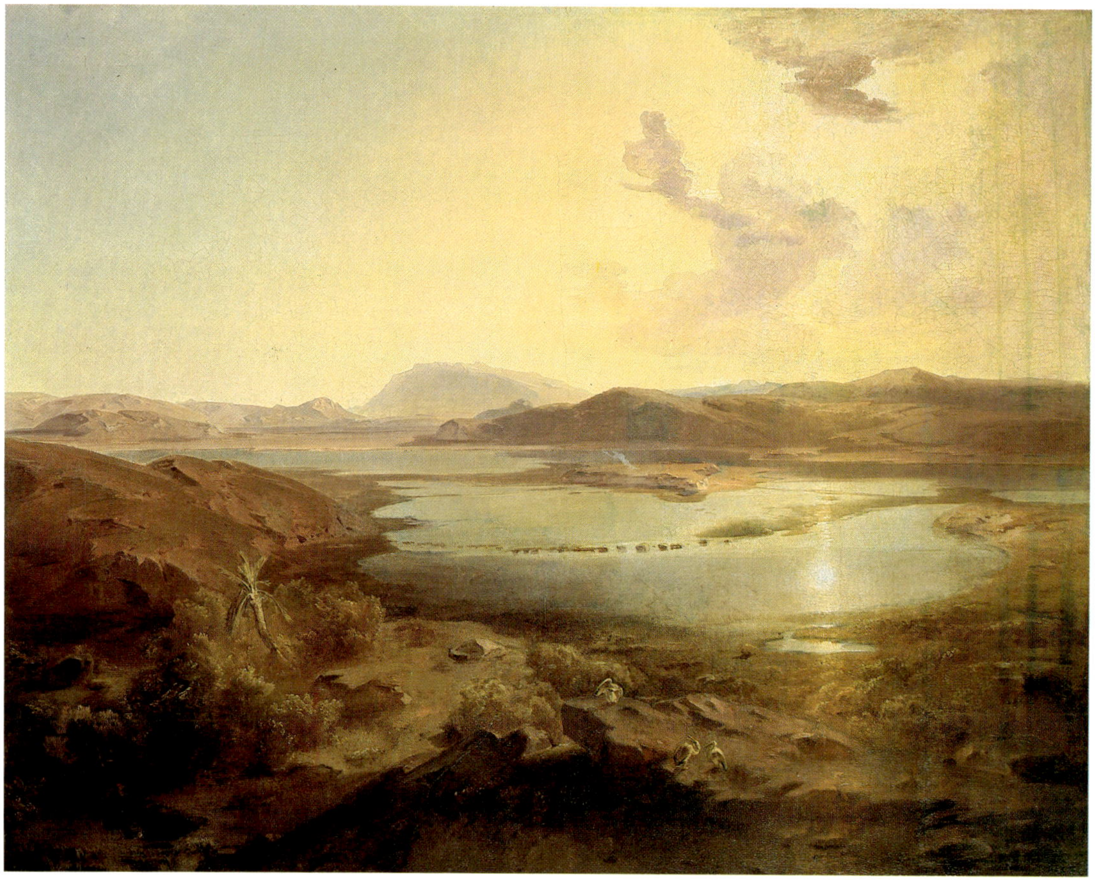

Rottmann,
Theben

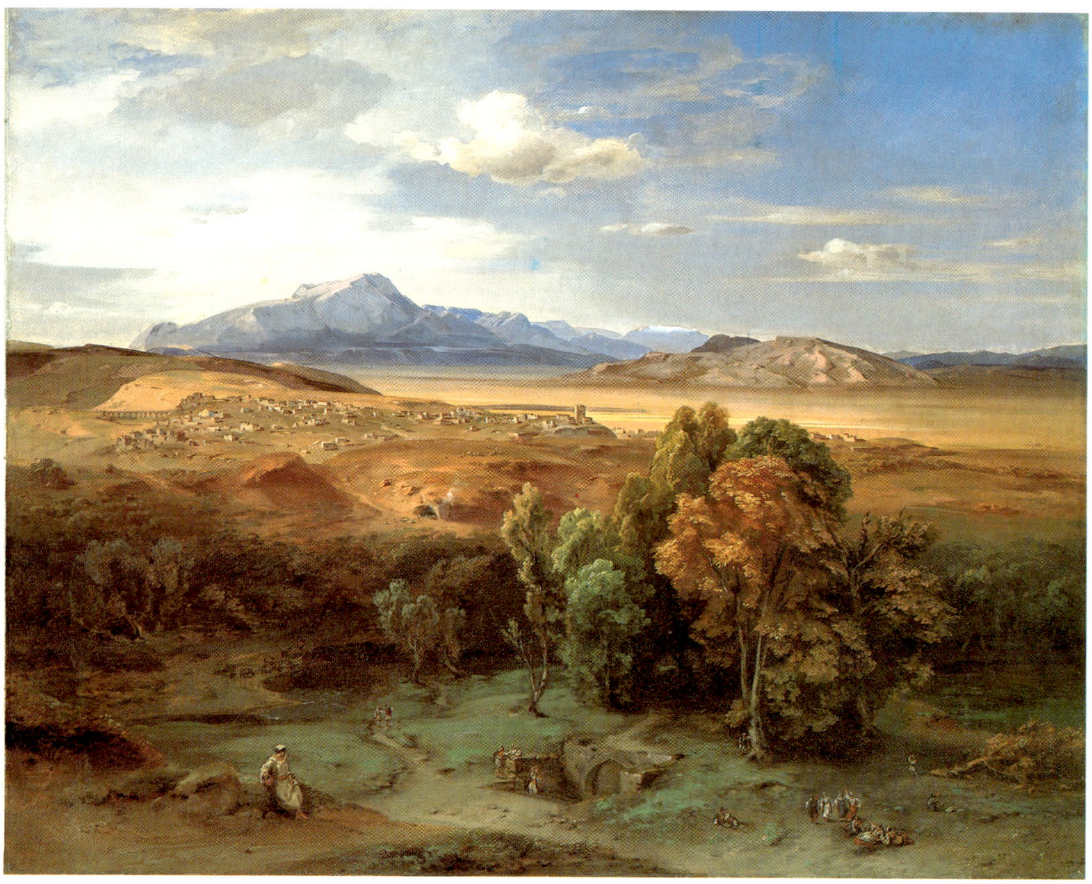

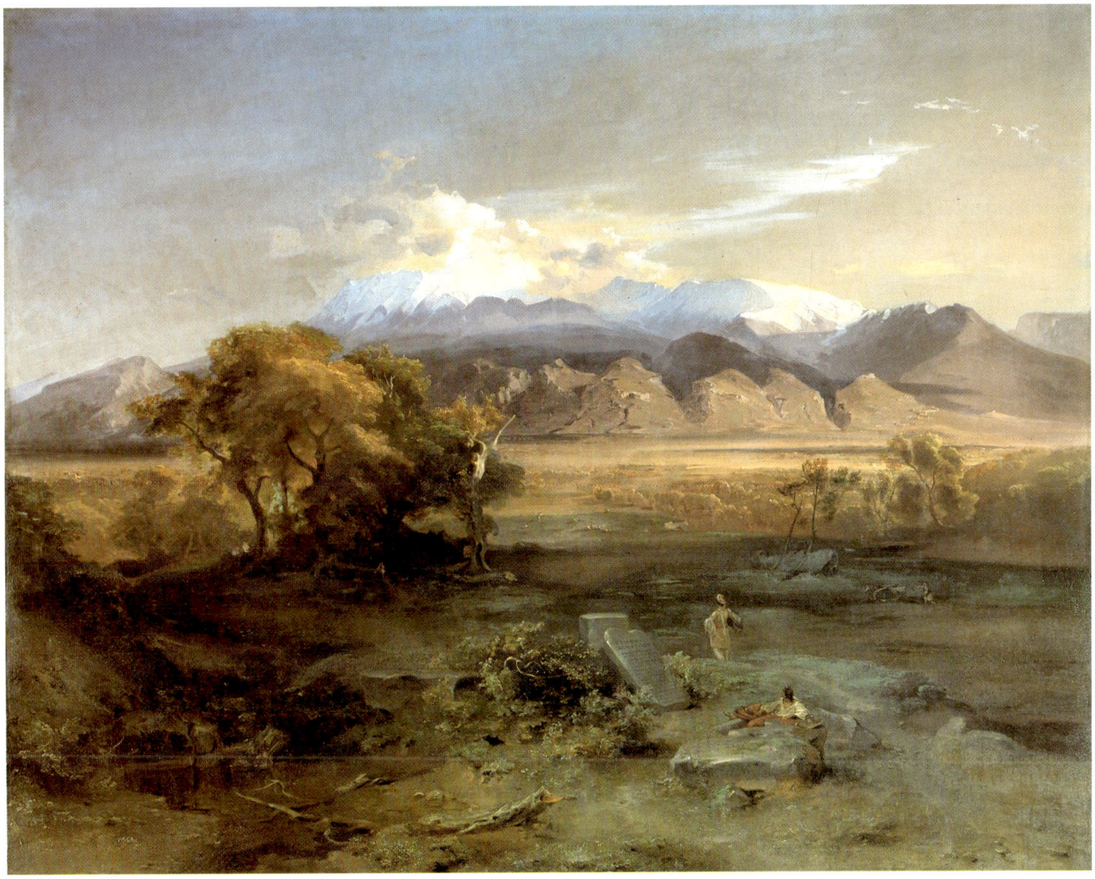

Rottmann,
Sparta-Taygetos

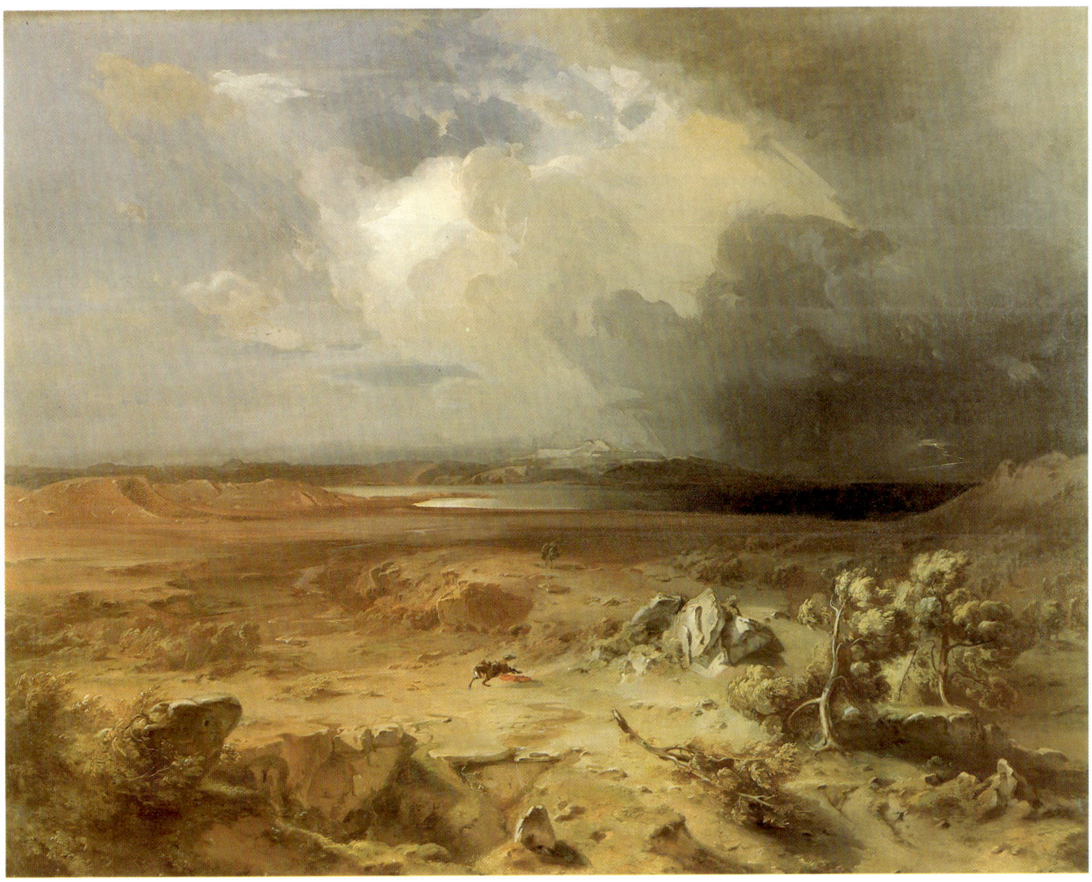

Rottmann,
Marathon

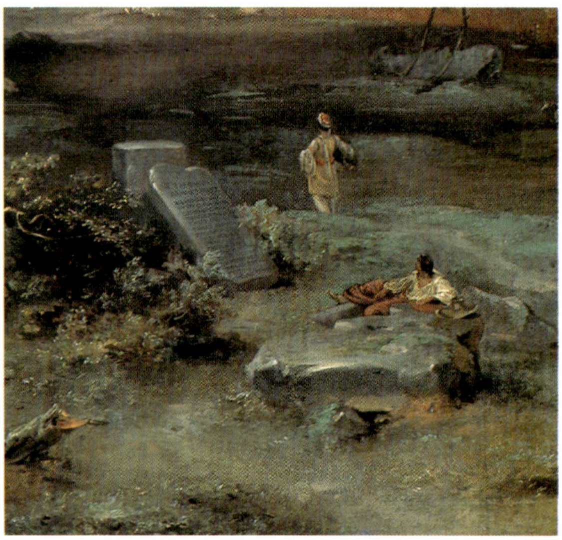

Ausschnitt aus *Sparta-Taygetos*

denn statt der erwarteten klassischen Tempel, Säulen und Kapitelle sah man nur unbedeutende Trümmer und weite Landschaften. Das Menschenwerk hatte den Kräften der Natur nicht standgehalten.

Die Menschen haben sich zurückgezogen und hausen im Schutze einer Felswand. Ein warmes Licht dringt nach außen. Die sie umgebenden Überreste einer verlorenen Kultur stehen symbolisch für die Idee des Werdens und Vergehens der menschlichen Existenz und ihrer kulturellen Leistungen.

Diese vier Wandgemälde repräsentieren heute den gesamten Zyklus.

Carl Rottmann mußte sich bei der Realisierung seines Werkes den Wünschen und Ideen seines Auftraggebers, Ludwig I., weitgehend unterordnen. Der König war es, der die Auswahl der historisch bedeutsamen Motive traf und die Konzeption des jeweiligen Bildes bestimmte.

In der chronologischen Abfolge des Gesamtzyklus gehört die Ansicht vom *Kopais-See* in Böotien in die Anfangsphase. Rottmann malte das Bild im Jahre 1839.

Der See wird am Horizont von der Gebirgskette des Parnaß – dem sagenumwobenen Sitz der griechischen Götter – begrenzt. Sanftere Hügel und sumpfiges Gelände säumen seine Ufer. Das Wasser ist flach und läßt eine Reihe von Steinblöcken sichtbar hervortreten.

Die Landschaft scheint unberührt. Nirgends sind Spuren von Zivilisation zu erkennen. Über der Szenerie wölbt sich ein lichter Sommerhimmel; die Sonne spiegelt sich im Wasser.

Einziges Zeichen menschlicher Existenz ist eine Rauchfahne, die von einer Feuerstelle auf einer Insel im See aufsteigt.

Pelikane haben sich am felsigen Gestade – im Vordergrund des Bildes – ungestört niedergelassen. Die Natur herrscht vor, alle menschlichen Spuren sind verwischt.

In der thematischen Auseinandersetzung zwischen Mensch und Natur hat der Maler in dem folgenden Gemälde, das *Sparta mit dem Taygetos-Gebirge* zeigt, einen leicht veränderten Standpunkt eingenommen.

Sparta – einst mächtiger Gegner Athens um die Vorherrschaft auf der Peloponnes – ist untergegangen! Von erhöhtem Standpunkt aus blickt der Betrachter in eine weite Ebene.

Dichte Wälder, vereinzelte Baumgruppen und üppiges Buschwerk verleihen der Landschaft einen beinahe idyllischen Charakter, der durch das einfallende Abendlicht noch verstärkt wird. Dieses Landschaftsbild wird nun nicht allein von der Natur beherrscht, sondern ist auch Lebensraum des Menschen. An den Hängen des Gebirges erkennt man vereinzelt Häuser und Hütten, und in der Ebene pflügt ein Bauer seine Felder.

Die zwei Personen im Vordergrund stellen die Verbindung zur verlorenen Kultur der Antike her. Die stehende Gestalt blickt hinüber zur geschichtsträchtigen Ebene von Sparta, ihr lagernder Gefährte liest den in eine Steintafel gemeißelten griechischen Text.

1842 entstand die Ansicht von *Theben*. Wie alle vorausgegangenen Wandbilder malte Rottmann auch dieses in enkaustischer Technik, einer Art Wachsmalerei, die auf eine kompliziert präparierte Steingußplatte warm aufgetragen wurde.

Theben, einst Heimat ruhmreicher griechischer Helden, ist nun nur noch ein trostloser Marktflecken auf kargem Plateau. Am Rande des Dorfes, weit in der Ferne, weidet eine Schafherde. Rauch steigt aus einer Höhle im Felsengestein.

Der Betrachter ist eingeladen, sich mit der Frau im Vordergrund zu identifizieren, die von erhöhter Warte aus auf das bäuerliche Treiben in arkadischer Landschaft hinabschaut. Für die einfachen Menschen dort im Tal ist griechische Größe damals und heute nicht von Belang.

Rottmann, der einer hochgebildeten Familie entstammte, war früh mit den philosophischen Schriften und der zeitgenössischen Literatur in Verbindung gekommen. Mit vierundzwanzig Jahren siedelte er von Heidelberg nach München über und entwickelte sich dort schnell zum führenden Landschaftsmaler der bayrischen Metropole. Als er mit siebenunddreißig Jahren von Ludwig I. nach Griechenland geschickt wurde, war er auf dem Höhepunkt seiner Schaffenskraft.

Zu den eindrucksvollsten Wandbildern der Spätzeit gehört die Ansicht von *Marathon* aus dem Jahr 1848. Ludwig I. äußerte „Es ist von ausgezeichneter Wirkung“[1], und die Kunstkritik jener Zeit bezeichnete es als das wohl schönste Werk des gesamten Zyklus.

490 v. Chr. fand bei Marathon die entscheidende Schlacht der Griechen gegen die Perser statt. Dieses Ereignis wird durch die dramatische Gestaltung von Landschaft und Himmel heraufbeschworen. Ein felsig zerklüfteter Ort, umgebrochene und vom Sturm gepeitschte Bäume. Die Dramatik der Szenerie wird durch die kontrastierende Form- und Farbgebung des Himmels überhöht.

Schwarze Gewitterwolken ziehen herüber und tauchen einen Teil der Landschaft in Finsternis. Der Vordergrund hingegen liegt in grellem Licht, jäh erhellt vom Wetterleuchten. Die entfesselten Naturgewalten beherrschen die menschenleere Gegend.

Am 7. Juli 1850 starb Carl Rottmann, kurz nachdem er seinen umfassenden *Griechenlandzyklus* beendet hatte. Ludwig I., sein Auftraggeber, Gönner und Mäzen, schrieb zu seinem Tode: „Nicht nur als unersetzlicher Künstler, gar unwahrscheinlich, daß wir ihn erreicht sehen werden, in Beleuchtung, in Licht, Felsen, Wasser, herrlich... glänzt Karl Rottmann...“[2], und er ließ eine Büste des großen Künstlers in der Bayerischen Ruhmeshalle aufstellen.

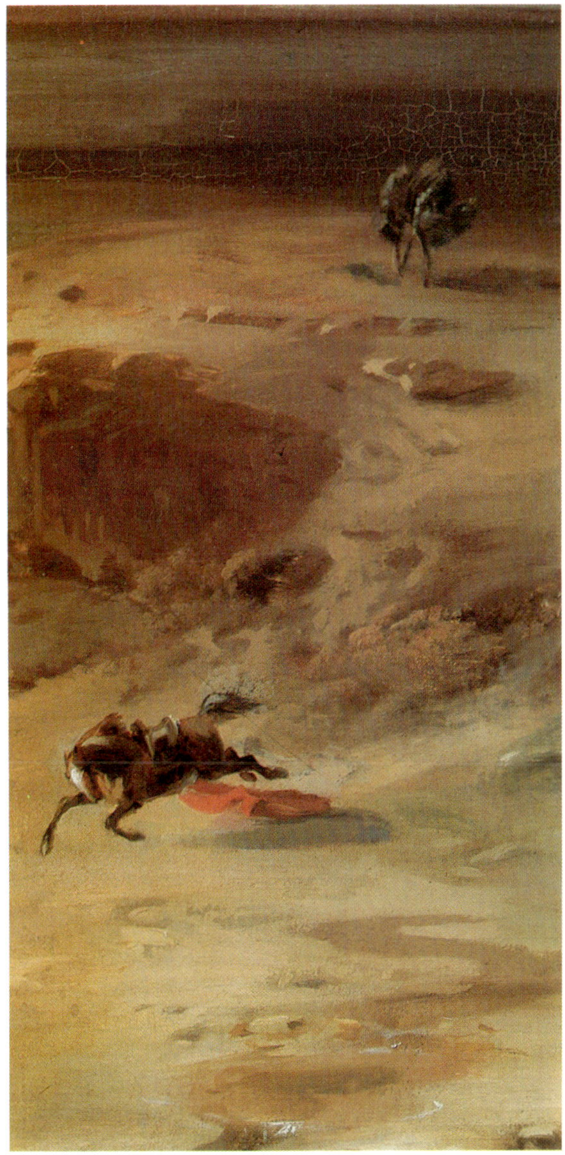

Ausschnitt aus *Marathon*

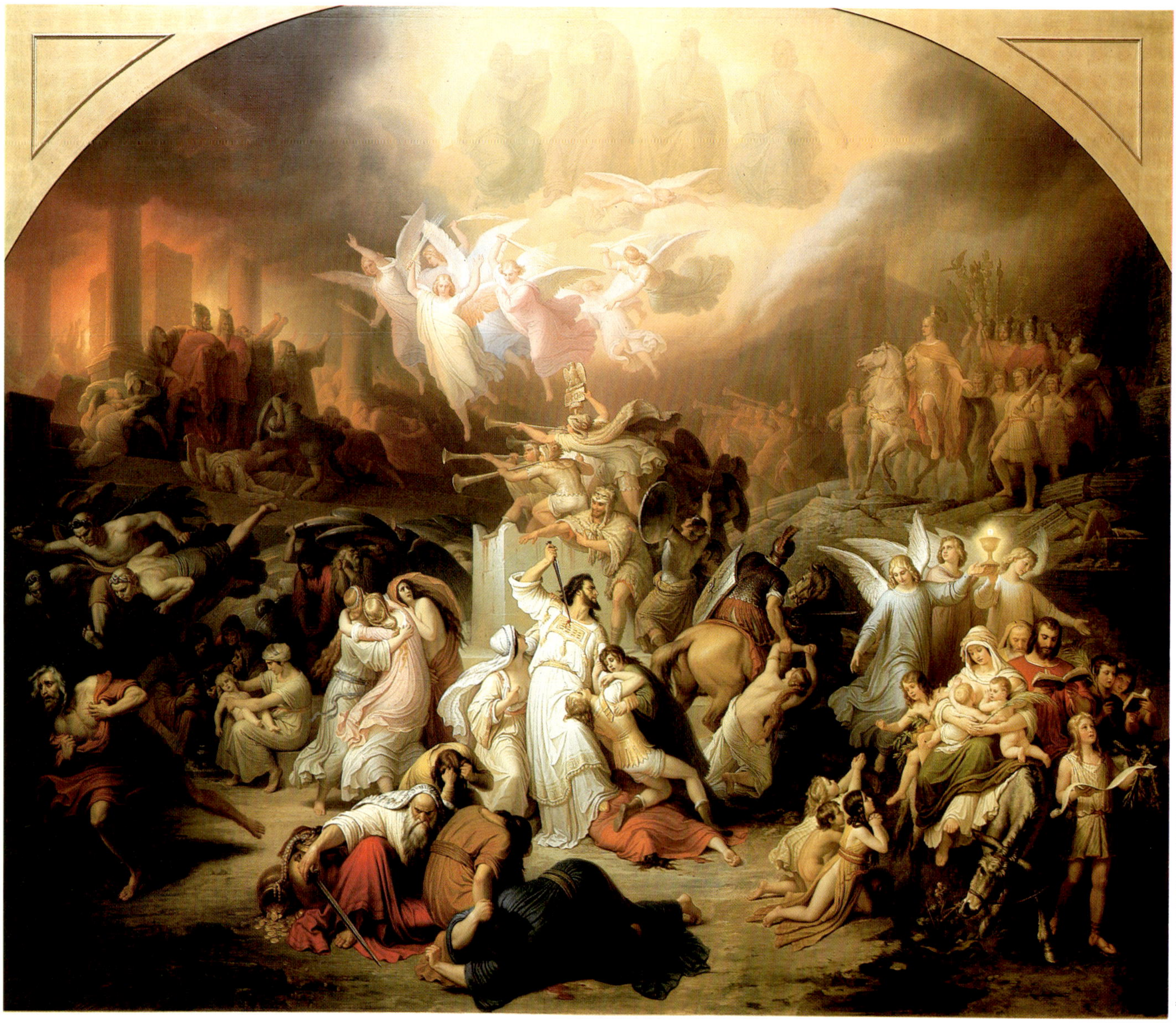

MÜNCHEN, NEUE PINAKOTHEK

HERMANN WIESLER

Wilhelm von Kaulbach (1805-1874)

Die Zerstörung Jerusalems durch Titus (1846)

Auch der Ruhm von Meisterwerken hat Geschichte. Er kann welken. Das 1846 von Wilhelm von Kaulbach in München vollendete Bild *Die Zerstörung Jerusalems durch Titus* ist ein schönes Beispiel, wie auf rühmliches Aufsehen und grenzenloses Bewundern durch die Zeitgenossen ein späteres Kaum-noch-Hinschauen folgt.

Dies Bild kann und will wie ein Bilderbogen gelesen werden. Jede Figur, jede Gruppe bedeutet etwas. Heerscharen von Erklärern waren für die Kaulbach-Sache tätig. „Die Gelehrten und Geistreichen haben... diese gemalte Geschichtsphilosophie, die mit wenig Tathsächlichkeit und viel Gedankenrabulisterei auskam, geziemend bewundert“[1], kommentiert zwei Generationen später (1890) Hubert Janitschek.

Beinah zehn Jahre bearbeitete Kaulbach die über 40 m^2 große Leinwand mit dem Zerstörungsthema. „Der Geist Gottes in der Geschichte ist es, den ich malen wollte, einerlei, ob er zu uns aus den religiösen Anschauungen der Griechen oder der Juden spricht; die Allgegenwart des unsagbaren Etwas...“[2]

Ludwig I. von Bayern erwirbt schon während der Malarbeit das Bild für die Münchner Neue Pinakothek. Der König ist Mäzen und Begründer der Münchener Geschichtsmalerei, deren führende Künstler nacheinander die Maler Cornelius, Kaulbach und Piloty sind.

Kaulbachs plötzlicher Ruhm verdunkelt den der Cornelius-Bilder. „Nichts habe ich von ihm gelernt“, sagt der scharfzüngige Kaulbach über seinen Lehrer Cornelius, „er konnte nichts lehren, weil er selber nichts gelernt hatte.“[3]

Für den knappen Zeitraum einer Generation treffen und formulieren die Geschichtsbilder Kaulbachs den Zeitgeschmack. Im Auftrage Friedrich Wilhelm IV. von Preußen wiederholt Kaulbach die *Zerstörung*. Zusammen mit fünf anderen Bildern zeigt die *Jerusalem-Zerstörung* im Treppenhaus des Neuen Museums in Berlin einen Weltgeschichtszyklus. Dieser gipfelt im Sieg der Reformation und ist so eine indirekte Huldigung an den unaufhaltsamen Aufstieg des Hauses Hohenzollern. Der Katholik Cornelius verübelte das dem Protestanten Kaulbach. Alle diese Kaulbach-Wandbilder wurden im Zweiten Weltkrieg zerstört.

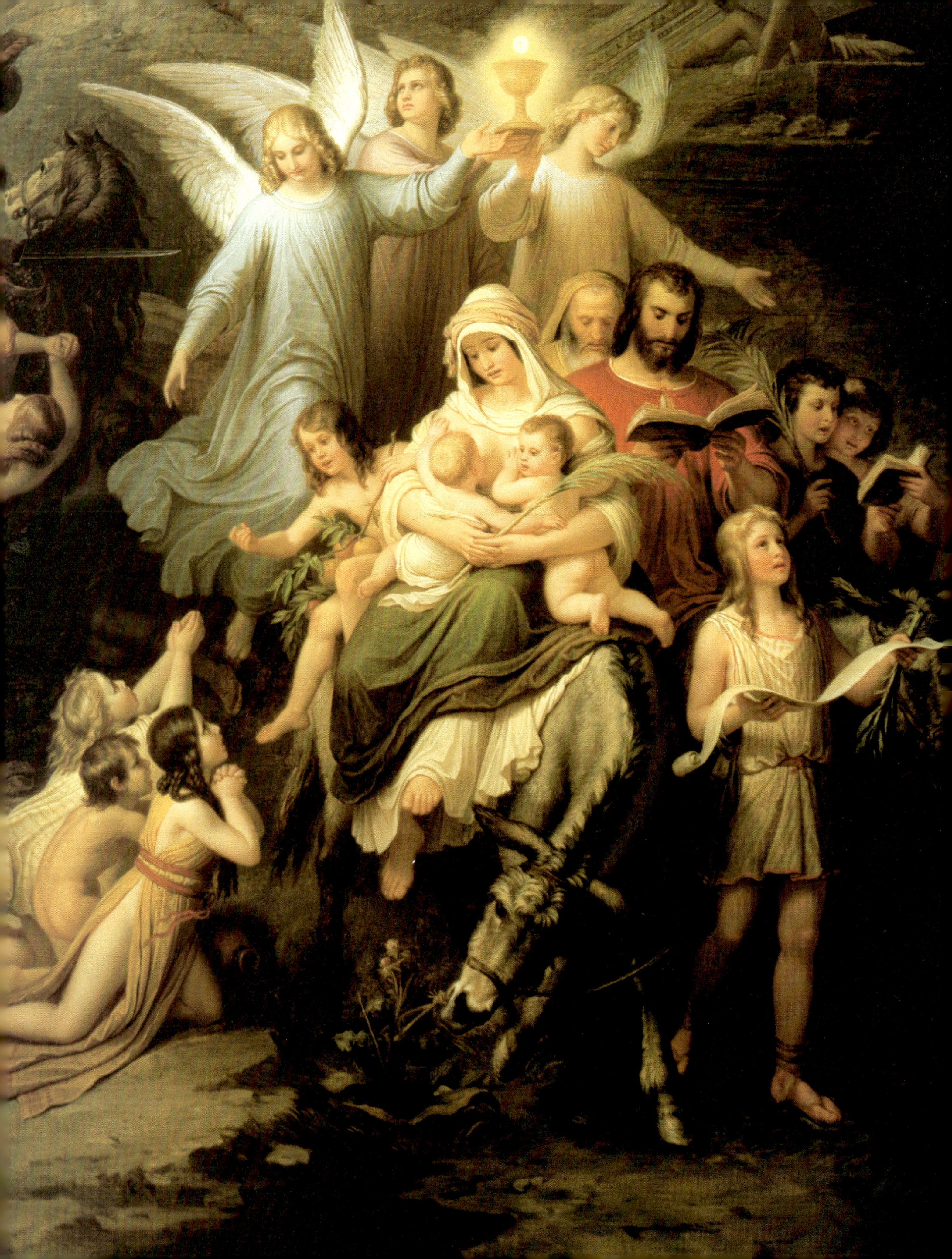

Das Münchner Bild ist ein Dokument dieser Geschichtssinn stiftenden Bilderlehre.

Im Mittelpunkt des Bildes tötet sich der Hohe Priester; hier kreuzen sich diagonal geführte Kompositionslinien, auf denen einzelne Gruppen inszeniert sind. Drei Dämonen jagen den Ewigen Juden aus der Stadt. Gegenüber zieht gralgeleitet eine Christenfamilie aus der rechten Bildecke. Vergebens flehen die Judenkinder.

Natürlich kennt Kaulbach Vorbilder. Aber aus Raffaels strenger Choreographie wie in der *Vertreibung des Heliodor* und surreal erscheinendem mehrstufigen Bildaufbau wie in der *Disputa* – beides Wandbilder im Vatikan – macht der Münchner große Oper.

„Die Kunstschätze Italiens", sagt ein zeitgenössischer Kaulbachkenner, „sind kaum jemals an einem Künstler spurloser vorübergegangen als an ihm."[4]

Kaulbach bevorzugt plakatives Pathos. Spätromantische Innigkeit, wie sie Josef Führich in einem Bild aus dem Marienleben gelingt, ist ihm zu wenig. Kaulbach will den Stil aufgeregter Bilderbogen. Die zehn Jahre nach der *Zerstörung* gemalte *Schlacht bei Salamis* zeigt ebenfalls Geschichte als szenisch arrangiertes Gemetzel.

In der *Zerstörung Jerusalems durch Titus* teilt Kaulbach Geschichte als einen programmatischen Prozeß mit. Da er darüber hinaus Schaubedürfnis und Sensationslust befriedigt, ist der Erfolg des Bildes bei dem Publikum des neunzehnten Jahrhunderts nachvollziehbar.

Gegenüber Frau mit Kindern, Ausschnitt aus *Die Zerstörung Jerusalems durch Titus*

Kaulbach, *Schlacht bei Salamis*

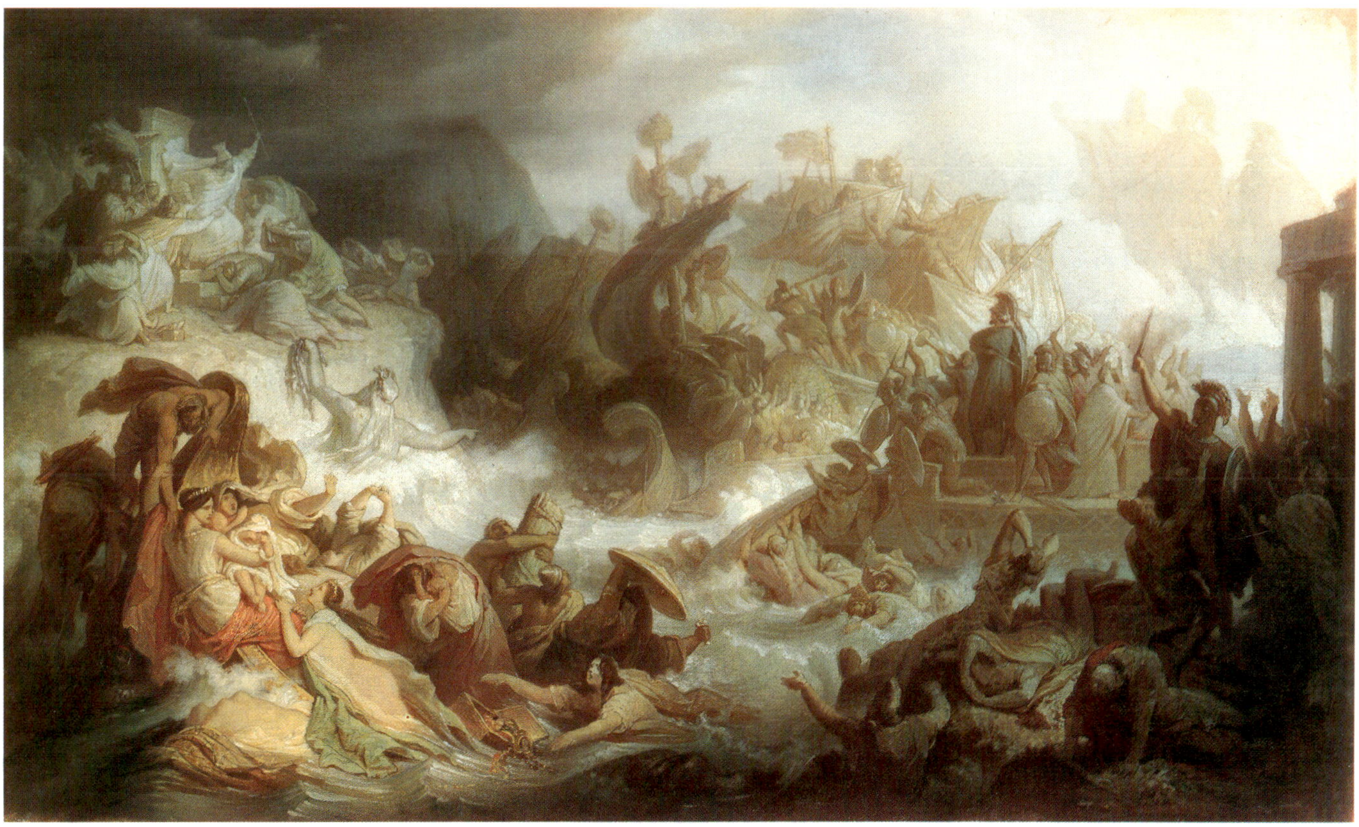

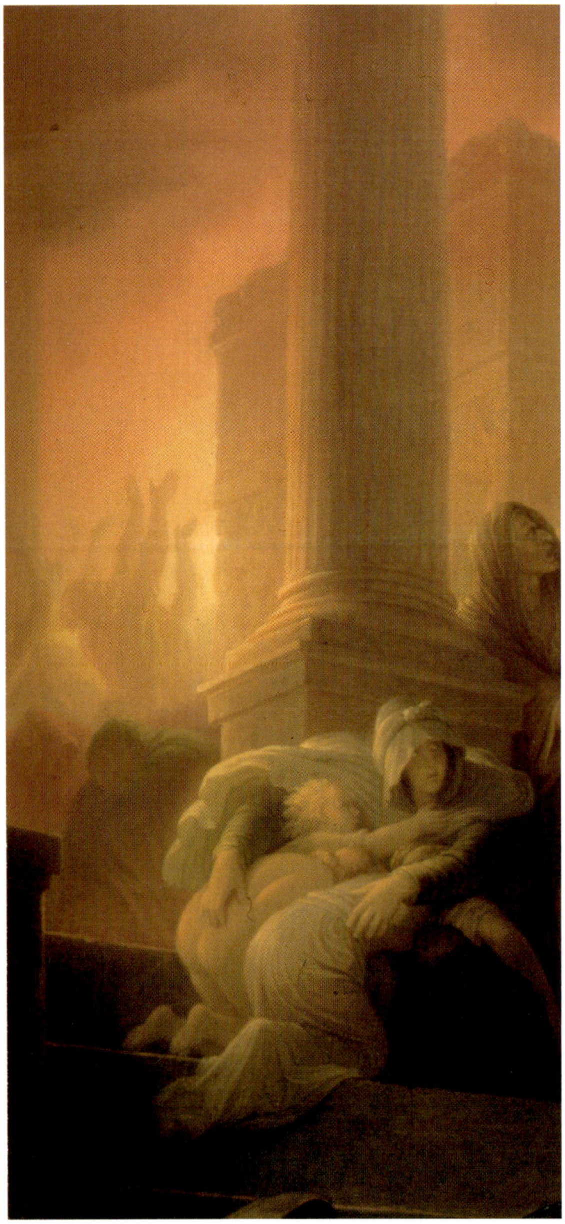

Anschaubar löst Kaulbachs Kunst die Welträtsel. Göttlich gelenkt gestalten Männer und Taten Geschichte, die im lutherischen Europa ihre natürliche Erfüllung findet.

In Kaulbachs Kunst bedeutet alles etwas. Sie beweist bequem und anschaubar in gottlos revolutionärer Zeit – die Revolution von 1830 ist noch in Erinnerung, während der von 1848 dankt Ludwig I. als König ab – das lenkende Walten Gottes in der Geschichte.

Die Zerstörung Jerusalems durch Römer unter Titus im Jahr 70 ist ein Kapitel in diesem Geschichtspanorama.

Der Maler zieht alle Register. Er zitiert und arrangiert mögliche Verhaltensformen von Gewalterleidenden und Gewaltausübenden.

Die Zitate gerinnen zu Posen. Gewalt und Angst beschreiben den Gang der Geschichte, und diese ist – meint Kaulbach – fortan im geheizten Museum zu besichtigen.

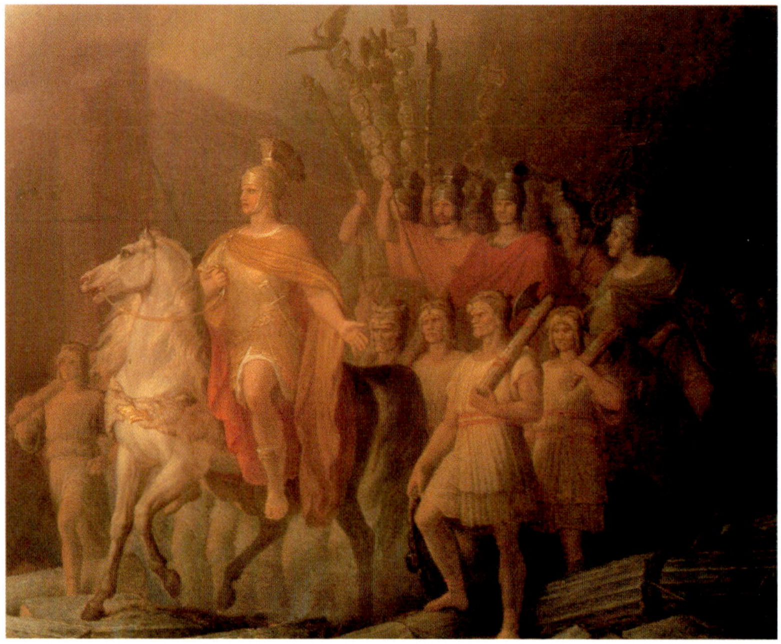

Links Tempelbrand,
Ausschnitt aus *Die Zerstörung Jerusalems durch Titus;*
rechts Titus zu Pferd,
Ausschnitt aus *Die Zerstörung Jerusalems durch Titus*

Da, wo er besonders beseelt sein will, erfindet er eine fad-süßliche, blutleere und knochenlose Kostümgruppe, die die gleichzeitige Öldruckkunst nachhaltig beeinflußt.

Noch das heute produzierte Lackbildengelchen verdankt alles der Kaulbachschen Körpersubstanz verzehrenden Weichtonigkeit – und der eigentlichen Raffaelschen Vorlage nur den Schein des Scheins.

Kaulbach hat zwei Malerseelen. Eine weltgeschichtlich tätige und eine satirisch-derbe.

Wenn etwas von ihm dauert, dann die gleichzeitig mit der *Zerstörung* entstandenen Illustrationen zu *Reineke Fuchs.*

Kaulbach reduziert den Goetheschen Text auf handfeste Anschaulichkeit, ironisiert seinen Mäzen Ludwig. Die Kaulbachsche Tierwelt ist derb vermenschlicht, dazu sind antiklerikale Anspielungen zuhauf untergebracht.

Neue Pinakothek, München

Kaulbachs Geschichtsmalerei ist ein malerischer Irrtum. Die Entwicklungsgeschichte der Malerei bestätigte die malerische Methode von Delacroix. Ein Pinselstrich dieses großen Franzosen – und seine Gestik und Farbkraft zerstäuben die grau-greuliche Kaulbachsche Kostümszene. Die Kaulbach-Bilder – und gerade die *Zerstörung* – haben Sinn als überinszenierte Vorzeichen späterer Filmspektakel. Das Publikum der Bibelspektakel Hollywoods ist in seiner blanken Sehgier dem Kaulbachschen verwandt. Das ist kein Vorwurf gegen den Geschichtsmaler. Zu bedenken ist – ohne Mäkelei – wie und warum die Sensationsbilder Kaulbachs und die des Spektakelfilms diese Gier befriedigen, sie aber nicht erfüllen. Das mag der bleibende Sinn dieses Meisterwerks von gestern sein.

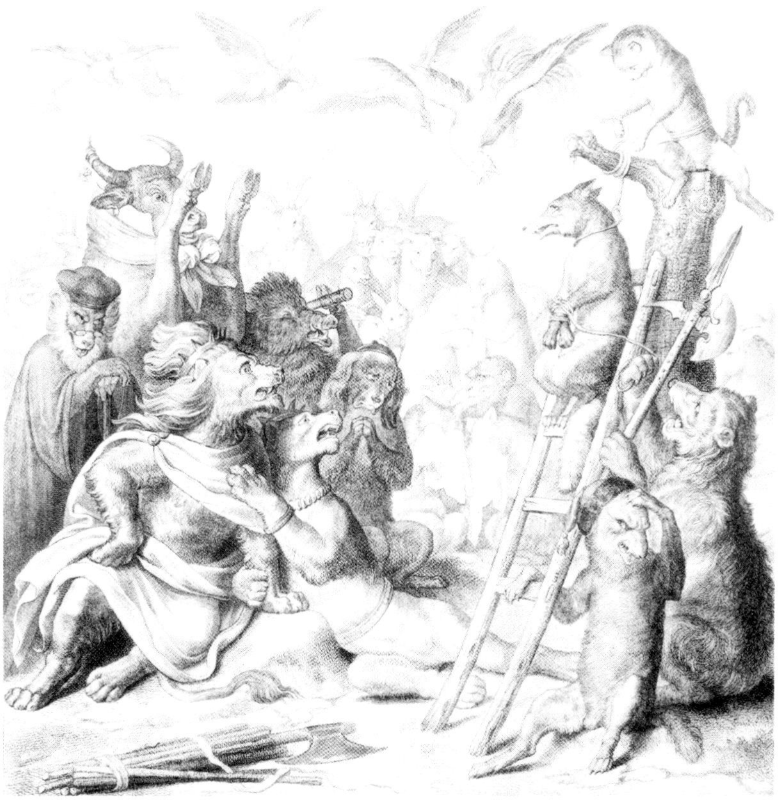

Kaulbach, Illustration *Reineke Fuchs*

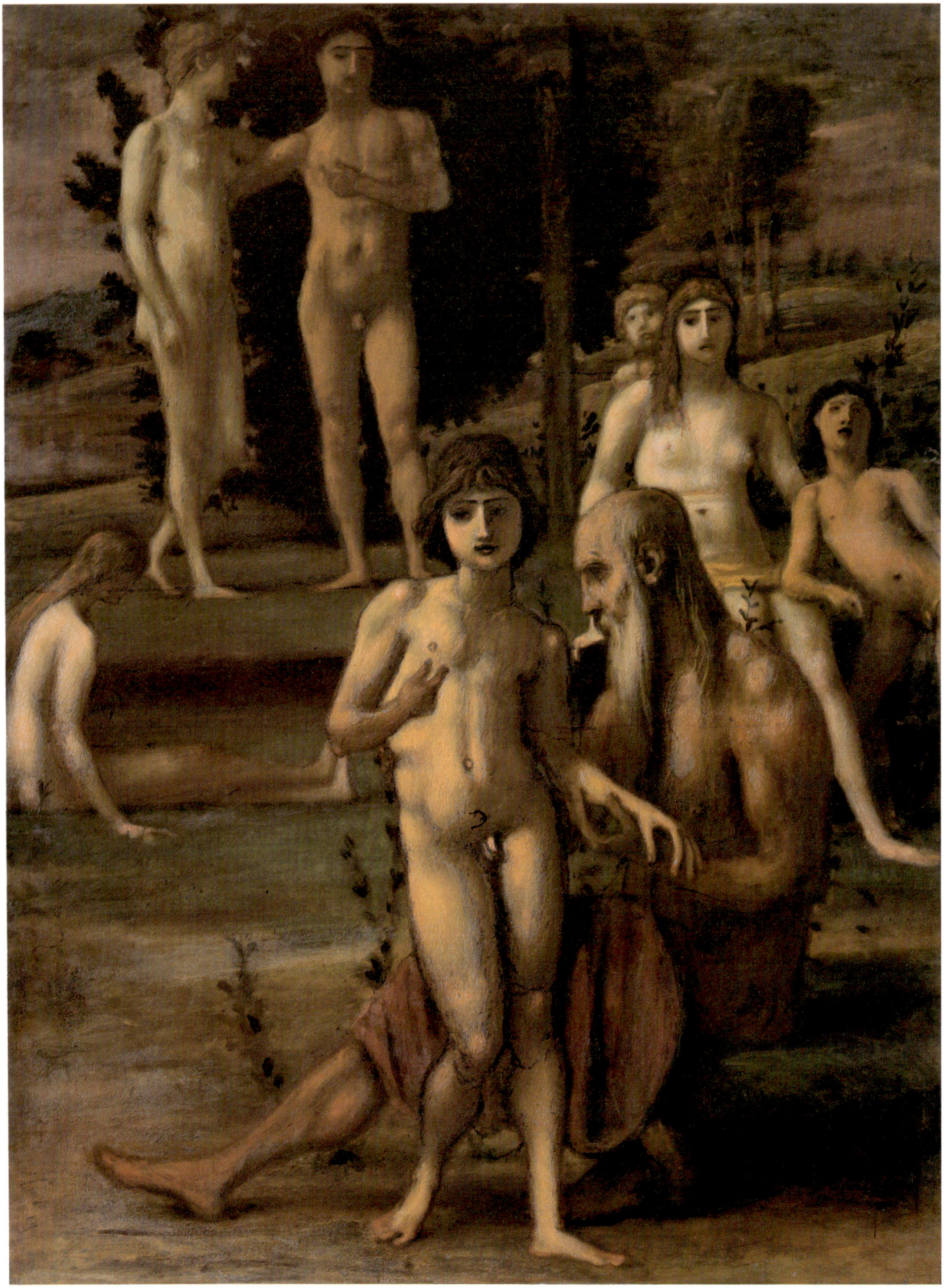

MÜNCHEN, NEUE PINAKOTHEK

HERMANN WIESLER

Hans von Marées (1837-1887)
Goldenes Zeitalter (1879-1885)

Der Maler Hans von Marées ist ein bekannter Unbekannter. Im Marées-Saal der Münchener Neuen Pinakothek befinden sich seine Hauptwerke. Überwiegend Schenkungen von Marées' Freund und Mäzen Konrad Fiedler.

Marées wurde 1837 in Elberfeld geboren. Er starb als Fünfzigjähriger 1887 in Rom. Mehr als zwanzig Jahre lebte er in Italien. Sein freiwilliges Exil, seine künstlerische Stellung gegen den seine Zeit beherrschenden, von Kunstakademien vermittelten, pompösen Malstil machten ihn zum Unbekannten und Außenseiter.

Durch den Einsatz von Julius Meier-Graefe und die von diesem organisierten Ausstellungen wurde Marées für Maler der nachfolgenden Generation – etwa Franz Marc und Max Beckmann – ein wichtiger Anreger. Marc schreibt über die Marées-Ausstellung in der Münchner Sezession im Winter 1908/09: Wir „empfanden... dankbar die Erlösung vom Kleinkram unserer Staffeleimalerei.“[1]

Dem breiten Publikum jedoch blieben Bilder und Maler fremd. Gründe gibt es viele. Die Marées-Bilder sind ernst und abweisend; sie teilen nicht rasch bunte oder dramatische Stimmung mit. Außerdem sind seine Hauptwerke schon lange kaum noch anschaubar. Der Maler verwendete Asphaltfarben. Diese dunkeln unaufhaltsam; dick aufgetragen reißen sie – die Farbhaut platzt, die Bildfläche erscheint schwarz, angebrannt. Keine Restauratorenfindigkeit hilft. Es bleibt der Blick auf Ruinen. Was da ist, ist jedoch bewegend und großartig genug.

Marées arbeitete schnell und sicher, dann übermalte und übermalte er. Aus Bildern wurden farbplastische Reliefs.

Er studiert in Berlin, später in München. Dort wehrt er sich mit seinem Freund Lenbach gegen den erzählenden Stil und die buntdekorative Malmethode, wie sie die Münchner Akademie lehrt. Der Mäzen, Graf Schack, gibt beiden Stipendien, damit sie in Italien für seine Sammlung Bilder kopieren. Das Land hält Marées fest. *Das Goldene Zeitalter (Erste Fassung)* ist ein um 1879 gemaltes Dokument dieser Bindung. Als Lenbach nach München zurückgeht, verblaßt die Freundschaft. Als Geschenk für den Freund Konrad Fiedler gedacht, ist die Zweitfassung des *Goldenen*

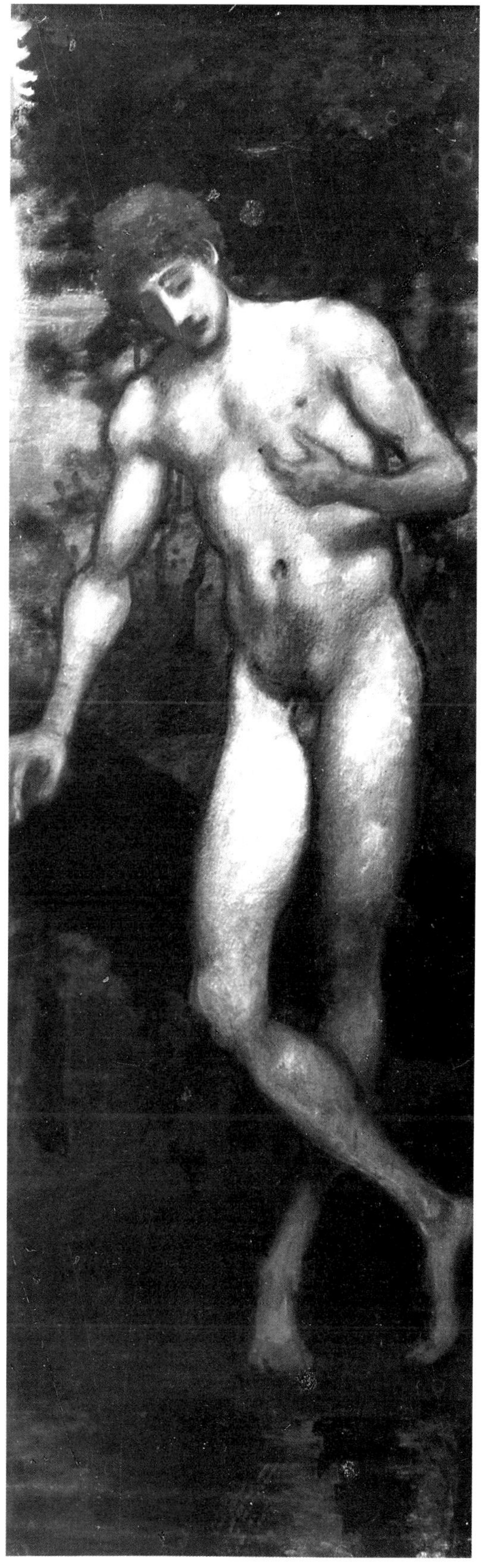

Narziß, Ausschnitt aus *Werbung*, rechter Flügel

Zeitalters von 1880 in „wenigen Tagen vollendet“[2]; doch das Bild wird „ungefähr 50 mal“[3] überarbeitet. Die Figuren arrangieren sich nicht zu einer vom Bild erzählten Anekdote. Marées zitiert von der Bildtradition überlieferte Bedeutungsschemen – der liegende Ältere läßt an einen Flußgott, die Stehenden lassen an Adam und Eva denken. Doch im Bild gliedern sich alle Figuren zwanglos zu einem „sprachlosen Gespräch“, das ihrem bloßen Dasein zu gelten scheint. Folgerungen aus antiken Bildformulierungen zieht Marées in seinem Dreitafelbild *Werbung*. Der rechte Flügel zeigt *Narziß*, dessen Selbstverliebtheit ihn daran hindert, die Liebe einer Nymphe zu erwidern. Auf ihn treffen die Platen-Zeilen zu: „Wer die Schönheit angeschaut mit Augen, ist dem Tode schon anheimgegeben.“[4]

Marées, *Hesperiden* (Zweitfassung, Mitteltafel); *gegenüber* Marées, *Das Goldene Zeitalter* (Zweitfassung), 1880-83

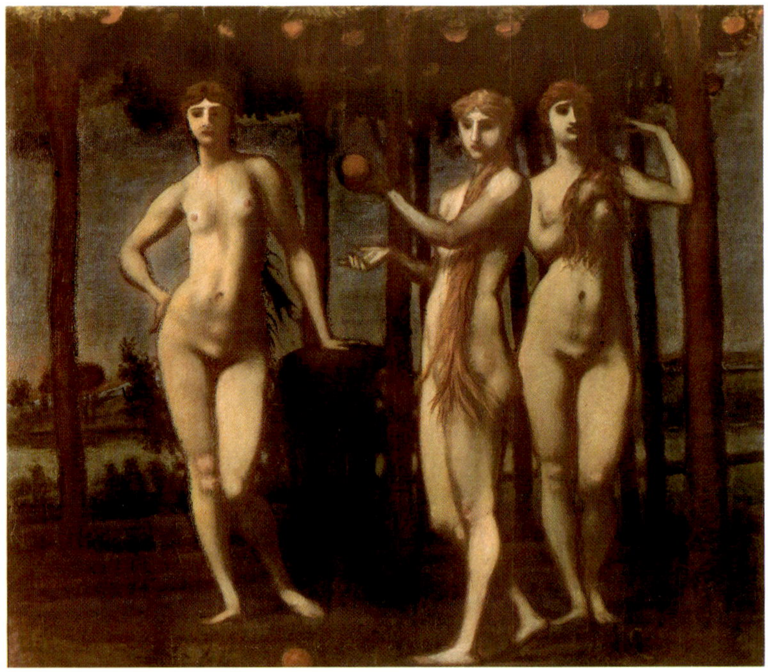

Auch die *Hesperiden* sind die Zweitfassung eines vom Maler zerstörten Werkes. Das Bild zeigt die drei die Lebensäpfel verwaltenden Göttinnen, zeigt ältere und junge Männer – doch auch diese Tafeln erzählen keine Geschichte. Zur Kunsteinheit sind Farbe und Raum verbunden. Im Eisenbahn- und Maschinenzeitalter zeigt der Künstler Marées Würde, Schönheit und Leidenschaft von Körpern. Zu der im Zeitalter der Industrialisierung entfremdeten und bedrohten Mensch-Natur setzt Marées die Bildkraft der von ihm ermalten Kunst-Natur.

Max Beckmann erkannte das wie kaum ein anderer. Seine Dreitafelbilder verdanken Marées viel: so den im Bildbau nach vorn gedrängten Bildraum, das Verzahnen der Figuren zu einem die Bildfläche sperrenden Figurengitter. Auch Beckmann zitiert Antikes. Diese Antike liefert Bilder für Beckmanns eigene Mythen.

Wie lebenszugewandt Marées ist, was er als Wandkünstler kann, beweisen seine farbfrischen *Fresken in der Zoologischen Station in*

Neue Pinakothek, München

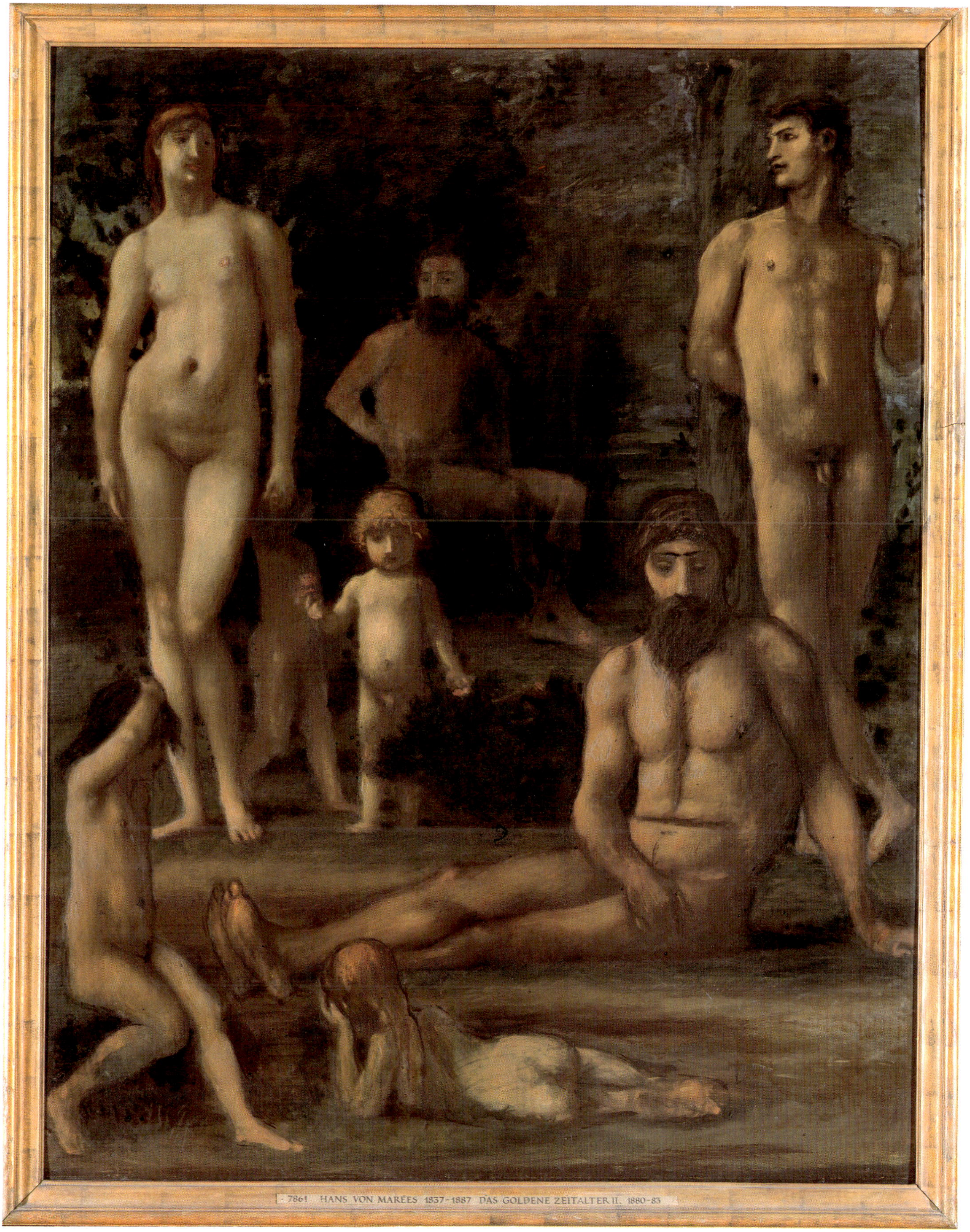
7861 HANS VON MARÉES 1837-1887 DAS GOLDENE ZEITALTER II. 1880-83

Neapel. Der Zoologe Anton Dohrn war Auftraggeber dieses einzigen großen Auftrages, den Marées je erhielt und den Fiedler finanzierte. Die malerische Qualität dieser 1873 in vier Monaten gemalten Bilder hält jeden Vergleich mit den Leinwandbildern von Manet aus. Die raumkünstlerische Bedeutung der neapolitanischen Fresken ist mit den Wand- und Deckenbildern von

Marées, *Selbstporträt,* 1862

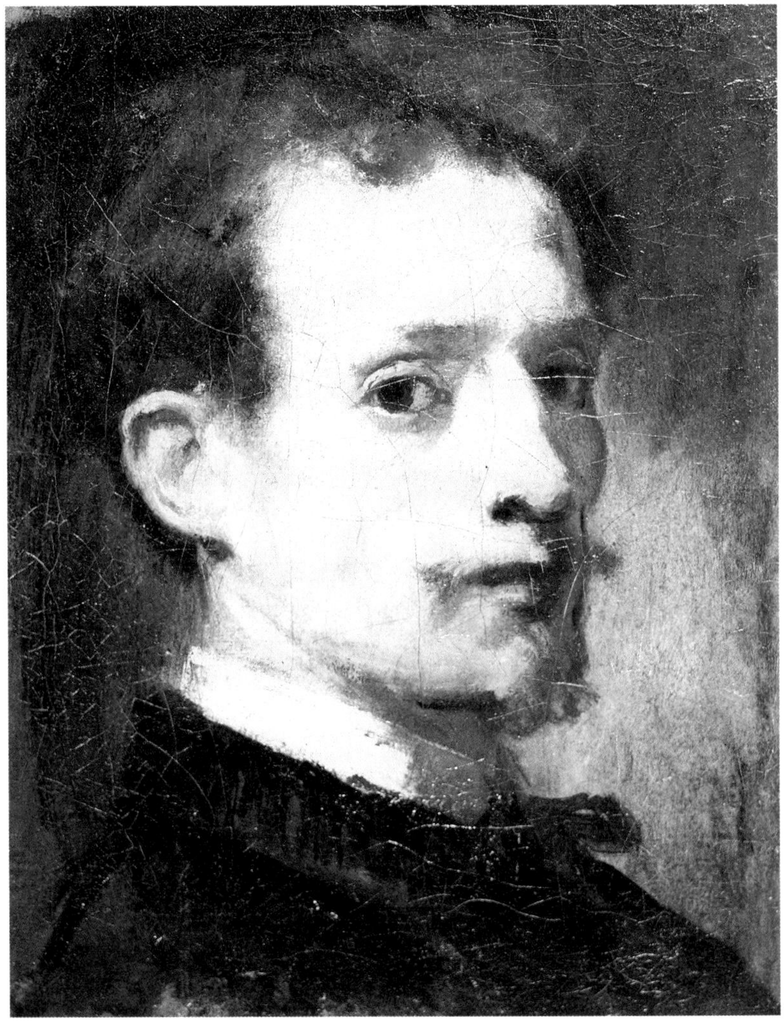

Delacroix zu vergleichen. So wacklig Superlative oft erscheinen – Marées malte die bedeutendsten Wandbilder eines deutschen Malers im 19. Jahrhundert.

Der Erstfassung des *Goldenen Zeitalters* – Jahre nach der glücklichen Zeit in Neapel gemalt – geben verschiedene Blickachsen eine übertriebene Unruhe. So gewinnt jener von Ovid in den „Metamorphosen" beschriebene urzeitliche Glückszustand nahe und gleichzeitig ungreifbar ferne paradiesähnliche Gegenwart in der Zweitfassung. Sie ist ruhig und klar gebaut. Adam und Eva finden und verlieren sich in ihren Blicken. Die sich verweigernde Sehnsucht des Volksliedes – „Sie konnten zueinander nicht kommen" – ist da, ohne dessen eingängige Naivität. Eher trifft zu „Die Schwermut hat hindurchgeweht, die Sehnsucht hat's getrieben"[5], wie es am Schluß des Tagebuchs der

Ahnfrau in Brentanos Gockelmärchen heißt. Das Bild steht ein für Körperlust und Körperleid; das Sinnliche des Leibes und das Gedankliche des Kopfes sind untrennbar beieinander. Moderne Kunst stiftet keinen Lebenssinn. Ihre Bilder öffnen die Augen. Die Kunst Marées' ist durch und durch weltlich und diesseitig.

Hans von Marées malt im Bewußtsein der großen Tradition europäischer Malerei – mit ihr und im gleichen Atemzug gegen sie – aus dem Wissen der Brüche und Gegensätze seiner Gegenwart. Meier-Graefe findet für den von ihm bewunderten Künstler die Formel: „Je besser man die Werke Italiens, der Antike, der großen Römer und Venezianer und die Werke unserer Zone, vor allem Rembrandts kennt, um so gewaltiger und kühner wird die

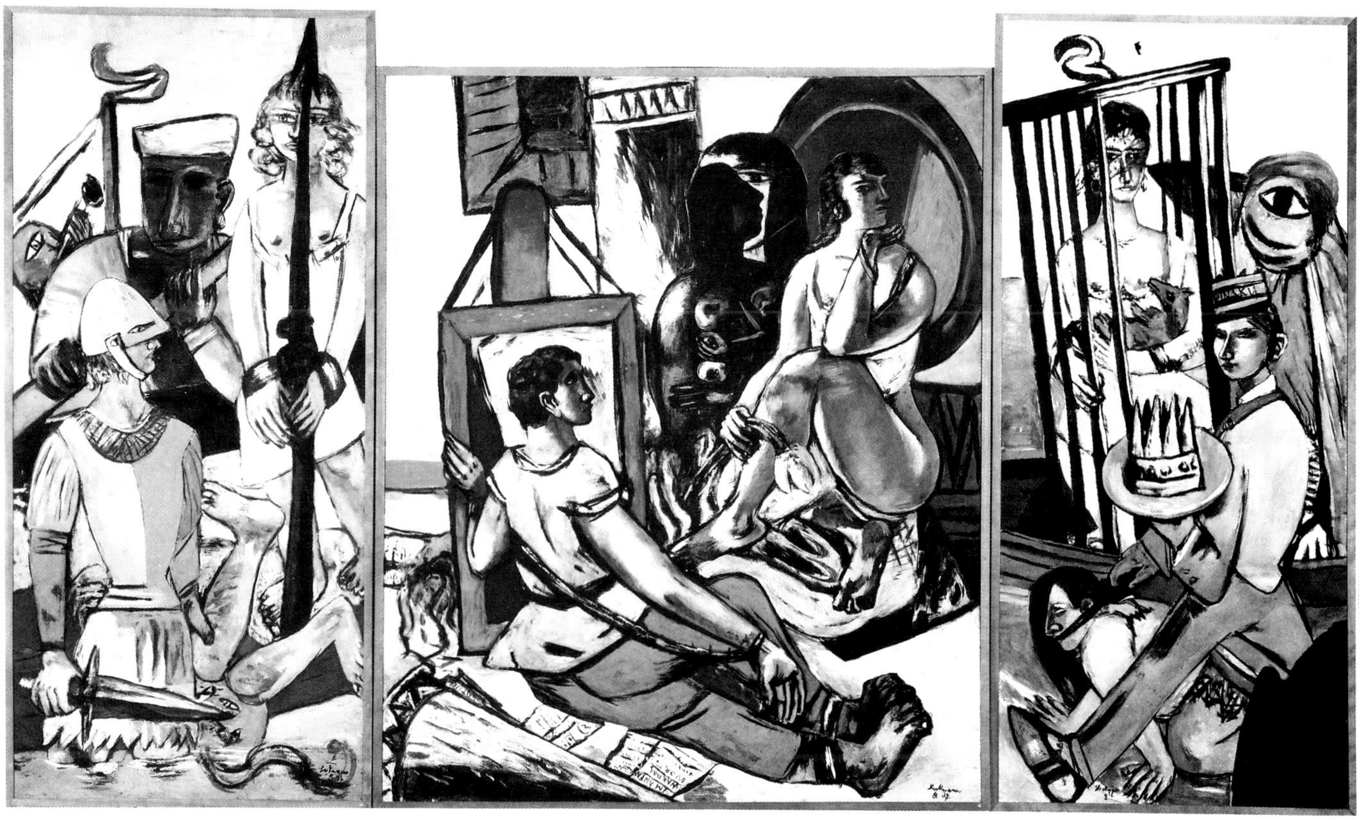

Beckmann, *Die Versuchung*

Synthese des Nordens und des Südens erscheinen, die Marées gelang, um so leichter wird man von der Gegenwart aus, die er nie verleugnete, den Ewigkeitswert seiner Kunst zu erkennen vermögen."[6]

Das *Selbstbildnis* von 1883 zeigt den noch nicht Fünfzigjährigen.

Uta Gerlach-Laxner, Verfasserin des neuen Werkkataloges, erkennt in diesem Selbstporträt als tragenden Ausdruck Feierlichkeit, Einsamkeit.

Scheinbar ewig und zeitenthoben treten die Bilder auf und lehren doch den unaufhebbaren Prozeß menschlichen Alterns. Marées bringt diesen Widerspruch ins Bild.

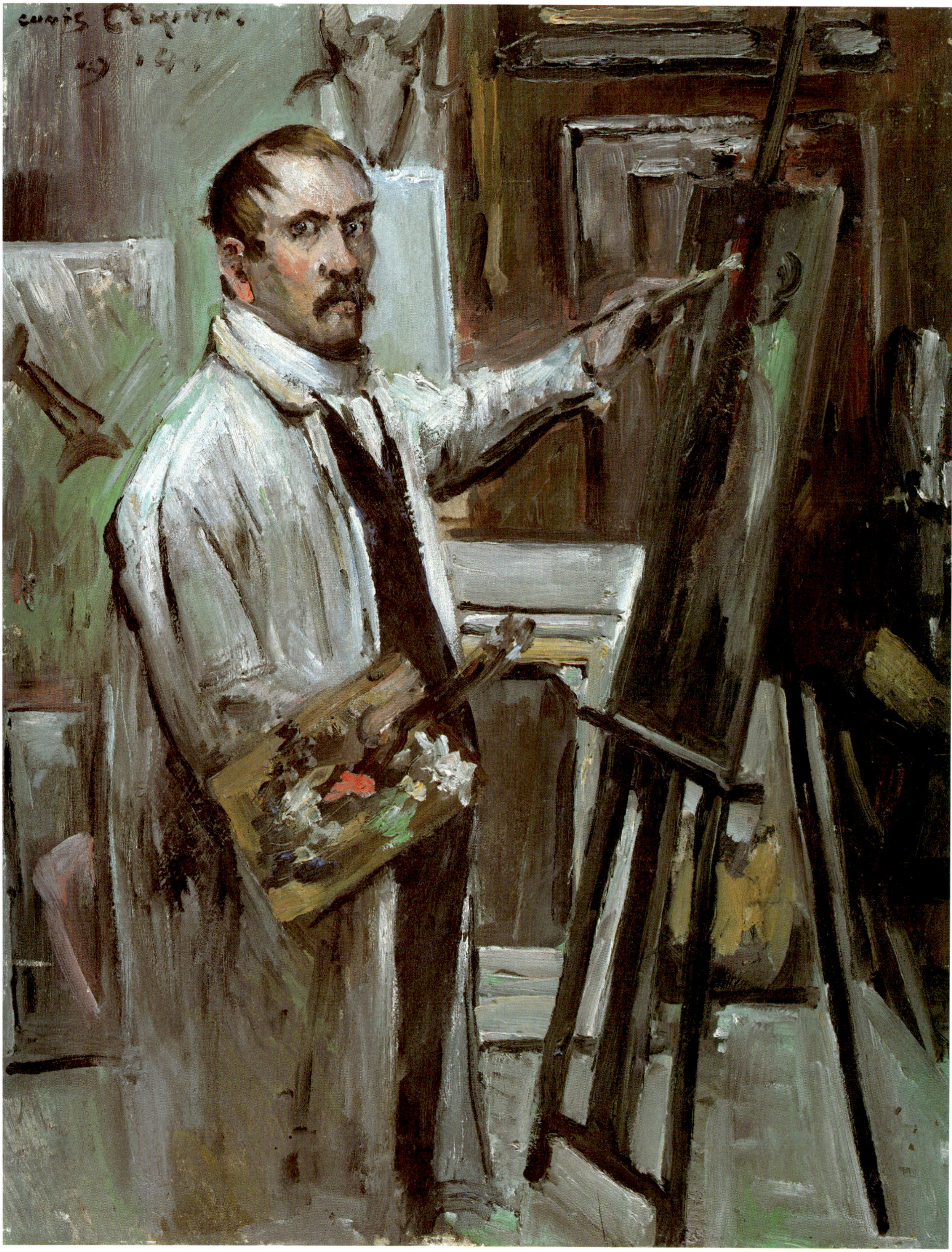

MÜNCHEN, NEUE PINAKOTHEK

GISELA HOSSMANN

Lovis Corinth (1858-1925)

Selbstbildnis vor der Staffelei (1914)

Das Selbstbildnis ist eines der großen Themen in der Geschichte der Malerei. Seit der Renaissance hat es Maler gegeben, die sich – besessen vom eigenen Bild – immer und immer wieder porträtierten. Albrecht Dürer gehörte dazu, Rembrandt, van Gogh und im frühen 20. Jahrhundert vor allem Lovis Corinth.

Das Bild zeigt einen Maler bei der Arbeit in seinem Atelier. Dieser Maler ist Lovis Corinth, der hier im Alter von sechsundfünfzig Jahren sein Selbstbildnis malt. Mit weit aufgerissenen Augen und bohrendem Blick fixiert er sich selbst im Spiegel. Doch dieser Spiegel ist unsichtbar, und der Betrachter, der dem prüfenden Blick des Künstlers begegnet, wird sozusagen an dessen Stelle versetzt.

Theoretisch war das gemalte Selbstporträt zu dieser Zeit bereits überholt. Die Fotografie war längst erfunden, und der Maler hätte sich täglich fotografieren können. Er hätte zumindest die Möglichkeit gehabt, das gemalte am fotografischen Bild zu überprüfen, so wie der Maler Franz von Lenbach es bereits Ende des 19. Jahrhunderts tat. Doch das war nicht Corinths Anliegen, wenngleich der beobachtende Blick auch auf Porträtfotos die Neugier an der eigenen Physiognomie nicht verheimlicht.

Corinth wurde 1858 in Ostpreußen geboren. Nach Studienjahren in Königsberg, München und Paris wurden München, Berlin und sein Haus am Walchensee zu wesentlichen Stationen seines erfolgreichen Malerlebens.

1887 entsteht das erste *Selbstbildnis* in Öl. Es zeigt einen jungen Mann mit Vollbart und lichtem Kopfhaar, korrekt gekleidet, in dunkler Jacke und weißem Stehkragen. Bereits hier fällt der prüfende Blick in den unsichtbaren Spiegel auf. Das Bild ist noch ganz im Stil des 19. Jahrhunderts gemalt.

Knapp zehn Jahre später porträtiert sich Corinth erneut. In seinem Münchener Atelier stellt er sich mit einem Skelett an seiner Seite dar. Das ist ein alter Topos: die Vergegenwärtigung der Vergänglichkeit des menschlichen Lebens. Doch Corinth malt sein Bild nüchtern, ohne die beschwörende Intensität, die diesem Thema zugrundeliegt. Er selbst füllt Dreiviertel der Bildfläche aus. Sein Gesicht ist füllig, fast aufgedunsen. Neben ihm hängt an einem Gestell ein Gerippe, ein anatomisches Lehrmodell.

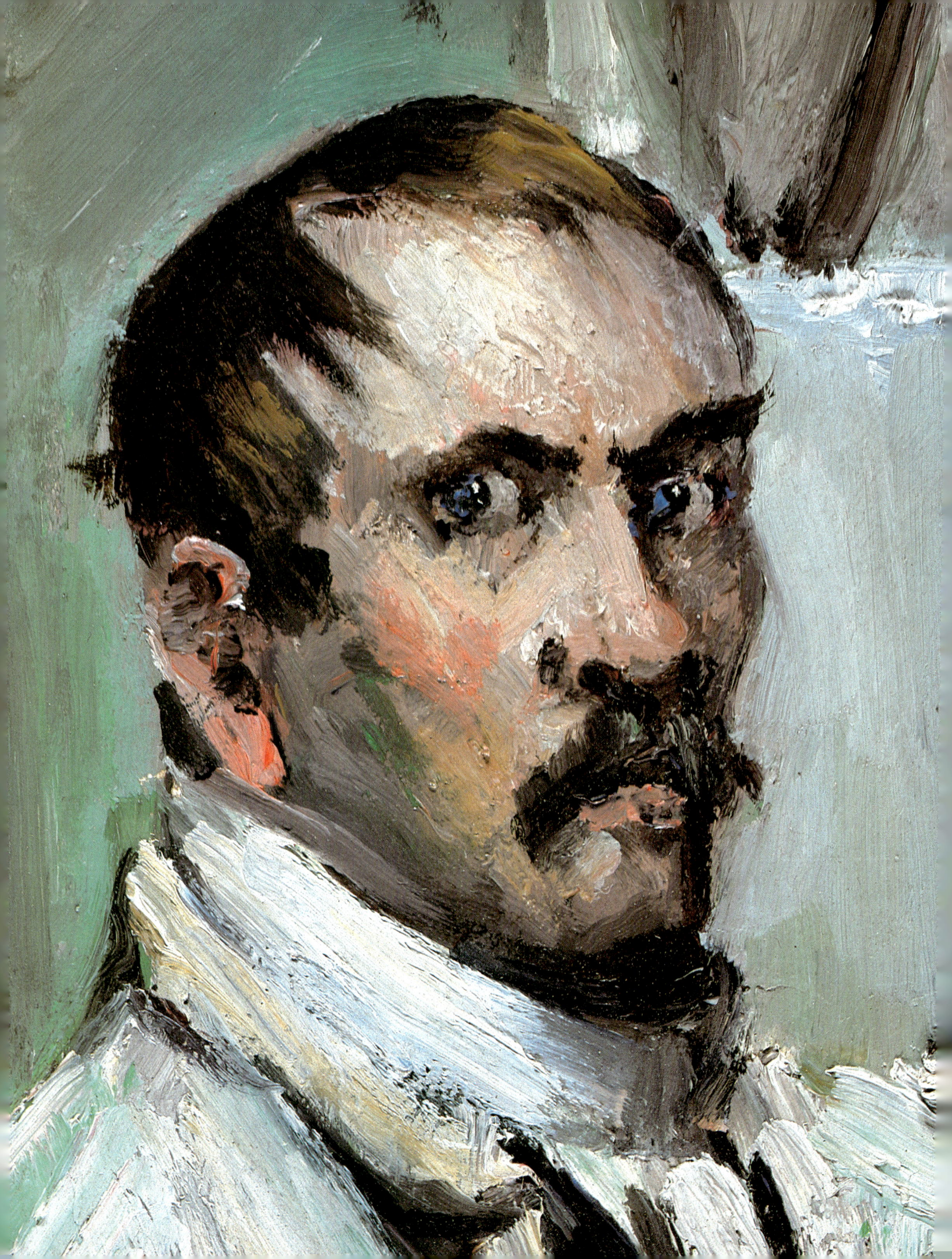

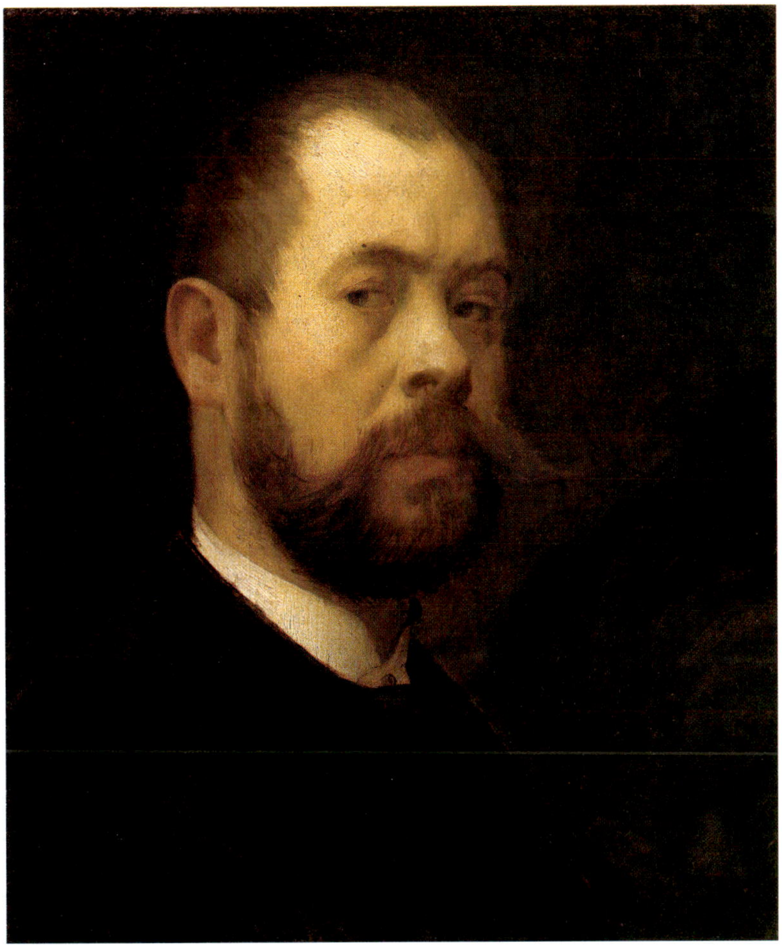

Gegenüber Ausschnitt aus *Selbstbildnis vor der Staffelei,* 1914; *links* Corinth, *Selbstbildnis,* 1887

Der Maler hat hier den Schwerpunkt auf seine eigene Person gelegt, beobachtet sich kritisch, registriert seine äußere Erscheinung, gibt diese wieder, ohne Beschönigung, ohne Idealisierung. Durch das Atelierfenster schaut man auf eine Stadtlandschaft mit Häusern, Kirchtürmen und Fabrikschloten. Ein alltäglicher, wenig romantischer Ausblick.

Zwischen diesem Bild von 1896 und dem wohl schwerwiegendsten Einschnitt in sein Leben als Selbstporträtist liegen viele gemalte und fotografierte Bildnisse des Künstlers.

Ein Foto von 1915 zeigt noch die Spuren dessen, was geschehen war: Ein Schlaganfall traf den 53jährigen im Dezember 1911 und lähmte ihn halbseitig.

Das verzerrte Gesicht auf diesem Foto ist also nicht nur auf die ihn blendende Sonne zurückzuführen.

Drei Monate nach diesem seine Persönlichkeit verändernden Ereignis malte er sich mit schwarzem Hut. Die rechte Gesichtshälfte wirkt leblos, der Blick ist fast starr geworden. Der Malstil hat sich seit dem Münchener *Selbstbildnis mit Skelett* auffallend verändert. Die Pinselstriche erscheinen im Verhältnis zur kleinformatigen Ölskizze – sie mißt knapp 50 x 40 cm – relativ breit und grob. Mit der Lockerung der Pinselführung fügt sich der Maler in die zu dieser Zeit vorherrschende Kunstbewegung des Expressionismus ein. Die Expressionisten versuchten, durch kräftige

Neue Pinakothek, München

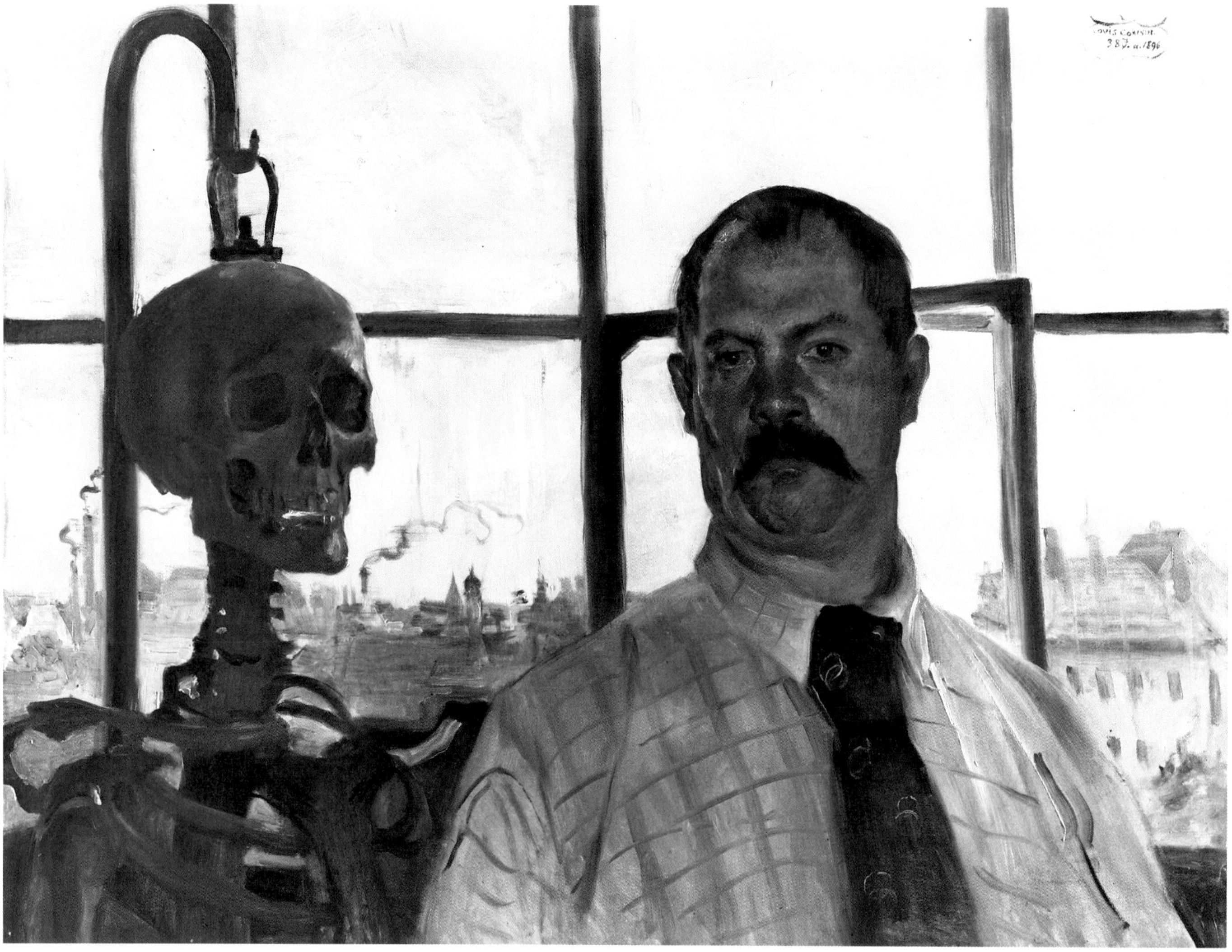

Corinth, *Selbstbildnis mit Skelett,* 1896

Gegenüber, Corinth
Selbstbildnis mit schwarzem Hut, 1912

Pinselhiebe und starke Farbgebung ihren Gefühlen Ausdruck zu verleihen. Bei Corinth hat aber auch die Krankheit zu einer Veränderung des Malstils beigetragen.

Eine Bleistiftskizze desselben Jahres zeigt einen fast irren Blick. In der Spiegelung erkennt man deutlich, was physiologisch passiert war: die Lähmung hinderte ihn vorübergehend, die Konturen der entgegengesetzten Gesichtshälfte wahrzunehmen. Er konnte sie nicht zeichnen.

In dem 1914 entstandenen *Selbstbildnis vor der Staffelei* erkennt man denselben stechenden Blick, dasselbe Suchen. Die Palette ist dem Künstler von dem notgedrungenerweise an den Leib gepreßten Unterarm gerutscht. In der im Spiegelbild links erscheinenden Hand hält er den Pinsel und malt sein Porträt auf die Leinwand, die vor ihm auf der Staffelei steht.

Zwei Fotos des Künstlers von 1919 zeigen ihn in seinem Berliner Atelier in fast derselben Situation, nun aber nicht spiegelbedingt seitenverkehrt. Wieder fällt der durchdringende Blick auf, doch hier ist er nicht auf sein eigenes Spiegelbild gerichtet, sondern auf das Objektiv des Fotografen und damit wiederum auf den Betrachter.

Neue Pinakothek, München

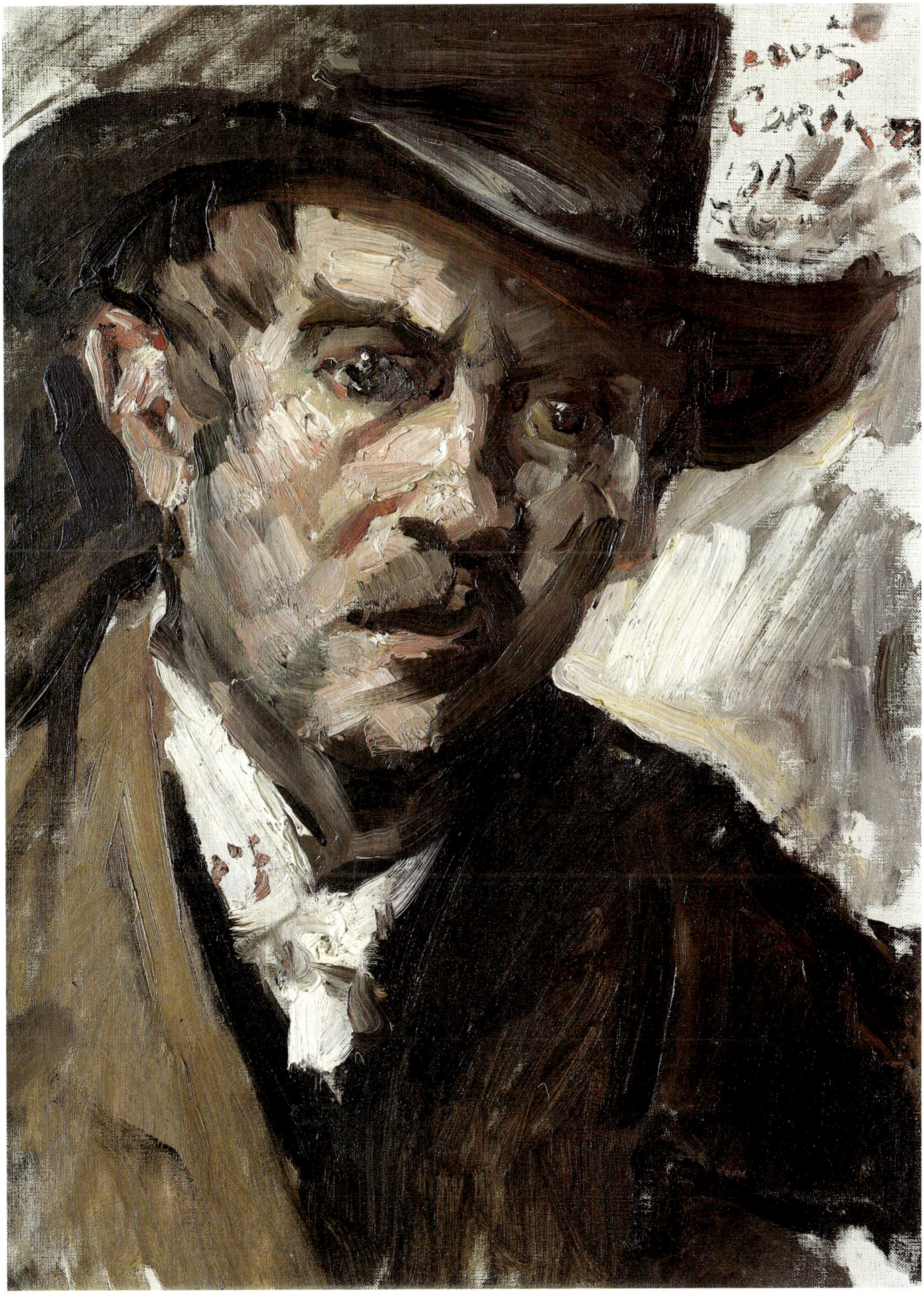

Neue Pinakothek, München

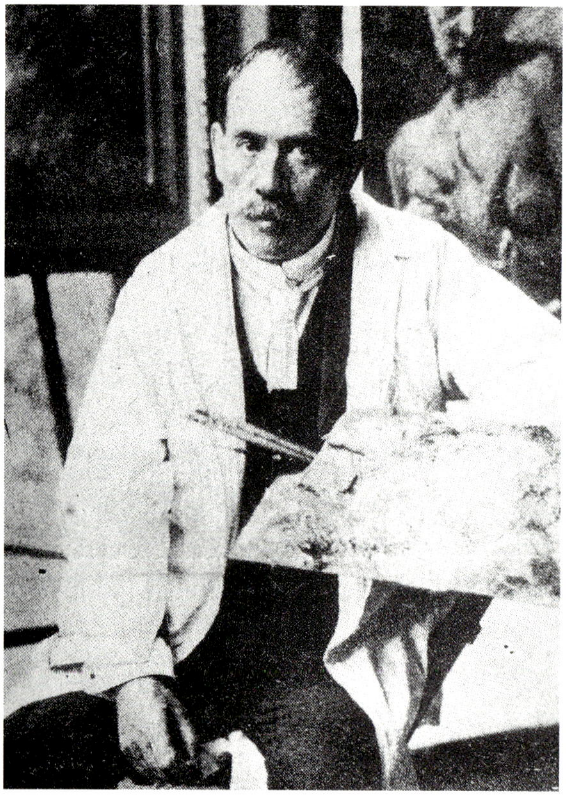

Kurz vor seinem Tode malt Corinth sich noch einmal; er ist jetzt siebenundsechzig Jahre alt. Der Spiegel ist nun Teil des Bildes geworden und zeigt, was das Dreiviertelprofil an Fülle verschweigt. Der kantige Jochbogen und die aus dem Profil fliehende Augenbraue – scheinbar stark verrutscht – werden durch Schläfe, Ohr und Haar ergänzt. Somit wird die Bildmitte gleichsam durch den Spiegeltrick wieder vervollständigt.

Als Corinth sich 1914 vor der Staffelei bei der Arbeit malte, hatte er zwar seine Krankheit fürs erste überwunden; was der Betrachter dieses Bildes aber deutlich sehen kann, und was der Maler in diesem Selbstporträt auch sichtbar macht, ist eine Prägung seiner Persönlichkeit, die er nie wieder verlieren sollte.

In seiner Autobiografie, die Lovis Corinth 1912 nach dem erlittenen Schlaganfall zu schreiben begann, sagt er an einer Stelle, daß ihn die Krankheit im Dezember 1911 „dem Tode nahebrachte"[1]. Über die Schwierigkeiten, die er danach bei der Arbeit mit Pinsel und Zeichenstift zu überwinden hatte, ist jedoch nur wenig zu erfahren. Am 17. Juli 1925 starb Lovis Corinth auf einer Reise durch Holland. Sein Grab befindet sich auf dem Waldfriedhof in Stahnsdorf bei Berlin.

Oben Lovis Corinth in seinem Atelier, 1919, Foto; *rechts* Corinth, *Selbstbildnis,* 1925

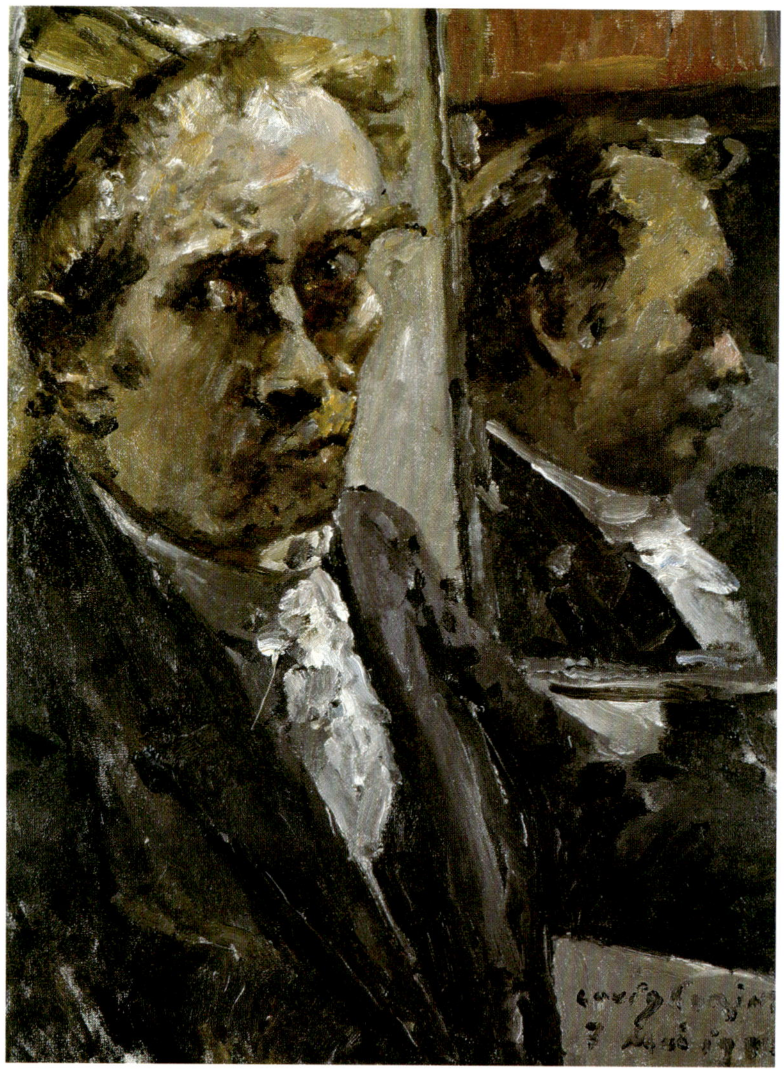

ARMIN ZWEITE

Städtische Galerie im Lenbachhaus München

Untergebracht ist Münchens Städtische Galerie in der Residenz Franz von Lenbachs, einem der einflußreichsten Porträtisten des späten 19. Jahrhunderts. Zwischen 1887 und 1891 war ein architektonisch dekoratives Gesamtkunstwerk entstanden, das im Rückgriff auf historische Vorbilder zu einer Kulisse geriet, vor der sich das gesellschaftliche Leben der Gründerzeit glänzend entfalten konnte. Dieser rückwärts gewandte Blick des Malers kommt auch in seinem *Selbstbildnis mit Frau und Töchtern* (1903) zum Ausdruck. Während Komposition und Farbigkeit auf die Vorbilder aus Spätrenaissance und Barock verweisen, hatte Lenbach hier jedoch wie bei fast allen seiner Bildnisse eine fotografische Vorlage verwendet. Das tat gelegentlich auch Franz von Stuck, der einer anderen Generation angehörte und zum Protagonisten des Münchner Jugendstils wurde. Seine Darstellung der *Salome* (1906) läßt dabei das biblische Sujet durch die symbolistische Überhöhung zu einer Manifestation jener schwülen Erotik werden, die um die Jahrhundertwende üblich war.

Um 1900 galt München als wichtigste Kunststadt des Kaiserreichs. Klee, Kandinsky, Jawlensky, Münter und viele andere kamen z. T. noch vor 1900 hierher, um ihre Ausbildung fortzusetzen. Die „Neue Künstlervereinigung München" und die aus ihr durch Abspaltung hervorgegangene Gruppe „Der Blaue Reiter" gelten neben der Dresdner „Brücke" als Synonyme für die Durchsetzung der Moderne. Franz Marcs *Tiger* (1912), aber auch Gabriele Münters *Dorfstraße im Winter* (1911) machen den beginnenden Prozeß einer zunehmenden Emanzipation der Darstellungsmittel vom Bildinhalt einsehbar. Das gilt auch für Jawlenskys bereits nach seiner expressiven Aufbruchsphase geschaffene *Meditation* (1918). Mit Franz Marc zu sprechen, war es die Absicht dieser Künstler, „der Zeit Symbole zu schaffen, die auf die Altäre der kommenden geistigen Religionen gehören und hinter der der technische Erzeuger verschwindet". Die Sammlungen des Lenbachhauses vergegenwärtigen in vielen Beispielen derartige auf die Versöhnung von Kunst und Leben ausgerichtete Bestrebungen in eindrucksvoller Weise und lassen den radikalen Wandel von den Vorstellungswelten Lenbachs oder Stucks zu denen der inzwischen klassisch gewordenen Avantgarde evident werden.

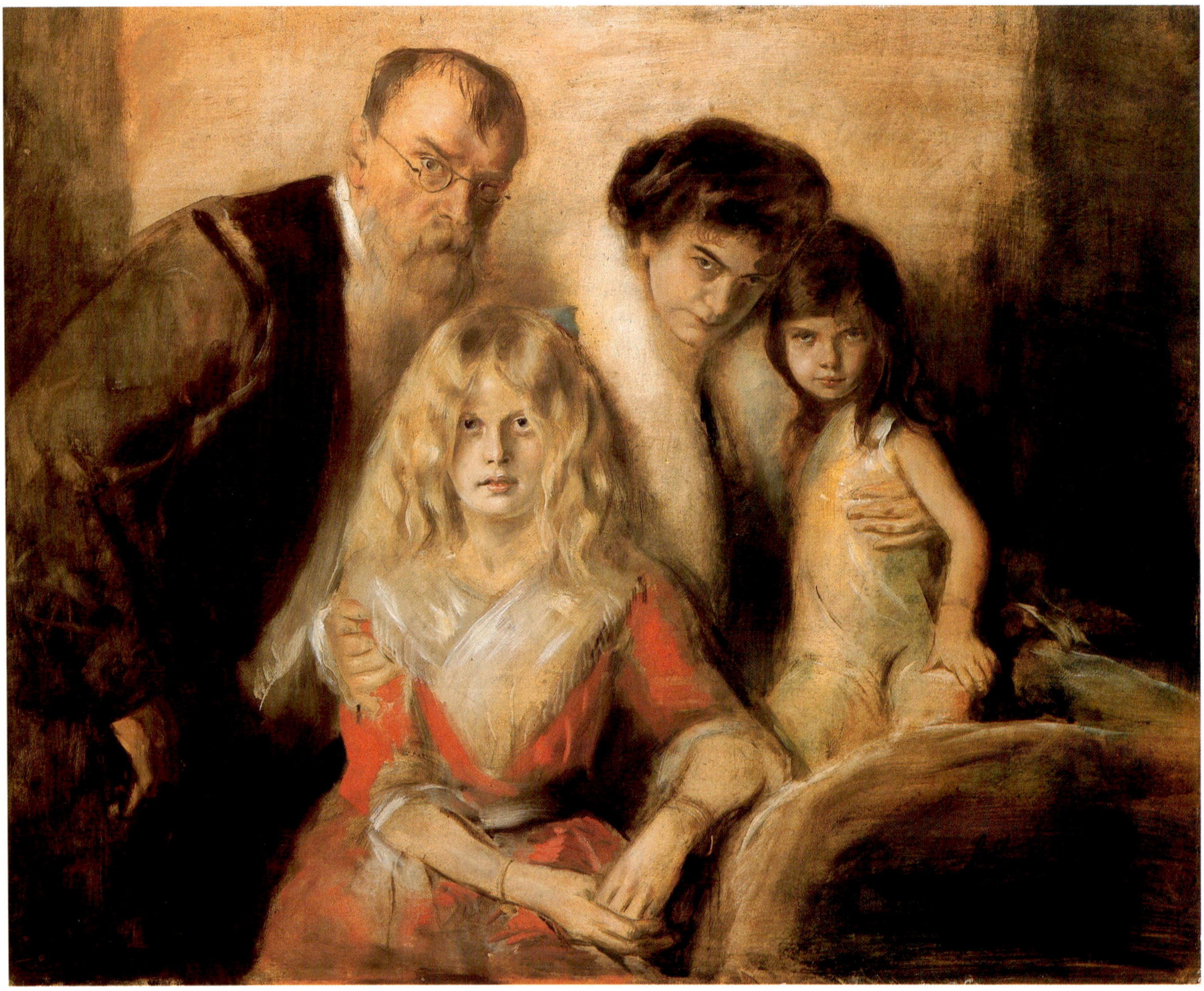

MÜNCHEN, STÄDTISCHE GALERIE IM LENBACHHAUS

HERMANN WIESLER

Franz von Lenbach (1836-1904)

Franz von Lenbach mit Frau und Töchtern (1903)

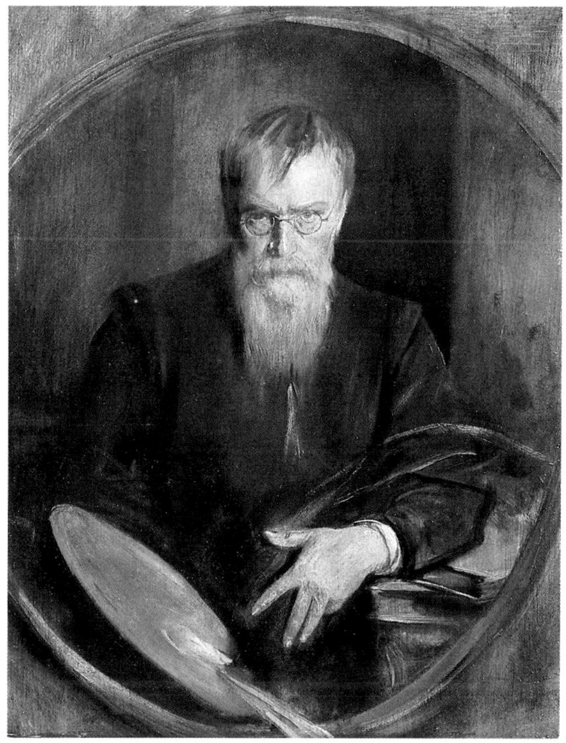

Lenbach, *Letztes Selbstbildnis,* 1902

Das Haus und seine dekorative Einrichtung entwarf als Gesamtkunstwerk vor hundert Jahren der Architekt Gabriel von Seidl. Bauherr war der in Oberbayern geborene Maler Franz Lenbach. Wohnung und Bilder Lenbachs sind ein bedeutendes zeitgeschichtliches Denkmal.

Der mit Bismarck befreundete und vom bayrischen König geadelte Lenbach gilt seinen zeitgenössischen Bewunderern als ein Malerfürst, der aus Florenz mediceischen Kunstglanz nach München überträgt.

Das Kunstgeschehen der Stadt ist wesentlich von Lenbach bestimmt.

Bestimmt von Lenbach, dem Maler, und von Lenbach, dem Künstlerrepräsentanten. Er ist Präsident der Münchener Künstlergenossenschaft; er setzt den Bau des Künstlerhauses durch. Mit einem Wort: Lenbach ist populär. Lenbach ist der Maler berühmter deutscher Zeitgenossen. Wissenschaftler, Künstler, Fürsten: wer berühmt war, den malte Lenbach; wen Lenbach malte, der wurde berühmt.

Die Bilder werden rasch entworfen, die vom Maler bewußt stehengelassenen Leerstellen auf vielen Bildern sind eigentümliche Gegensätze zu der von Lenbach bevorzugten schweren dekorativen Solidität seiner von Seidl entworfenen häuslichen Lebenswelt.

Ein Jahr vor seinem Tod malt sich Lenbach mit seiner zweiten Frau und seinen beiden Töchtern Marion und Gabriele. Der virtuose Kenner der Techniken alter Meister benutzt als Vorlage ein Foto. So verfahren im 19. Jahrhundert viele Maler, Delacroix zum Beispiel und der Münchner Kollege Franz von Stuck. Die Genauigkeit der fotografischen Vorlage leiht altmeisterlichem Handwerk das Gerüst, das der Maler Lenbach, der ein Foto des Fotografen Lenbach benutzt, dekorativ umspielen kann. Konsequent zieht Lenbach aus dem Fotobild Hauptelemente des Gesamtausdrucks.

Das Selbstauslöserfoto wirkt kühl, hastig, gestellt. Das Malwerk meidet klare Farben und ist in gelbbräunlichem Halbdunkel gehalten. Das Gestellte der Vorlage wird übernommen. Hinzu treten als andere Elemente die des Nervösen und Überhitzten.

Städtische Galerie im Lenbachhaus, München

Fotovorlage für *Franz von Lenbach mit Frau und Töchtern*

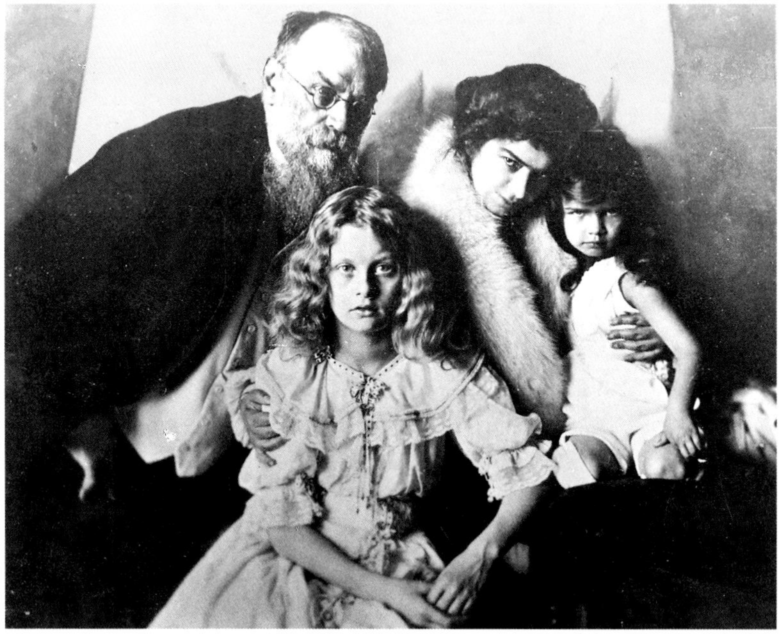

Das Malbild kann seinen Ursprung aus einem Fotobild nicht verdrängen. Zu Recht wird das *Selbstbildnis mit Frau und Töchtern* auch „Selbstbildnis mit Familie vor der Kamera" genannt.

Aus Bildern von Tizian, Rubens und Velazquez filtriert Lenbach seinen Malstil. Er konzentriert sich auf die für ihn wichtigen Einzelheiten – Augen, Stirn; die restliche Bildfläche bleibt offen, dunkel.

Sein Lehrer Karl von Piloty ermöglicht Lenbach 1858 die erste Italienreise und verschafft ihm 1861 eine Anstellung an der neugegründeten Kunstschule in Weimar.

Der Sammler und Mäzen Adolf Friedrich von Schack beauftragt neben Feuerbach und Böcklin auch Lenbach, Bilder alter Meister zu kopieren, und finanziert ihm zu diesem Zweck einen weiteren, längeren Italienaufenthalt.

Nach der Reichsgründung ist Lenbach der Porträtmaler der Größen seiner Zeit. Bismarck ist sein Held. Der Münchner Künstlerverein „Allotria" spöttelt über sein Mitglied Lenbach, der „des Jahrhunderts größten Mann" malt: „Malt, wie seine Augen blitzen, / Wie die mächt'gen Brauen sitzen, / Nimmt den Pinsel doppelt voll / Und wird schließlich bismarcktoll."[1]

Knapp hundert, sich nur geringfügig unterscheidende Bismarckbildnisse entstehen. Für die wenigsten wird der Kanzler als Modell gebraucht, für den größten Teil der Bilder benutzt Lenbach selbstverfertigte Fotovorlagen. Beinahe jedes Museum in Deutschland besitzt ein Lenbachporträt des Eisernen Kanzlers. Dieser Kunstbesitz war patriotisches, kunstpolitisches Muß.

Im ganzen haben die Bildnisse monumentale und plastische Wirkung. Vor dunklem Hintergrund konzentriert sich alles auf den magisch beleuchteten Kopf. Die gemalten Personen sind aus ihren Augen charakterisiert. Körperhaltung und Körpersprache wie physiognomisches Durchdringen des Kopfes treten zurück. Lenbach verzichtet auf erklärende, schmückende Zutaten.

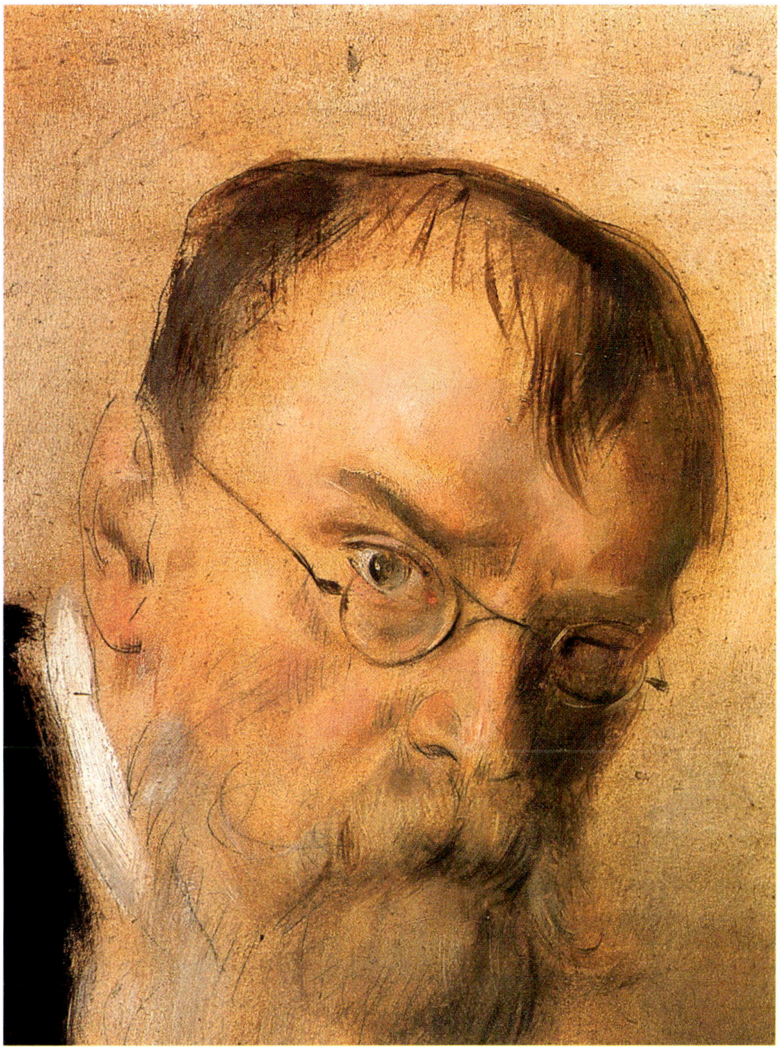

Franz von Lenbach, Ausschnitt aus *Franz von Lenbach mit Frau und Töchtern*

Lenbach, *Porträt Richard Wagner*

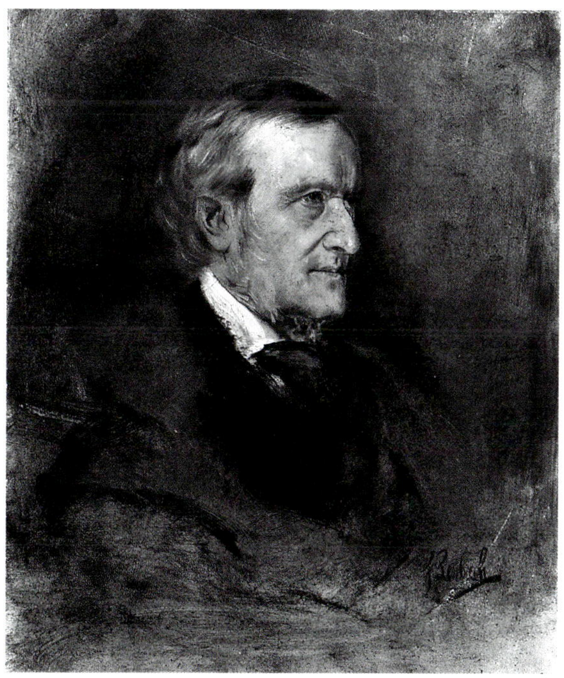

Natürlich fehlt Richard Wagner unter den Porträtierten nicht. Mehrfach trafen sich beide Künstler. Cosima Wagner sah Lenbach als „krampfhaft aufgeregten Mann“[2]. Die Lenbachbilder teilen diese Unruhe kaum. Sie wirken ruhig-fest, als ins Heroische mumifizierte Paßbilder – Blick leicht nach oben gerichtet. Der nur fünf Jahre jüngere Pierre Auguste Renoir gehört bereits zu einer anderen, „modernen“ Malergeneration. Sein Wagnerbild aus Palermo ist ein Psychogramm des hektischen, nervösen Sachsen. Solche Bilder hätte Lenbach nicht geschätzt. Seine Bildnisse markieren eine virtuose, beinahe leerlaufende Mitte zwischen den Polen seiner zeitgenössischen Malerei.

Die Dargestellten sind als große Individuen inszeniert, und gleichzeitig wirken sie wie melancholisch vereinsamte Heroen. Die Bildnisse überhöhen das Sachliche eines Kopfes ins Theatralische. Der Betrachter, den oft der unmittelbare Blick des Dargestellten trifft, schaut ehrfürchtig-betroffen.

Das Lenbachsche Familienbild ist – nach Erika Billeter – das „photographierteste Gruppenbildnis“[3] der Malerei. Lenbach wollte Ähnlichkeit. Dennoch drängt sich der jugendstilhafte Zeitgeist in das Bild. Die Frauen blicken verführend, nymphisch,

Marion, Ausschnitt aus
Franz von Lenbach
mit Frau und Töchtern

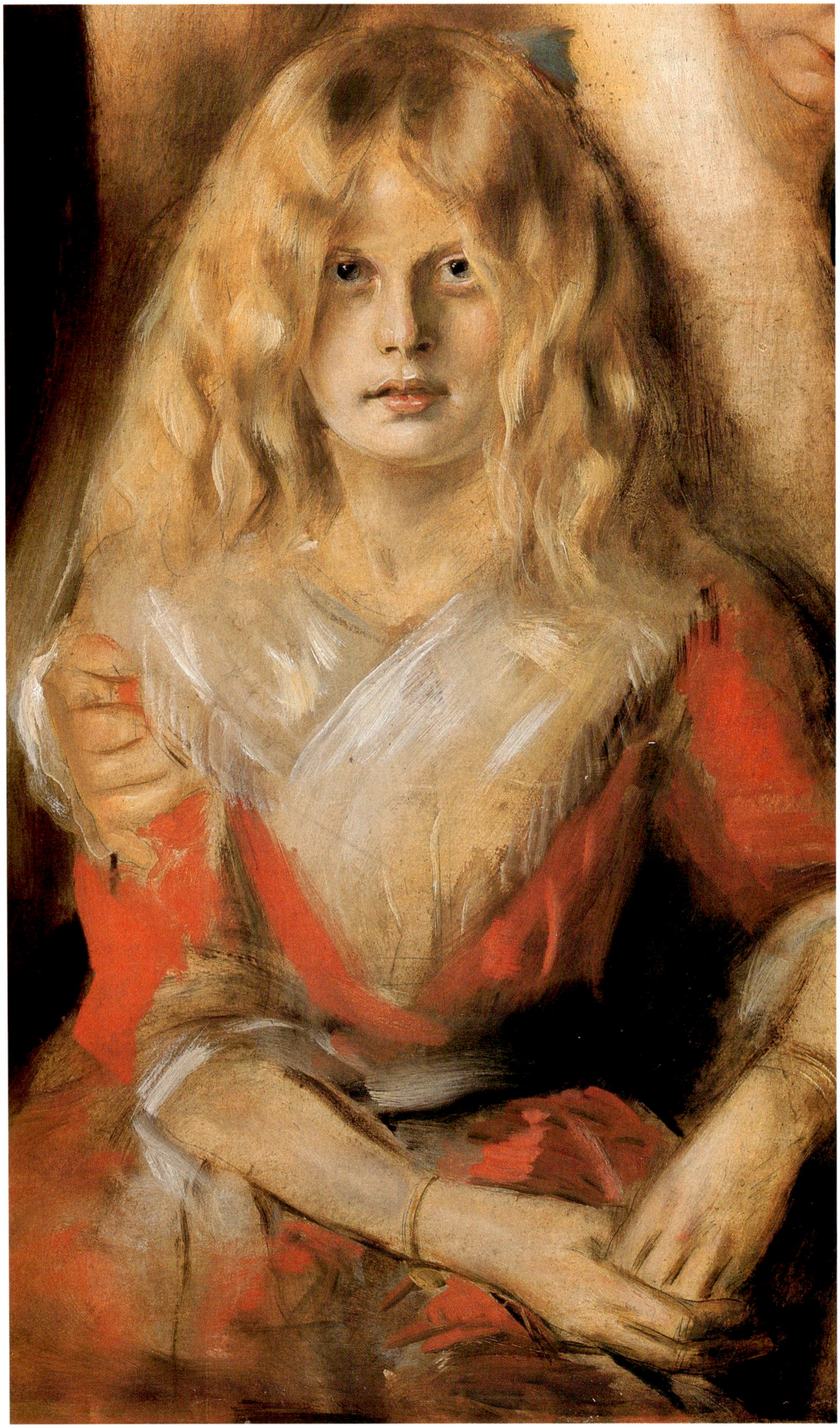

beinahe lüstern. Den Faschingstheaterprunk der *Sünde* von Franz von Stuck, 1893, also zehn Jahre früher gemalt, meidet Lenbach bewußt.

Die älteste Tochter Marion beherrscht – leicht aus der Bildachse gerückt – das Bild. Sie blickt offen, kühl, leicht fragend den Betrachter an, der die Funktion der Kamera übernimmt. Sie ist die Lieblingstochter. Franz von Lenbach hat sie immer wieder gemalt und aquarelliert. Auch auf den Aquarellen meidet er leuchtende, klare Farben und bevorzugt gedämpfte, den Augen schmeichelnde Töne.

Gerüstet – derlei Kostüme aus dem Theaterfundus gehören um die Jahrhundertwende in das Atelier eines Malers der Gesellschaft – erscheint sie als kindhaft-erwachsene Jungfrau von Orleans.

Die zweite Frau, Lolo, aus der Familie von Hornstein, eine ehemalige Schülerin Lenbachs, ist, wie könnte es anders sein, ganz Dame der Gesellschaft. Ihr verhangener Blick ist vieldeutig, schwer.

Flüchtig, etwas unsicher erscheinend, drängt sich – vom Selbstauslöser herbeigeeilt – der siebenundsechzigjährige Maler in das Frauenterzett seiner Familie.

Frech-keß sitzt die jüngste Tochter da. In seinen Frauendarstellungen verbietet sich Lenbach den analysierenden Klarblick auf Körperlust und -leid, wie ihn der dreißig Jahre jüngere Edvard Munch in seinem *Mädchenakt auf rotem Tuch* 1896 malt. Solches Sehen und Malen sind jenseits seines Wollens und seiner Fähigkeit.

Franz von Lenbach hat seine harmonisierende Methode, fotografische Strukturen mit Hilfe altmeisterlicher Technik in ein Malwerk zu übersetzen, virtuos gehandhabt. Schon zu seinen Lebzeiten war diese Methode entwicklungsgeschichtlich überholt. Ein Jahr nach dem Tod Lenbachs sagt Gustav Pauli in seinem Nachruf: „Lenbach steht da als der letzte und glänzendste Vertreter jener Kunstbewegung des neunzehnten Jahrhunderts, die alles Heil in der Wiederbelebung historischer Formen erblickte... Was soll uns diese verblichene Pracht, die gespensterhaft fremde Worte uns zuraunt? Ist sie der Ausdruck unseres Wesens?... Ist denn diese Feinheit wirklich Größe, und birgt sich hinter diesem genialischen Aufputz wirklich die Kraft? – Doch was sage ich! Sogar diese Fragen gehören bereits der Vergangenheit. Wir haben die Antworten längst gehört – und gesehen."[4]

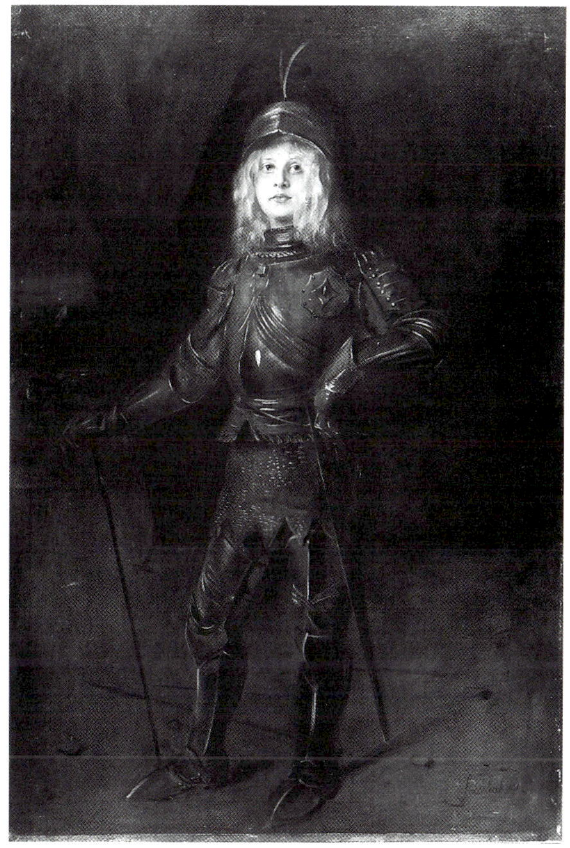

Lenbach, *Marion in Ritterrüstung*

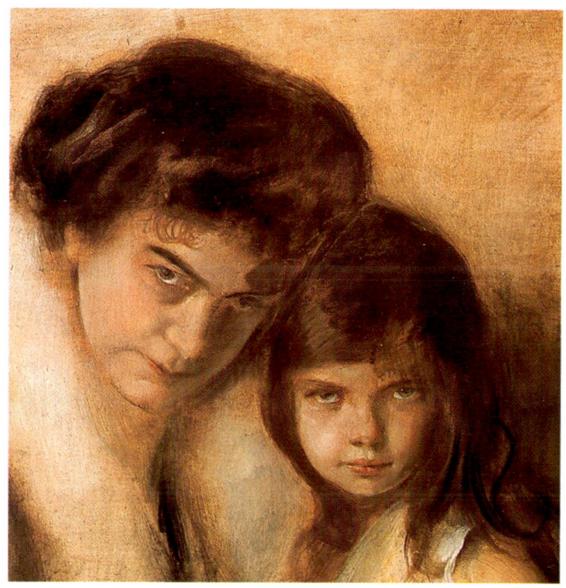

Frau Lolo und Tochter Gabriele, Ausschnitt aus *Franz von Lenbach mit Frau und Töchtern*

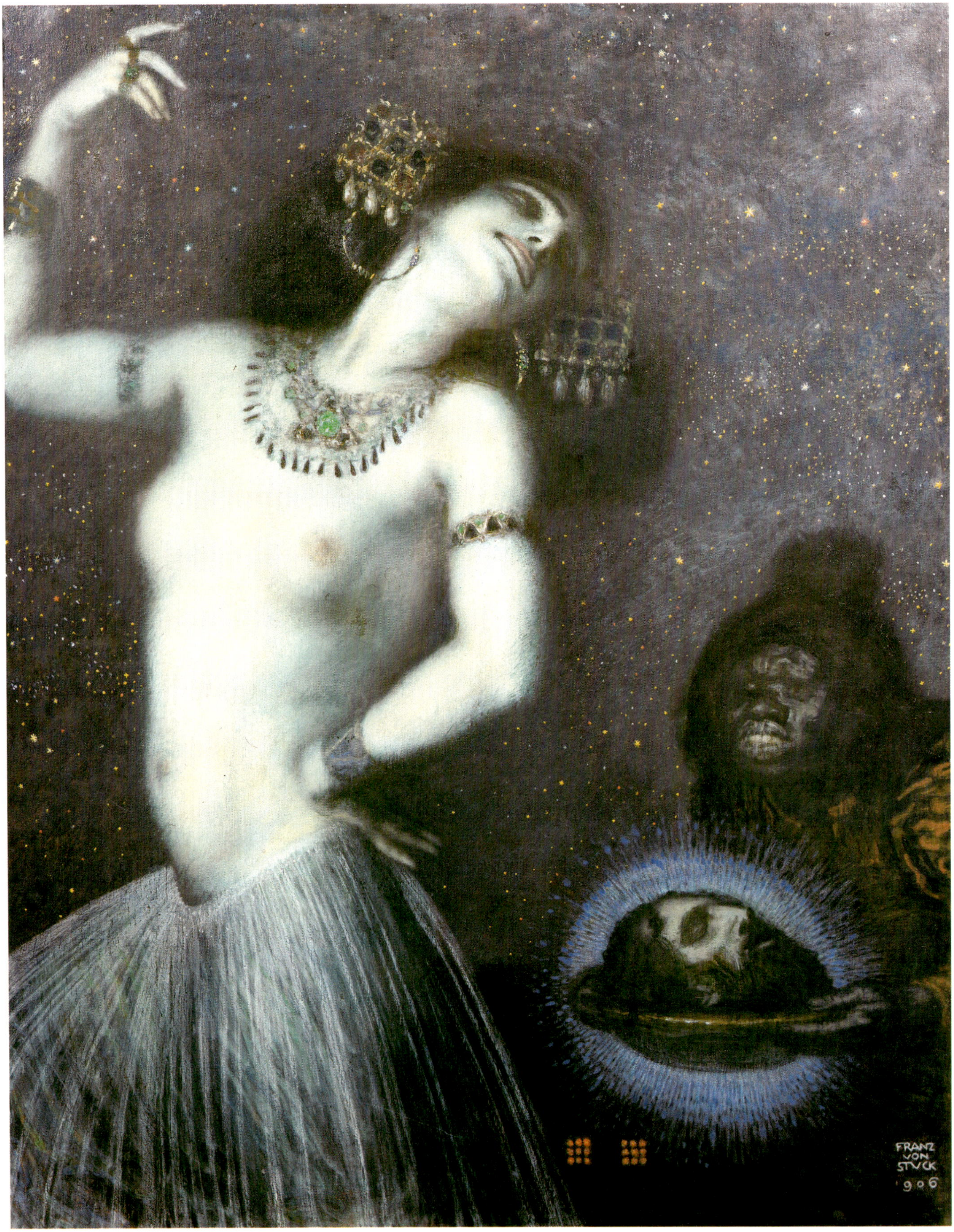

MÜNCHEN, STÄDTISCHE GALERIE IM LENBACHHAUS

JÜRGEN SCHULTZE

Franz von Stuck (1863-1928)

Salome (1906)

Der Name des Künstlers verweist auf die Zeit des Jugendstils. Sein Werk verkörpert Möglichkeiten und Schwierigkeiten deutscher Kunst um 1900 und damit, allgemein, einer Epoche des Umbruchs in Europa: Das alte Jahrhundert geht zu Ende, während ein neues beginnt. Neben überlieferten Traditionen entstehen experimentelle Antithesen. In die Dekadenz des Fin de siècle mischen sich avantgardistische Attacken. Innerhalb dieser europäischen Entwicklung bildet Stucks Oeuvre ein typisches, aber spätes Kapitel; schon bald sollten sich in München, um seinen ehemaligen Schüler Kandinsky, neue Kräfte sammeln, die auch Stucks Kunst der Vergangenheit zuordneten.

Doch zunächst stand er dort im Zentrum künstlerischen und gesellschaftlichen Lebens, war Professor an der Königlichen Akademie der Künste, gehörte zu den Herausgebern des „Pan", jenes maßgeblichen Sprachrohrs des Jugendstils, bewohnte seine nach eigenen Entwürfen erbaute Villa, das herrschaftliche Domizil eines selbstbewußten Malerfürsten, dessen Reputation in Europa anerkannt wurde.

Seine Bilder beschwören eine stilisierte Welt symbolischer Verschlüsselungen.

Das neutestamentliche Thema *Salome,* eine suggestive Metapher für die Macht des todbringenden Eros, hat eine alte Bildtradition. Mittelalterliche Zyklen erzählen die Geschichte von der verführerischen Tänzerin, die von ihrem Stiefvater Herodes das abgeschlagene Haupt des eingekerkerten Johannes als Trophäe für ihre Darbietung fordert und erhält. Das Reliefband der Bernwardssäule in Hildesheim, jenes Hauptwerks ottonischer Skulptur, mit Salome, ihrer Mutter Herodias, dem Opfer und zuletzt wiederum Salome mit der Trophäe, zeigt diese Geschichte.

Besonders die letzte Konstellation – geradezu ein Urbild drastischer Grausamkeit – durchzieht als thematischer Topos die bildende Kunst. Früh wurde er von dem Oberitaliener Bernardino Luini aufgegriffen und interpretiert, der am Anfang des 16. Jahrhunderts unter dem Einfluß Leonardos arbeitete. Bei ihm wird die überlieferte Szene zum geheimnisvollen Sinnbild.

Die Künstler des 19. Jahrhunderts fanden besondere Affinitäten zum Salome-Thema und steigerten dabei den Reiz sinnlicher

Städtische Galerie im Lenbachhaus, München

Moreau, *Salome*

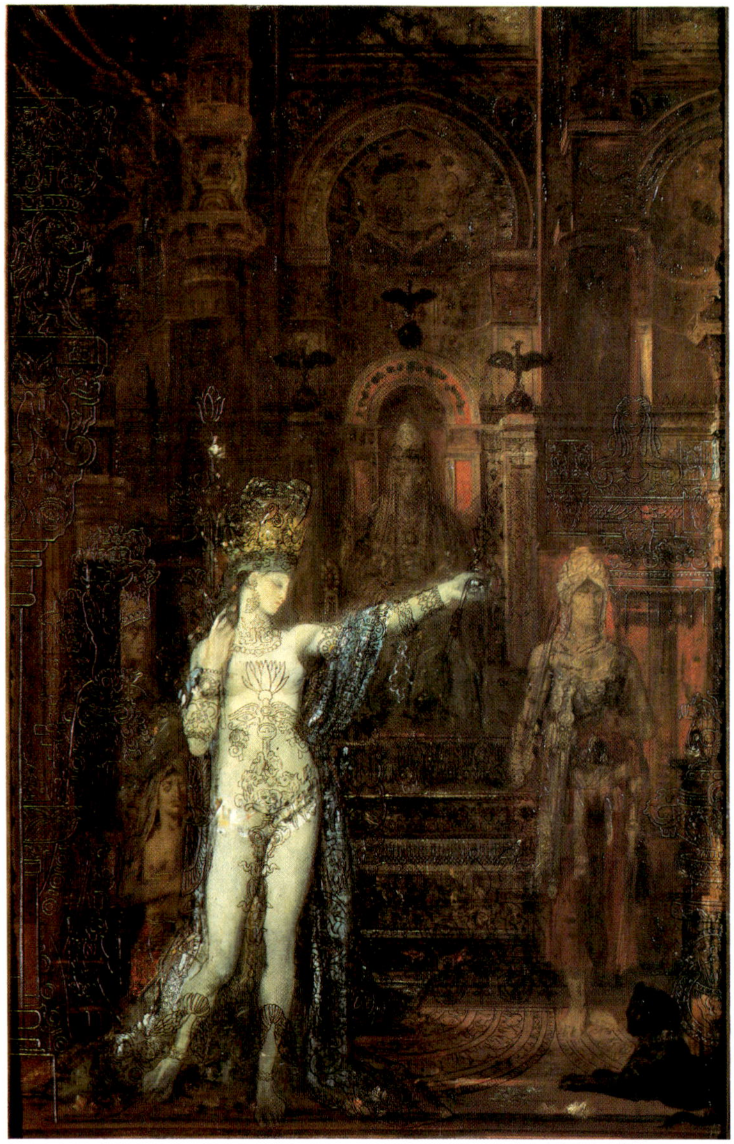

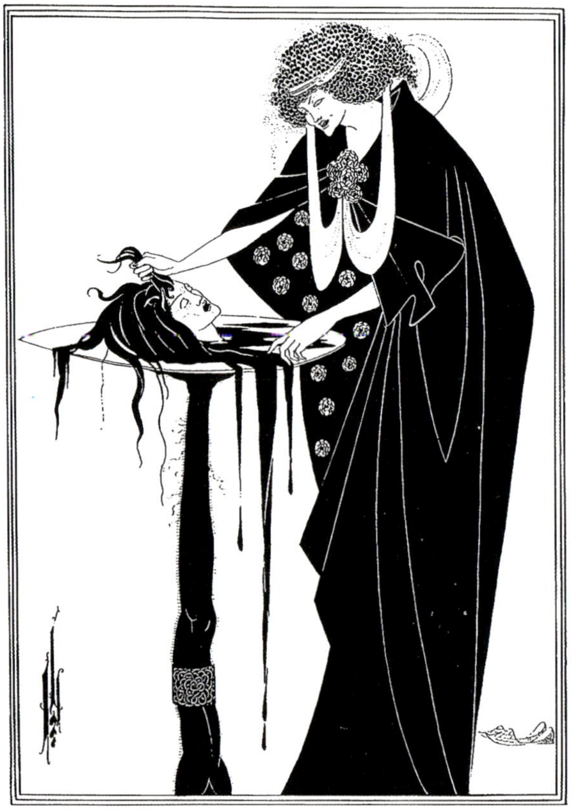

PLATE 22

Beardsley, *The Dancers Reward*

Verführung zu malerischer Phantastik. So entwickelt in den siebziger Jahren Gustave Moreau aus der Fabelwelt der Romantik seine mythenbeschwörenden Zaubermärchen, die durch schmuckhaft-laszive Üppigkeit faszinieren. Salome als Symbolfigur des Fin de siècle; 1881 komponiert Jules Massenet das Thema als Oper. 1893 schreibt Oscar Wilde sein Drama, das Aubrey Beardsley illustriert.

Mit den sparsamen Mitteln der schwarz-weißen Flächensprache stilisiert dieser manische Graphiker Begierde und blutige Opferung zum parodierenden Ritus einer schwarzen Messe: Lust im Anblick des Todes, Thanatos als Bruder des Eros.

Stuck dagegen formuliert milder. Und dies betrifft auch die dunklen Aspekte seiner Themenkreise.

Selbstbewußt zeigt sich dieser Künstler in seinem Porträt von 1905 als souveräner Bildschöpfer. Mit entsprechender Bravour dosiert er auch die Schrecken der Salome in seinen dekorativen Kompositionen. Was in dem Münchener Bild als komprimierte

Gegenüberstellung erfaßt ist, wird in der Dresdener Fassung des Themas als erweiterte Szene ausgespielt: Die Tänzerin als Ganzfigur, die Silhouette des Gefängnisses in der Sternennacht, die dunkle Gestalt des Herodes. Das Ganze erinnert an eine Theateraufführung und damit vor allem an die ein Jahr vorher vollendete Oper von Richard Strauß nach dem Text von Oscar Wilde.

Im Vergleich erscheint das Münchener Bild durch seine Reduktion besonders wirkungsvoll, und sein Anspruch auf symbolische Aussage wird dabei sehr deutlich.

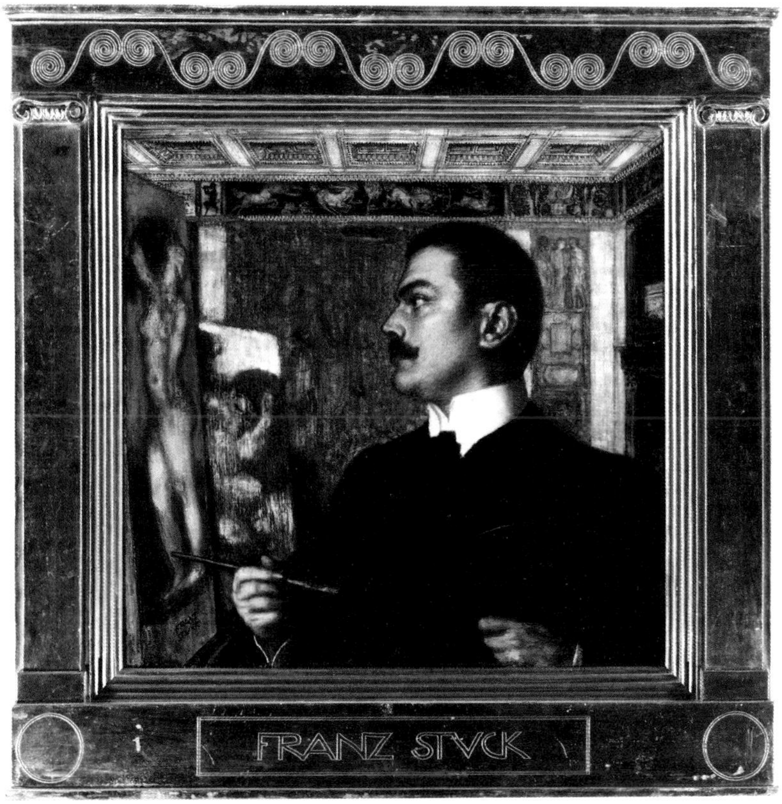

Stuck, *Selbstbildnis an der Staffelei,* 1905

Der Maler versteht sich als Schöpfer von Symbolgestalten und damit als Sinngeber der Welt und ihrer Menschen. Seine Darstellungen: optische Botschaften, von kostbaren Rahmen gefaßt; verweltlichte Andachtsbilder einer Zeit, die ihre Wahrheiten in der ästhetischen Stilisierung zu finden und auszudrücken suchte.

Extreme Verkörperungen solcher Weltanschauung sind Stucks marmorne Architekturen, die er in Anlehnung an den tradierten Altaraufbau errichtete. An die Stelle des Altarbildes plazierte er eigene Werke, z. B. seine berühmte *Sünde* als provozierende Antithese.

Die ideelle Überhöhung der Realität durch ästhetische Faszination, als Faktum und Verführung, das ist *Salome:* Wie ein gleißendes Schmuckstück leuchtet die Gestalt, glatt poliert, wie eine schimmernde Maske der Kopf; beide im Wettstreit mit dem Geschmeide, das diesen Körper kostbar faßt. Dazwischen findet jene Metamorphose statt, die Stucks Malerei auszeichnet: Vitalität

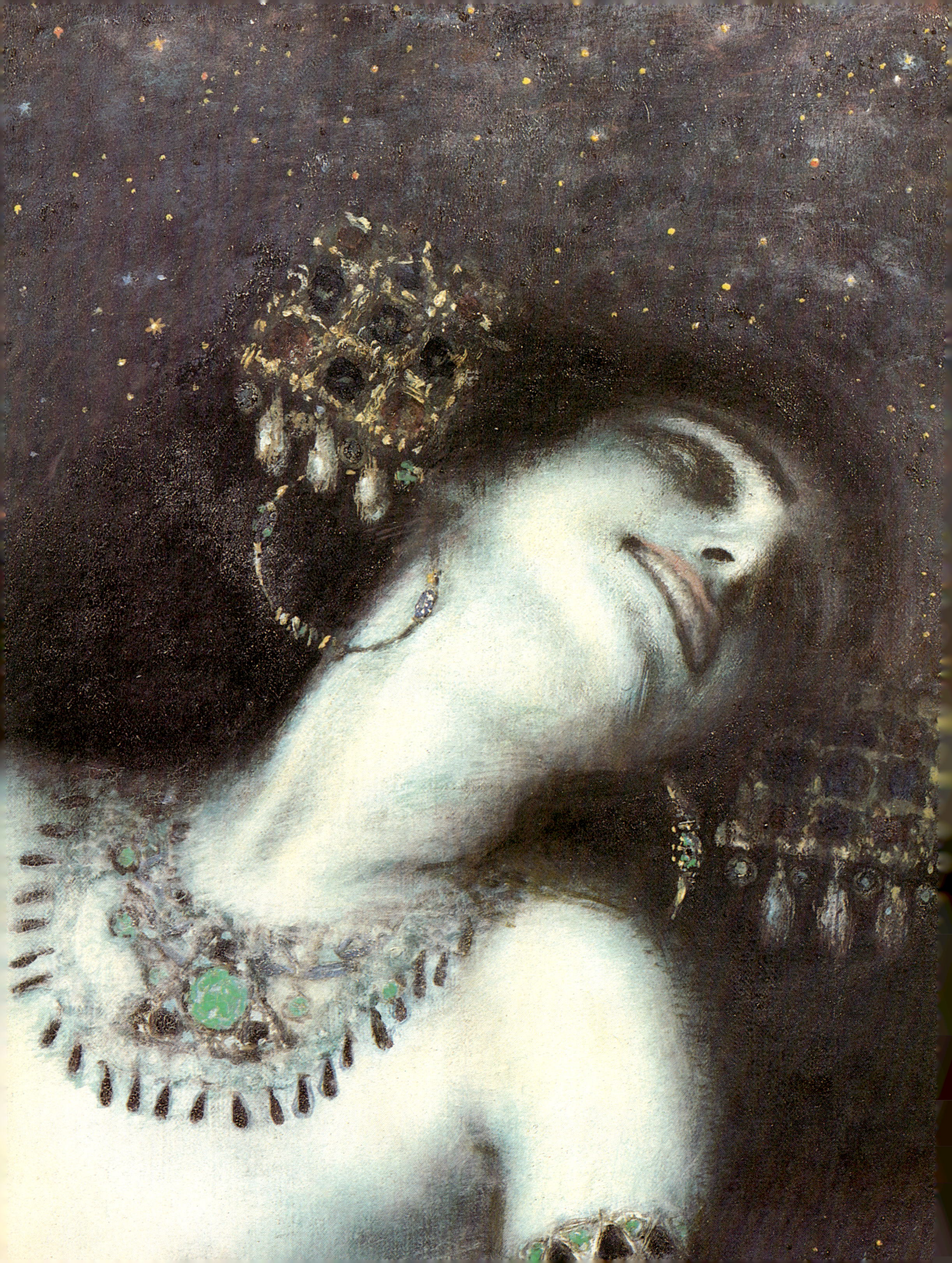

Städtische Galerie im Lenbachhaus, München

wird Zierrat. Dessen Glanz strahlt zugleich auf die Gestalt zurück und verleiht ihr künstlichen Schein.

Selbst das abgeschlagene Haupt des Opfers wirkt in seinem Strahlenkranz schmuckhaft, als leuchtende Gemme des Schreckens.

Aus der Nacht kommt lauernd der schwarze Sklave, apportiert das Totenhaupt; er spielt im Bild die Rolle dunkler Bedrohung, die die Tanzende um so strahlender erscheinen läßt.

Tod, der wie ein leuchtendes Gestirn im Bilde spricht, Lust, in der strahlend sinnlichen Verkörperung der *Salome* – und

Gegenüber Kopf Salomes, Ausschnitt aus *Salome*

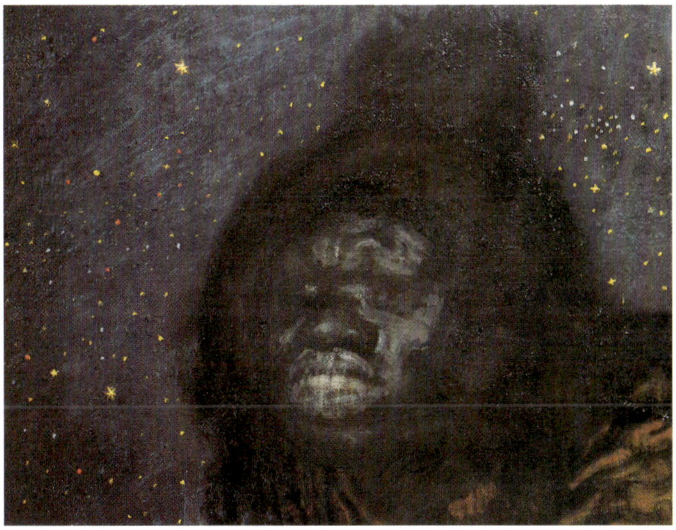

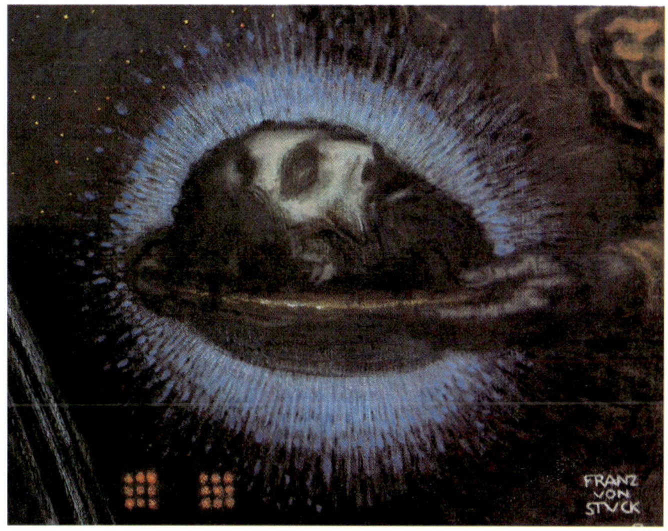

Dunkelheit, die sich, im Sklaven personifiziert, kreatürlich äußert –, ein anspruchsvolles Bildkonzept, das zu wirkungsvoller, reizvoller Gestalt gebracht wurde.

1906 hatten der Künstler und seine Zeit bereits ihren Höhepunkt überschritten. Franz von Stuck wurde von der modernen Kritik als Relikt vergangener Gedankenmalerei verhöhnt.

In einem Familienbild von 1909 erscheint die Tochter Stucks als Velazquez-Prinzessin verkleidet: Jugend im Gewand der Vergangenheit. Salomes Tanz spiegelt jedoch mehr als das gebrochene Bild vergangener Zeiten.

Oben Kopf Johannes des Täufers, Ausschnitt aus *Salome;*
links Mohrenkopf, Ausschnitt aus *Salome*

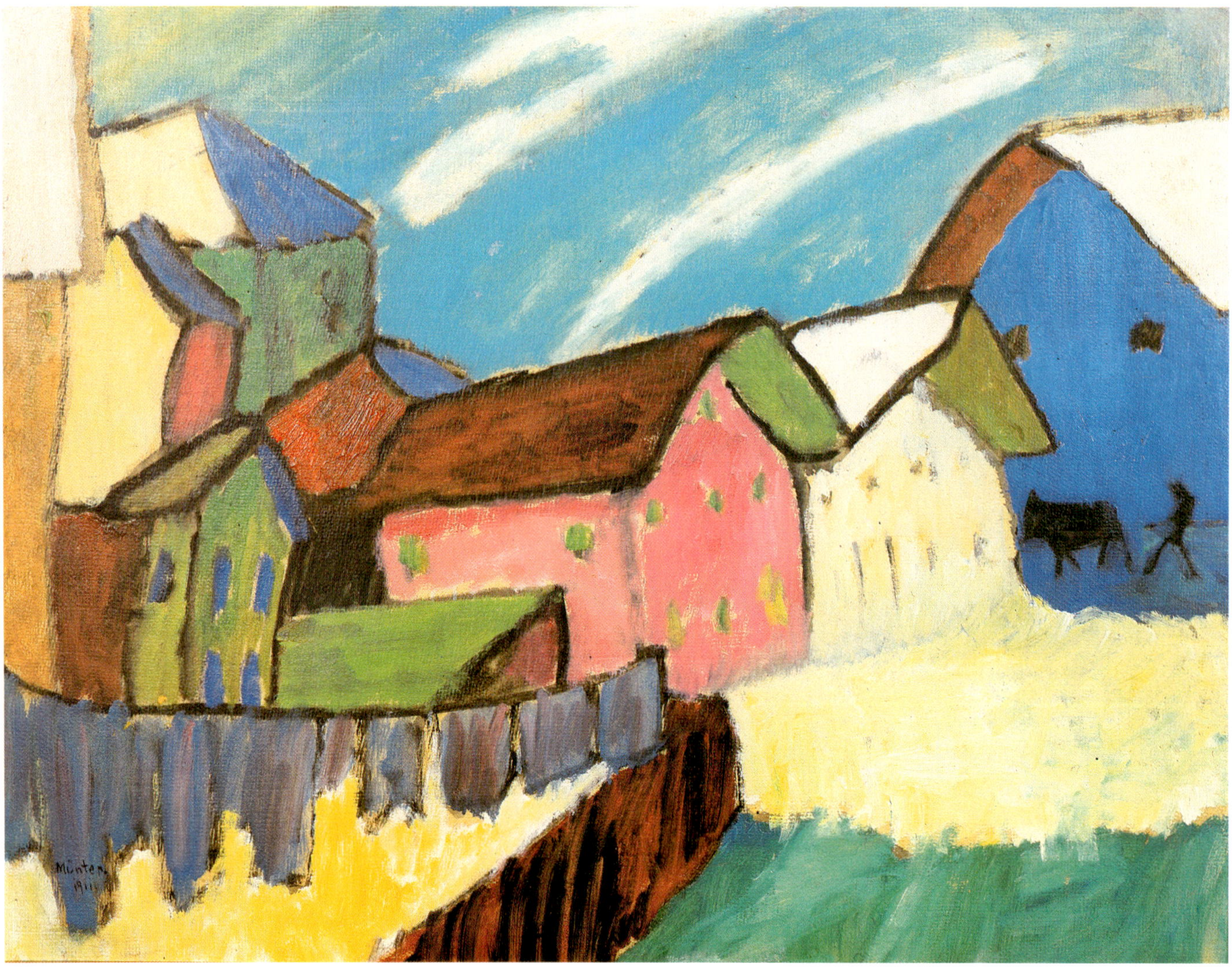

MÜNCHEN, STÄDTISCHE GALERIE IM LENBACHHAUS

GISELA HOSSMANN

Gabriele Münter (1877-1962)

Dorfstraße im Winter (1911)

Anläßlich ihres 80. Geburtstages am 19. Februar 1957 machte Gabriele Münter der Stadt München ein bedeutendes Geschenk: sie übergab der Städtischen Galerie im Lenbachhaus neben einer Vielzahl von Werken ihres einstigen Lebensgefährten Wassily Kandinsky und anderer berühmter Malerfreunde auch eine Fülle von eigenen Gemälden. Ein wichtiger Teil dieser Schenkung, die später durch weitere Werke und den gesamten Nachlaß der Malerin ergänzt wurde, ist in den Räumen des Lenbachhauses in München ausgestellt. Hier kann man die Entwicklung dieser für die Kunst des 20. Jahrhunderts so bedeutenden Frau verfolgen und studieren.

1911 entstand ihr Bild *Dorfstraße im Winter.* Die Fassaden der Häuser erscheinen hier fast wie menschliche Gesichter. Die eigentliche Straße, die die vordere rechte Ecke des Bildes ausfüllt, ist plakativ flächig angelegt und farblich zweigeteilt: blaugrün vorn – offensichtlich ein Schatten auf der dahinter weißen, schneebedeckten Straße. Auf perspektivische Genauigkeit wird kein Wert gelegt.

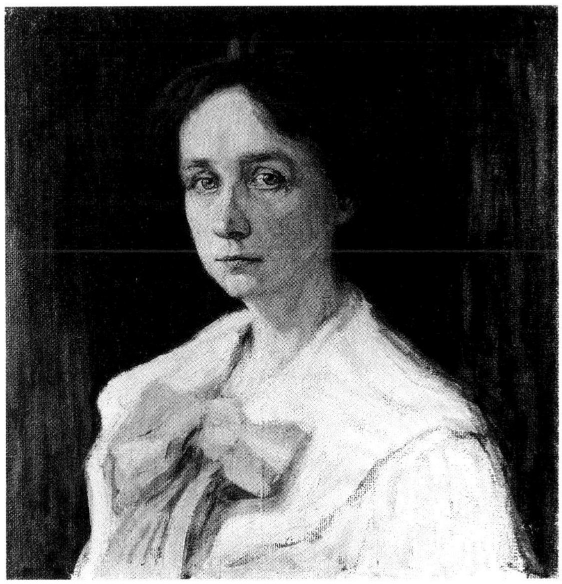

Kandinsky, *Porträt Gabriele Münter,* 1905

1905 porträtierte Wassily Kandinsky seine einstige Schülerin und damalige Lebensgefährtin. Mit 25 Jahren war Gabriele Münter ihm in München zum ersten Male begegnet und hatte in dem Russen Kandinsky endlich einen Lehrer gefunden, der ihre Begabung erkannte und förderte. Von diesem Zeitpunkt an blieb sie ihm künstlerisch und persönlich über viele Jahre hinweg eng verbunden. Trotz des intensiven Gedankenaustausches mit ihm und anderen Malerfreunden dieser frühen Jahre – Alexej von Jawlensky und Marianne von Werefkin, Franz Marc und August Macke – entwickelte Gabriele Münter ihren eigenen Stil.

Ihr Bild *Mann am Tisch* entstand ebenfalls im Jahr 1911. Die Malerin gibt hier eine alltägliche Situation wieder. Ein Mann – es ist Kandinsky – sitzt an einem gedeckten Tisch. Die Formen der Gegenstände sind zwar sehr vereinfacht, lassen sich aber dennoch klar benennen: eine Tasse, Gebäck in einer Schale, ein Blumentopf mit Grünpflanze.

Das relativ kleine Format von knapp 50 x 70 cm nimmt jedoch nicht nur ausschnitthafte Interieurs auf, sondern auch ganze Landschaften und Dorfansichten.

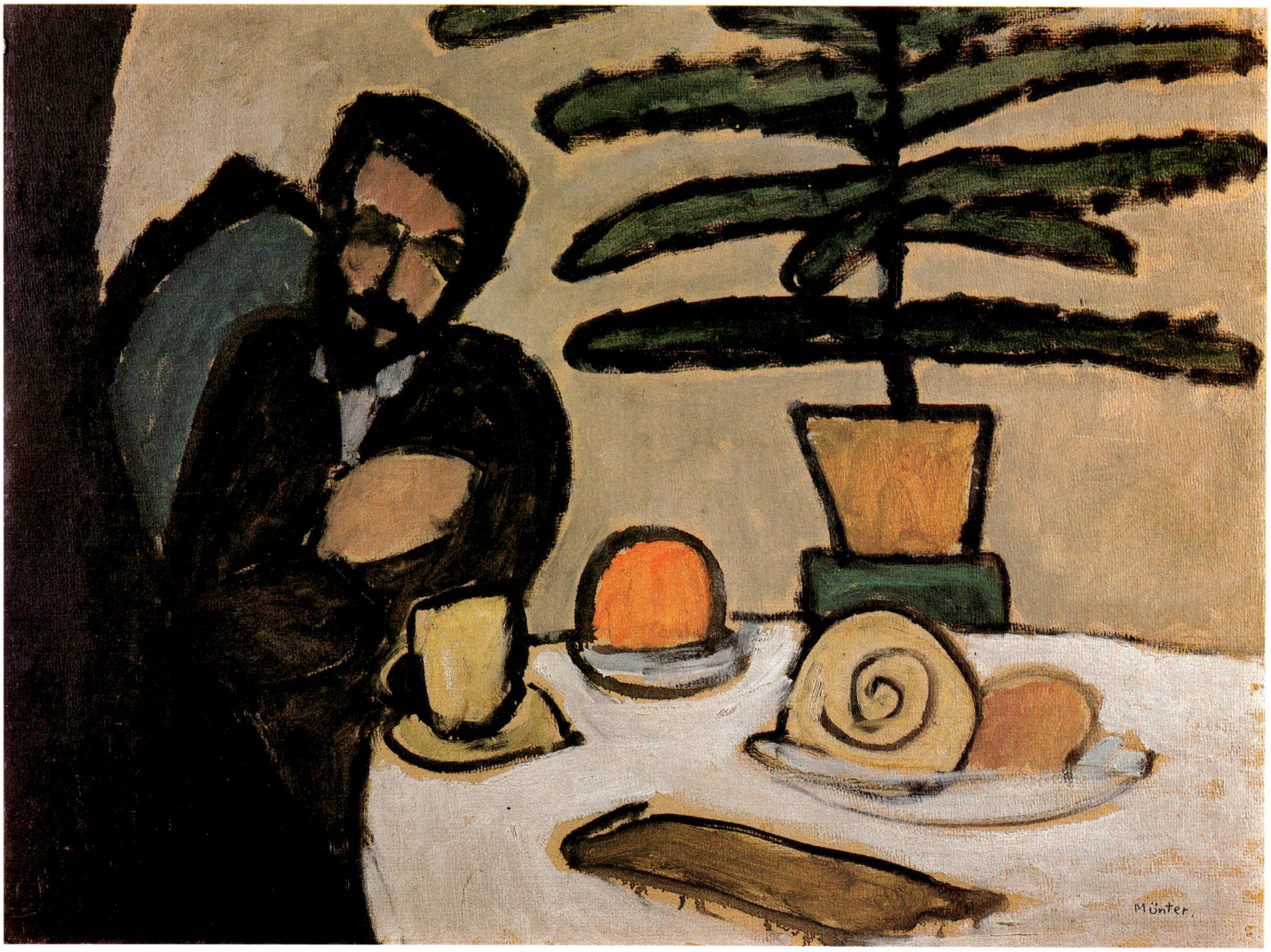

Oben Münter, *Mann am Tisch; gegenüber oben* Bauer mit Gespann, Ausschnitt aus *Dorfstraße im Winter; gegenüber rechts* Wäschestücke, Ausschnitt aus *Dorfstraße im Winter*

Auf dem Bild *Dorfstraße im Winter* werden die Häuser wie die Gegenstände auf dem eben genannten behandelt. Sie werden kubisch vereinfacht, verlieren aber nichts von ihrer Individualität. Die im Vordergrund angedeuteten Wagenspuren werden nicht durch den Schnee in die Tiefe geführt, wo im Hintergrund ein sehr kleines Pferde- oder Ochsengespann erkennbar ist. Auf welchem Grund sich Tiere und Menschen bewegen, ist allerdings nicht eindeutig auszumachen. Fast könnte man meinen, sie seien wie Graffiti auf die blaue Hauswand dahinter gemalt.

In bezug auf die Farbgestaltung hat sich die Künstlerin in diesem Bild mit größter Selbstverständlichkeit jede Freiheit gegenüber einer realistischen Darstellung genommen: ein leuchtend rosafarbenes Haus mit grünen Fenstern betont die Mitte, ein kleines grünes Häuschen daneben hat blaue Fenster, dazwischen schaut eine rote Fassade mit blauem Dach hervor.

Im vorderen linken Teil des Gemäldes hängen blaugraue, frostig steifgefrorene Wäschestücke auf der Leine. Wahrscheinlich wählte die Malerin, die hier ihr Bild signierte, diese ungewöhnliche Farbe, um die Wäsche von der verschneiten weißen Wiese abzusetzen.

An diesen Beispielen nicht unbedingt naturgetreuer Farbgebung dessen, was die Künstlerin gewiß gesehen hat, erkennt man

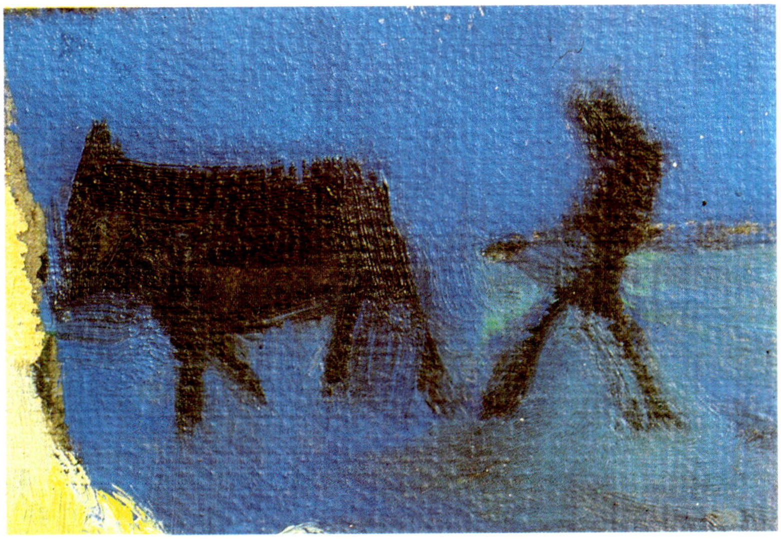

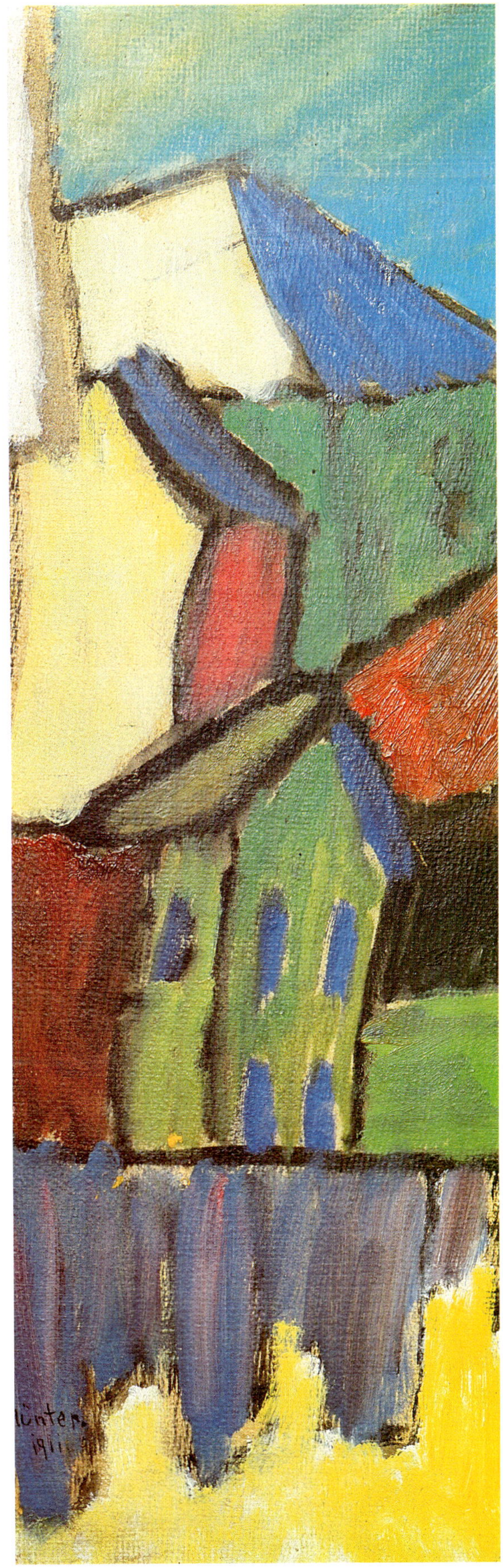

ihre Intention: Sie wollte vielmehr zeigen, was sie fühlte. Man spürt geradezu die Kälte eines Wintertages auf dem Lande. Die Häuser scheinen sich aneinanderzuschmiegen, der föhnige stahlblaue Himmel verstärkt die eisige Atmosphäre.

„Ich habe da nach einer kurzen Zeit der Qual einen großen Sprung gemacht vom Naturabmalen – mehr oder weniger impressionistisch – zum Fühlen eines Inhalts, zum Abstrahieren, zum Geben eines Extraktes", hat Gabriele Münter einmal selbst gesagt.[1]

Wassily Kandinsky behandelte zur gleichen Zeit dasselbe Thema. 1910 malte er das Bild *Studie Winter*. Seine Darstellung einer winterlichen Szenerie ist jedoch noch stärker vereinfacht als bei Gabriele Münter: auch hier derselbe föhnig blaue Himmel, doch die Häuser des Dorfes, der Kirchturm, die Bäume sind nur noch Zeichen, Straßen und Felder reine Farbimpressionen.

Während Kandinsky schon sehr früh auf die Abstraktion zusteuerte, als deren Erfinder er sich sah, blieb Gabriele Münter dem Gegenständlichen weitgehend verhaftet.

Denkt man sich bei dem Landschaftsbild mit dem Titel *Herbstlich* das rechte Drittel der Bildfläche weg, so könnte man zwar auch hier von einer reinen Farb-Form-Komposition sprechen, doch die Künstlerin hebt diesen Eindruck sofort wieder auf, indem sie als realistischen Akzent einen Zaun setzt – am rechten Rand des Bildes deutlich erkennbar. Dieser Zaun ist ein Indiz dafür, daß Gabriele Münter ihr Motiv vor der Natur im oberbayrischen Murnau malte.

Ein Vergleich dieses Bildes mit einer *Murnauer Landschaft* von Jawlensky zeigt deutlich die „innere Verwandtschaft"[2], die Gabriele Münter mit diesem Freund verband. Hier wie da die gleiche Aufteilung des Bildmotivs in große farbige, durch schwarze Konturen voneinander abgegrenzte Flächen.

Das ruhige, weniger intellektuelle Temperament Jawlenskys war der Malerin wesensverwandter, und sie fühlte sich künstlerisch enger mit ihm verbunden als mit dem stürmisch progressiven Naturell Kandinskys.

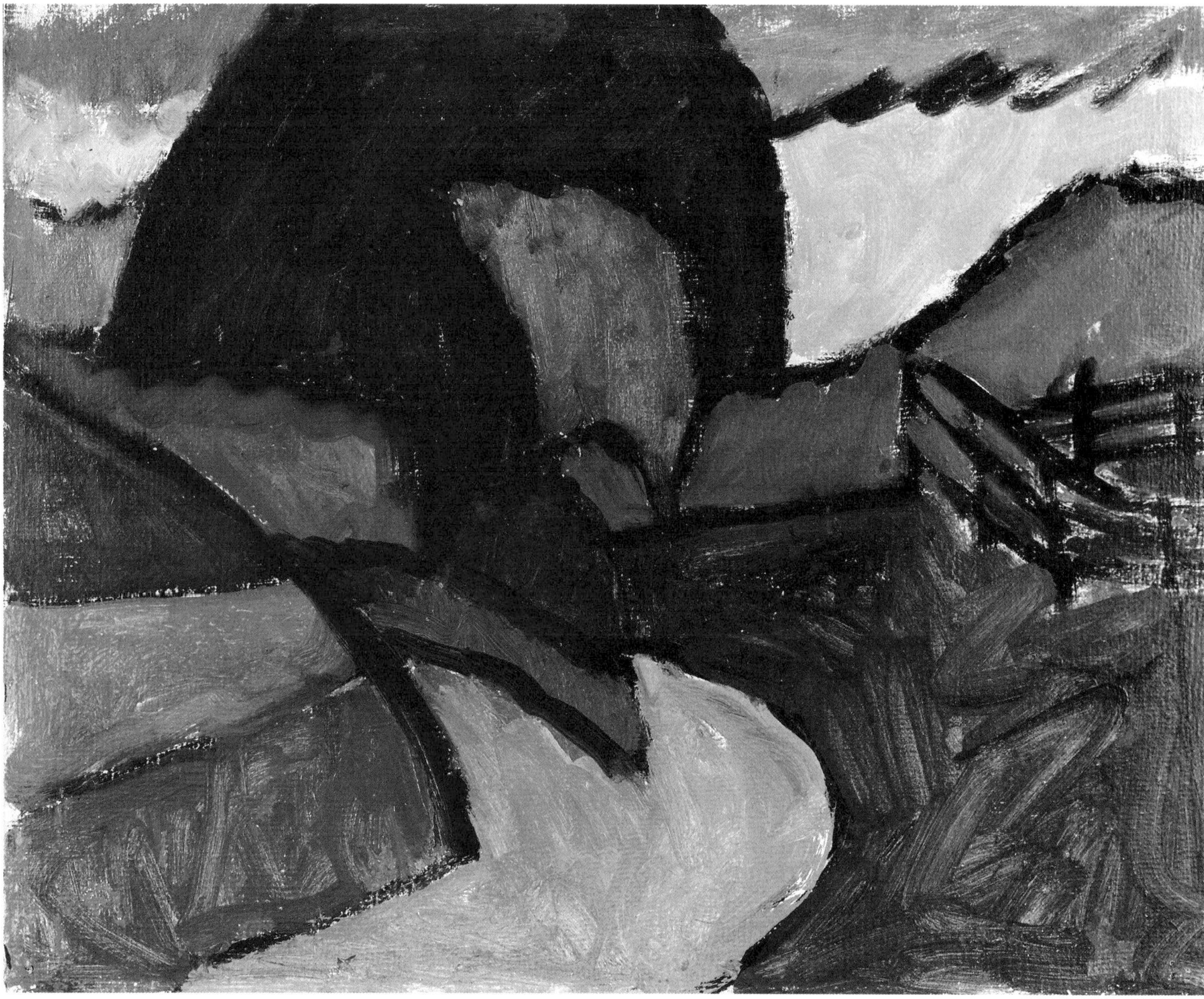

Münter, *Herbstlich*

Die Jahre vor dem Ersten Weltkrieg waren für die Entwicklung der Malerin von entscheidender Bedeutung, denn unter Kandinskys Führung wurde München zum Zentrum der fortschrittlichen Kunst.

Im Januar 1909 wurde unter seiner Leitung die „Neue Künstlervereinigung München" ins Leben gerufen, der sich außer Gabriele Münter auch Alexej von Jawlensky, Marianne von Werefkin, Alfred Kubin, Franz Marc und andere anschlossen. Mit Ausstellungen und Publikationen wollte man „nach Kräften an der Förderung der künstlerischen Kultur" mitarbeiten, so stand es in der Satzung[3]. Doch dieser Künstlerverband hielt nicht lange. Schon 1911 zerbrach er, und Kandinsky gründete zusammen mit dem Freund Franz Marc die Zeitschrift „Der Blaue Reiter". Noch im selben Jahr eröffneten sie unter diesem Namen eine erste Ausstellung. In dieser einzigartigen Schau moderner Kunst stellte auch Gabriele Münter sechs Gemälde aus.

Durch die Ereignisse des Ersten Weltkrieges wurde aber auch dieser Künstler- und Freundesbund jäh gesprengt. 1914 flohen

Gabriele Münter und Wassily Kandinsky in die Schweiz. Von dort aus begab sie sich ein Jahr später nach Schweden. Kandinsky trennte sich von ihr und kehrte nach Rußland zurück, wo er kurz darauf Nina von Andrejewsky heiratete. Die Freunde Franz Marc und August Macke fielen an der Front.

Während die abstrakte Malerei international an Boden gewann, ging Gabriele Münter sicher und gezielt ihren eigenen Weg weiter. 1931 malte sie ihr Haus in Murnau – das sogenannte *Russenhaus* – in der für ihre Malerei so charakteristischen Manier. Das Bild entstand nach einer mehr als zehnjährigen künstlerischen Pause, in der sie nach der schmerzlichen Trennung von Kandinsky kaum gearbeitet hatte.

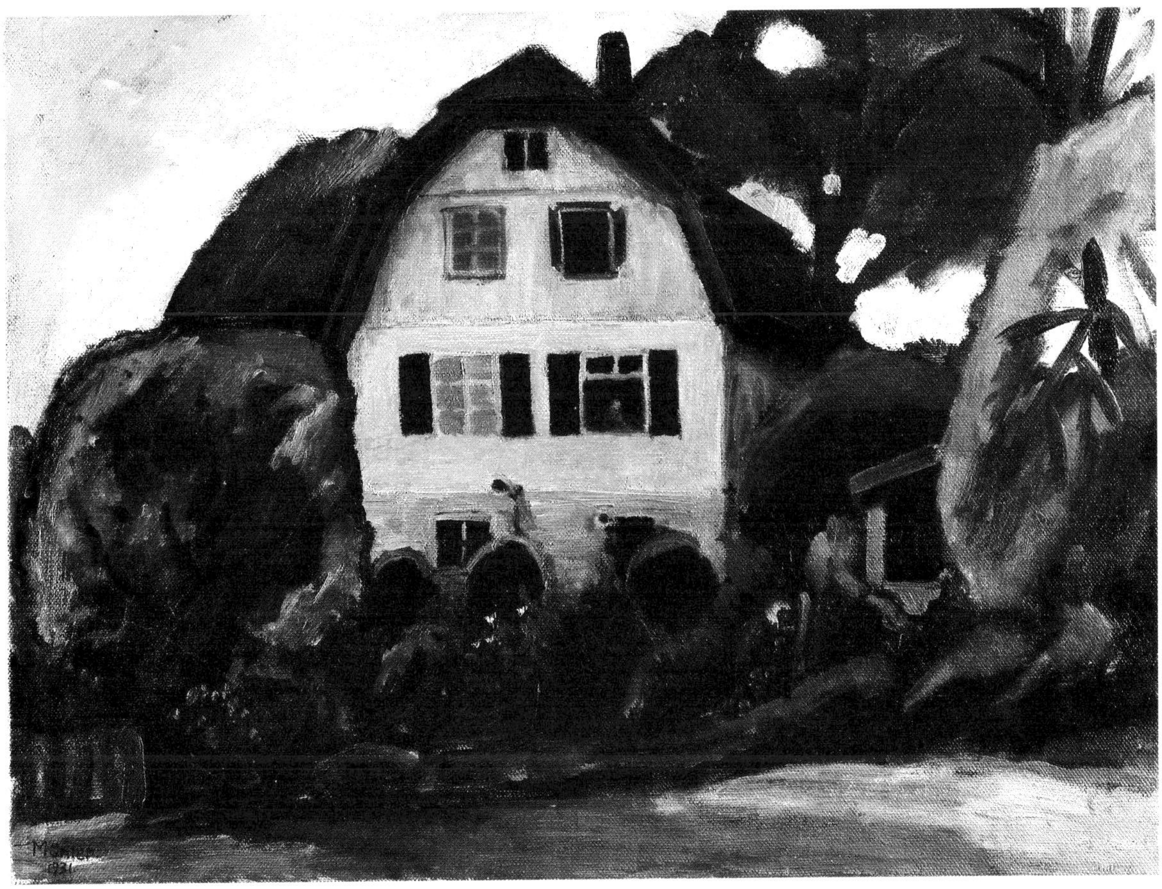

Münter, *Das Russenhaus*

Anläßlich einer Ausstellung ihrer Werke im Jahre 1913 bemerkte Kandinsky über ihre Malerei: „Die Bilder sind durchweg mit einem fein und richtig empfundenen Maße der äußeren Kraft gemalt, wo jede Spur von weiblicher oder männlicher Koketterie der ‚Mache' fehlt. Wir möchten fast sagen, die Bilder sind bescheiden gemalt, d.h. nicht des äußeren Aufwands wegen, sondern aus rein innerem Trieb entstanden."[4]

Der hohe ästhetische Wert ihrer Kunst weist das Gesamtwerk Gabriele Münters als das einer großen Malerin aus. 1962 starb sie in Murnau, wo sie bis zu ihrem Tode dasselbe Haus, das „Russenhaus", bewohnte, das sie 1909 gemeinsam mit Wassily Kandinsky erworben hatte.

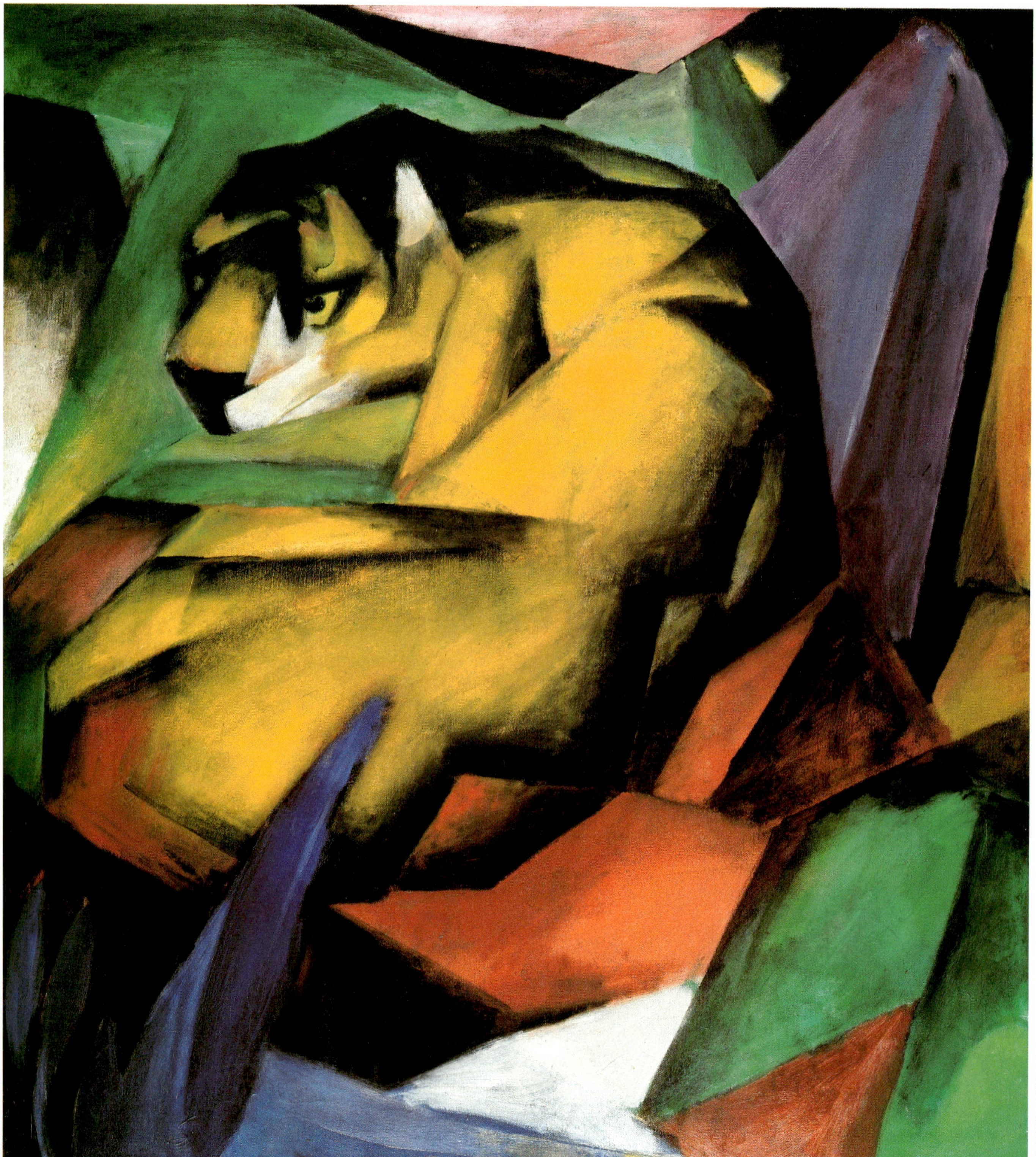

MÜNCHEN, STÄDTISCHE GALERIE IM LENBACHHAUS

HERMANN WIESLER

Franz Marc (1880-1916)

Der Tiger (1912)

Ein Tiger – der Tiger schlechthin; 1912 von Franz Marc gemalt. Die Form des Bildes – knapp ein Meter im Quadrat – steigert Spannung und Intensität. Das Geschmeidige, Glatte der Raubkatze ist in flächig erscheinendes kristallines Gefüge übersetzt. In die Sprödigkeit und Reinheit von Kristall. Van Goghs und Delaunays Bilder stärkten Franz Marc den Mut, sich verselbständigende, leuchtende Farbklänge zu gebrauchen. Die Künstler der expressionistischen Generation – Marc ist 1880 in München geboren – sind in den Jahren vor dem Ersten Weltkrieg von drei Tatsachen bewegt: Aufbegehren gegen akademischen grauen Trott, Suche nach aus der Farb- und Zeichensprache der Kunst sprechendem, übergreifendem, ganzheitlichem Lebenssinn und Internationalität. Kein Zufall, daß Franzosen, Russen, Deutsche in künstlerischer Kameraderie vereint sind. „Das gute Europäertum liegt meinem Herzen näher als das Deutschtum", schreibt Marc nach Kriegsausbruch 1914.[1]

Im *Akt mit Katze* (1910) erreicht Farbe Vitalität. Rot, Blau, Gelb stehen gegen- und miteinander. Marc entwickelt ein eigenes „System der Komplementärfarben". Der den Farben eigene Licht- und Leuchtwert steigert das Sinnenhafte des Dargestellten – der rote blutvolle Körper, das gelbe Katzenfell, die kühlen Blautöne des Teppichs.

Blaues Pferd I (1911) steht ein für diese neue Symbolsprache. Blau, in der Farbe des Immateriellen, des Himmels, steht das junge ungestüme Tier kräftig da, mit Pathos, aber ganz unheldisch. „Wir müssen Asketen werden... müssen tapfer fast auf alles verzichten, was uns als guten Mitteleuropäern bisher teuer und unentbehrlich war"[2], schreibt Marc im selben Jahr. Vom Weißen zum Dunklen zu- und abnehmende Farbwerte übernehmen die Funktion von Linien; das Bild ist farbplastisch gebaut. Die Farbe atmet.

Der Tiger beobachtet. Wach. Ganz und gar Kreatur. Fragende Psychologie ist nicht im Blick von „des Waldes Hochtyrannen", wie Goethe das Raubtier nennt. Reines Dasein. Wie sich Materie und Leben verbinden – das interessiert Marc. Die sprungbereite Spannung des Tieres ist in eine Ruhe gebracht, die der Kunstordnung mittelalterlicher Glasfenster gleicht. Das hat Marc von dem Menschenmaler Hans von Marées gelernt. Je mehr Marc

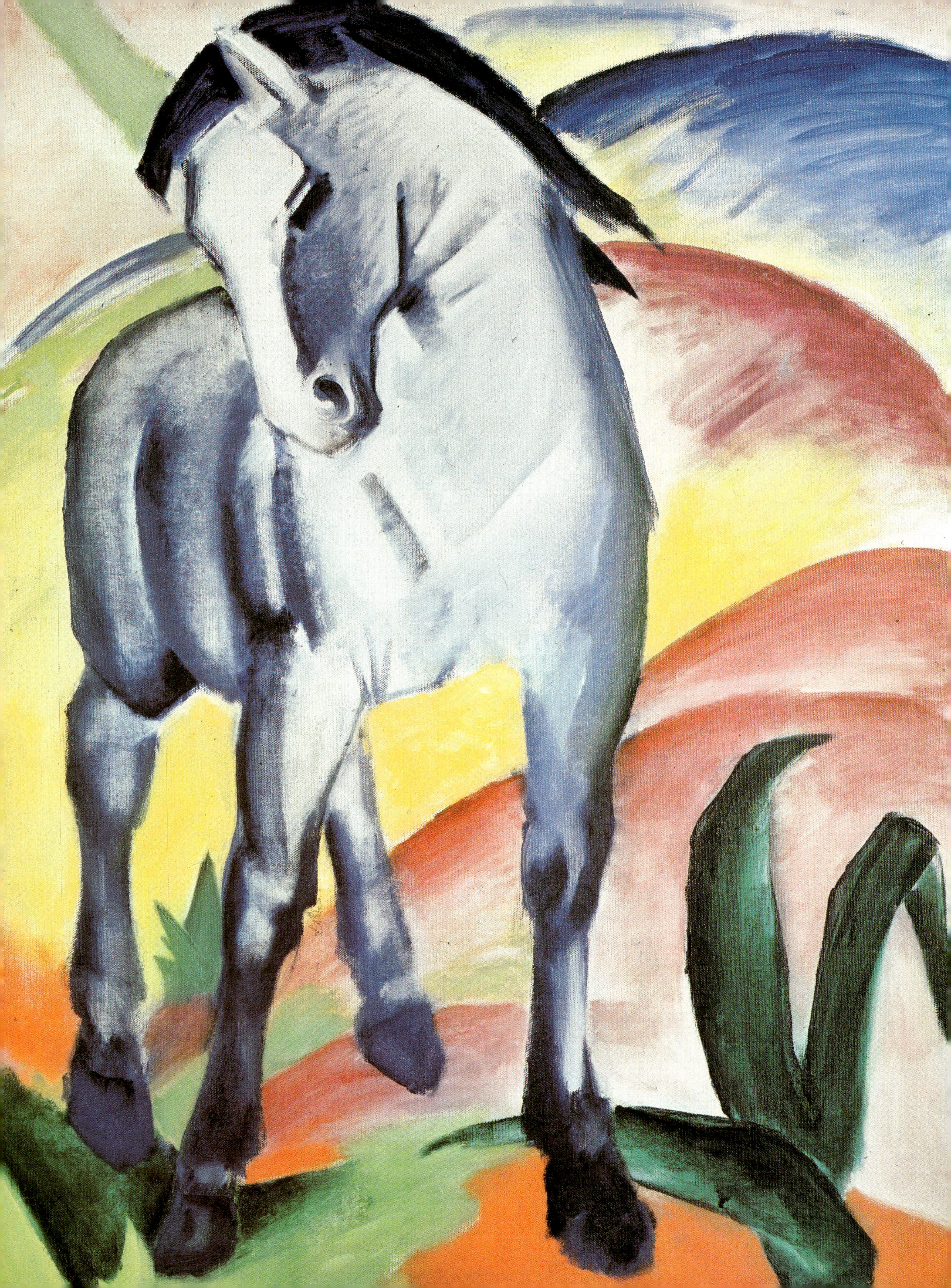

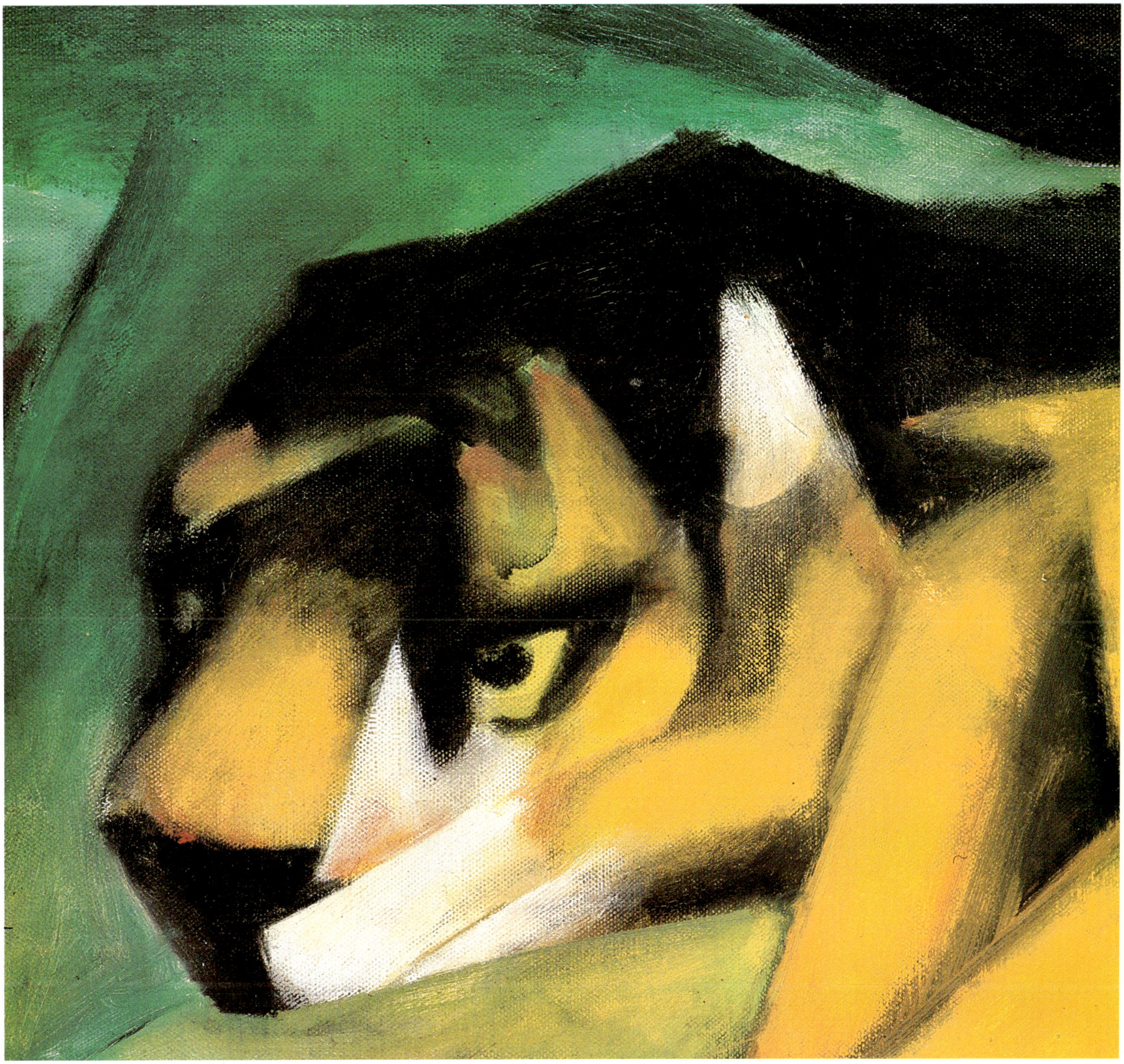

weiß, was er will, um so mehr verschwinden menschliche Figuren aus seinen Bildern. Bei aller Skepsis gegenüber dem zeitgenössischen Kulturbetrieb – Marc kennt keine Menschenverachtung. Er sucht eine neue Archaik. Die vereinfachende Kunst Ozeaniens, des alten Ägypten beeindruckt ihn. Er hat Überdruß an einem Zuviel von Gedanklichem. Wenn Gottfried Benn gleichzeitig (1913) dichtet „O daß wir unsere Ururahnen wären. Ein Klümpchen Schleim in einem warmen Moor“[3], so wird eine ähnliche Abwendung von organisierter Zivilisation deutlich. Die Bilder Marcs haben nicht die angriffsfreudige Schärfe des Großstädters Benn. Sie betonen eine beseelte Innerlichkeit; diese ist fern von verquastem Tiefsinn, weil die Tiere Marcs als ein Fremdes da sind.

Gegenüber Marc, *Blaues Pferd I;*
oben Kopf des Tigers, Ausschnitt aus *Der Tiger*

Städtische Galerie im Lenbachhaus, München

Der Berliner Sammler Bernhard Koehler, den Franz Marcs Freund August Macke malte, sicherte durch regelmäßigen Ankauf von Bildern Marcs wirtschaftliche Existenz. Auch *Der Tiger* gehörte in seine Sammlung; vor zwanzig Jahren gelangte dieses Bild im Rahmen der Koehler-Stiftung in das Münchner Lenbachhaus.

Ausdruck der Künstlerfreundschaften, besonders mit Kandinsky, ist die im Jahr nach der Gründung der Gruppe, 1912, im Piper-Verlag erscheinende Programmschrift „Der Blaue Reiter". Der Titelholzschnitt stammt von Kandinsky. In Anspielung auf eine mittelalterliche Sammlung von Rechtsregeln hofft Marc in einem Brief an den Freund, „könnte dieses Buch... doch zu einem Sachsenspiegel werden für unsere zerrissene Zeit"[4].

Kandinsky ist der Kopf der Gruppe. Marc zählt „die Stunden bei ihm...zu (s)einen denkwürdigsten Erfahrungen"[5]. Kandinsky und der Komponist und Maler Arnold Schönberg stehen im Gedankenaustausch über die Ziele der Gruppe „Blauer Reiter", die jenseits des zeitgenössischen Akademismus „die bisherigen Grenzen des künstlerischen Ausdrucksvermögens zu erweitern"[6] sucht.

Ein Beispiel für dies Erweitern gestalterischer Ausdrucksmöglichkeit ist das Bild *Im Regen* – zwei Menschen, ein Hund geraten im Wald in dieses flutende Naturereignis. Marc gebraucht es als Vorwand, um mit Hilfe kaum gebrochener Farben – rot, grün, gelb – aus einer realistischen Szene eine prismatische, linear gegliederte Flächenanordnung zu machen. Menschen, Tier und Pflanzen sind in eine Bildstruktur verwoben, die außerhalb von Naturerleben eigene Kunst-Wirklichkeit hat.

Diese kubistische, verzahnende Flächentechnik charakterisiert auch den *Tiger*. Statt eines Abbildes gewinnt Marc ein Sinnbild. Das wilde Tier als Wesen, das ganz bei sich ist. Kein herziges verniedlichtes Tier zum Anfassen, das in Unschuld, vor dem Sündenfall fern von Menschen lebt. Die sichtbare Gelassenheit

Marc, *Im Regen*

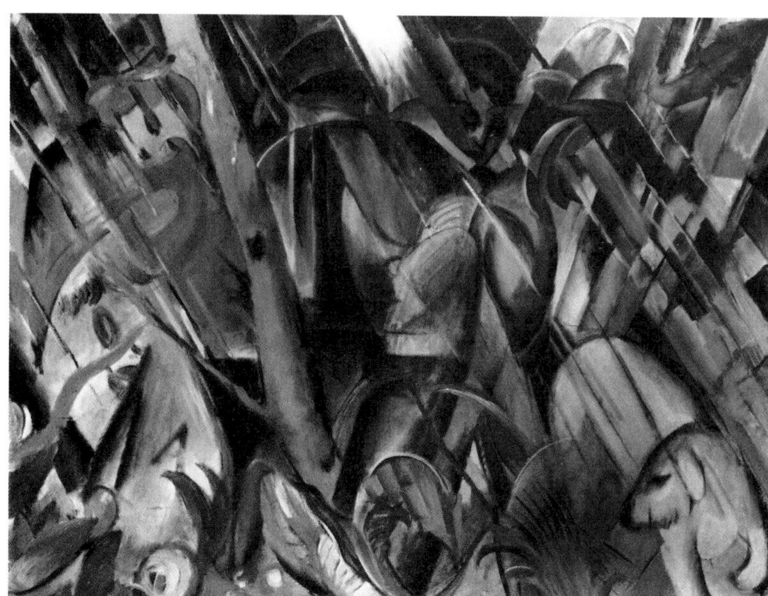

schließt jenen Blutrausch nicht aus, der die von Rubens, von Delacroix gemalten Raubkatzen ihre Opfer reißen und fetzen läßt.

Das *Reh im Wald* hat Marc 1912 gemalt. Unter dem Einfluß von Picasso und Braque sind die Bildelemente Laub, Stamm, Boden flächig vernetzt. Das Reh ist integrierter Elementarteil des Waldes. Marc wendet sich gegen die Konvention, simpel abbildend „Tiere in eine Landschaft zu setzen, die", wie er sagt, „unseren Augen zugehört, statt uns in die Seele des Tieres zu versenken, um dessen Bilderkreis zu erraten"[7]. Marc verniedlicht nicht. Seine Tiere haben ihre Qual, ihre Schicksale. Sie sind ihnen ausgeliefert.

Der *Tiger* ist gespannt, aufmerksam. Zweifel, Bewußtseinskrisen sind ihm unmöglich. Ein vormenschliches Leben, wortfern und geschichtsunfähig. Uns Menschen lehren diese stillen Tiere, was wir nicht mehr sind, kraft unserer Bestimmung auch nicht sein können. Marc malt eine umgekehrte franziskanische Welt: Ließ der große Heilige predigend Tiere am Erlösungswerk teilnehmen, versucht der Maler mit den Bildern seines menschenleeren Tierreiches „Symbole zu schaffen, die auf die Altäre der kommenden geistigen Religion gehören"[8].

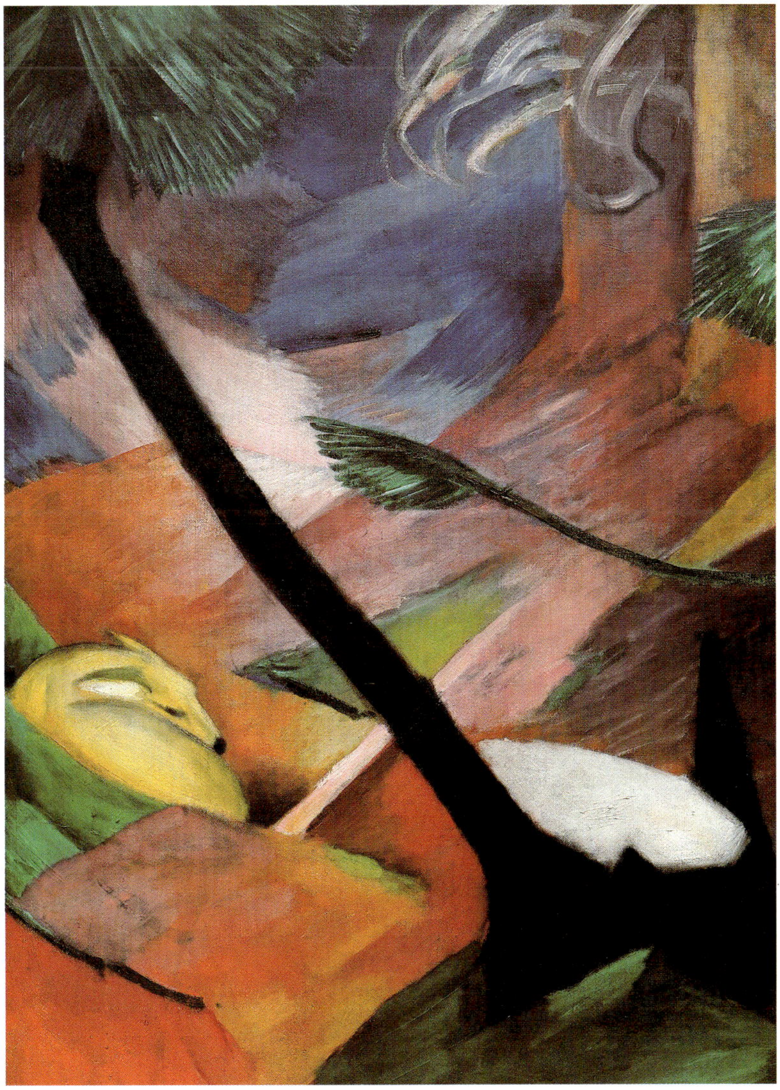

Marc, *Das Reh im Wald*

Städtische Galerie im Lenbachhaus, München

Auf dem Bild *Tierschicksale* (1913) ist das Aufbäumen des Rehs ein Hinnehmen, ein Sichhinstrecken in kosmische, alles durchströmende Kraft. Das Bild – nach einem Brand 1917 vom Freund Paul Klee behutsam im rechten Viertel erneuert – ist auch ein Denkmal deutschen Wahnsinns: Die Nationalsozialisten entfernten es als „entartet" aus dem Moritzburg-Museum in Halle; es hängt heute (1939 erworben) im Kunstmuseum Basel.

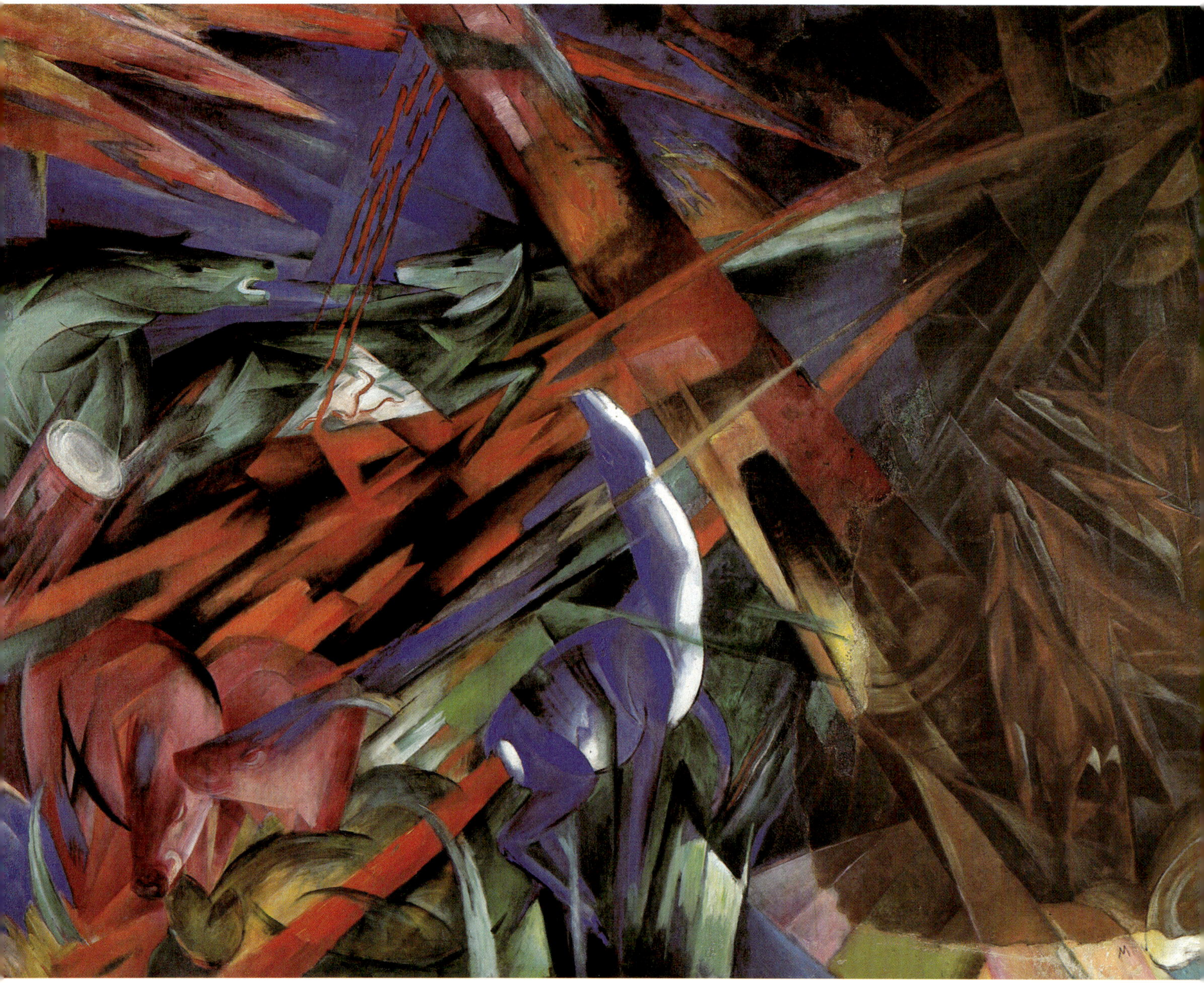

Marc, *Tierschicksale*

Menschenferne schließt Menschen nicht aus. Der Tiger fühlt sich nicht nur aufgescheucht, sondern bedroht. Diese Bedrohung – unbestimmt und unaufhebbar verhängnisvoll – offenbart ein tragisches Weltbewußtsein, das sich unmittelbar dem Betrachter mitteilen soll. Die leidende Unschuld der Tiere vergegenwärtigt ihm eine Bedrohung, der noch mehr er, der Mensch, ausgesetzt scheint. Der Künstler Marc reagiert seismographisch auf den

Zerfall einer sicher erscheinenden Weltordnung, den einen historischen Augenblick später der Erste Weltkrieg bezeugt.

Tirol, eins der letzten Bilder Marcs, zeigt das Thema Untergang offen und unverstellt. Die Himmel bersten. Über der niedergedrückten Landschaft schwebt in der Art der Votivbilder auf der Mondsichel die Madonna – auch sie ein hilfloses Opfer der splitternden Katastrophe. Der Krieg verschlingt auch den Kriegsfreiwilligen Franz Marc. Er stirbt 1916 vor Verdun. Seine Bilder sind Dokumente einer Sehnsucht, die Natur und Mensch befrieden will. Diese Botschaft ist unverbraucht. Den Roman der Marc-Zeit schrieb Thomas Mann. Der „Zauberberg" endet in der Frage: „Wird auch aus diesem Weltfest des Todes, auch aus der schlimmen Fieberbrunst, die rings den regnerischen Abendhimmel entzündet, einmal die Liebe steigen?"[9]

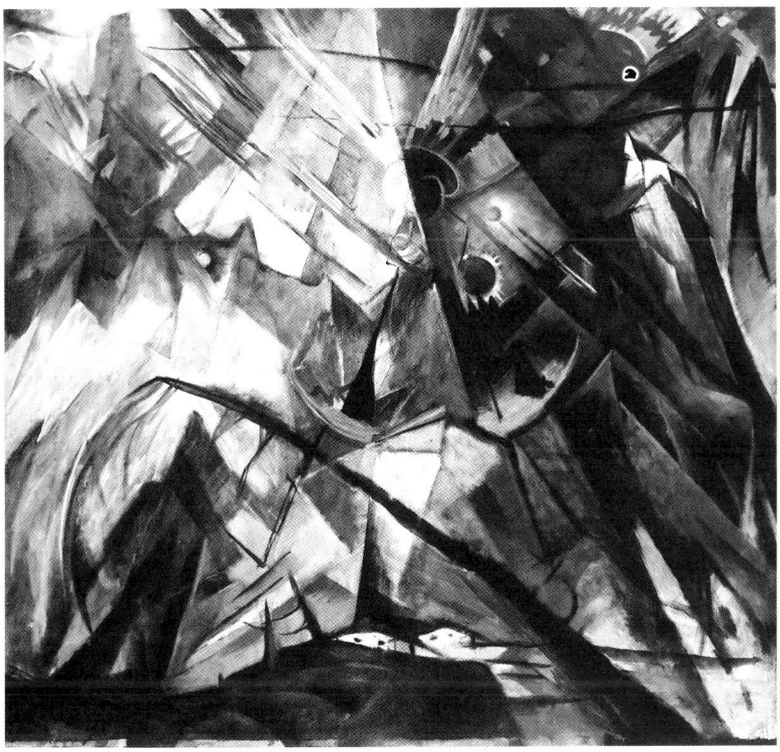

Marc, *Tirol*

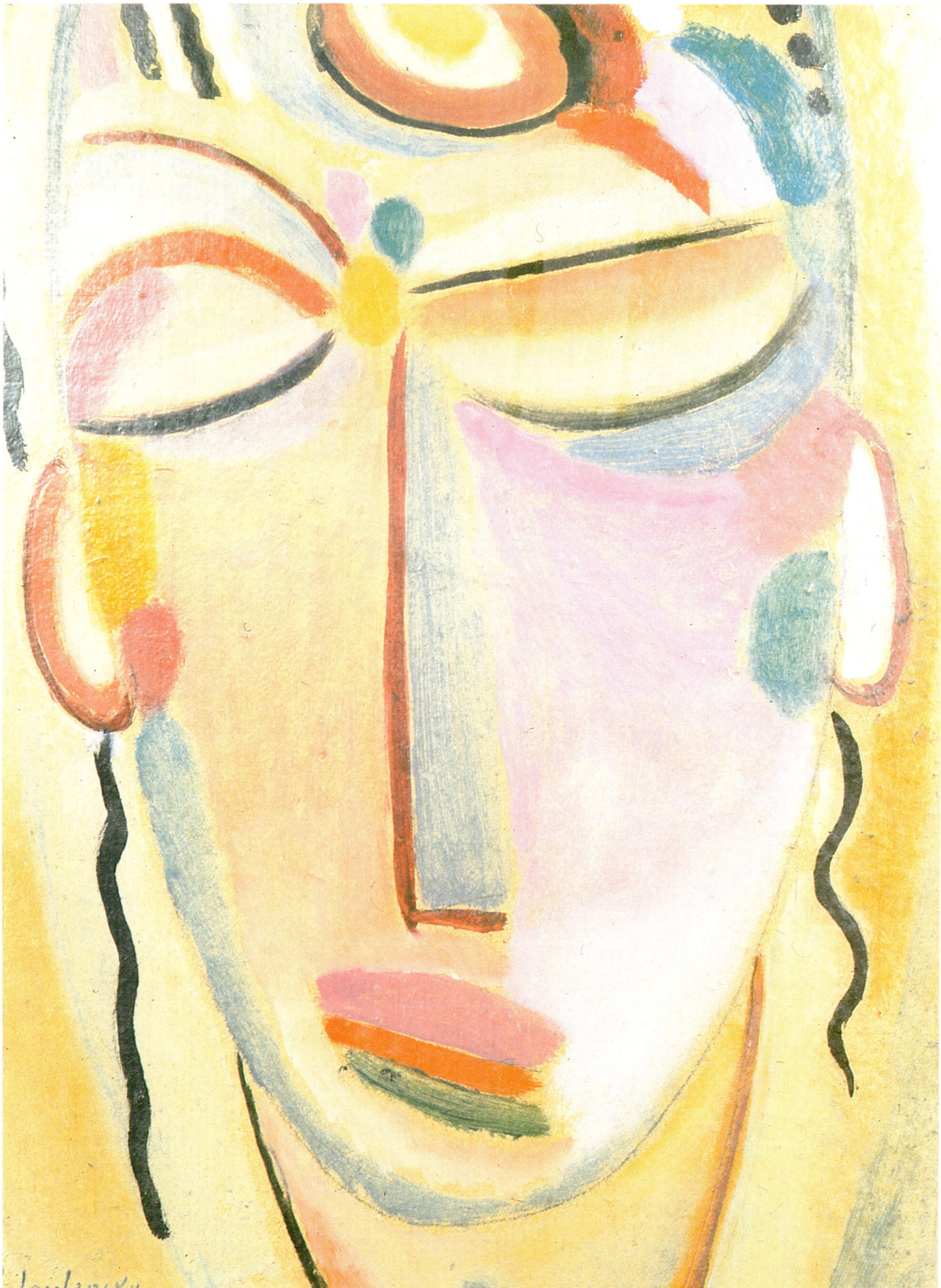

MÜNCHEN, STÄDTISCHE GALERIE IM LENBACHHAUS

JÜRGEN SCHULTZE

Alexej von Jawlensky (1864-1941)

Meditation (1918)

In München wurde der 1864 geborene Russe zu einem Wegbereiter neuer Kunst. Dort dokumentiert heute die Jawlensky-Sammlung der Städtischen Galerie im Lenbachhaus seinen Beitrag zum Aufbruch der Moderne, zeigt Entstehen und Reife seines Oeuvres und markiert dessen Position im Kreis der Avantgarde um Kandinsky.

Nicht die Vielfalt der Motive, sondern die Konzentration auf wenige Kompositionsformen charakterisiert die Entwicklung seines Werkes. Sie befreit sich dabei immer mehr von tradierten Bindungen und findet vor allem in abstrakten Varianten des menschlichen Antlitzes ihre eigene Form. – „Das Gesicht ist für mich nicht ein Gesicht, sondern der ganze Kosmos."[1]

Der zur Offizierslaufbahn Vorgesehene verschafft sich den Zugang zur Kunstakademie in St. Petersburg, beginnt jedoch bald seine ganz eigene, passionierte Suche nach neuen bildnerischen Wegen. Er versteht sein malerisches Tun als Praxis mystischer Versenkung, Kunst als Ausdruck religiöser Sehnsucht.

1896 geht er nach München und wird dort zu einem prägenden Protagonisten der neuen antirealistischen Ausdruckskunst; und zwar innerhalb einer Gruppe Gleichgesinnter, die sich 1909 um Kandinsky zur „Neuen Künstlervereinigung" zusammenschließen.

Neben Kandinsky, dem redegewandten Theoretiker, konzentrierte sich Jawlensky beinahe ausschließlich auf das Malen, war in Gesprächen ein stiller Beobachter. *Zuhören* nannte deshalb auch Gabriele Münter ihr Bild des Malerfreundes.

Für ihn sprach Marianne Werefkin, die Malerin, die über Jahre den Künstler durch intelligente Anregungen und tiefgehende Irritationen prägen sollte.

Schon Zeitgenossen haben die Chiffrensprache seiner Kompositionen mit der russischen Ikonenmalerei verglichen; und Jawlensky selbst hat davon berichtet, wie grundlegend ihn diese Andachtsbilder betroffen haben. Zeit seines Lebens beschäftigten sie ihn als mystische Urbilder.

So beschwor er mit neuen Mitteln alte Wahrheiten und berief sich dabei auf Vorbilder der Vergangenheit. „Ich verstand, daß ich nicht das malen mußte, was ich sah, sogar nicht das, was ich fühlte, sondern nur das, was in mir, in meiner Seele lebte."[2]

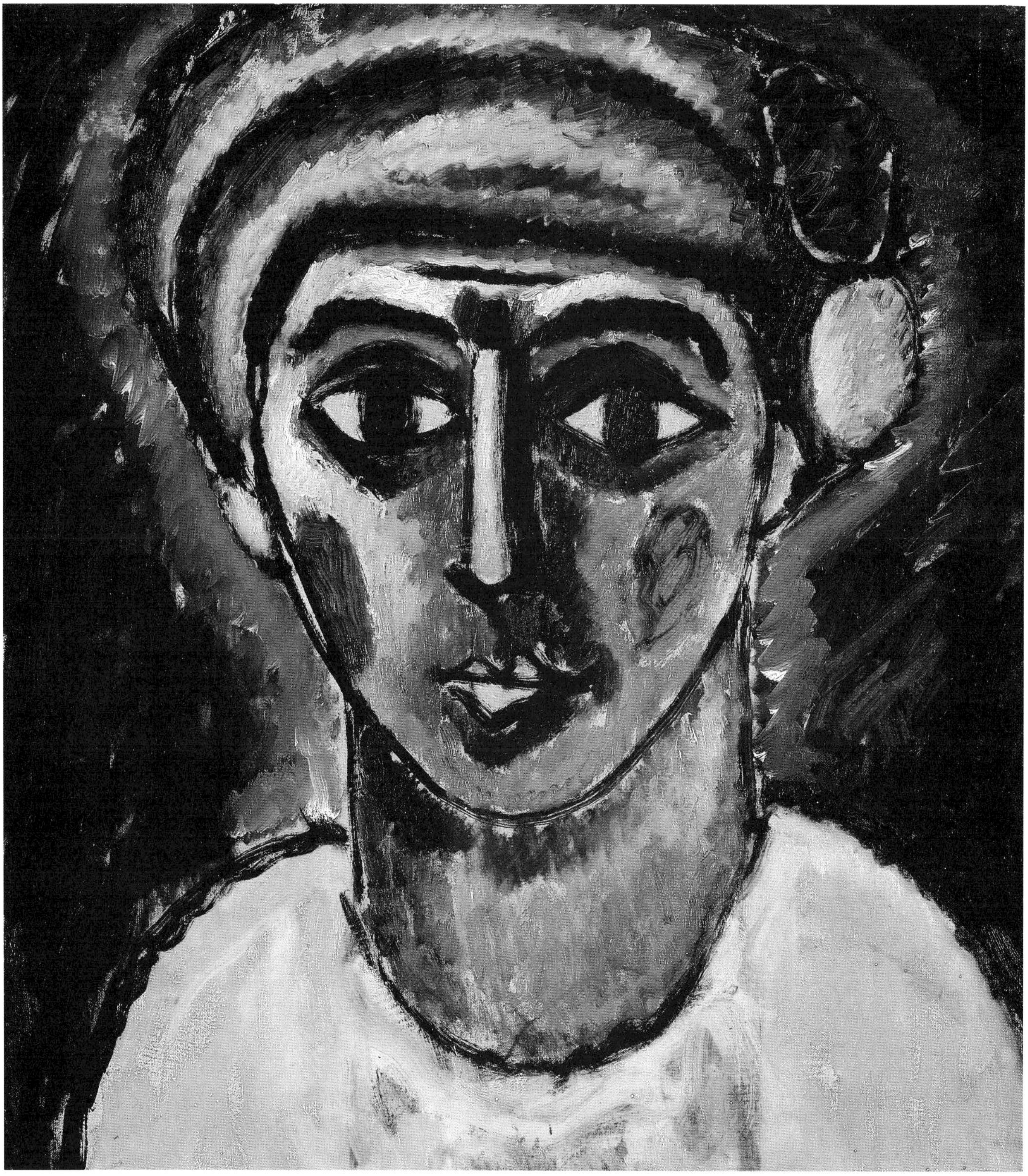

Jawlensky, *Jünglingskopf*

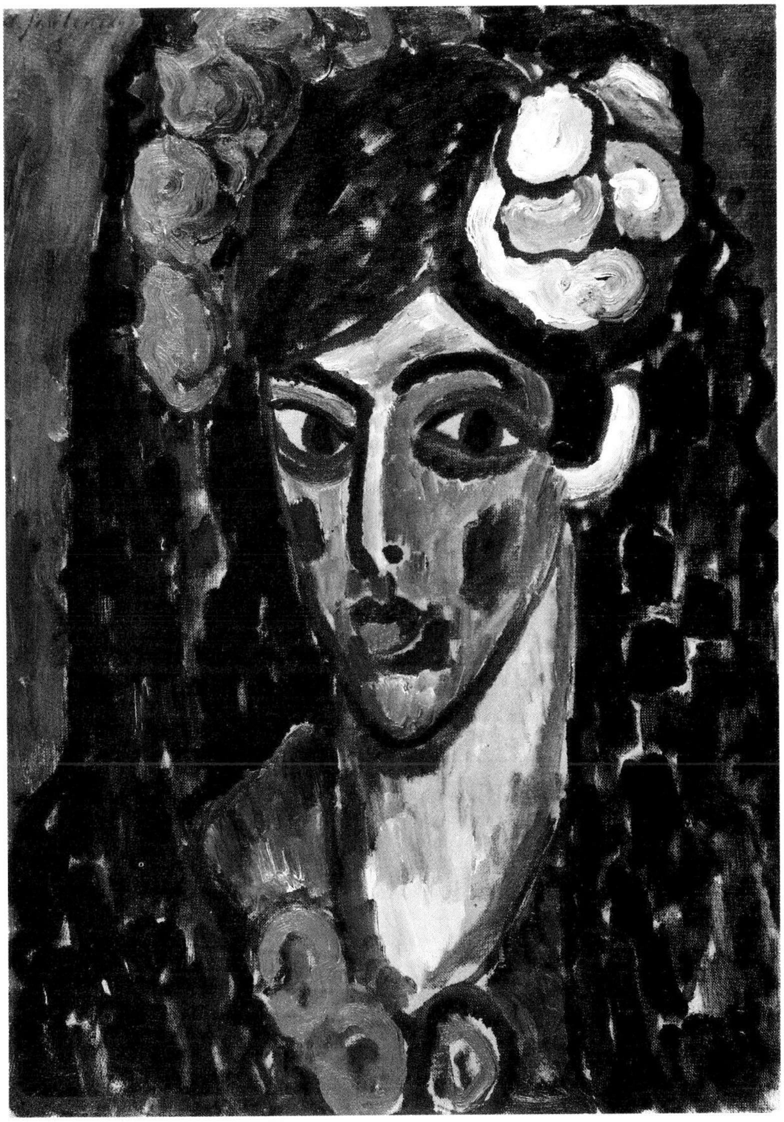

Jawlensky, *Spanierin*

Das Gesicht erfährt dabei unterschiedliche Verkörperung im Bild. Ein Beispiel von 1912: *Jünglingskopf* in frontal erfaßter Archaik. Heftig vibrierender Farbauftrag wird durch kraftvolle Konturen gefaßt.

Oder: *Spanierin* von 1913. Gerade in der Verschiebung der Komposition spürt man die Ordnung der Symmetrie und den Rhythmus der Flächen als bestimmende Ausdrucksformen. Zu den expressiven Farben tritt die Dunkelheit, die sich in den schwarzen Pupillen auf den Betrachter richtet.

An Stelle solch emphatischen Ausdrucks spricht in den Kopfvariationen eine neue, beruhigte Intensität der abstrakten Bildzeichen. Sie umschreiben das Gesicht verallgemeinernd und betonen das Exemplarische der Erscheinung.

Seit 1917 entstehen zahlreiche solche Varianten, ausgelöst durch die Begegnung mit der Malerin Emmy Scheyer, die seitdem auf eigene künstlerische Tätigkeit verzichtete, um sich in der Folgezeit ganz der Verbreitung des Werkes ihres Freundes zu widmen.

Doch geht es Jawlensky in den durch sie angeregten Köpfen nicht um die Schilderung einer Person, sondern um die Verselbständigung der bildnerischen Elemente.

Prinzipiell setzt dieser variierende Umgang mit dem Kopfmotiv eine radikale Auflösung der Wirklichkeit voraus, wie sie Picasso am Anfang unseres Jahrhunderts ins Bild gesetzt hatte.

Der Erste Weltkrieg bringt Jawlensky nicht nur die erzwungene Emigration in die Schweiz, sondern gleichzeitig den Abbruch seiner expressionistischen Werkphase. Am fremden Ort sucht er nach neuen Anfängen, erarbeitet sie sich in den nun einsetzenden Variationsreihen am Genfer See.

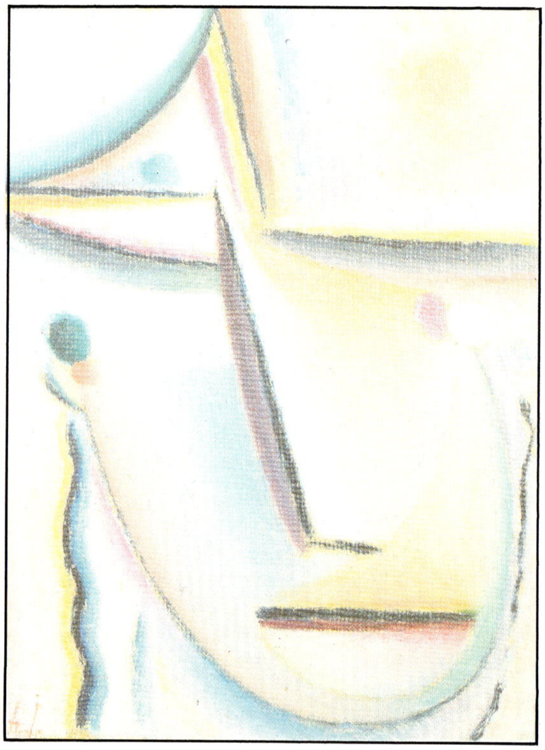

Jawlensky, *Das Gebet*

Nur der späte Monet hatte bereits vor ihm das Variationsprinzip, eine ursprünglich aus der Musik bekannte Veränderungsmöglichkeit, mit einer etwa vergleichbaren Intensität für die Malerei beansprucht. Am bekanntesten wurde die Kathedralen-Serie des Franzosen, mit der er in über dreißig Gemälden die farbige Vision der zweitürmigen Kirche zu unterschiedlichen Tageszeiten einfing.

Der Impressionist ging von der Beobachtung eines vorhandenen Motivs aus, während Jawlensky in seinen Bildserien – variierend, modifizierend – sichtbare Zeichen für unsichtbare Erfahrungen zu ermitteln suchte. Das Thema seiner Bildserien lag nicht vor, sondern nach ihm suchte er beim Variieren.

Das *Gebet* von 1922 steht am Anfang der sogenannten „abstrakten Köpfe", in denen die Komposition statische Struktur findet – als Weiterführung der vorhergehenden Variationen und zugleich als Spiegelungen des Zeitstils jener zwanziger Jahre.

Das Werk des Künstlers entwickelt sich in aufeinanderfolgenden Variationsserien. Als letztes und abschließendes Kapitel folgen Mitte der dreißiger Jahre die *Meditationen,* in deren kleinformatigen Tafeln sich noch einmal die malerische Kraft – bei höchst reduzierten Mitteln – intensiv entfaltet. Aus dem Dunkel leuchtet die Farbe wie ein Widerschein geheimnisvoll ferner Gefilde.

Diese späten Gemälde erscheinen wie die Summe des gesamten Werkes, verkörpern – als letzte Bildäußerungen, als Essenz – dessen gesamte malerisch-geistige Kraft.

Die *Meditation* von 1918 deutet bereits Möglichkeiten solcher ausdruckstarken Abstraktionen des Spätwerkes an.

Sicher ist die fortschreitende Reduktion der Mittel auch durch die physische Behinderung des Künstlers begründet, dessen Arthritis nach 1937 schließlich zur totalen Lähmung führte. Doch fand Jawlensky gerade unter diesen Bedingungen, in der Konzentration, seine so eindringliche Sprache.

Ausgehend von der expressiven starkfarbigen Werkphase, mit der er sich so unverwechselbar in den Dialog der modernen Kunst am Anfang unseres Jahrhunderts eingeschaltet hatte, fand Jawlensky über seine Variationsfolgen zur abstrakten Form der letzten Werke.

Das Gesicht wurde ihm dabei zur Leitform. Dessen sich wandelnde Gestalt diente jeweils als optisches Gefäß für die ermalte Botschaft des Bildes. Dabei wurde die Komposition selbst zum Zeichen des Sehens, das den Betrachter anblickt.

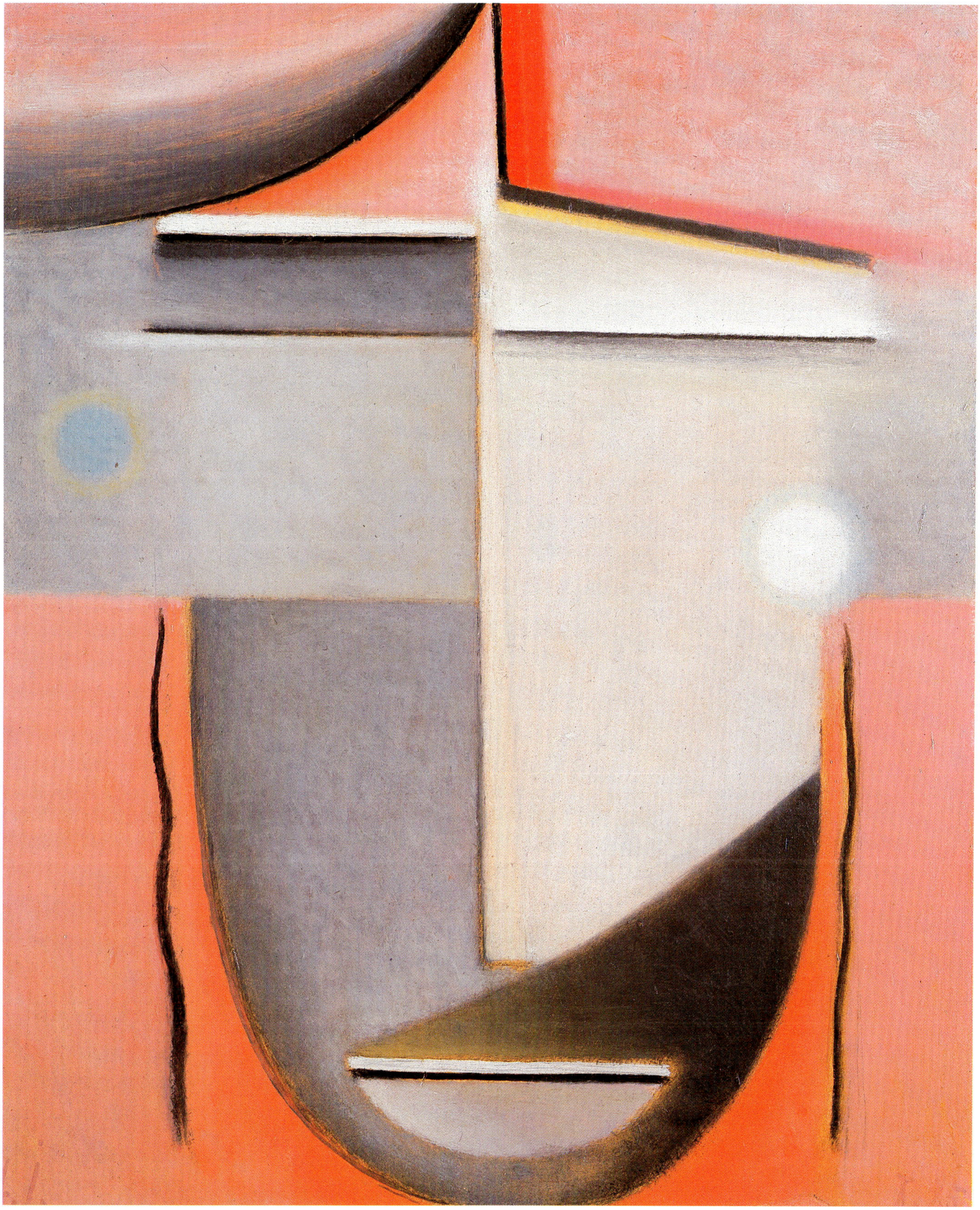

Jawlensky, *Liebe*

Städtische Galerie im Lenbachhaus, München

„Und jeder", so sagte der Künstler, „findet in jedem Kunstwerk immer nur das, wozu er sich selbst in seiner eigenen Seele vorbereitet hat... Es ist auch nicht nötig, daß das Empfinden des Betrachters und der schöpferische Bereich des Künstlers sich decken, denn der Künstler schafft mehr oder weniger unbewußt... und scheint damit mehr zu sagen als er eigentlich zu sagen beabsichtigt."[3]

Jawlensky, *Meditation,* 1937

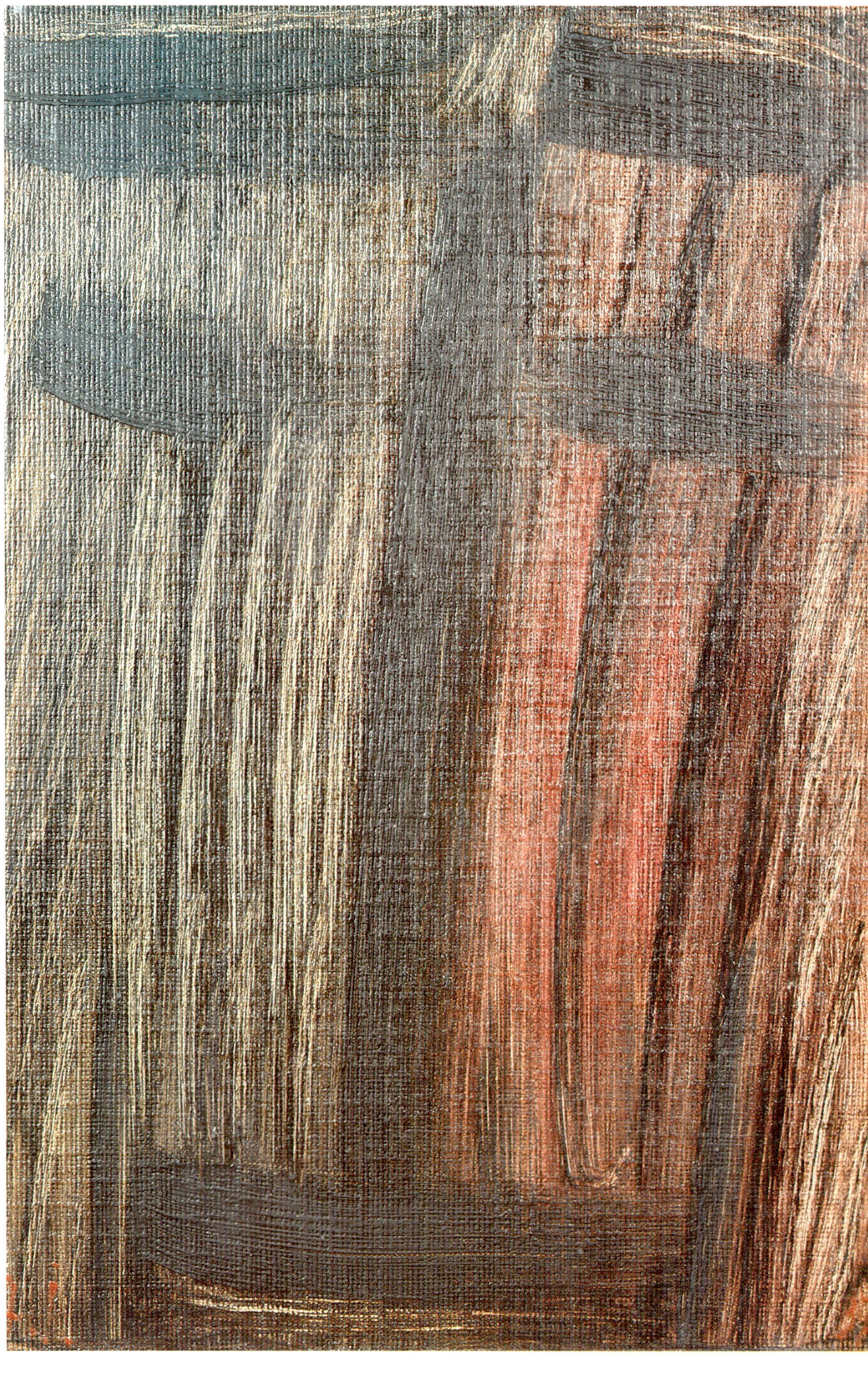

WERNER SCHMALENBACH

Kunstsammlung Nordrhein-Westfalen, Düsseldorf

Die fünf Bilder aus der Kunstsammlung Nordrhein-Westfalen in Düsseldorf, die in diesem Band figurieren, geben insofern eine falsche Vorstellung vom Charakter des Museums, als sie alle von deutschen Künstlern stammen. Das Museum ist entschieden auf Internationalität angelegt. Jedoch selbst dies ist kein primärer Aspekt, denn die nationale Herkunft der Künstler ist überhaupt irrelevant. Nationen werden hier nicht durch Künstler „vertreten", so wie auf einer Biennale oder bei den Olympischen Spielen. Ebensowenig handelt es sich jeweils um die „Vertretung" einer Stilrichtung. So etwa repräsentiert zwar das *Sternenbild* von Schwitters den Dadaismus um 1920, aber dies geschieht nur, sozusagen als Nebeneffekt; erworben wurde das Bild nicht zur Demonstration oder Dokumentation seines historischen „Ortes", sondern ganz allein aufgrund seines außerordentlichen Ranges. Das gleiche gilt für die anderen Bilder: auch sie verdanken ihre Präsenz in der Sammlung ihrem hohen künstlerischen Wert und nicht einer historischen „Lücke", die damit gefüllt werden sollte. Es geht nicht einmal darum, daß da ein Künstler als solcher „vertreten" ist, sondern immer nur um das singuläre Werk mit seiner singulären Qualität. Nach diesem ebenso einfachen wie anspruchsvollen Prinzip wurde die Sammlung seit 1962 konsequent aufgebaut, so daß der Charakter einer Galerie individueller, ganz und gar auf sich selbst gestellter Bilder ihr unterscheidendes Merkmal ist; einer Galerie, in der alle sonstigen, durchaus legitimen Aspekte – historische, nationale, regionale u.s.w. – bei der Wahl der Bilder nicht die geringste Rolle spielen.

Die Auswahl der hier vorgestellten fünf Werke täuscht auch insofern, als die Bilder der „Klassischen Moderne" gegenüber dem einzigen Bild, das nach der Jahrhundertmitte entstanden ist – Konrad Klaphecks *Krieg* – in der Sammlung das Übergewicht zu haben scheinen. Tatsächlich halten sich in ihr die Werke vor und nach dem Zweiten Weltkrieg ungefähr die Waage, wobei allerdings die jüngste Gegenwart ausgeklammert bleibt, entsprechend der Meinung, daß eine Museumssammlung, da sie nun einmal auf Dauer angelegt ist, der Aktualität gegenüber eine gewisse Distanz wahren sollte – im Gegensatz zu temporären Ausstellungen, die natürlich auch im Museum stattzufinden haben und dasjenige „Leben" in die Museumsmauern bringen, das von der Sammlung in gewissem Maße ferngehalten wird. Wer Vertrauen in die Lebendigkeit von Kunst der Vergangenheit hat, wird im Verzicht auf die lebendige Kunst kein Defizit an Leben beklagen. Im Gegenteil: in der weiten Spanne vom Jahrhundertanfang bis in die sechziger Jahre, in der Spanne von Picasso bis Pollock und Konrad Klapheck, entfaltet sich eine ungeheure Lebendigkeit, trotz aller geschichtlichen Distanz, die in diesem Museum stets nur etwa zwei Jahrzehnte beträgt.

So ist das, was die fünf hier ausgewählten Bilder aus Düsseldorf verbindet, eigentlich nichts weiter als ihre besondere künstlerische Qualität.

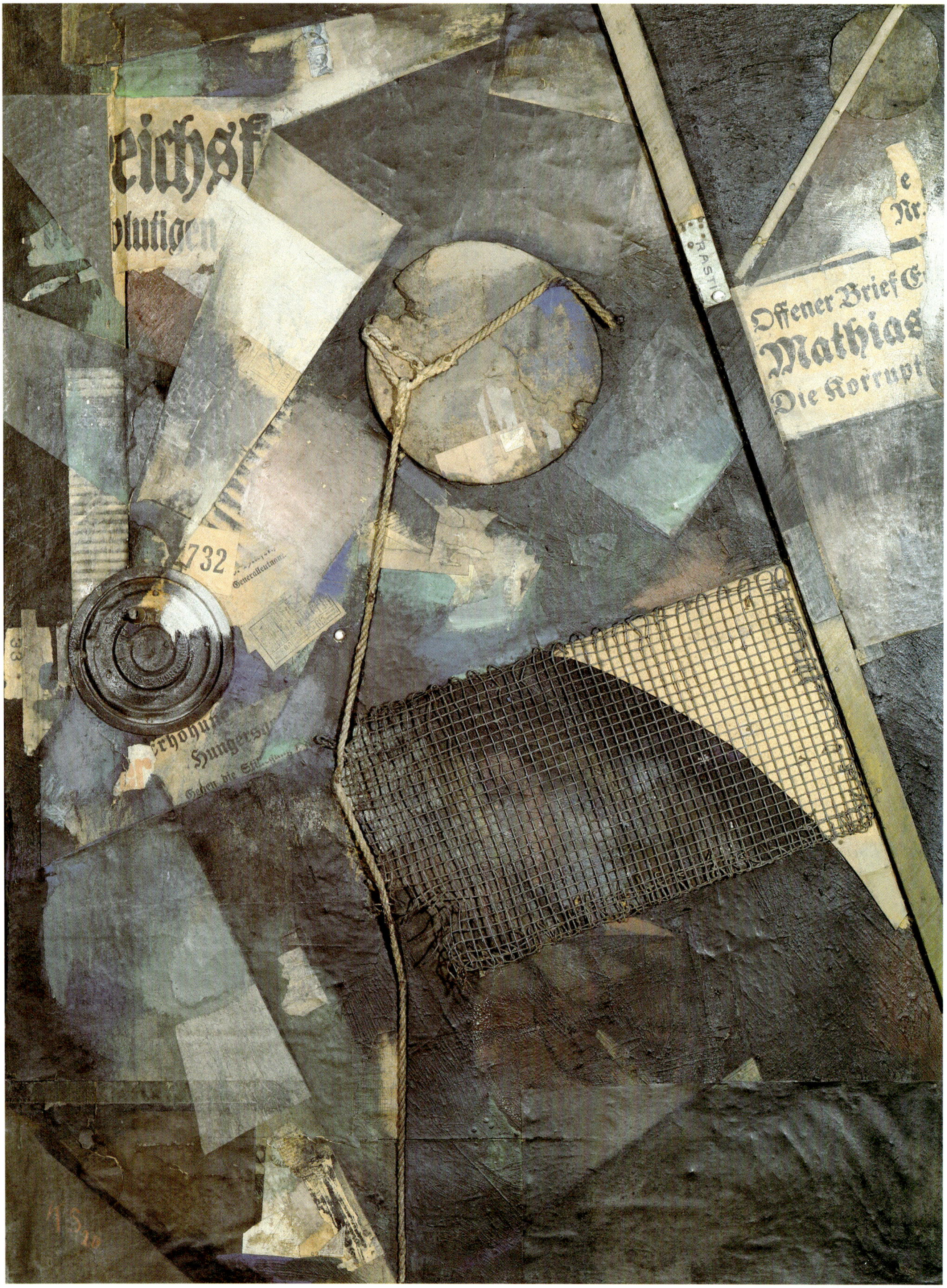

DÜSSELDORF, KUNSTSAMMLUNG NORDRHEIN-WESTFALEN

WERNER SCHMALENBACH

Kurt Schwitters (1887-1948)

Merzbild 25 A, Das Sternenbild (1920)

Das Bild von Kurt Schwitters hat den Titel *Das Sternenbild,* aber Sterne sieht man zunächst einmal nicht, sondern: verrottete Konservendeckel, Deckel aus Blech und Karton, Holzlatten, zerfetzte Drahtnetze, alte Schnüre – kurzum: Altmaterial. Was Schwitters da um 1920 betrieb, war künstlerische Altstoff-Verwertung. Es war eine Art Pop-Art, lange bevor es Pop-Art gab. Alle möglichen Altmaterialien sind da auf die Leinwand geklebt, genagelt, geschraubt. Solche Werke nennt man heute „Assemblagen". Unter all den Altstoffen kleben da auch Reste von Druckschriften wie „eichsk", das ist der Rest von „Reichskanzler". Darunter liest man „blutig" oder rechts die Worte „Offener Brief E", „Mathias", „die Korrupt", was der Rest von „Korruption" ist.

Bei „Mathias E" denkt man unwillkürlich an Mathias Erzberger, den einstmals berühmten Zentrumspolitiker, der den Versailler Vertrag mitunterzeichnet hat und in den zwanziger Jahren von rechtsextremen Nationalisten ermordet wurde. Mit solchen Assoziationen kommt Politik in das Bild. Aber Schwitters meinte es nicht politisch, er meinte einfach die Atmosphäre der Zeit unmittelbar nach dem Ersten Weltkrieg, zu der das Politische natürlich hinzugehörte. Keine Frage, er selbst stand eher links als rechts, aber was er machte, war erklärtermaßen keine politische Kunst.

Schwitters gab diesem Bild den Titel *Das Sternenbild.* Darin klingt noch etwas von der Emphase des deutschen Expressionismus nach, mit seinem Hang zum Kosmischen. Schwitters selbst hatte eben erst eine kurze expressionistische Phase durchgemacht. Dann aber kam er um 1918/19 auf die Collage als die ihm gemäße künstlerische Technik und damit auch auf die Assemblage bei den großformatigen Bildern, wo eben nicht nur Papiere aufgeklebt sind, sondern Materialien und Objekte aller Art.

Das Bild zeigt, wenn man über die Altmaterialien hinwegsieht, überraschende Ähnlichkeiten mit den kubistischen Bildern von Picasso und Braque aus der Zeit nach 1910. Die Gesamtkomposition erinnert durchaus an den Aufbau kubistischer Gemälde: eine Pyramide mit rechten Winkeln, Diagonalen und Kreisen. Aber nun ist diese Konstruktion nicht mehr allein mit dem Pinsel hergestellt, sondern aus Materialien zusammengebaut.

Kunstsammlung Nordrhein-Westfalen, Düsseldorf

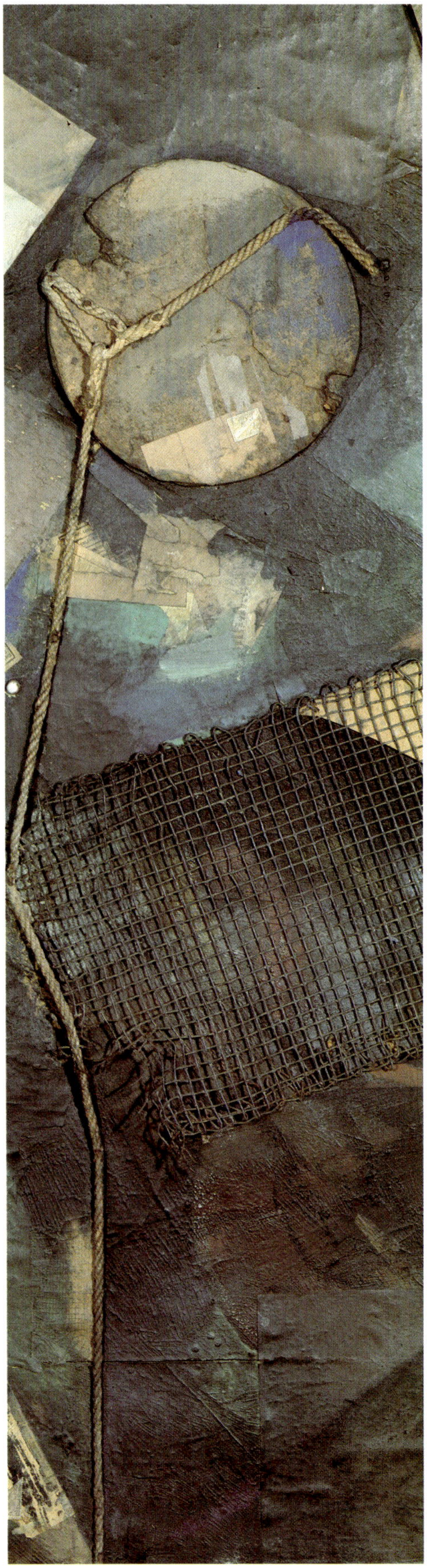

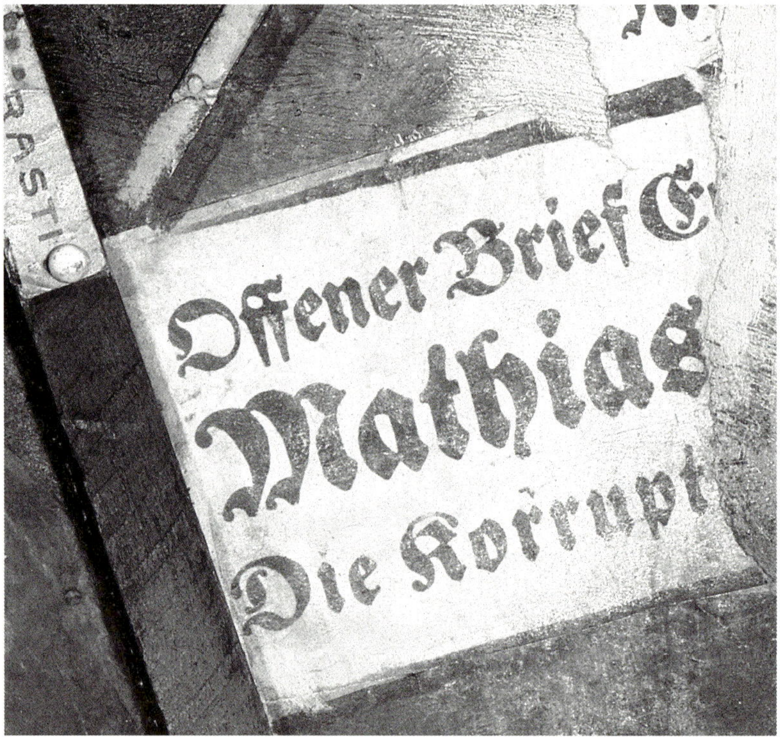

Das Bild hat noch einen zweiten Titel. Er lautet: *Merzbild 25 A*. Was soll das heißen? „Merz“ war der Rest eines Wortes, der auf Schwitters' allererstem Bild dieser Art klebte. Das Bild ist leider verschollen. Es figurierte in der Ausstellung „Entartete Kunst“ von 1937 und ist seitdem vom Erdboden verschluckt.

Auf diesem Bild also klebte der kleine Zettel mit den Buchstaben MERZ. Das war der Rest des Namens „Commerz- und Privatbank“; ein Rest also wie die Wortfragmente auf dem *Sternenbild*. Das verschollene Bild nannte Schwitters *Das Merzbild*. Danach nannte er alle seine großen Assemblagen *Merzbilder* und gab jedem eine Nummer.

Seine zahllosen kleinen Collagen nannte er *Merzzeichnungen*, obgleich es keine Zeichnungen waren, sondern Klebearbeiten. Seine Plastiken nannte er *Merzplastiken*. Seine phantastische Raumkonstruktion in Hannover nannte er den *Merzbau*. Im übrigen schrieb er auch *Merzgedichte*. Schwitters zelebrierte so etwas wie einen Ein-Mann-Dadaismus in Hannover. Gleichzeitig gab es in Köln die Dada-Gruppe um Max Ernst, nachdem kurz vorher, 1916, in Zürich die Gründung von Dada erfolgt war.

Schwitters war ein radikaler Gegner einer politischen Kunst und deshalb verfeindet mit den Berliner Dadaisten um George Grosz, die ihrerseits Schwitters für einen spießbürgerlichen Romantiker à la Spitzweg hielten. Er hatte etwas Romantisches an sich, zweifellos, und deshalb war er kein richtiger Dadaist, sofern es so etwas überhaupt gab. Er war ein Mann von einem überwältigenden Humor, und es passierten ihm zeitlebens die komischsten Dinge, ganz einfach, weil er so gebaut war, daß sie ihm passieren mußten. Ein wunderbarer Mann des Humors, weiß Gott selten in deutschen Landen, ein wunderbarer Poet, ein wunderbarer Künstler.

Kunstsammlung Nordrhein-Westfalen, Düsseldorf

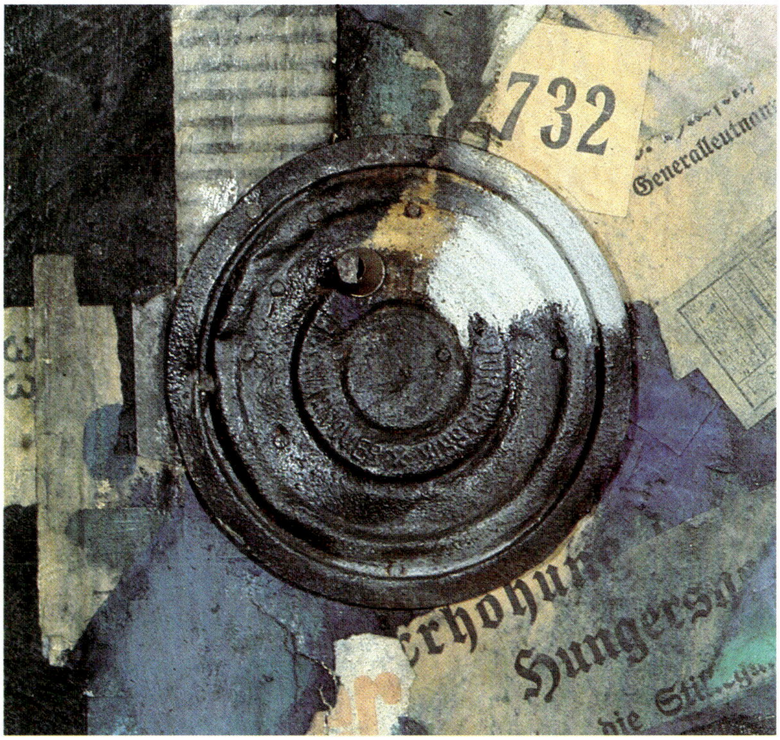

Gegenüber links Konservendeckel und Gittergeflecht, Ausschnitt aus *Sternenbild;*
gegenüber rechts Offener Brief, Ausschnitt aus *Sternenbild;*
links Deckel einer Konservendose, Ausschnitt aus *Sternenbild*

Kurt Schwitters pflegte in Hannover einen höchst bürgerlichen Lebensstil in einer ganz bürgerlichen Wohnung, in der sich dann aber der *Merzbau* immer mehr breitmachte. Er kam aus einer bürgerlichen, ja kleinbürgerlichen Familie und lebte in einem entsprechenden Milieu. Er sprach die Sprache der kleinen Leute, über die er sich in seinen dadaistischen Gedichten lustig machte. Er war sowohl der Spießbürger als auch derjenige, der den Spießbürger attackierte, und dies um so wirksamer, als er selbst dessen Sprache sprach. Er stellte einfach alles auf den Kopf. Was an ihm bürgerlich war, das wurde überdeckt durch sein Künstlertum.

Daß er ein großer Künstler war, wurde der Welt eigentlich erst nach 1955 klar, als Schwitters schon seit sieben Jahren tot war. Bis dahin war er allenfalls eine kleine Fußnote in der neueren Kunstgeschichte gewesen. Plötzlich merkte man, daß dieser Künstler, obgleich mit allen Fasern seiner Zeit verhaftet, diese Zeit doch glorios überlebte. Er war also nicht nur einer von den vielen, die am Straßenrand der Geschichte liegen bleiben. Gerade er, über den man sich lange Zeit eher amüsierte, als daß man ihn respektiert hätte, gerade er überlebte durch seine Kunst. Und es wurde immer deutlicher, daß seine Kunst eine ernste Angelegenheit war.

Geboren wurde Kurt Schwitters 1887 in Hannover. In Hannover lebte er bis in die dreißiger Jahre. Seltsamerweise machte er auch den Ersten Weltkrieg in Hannover mit, nämlich in einer Fabrik. Seine Malerei wurde allmählich abstrakt. Schwitters trat sehr bald in Kontakt mit den damaligen Avantgardisten in aller Welt, den Dadaisten.

Er gab eine Zeitschrift mit dem Namen „MERZ“ heraus, an der sich viele andere Künstler beteiligten. Er entwickelte eine große

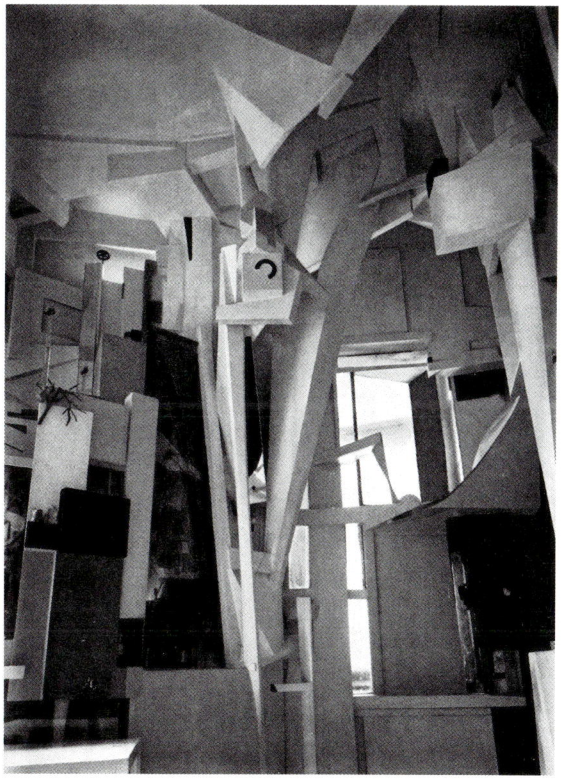

Merzbau, Hannover, 1930, (Foto)

Kunstsammlung Nordrhein-Westfalen, Düsseldorf

Umschlagseiten der Zeitschrift MERZ

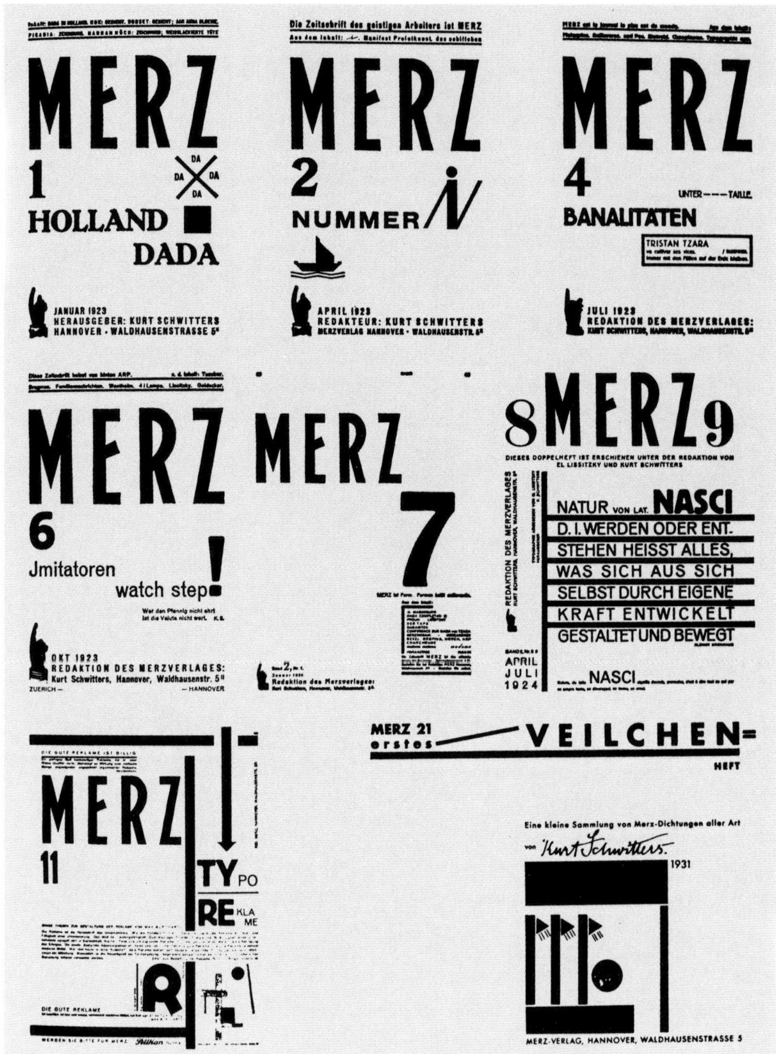

Titelseiten der Zeitschrift ›Merz‹

Betriebsamkeit innerhalb dieser internationalen Künstler-Kameraderie. Er reiste nach Zürich, nach Paris und Prag und machte zusammen mit anderen eine berühmte Vortragstournee durch Holland, die sich allerdings mehr zu einer Skandaltournee entwickelte. Kurz, er lebte dieses Avantgarde-Leben der frühen zwanziger Jahre mit unerhörter Intensität.

Dann kam schon früh die Wende zum Geometrismus, wobei er sich von seiner *Merz*-Kunst einigermaßen entfernte. Aber auch seine geometrischen und konstruktivistischen Werke waren häufig „gemerzt", wie er das nannte, also aus Altstoffen mehr gezimmert als konstruiert. Ein Beispiel hierfür ist die Assemblage mit dem Titel *Das kleine Seemannsheim.* Sie zeigt zwar geometrische Formen, ist aber im Grunde ungeometrisch, ja antigeometrisch, weil sie aus angeschwemmten Hölzern aus der Nordsee gezimmert ist und nichts von der orthodoxen Strenge der damaligen Geometriker erkennen läßt.

Nach Hitlers „Machtergreifung" ist Schwitters in die Emigration gegangen. Das geschah nicht plötzlich und unvermittelt, sondern nach und nach: indem er seine Sommerferien in Norwegen in den dreißiger Jahren Jahr für Jahr immer mehr ausdehnte. Schließlich

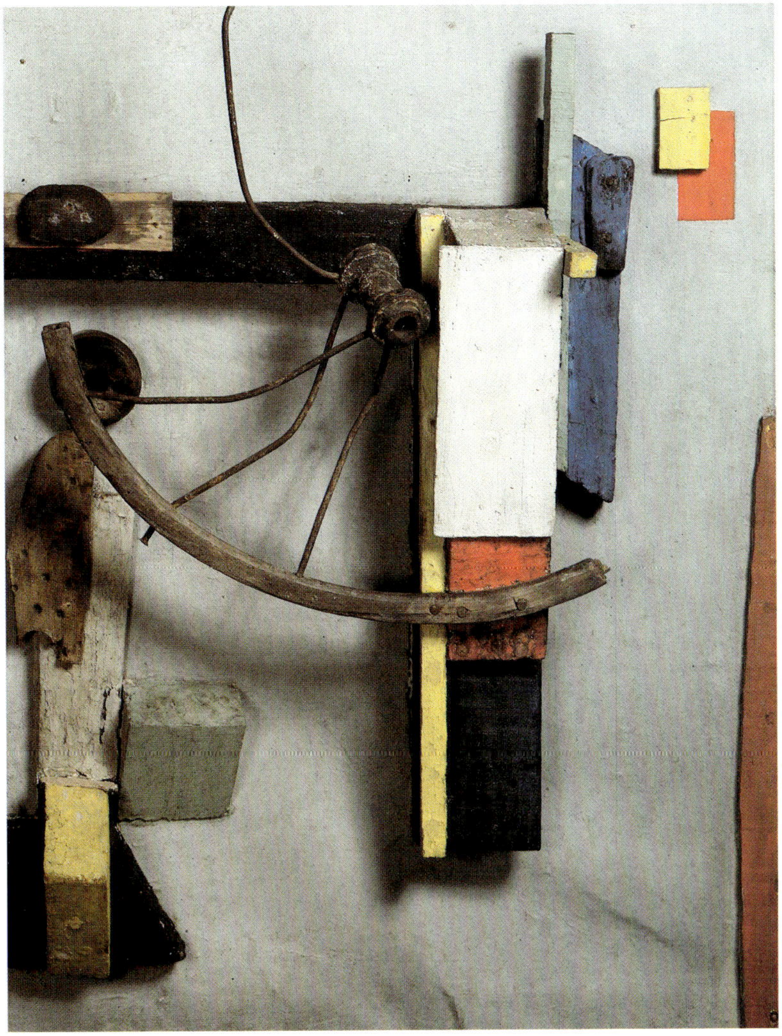

Schwitters, *Kleines Seemannsheim*

ging cr nicht mehr zurück nach Hannover, nachdem dort in seinem Haus die Gestapo aufgetaucht war. Er lebte ein paar Jahre in der Nähe von Oslo und baute dort noch einen zweiten *Merzbau,* den leider spielende Kinder verbrannt haben. Der große *Merzbau* in Hannover ist während des Zweiten Weltkrieges durch Bomben zerstört worden. 1940 floh Schwitters mit dem letzten Schiff, das Norwegen verließ, nach England. Dort wurde er interniert und zog ein Jahr lang von Lager zu Lager. Seine letzten Lebensjahre verbrachte er in Mittelengland, wo er auch noch einen dritten *Merzbau* in Angriff nahm. Dort ist er 1948 gestorben, ohne sein geliebtes Hannover wiedergesehen zu haben.

Was Schwitters nicht mehr miterlebte, war seine weltweite Aktualität. Dada erfuhr eine Wiedergeburt, und dazu gehörte die Wiederentdeckung von Kurt Schwitters. Weite Strecken der Kunst seit den fünfziger Jahren könnte man mit den Worten „Schwitters und die Folgen" überschreiben.

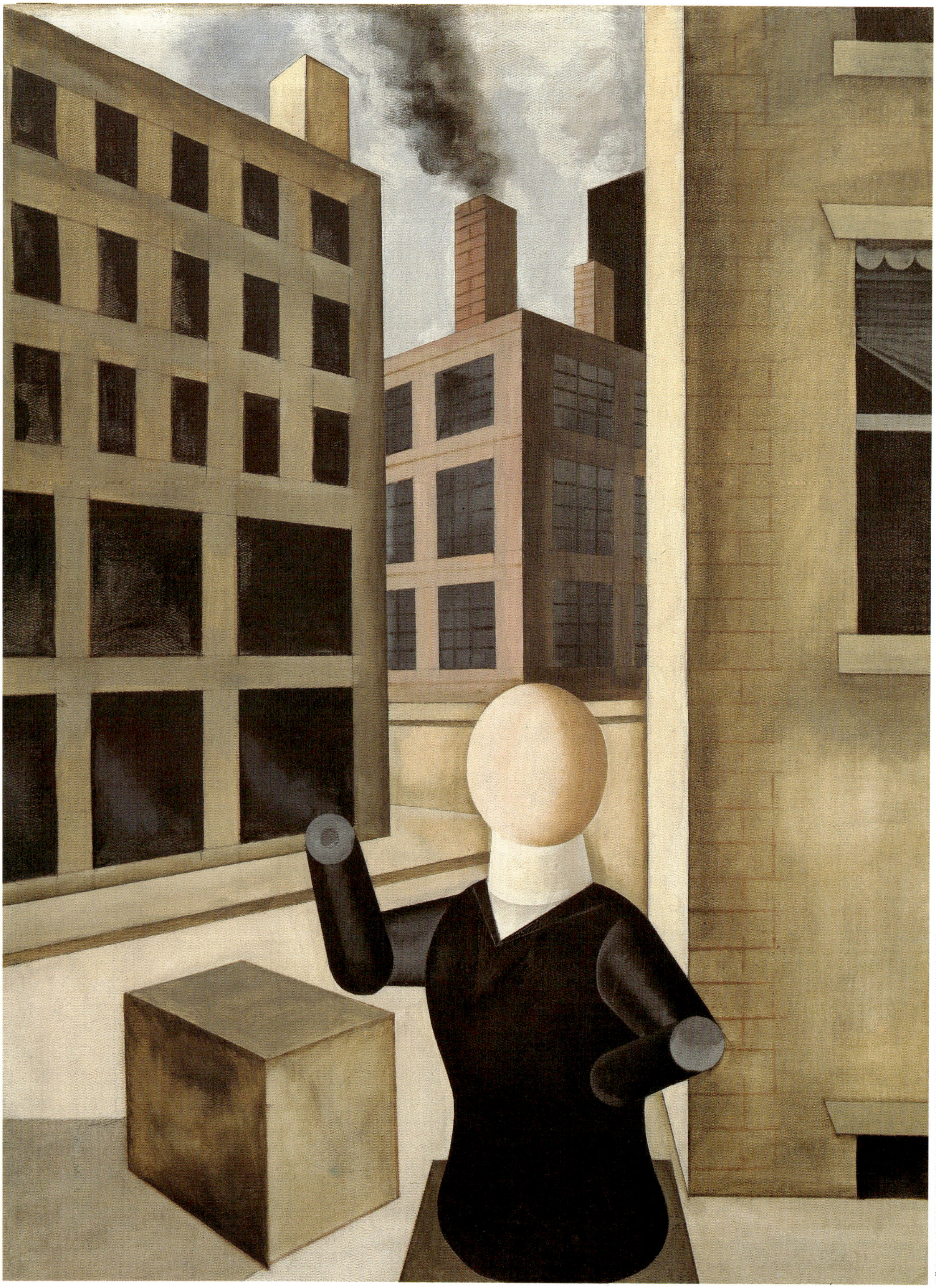

DÜSSELDORF, KUNSTSAMMLUNG NORDRHEIN-WESTFALEN

WERNER SCHMALENBACH

George Grosz (1893-1959)

Ohne Titel (1920)

George Grosz war einer der erbarmungslosesten Kritiker seiner Zeit, jener „goldenen“ zwanziger Jahre, die bekanntlich alles andere als golden waren. In seinen Zeichnungen und Aquarellen hat er die bürgerliche Gesellschaft um 1920 schonungslos an den Pranger gestellt.

Das tut er so direkt in diesem Bild von 1920, dem er keinen Titel gegeben hat, nicht. Da sieht man eine merkwürdige Figur, die nicht ganz menschlich ist, eher so etwas wie eine Figurine mit einer Kugel als Kopf und mit einem Vatermörder (wie man hohe steife Kragen damals nannte) anstelle des Halses; dieser Vatermörder erscheint hier als ein Symbol bürgerlichen Wohlanstands und gewiß auch als ein Symbol der herrschenden Klasse. Die Figur gibt sich als eine Gliederpuppe inmitten von toten Häusern mit toten Fenstern in einer toten, menschenleeren, menschenfernen Stadt.

Ein schwarzer Rauch verschmutzt und verdüstert das bißchen Himmel, das man zwischen den Häuserfronten noch sehen kann. Auf der Straße liegt ein sinnloser Quader, der noch einmal die Versteinerung dieser Welt zum Ausdruck bringt.

Alles setzt der Künstler daran, die Anonymität unserer Zivilisation bloßzulegen, die Anonymität der Großstadt, die sich in diesem Bild auch in der Anonymität der Malerei selbst ausdrückt. Denn die Art der Malerei hat hier keinen eigenen Charakter: sie ist bewußt und willentlich charakterlos, hat keine eigene Sprache, nichts von einer persönlichen Handschrift und keinerlei Zauber.

So ist dies ein überaus symbolhaltiges Werk, obgleich es nicht in Symbolen spricht: der Mensch als Roboter, als ein anonymes, kollektives, lebloses Wesen inmitten einer toten Stadtkulisse, die natürlich den Namen Berlin – Berlin um 1920 – trägt. Da gibt es zwei Aspekte, die einander widersprechen. Auf der einen Seite handelt es sich um Sozialkritik, wenn auch ohne jene aggressive Schärfe, wie wir sie von anderen Werken des Künstlers her kennen. Auf der anderen Seite aber ist dies ein außerordentlich bildhaftes Gemälde, dessen Formcharakter mindestens ebenso stark ausgeprägt ist wie die inhaltliche Thematik. Und insofern es ein bildhaftes Bild ist, ist es unmittelbar beeinflußt von Künstlern, die das Gegenteil von dem waren und wollten, was Grosz war und wollte.

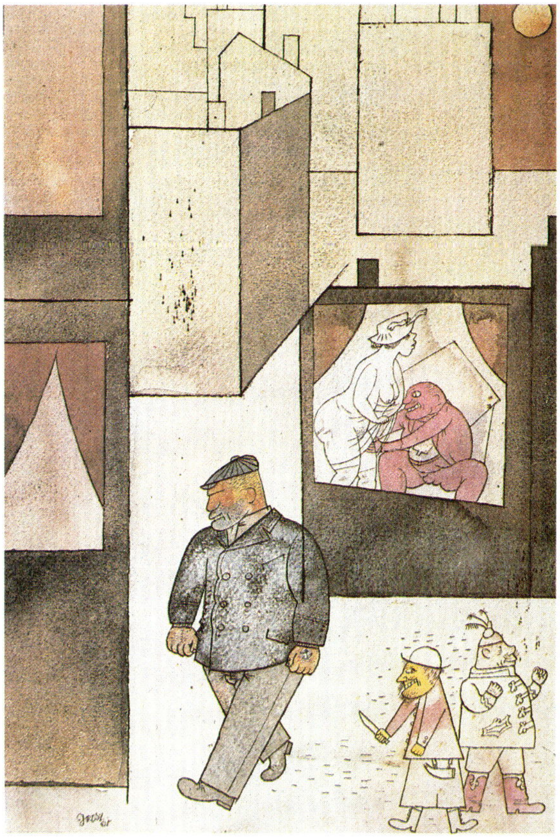

Grosz, *Vorstadt*

Kunstsammlung Nordrhein-Westfalen, Düsseldorf

Grosz, *Die Stützen der Gesellschaft*

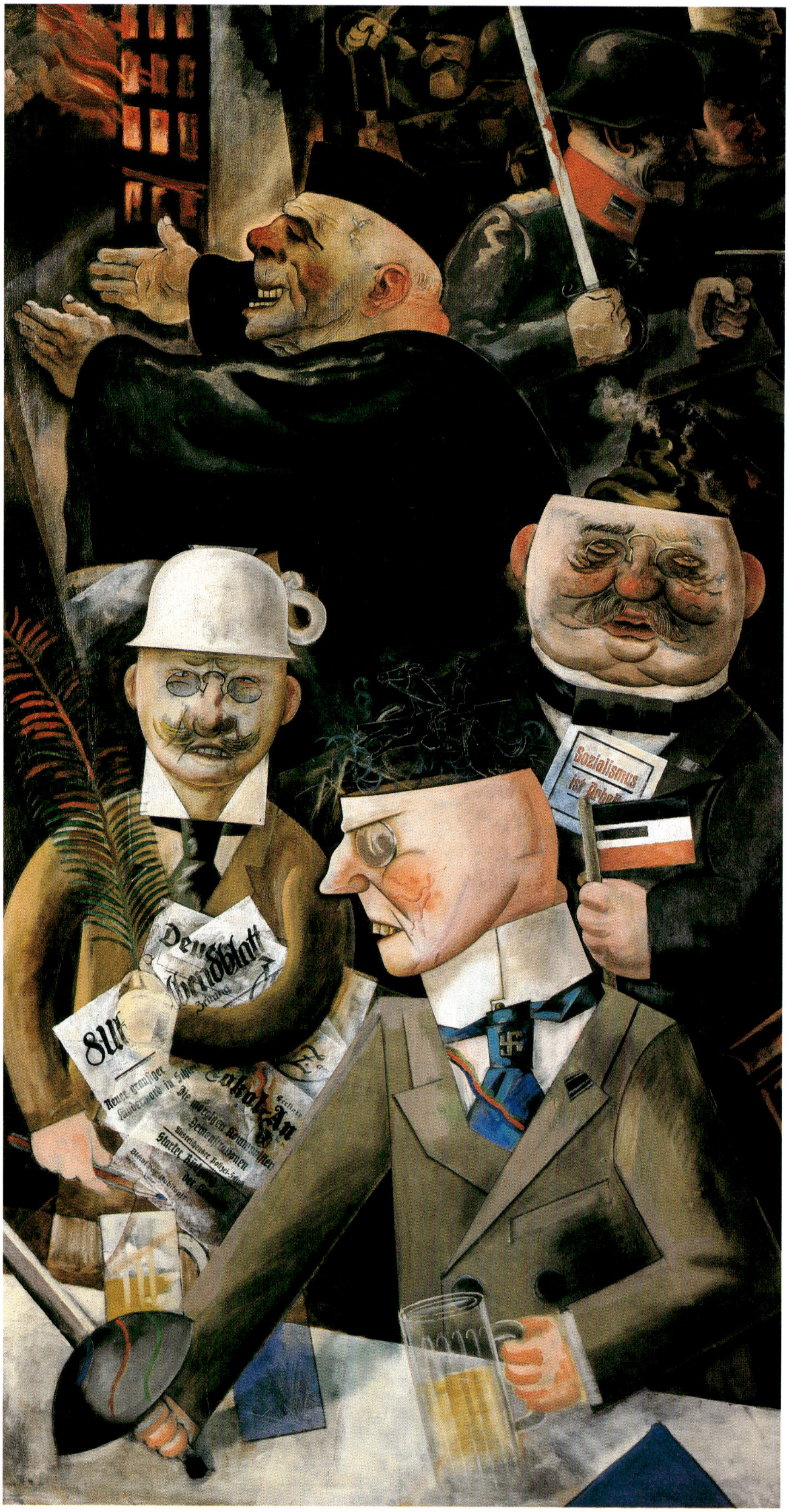

Es sind die Maler der italienischen Pittura metafisica, der sogenannten metaphysischen Malerei, Maler wie vor allem Giorgio de Chirico und Carlo Carrà, die mit ihren Bildern wenige Jahre vorher in Italien eine Malerei präsentierten, die später im Surrealismus ihre Fortsetzung fand. Sie pflegten eine Art von phantastischer Kunst, eine träumerische und poetische Malerei, und waren deshalb weit weg von George Grosz mit dessen harten, gesellschaftskritischen Attacken.

In dem Bild von Giorgio de Chirico mit dem Titel *Herbstliche Melancholie* ist nichts von Gesellschaftskritik, sondern nur Poesie, Traum und Nostalgie; eine ganz andere Wirklichkeit als die der Straßen Berlins um 1920.

Hier liegt mitten in einer ebenfalls menschenleeren Stadt eine klassische Figur; es ist die hellenistische Figur der Ariadne, also nicht etwas Gegenwärtiges, sondern etwas längst Vergangenes. Auch in diesem Bild gibt es einen kleinen Rauch, der aber zu einer Eisenbahn gehört, die in der Ferne vorüberfährt: die Gegenwart verbindet sich mit Historie. Vor allem ist hier, im Gegensatz zu den toten Quadraten und Rechtecken bei George Grosz, alles gerundet. Runde Arkaden, als Inbegriff der Vergangenheit. Eine poetische Stimmung im Gegensatz zur Stimmungslosigkeit des Bildes von Grosz, in dem sich das darstellt, was man in unserer Zeit die Unwirtlichkeit und Unbewohnbarkeit der Städte genannt hat.

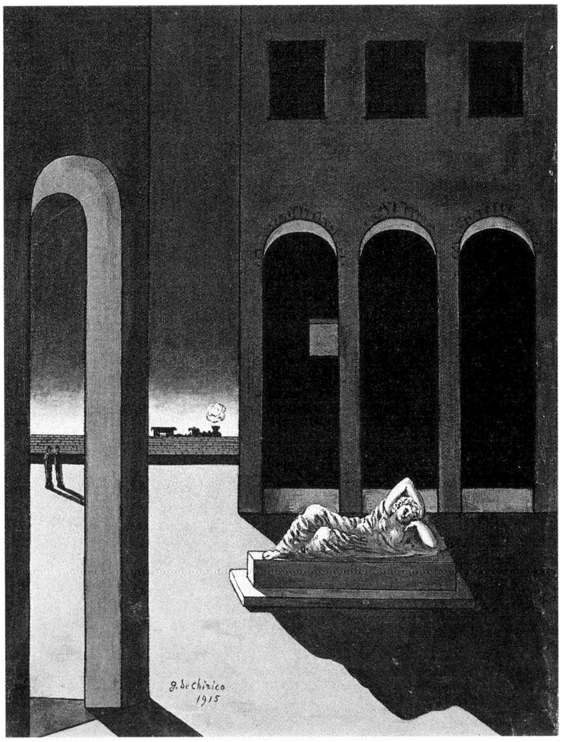

de Chirico, *Herbstliche Melancholie*

Auf eine ganz andere Weise hat George Grosz in seinen Zeichnungen und Aquarellen und auch in manchen seiner Gemälde die soziale Realität attackiert; direkter, aggressiver und denunzierender.

Aber es gibt im Jahre 1920 auch Arbeiten, die dem hier vorgestellten Bild ähneln. *Vorstadt* von 1920 etwa zeigt eine ähnlich tote Stadt, hier mehr wie ein Kartenhaus; aber nicht ein poetisches Kartenhaus, sondern wiederum mit diesen leeren, bewegungslosen Fassaden, zwischen denen alle möglichen bösen Leute herumlaufen: offensichtlich ein Offizier, ein Gangster, ein Gauner. Der anti-militaristische Ton ist nicht zu verkennen. Außerdem ist da eine erotische Szene dargestellt, die man durchs Fenster erblickt und die an Direktheit, Derbheit und Drastik nichts zu wünschen übrig läßt. Bei Giorgio de Chirico wäre so etwas undenkbar.

Grosz hat nicht vom ersten Tage an so gemalt. Er hat auf eine ganz andere Weise begonnen. In Berlin gehörte er zum Kreis der Dadaisten, obwohl es ihm ja im Grunde um etwas ganz anderes ging. Den Dadaisten ging es um die totale geistige und künstlerische Befreiung. Grosz aber meinte die Befreiung einer sozialen Schicht, eine ganz andere Art von Befreiung also. Er verstand sich revolutionär, während die Dadaisten revolutionär nur im Hinblick auf ihre künstlerische Sprache waren. Dennoch hat Grosz vor 1920 die dadaistische Befreiung in einigen herausragenden Bildern zelebriert, unter denen das berühmte Bild der Stuttgarter Staatsgalerie mit dem Titel *Widmung an Oskar Panizza* eines der bedeutendsten ist.

Auch dies ist ein sozialkritisches Gemälde, bei dem aber die ästhetische Ideologie mindestens ebenso große Bedeutung hat wie

Kunstsammlung Nordrhein-Westfalen, Düsseldorf

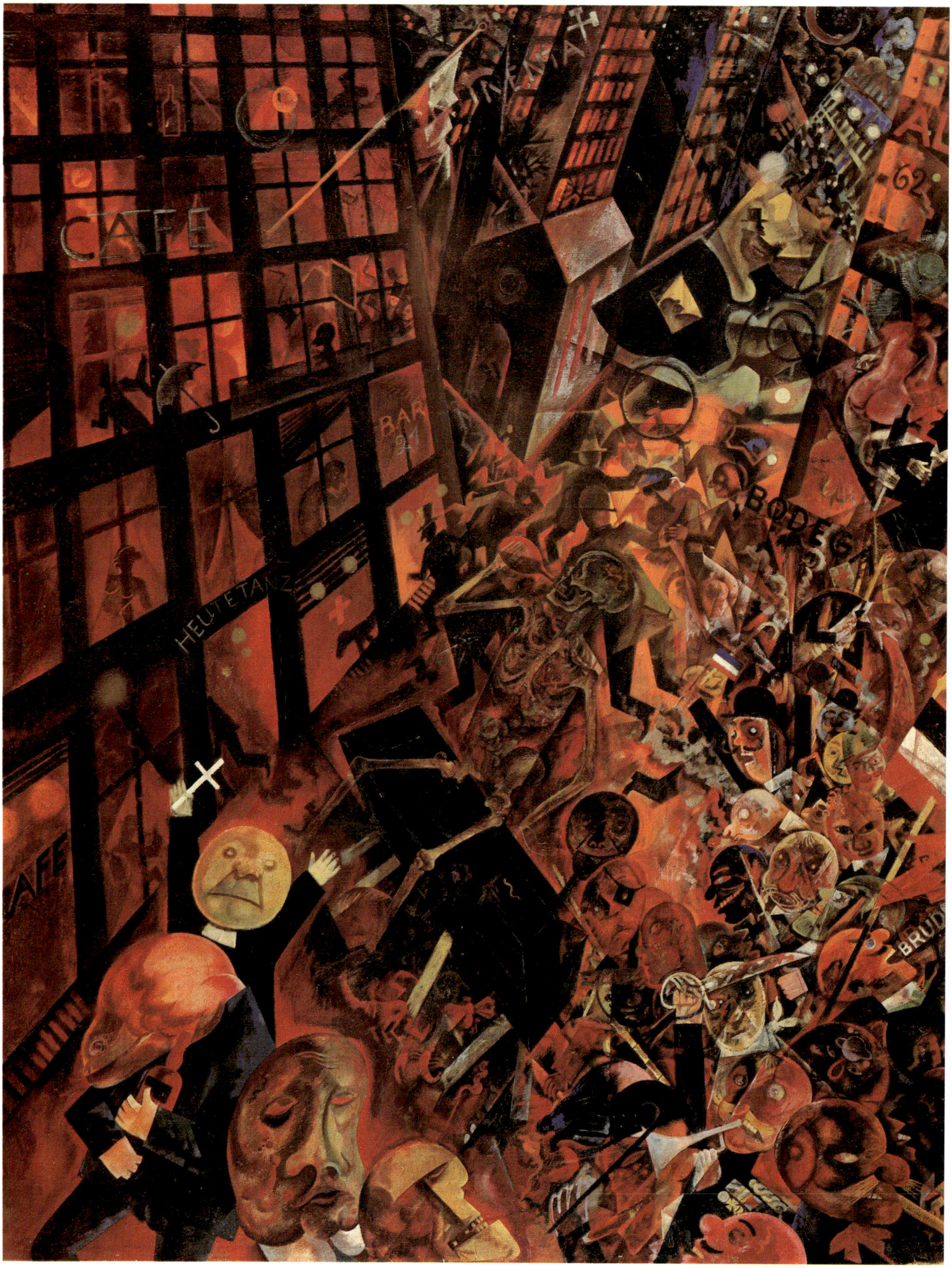

der Inhalt. Bald danach tritt im Werk von George Grosz die Form zurück, und der Künstler greift die Gesellschaft immer direkter an. In dem Kleriker könnte man so etwas wie einen Vorläufer des Mannes mit dem Kugelkopf auf dem unbetitelten Bild von 1920 sehen. Immerhin hat er noch ein Gesicht, während später daraus eine gesichtslose Kugel wird. Diese gesichtslosen Köpfe gibt es in den zwanziger Jahren häufig. Man begegnet ihnen bei de Chirico, der es vor allem immer wieder vorzieht, einen Kopf von hinten zu zeigen. Es gibt sie bei Oskar Schlemmer.

Bei vielen Künstlern dieser Zeit bedeutet der Verzicht auf individuelle Gesichter Entindividualisierung, Typisierung, Anonymisierung des Menschen. Das war eines der großen Themen der Zeit, und es reichte von den Malern, die es poetisch meinten, bis hin zu denen, die es polemisch meinten. Bei George Grosz bedeutet der Mensch ohne Gesicht das kollektive Wesen der modernen Massengesellschaft. Er hat das Formmotiv auf seine Weise auf sozialkritische Schienen geschoben, wenngleich mit einem hohen Grad der Abstraktion.

George Grosz war natürlich kein Freund der abstrakten Kunst, da es ihm auf den Inhalt ankam. Während sich das Bild *Ohne Titel* von 1920 weitgehend abstrahierend verhält, sind die Zeichnungen schon um dieselbe Zeit alles andere als abstrakt, was aber nicht hindert, daß auch in ihnen überall ein deutlicher Formwille regiert. Sie stellen direkt das dar, was sie kritisieren.

Auf einer anderen Zeichnung dieser Zeit ist es, so wie in dem besprochenen Bild, eine Berliner Straße, aber sie ist von Menschen bevölkert, und die Häuser sind Nebensache. Wieder ist da ein Offizier, diesmal mit dem Monokel im Auge. Hinter ihm steht irgendein Professor Unrat, als wäre er dem Film „Der blaue Engel" entsprungen. Es ist das Berlin der unmittelbaren Nachkriegsjahre, der „Sündenpfuhl" an der Spree, Sodom und Gomorrha. Jenes Berlin, aus dem George Grosz 1933 durch Hitler vertrieben wurde. Er emigrierte in die Vereinigten Staaten, und als er Jahrzehnte später, kurz vor seinem Tod, wieder nach Deutschland kam, da war sein Berlin, das er geliebt und gehaßt hatte, längst versunken.

Gegenüber Grosz, *Widmung an Oskar Panizza*

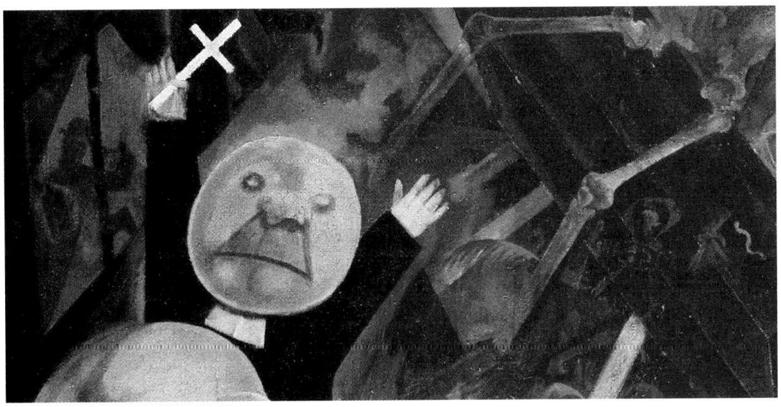

Links Ausschnitt aus *Widmung an Oskar Panizza;* *unten* Figurine, Ausschnitt aus *Ohne Titel*

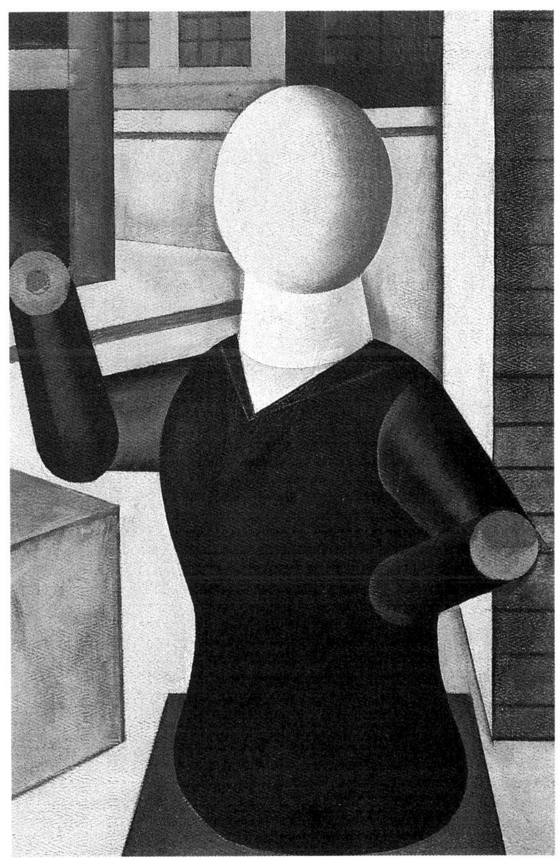

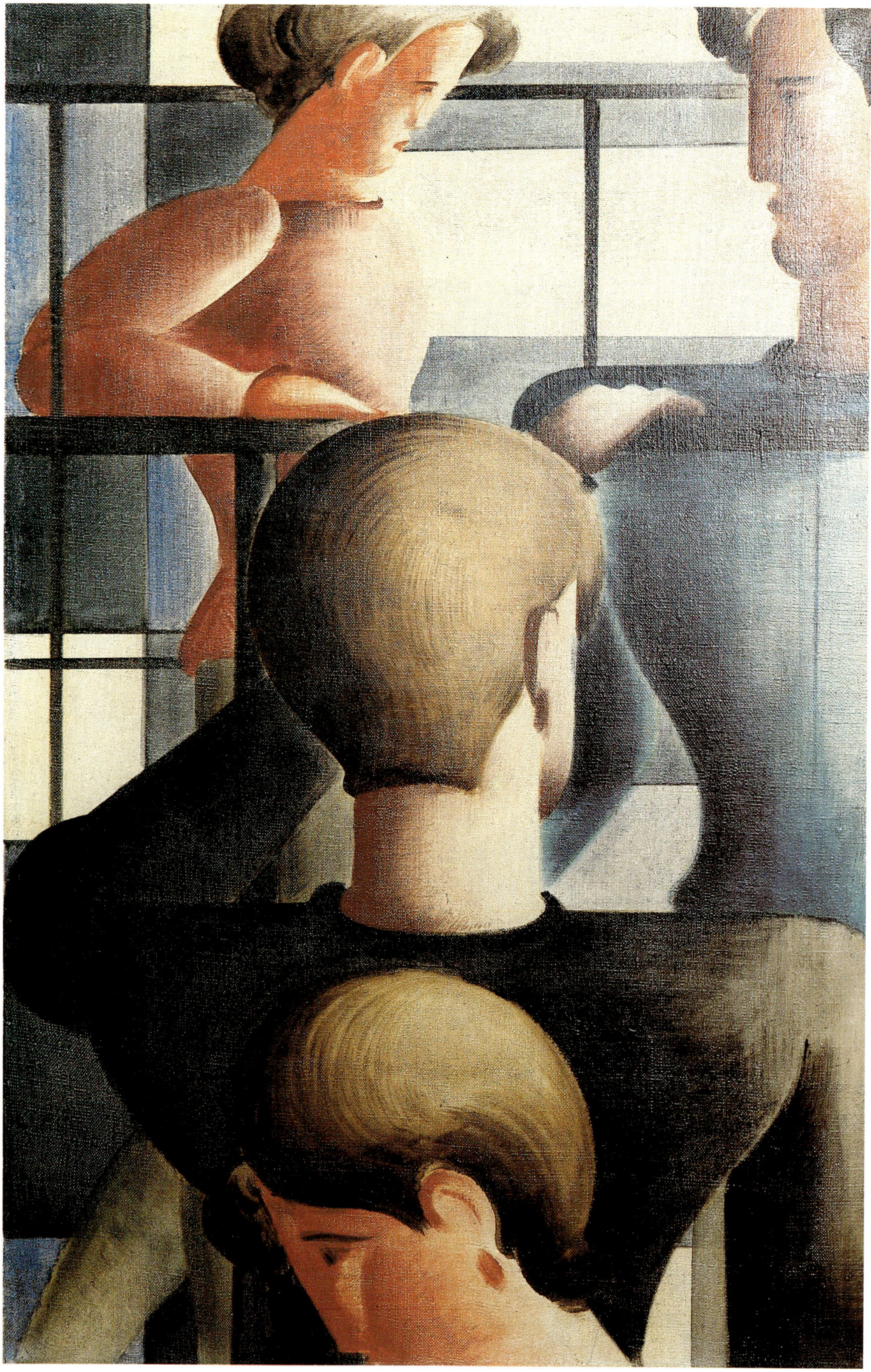

DÜSSELDORF, KUNSTSAMMLUNG NORDRHEIN-WESTFALEN

KARIN VON MAUR

Oskar Schlemmer (1888-1943)

Gruppe am Geländer (1931)

Deutschland 1931. Die Weltwirtschaftskrise treibt ihrem Höhepunkt zu. Massenarbeitslosigkeit und Notverordnungen erzeugen ein Klima der Unsicherheit und Angst. Der Ruf nach einer festen Ordnung wird immer lauter.

Vor diesem Hintergrund ist die *Gruppe am Geländer* entstanden, die Oskar Schlemmer 1931 in Breslau gemalt hat. Im Gegensatz zu den aufgewühlten und anklagenden Bildern eines Beckmann, Grosz oder Dix entwirft Schlemmer ein Sinnbild vollkommener Harmonie, scheinbar unberührt von den bedrohlichen Zeitereignissen.

Weder die typisierten Gesichter noch die geometrisch vereinfachten Körperformen und gemessenen Gesten verraten die geringste Gefühlserregung. Vielmehr verkörpert diese Figurengruppe im Wechselspiel mit den Architekturelementen den Eindruck klassischer Ruhe und Entrücktheit. Und doch gibt es Anzeichen, die ahnen lassen, wie erkämpft dieses Gleichgewicht ist und wie gerade diese Komposition auf ganz ungewöhnliche Weise das Zeitgeschehen reflektiert.

Da sind Menschen, die zum Geländer greifen und zwischen seine Stützen eingespannt sind, Gestalten, die uns den Rücken zukehren oder allenfalls ihr Profil preisgeben. Sie staffeln sich übereinander, so als wollten sie den Bildraum vor dem Betrachter abschirmen, um ihre eigene Welt zu schützen und ihre kunstvolle Balance zu halten. Die magische Ausstrahlung dieser *Gruppe am Geländer* entsteht aus der Ambivalenz zwischen perfekter Ausgewogenheit und hintergründiger Gefährdung.

Aus dem kontrapunktischen Gegeneinander von Stehen und Gehen, Fläche und Raum, Diagonalen und Vertikalen, Hell und Dunkel entsteht ein Sinnbild reiner Kontemplation, dem aber zugleich etwas Bezwingendes anhaftet: Das verraten die prägnanten Schrägen des Geländers, die das Bildfeld hart durchkreuzen und der statischen Vertikalität entgegenwirken.

Die Mädchen auf den Stufen bilden – auch im übertragenen Sinne – die konzentrische Mitte, die das Auf und Ab der Szene im Lot hält.

Das Bemühen um die geistig-bildnerische Ortung der Mitte und die Beschäftigung mit dem Treppenmotiv gipfeln 1932 in dem Bild

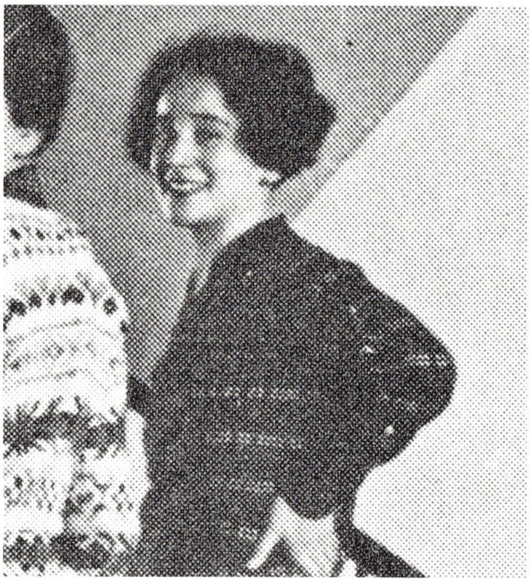

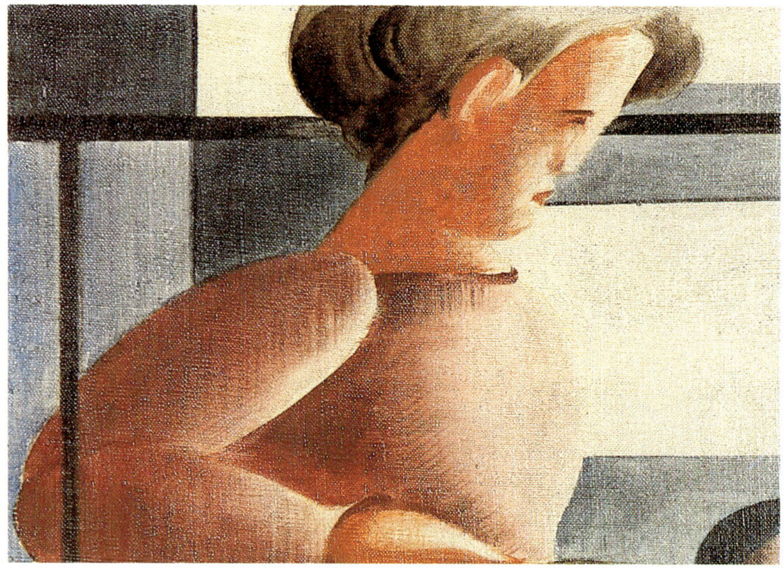

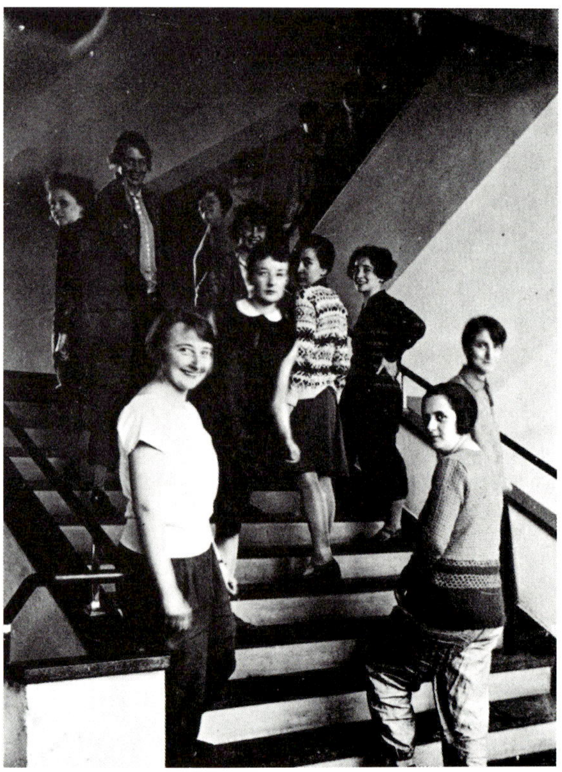

Oben links Ausschnitt aus dem Foto Lux Feininger und Studierende der Weberei auf der Treppe des Dessauer Bauhauses;
unten links Lux Feininger und Studierende... (Foto);
oben rechts Ausschnitt aus *Gruppe am Geländer;*
gegenüber Schlemmer, *Bauhaustreppe*

Bauhaustreppe, das kurz nach Vollendung von dem Architekten Philip Johnson für das New Yorker Museum of Modern Art erworben wurde. In dieser Komposition, die drei Jahre nach Weggang vom Bauhaus entstand, faßt der 44jährige Maler, Plastiker und Bühnengestalter rückblickend seine Vision einer künftigen Kultur zusammen. Unmittelbarer Anlaß war offenbar die Nachricht von der Schließung des Dessauer Bauhauses unter dem Druck der Nationalsozialisten im Gemeinderat. Ein Foto von Lux Feininger mit Studentinnen der Weberei auf der Treppe des Dessauer Bauhauses könnte dabei anregend gewirkt haben.

Aus den Bausteinen der Erinnerung an das aufgefensterte Treppenhaus von Gropius entwirft Schlemmer eine transparente Bildarchitektur, in der die Dominanten seiner Malerei der zwanziger Jahre noch einmal anklingen. In dem weiß-rot-schwarzen Akkord der zentralen Rückengestalten inmitten einer blau gestimmten, lichterfüllten Treppenhalle wird das Thema „Mensch als Maß und Mitte", verbunden mit dem „Bau der Zukunft", geradezu fanfarenhaft angeschlagen.

Dem allgemeinen Aufwärtsstreben wirken zwei Gestalten fast unmerklich entgegen: die Randfigur rechts oben, die sich anschickt hinunterzugehen und die frontale Jünglingsgestalt vor dem Fenster, deren Position tänzerisch in der Schwebe gehalten ist. Schließlich erscheint rechts unten hinter dem Fenster eine schattenhafte Figur, zu der die mittlere Rückengestalt Blickkontakt aufnimmt. Sie macht bewußt, daß hinter dem gemalten Innenraum, der seinerseits als Fortsetzung des realen Betrachterraums dargestellt ist, ein Draußen existiert.

Der Bildraum wird so zu einer Art Durchgangsstation zwischen dem konkreten Raum des Betrachters und einem fiktiven, unbegrenzten Freiraum.

Schlemmer hat mit der *Bauhaustreppe* nach eigenen Worten das „1923 Angeschlagene weitergeführt: nach der Seite der metaphysischen Räume, der metaphysischen Figur, der metaphysischen Perspektiven"[1].

Kunstsammlung Nordrhein-Westfalen, Düsseldorf

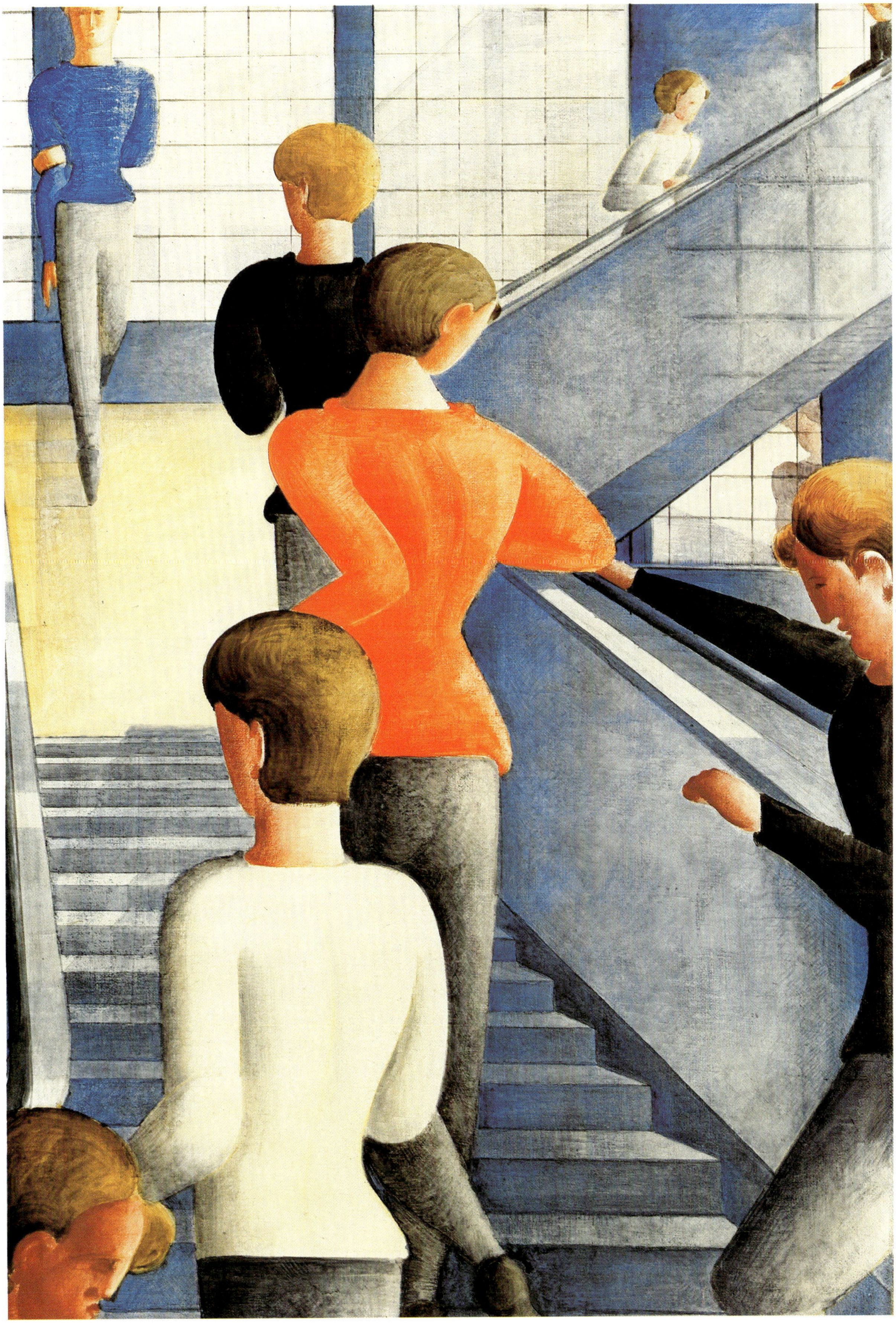

Schlemmer, *Treppenszene*

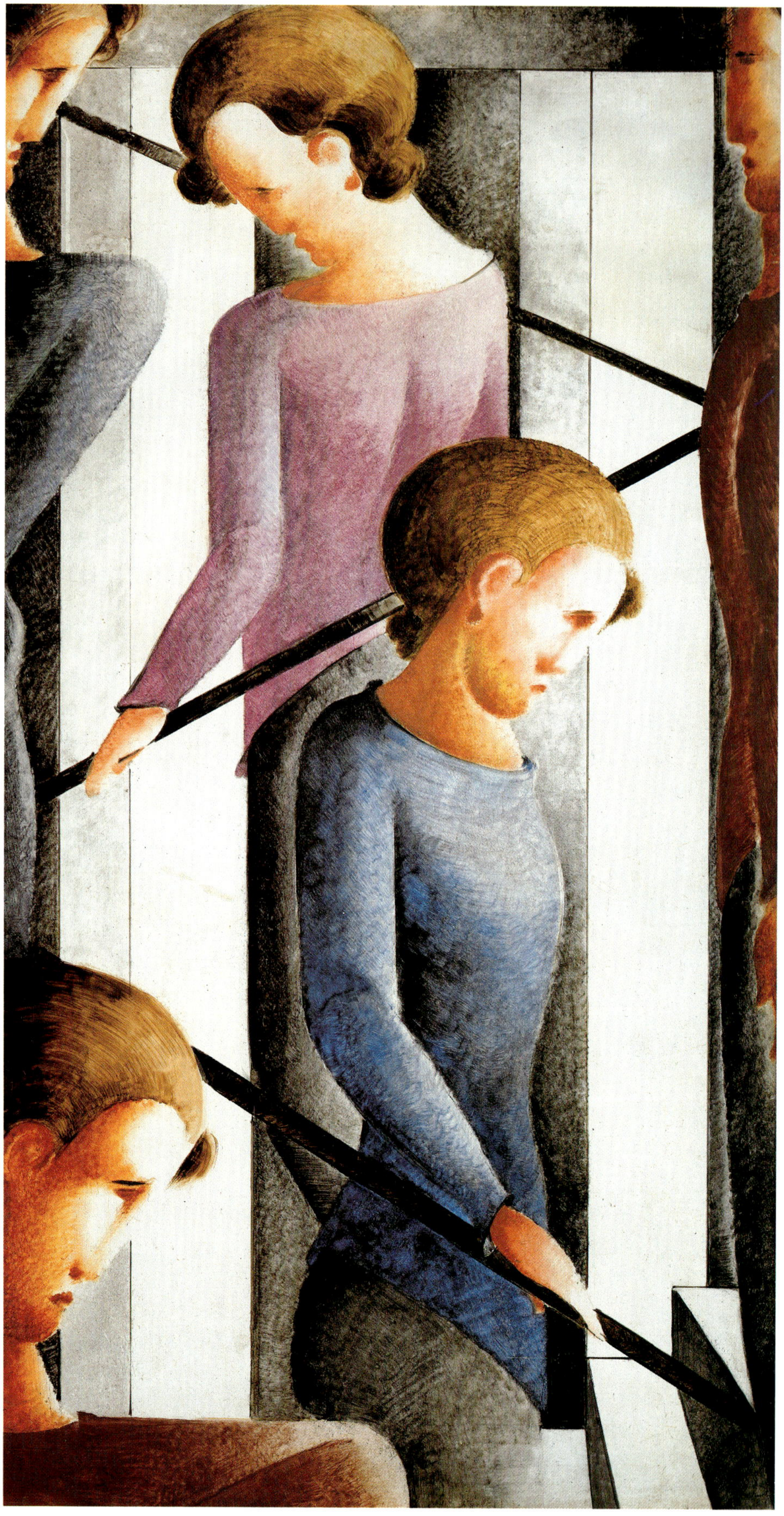

Kunstsammlung Nordrhein-Westfalen, Düsseldorf

Eine geläuterte Kunstwirklichkeit wird der Alltagsrealität entgegengehalten als Sinnbild des Aufstrebens der Jugend in eine lichtere Zukunft. Mit ihm hat Schlemmer dem Ideal des Bauhauses seine Fortdauer in der „Welt der Anschauung" verliehen.

Schlemmers Treppenszenen am Ende der Breslauer Zeit entsprangen nicht nur der Faszination für ein Architekturmotiv, mit dem er seine Figurengruppen über die ganze Bildfläche verteilen konnte. Zugleich verkörpert sich darin auch seine Reaktion auf das Zeitgeschehen:

Die Treppe wird zum Gleichnis des Schwankens zwischen „Hoffnung und Resignation" (so der Titel eines Aufsatzes von ihm) – Hoffnung, daß sich alles zum Guten wende, und Resignation bei jeder neuen niederschmetternden Meldung über das Vordringen des Vandalismus im kulturellen und politischen Leben.

Unter diesem Aspekt ist auch der Griff zum Geländer Ausdruck einer profunden Verunsicherung und Haltsuche, auch und gerade in einem metaphysischen Sinne: „Wir brauchen Zahl, Maß und Gesetz, um nicht vom Chaos verschlungen zu werden"[2], ruft Schlemmer im November 1932 seinen Zuhörern in der Berliner Antrittsvorlesung zu. Diese Forderung erhält – am Vorabend der „Machtergreifung" Hitlers – die Dringlichkeit eines Notrufs.

Dem ordnenden Gestaltungswillen wird damit geradezu eine Heilsfunktion zugemessen: Kunst als Refugium und Rettung – Maß und Gesetz als Schutzwall gegen den Ansturm irrationaler und entfremdender Mächte. In dem Augenblick, als die Diffamierung seiner Person und seiner Kunst einsetzt, gelingt es Oskar Schlemmer in seinen Gemälden der frühen dreißiger Jahre, das Menschenbild in eine transzendente Region hinüberzuretten.

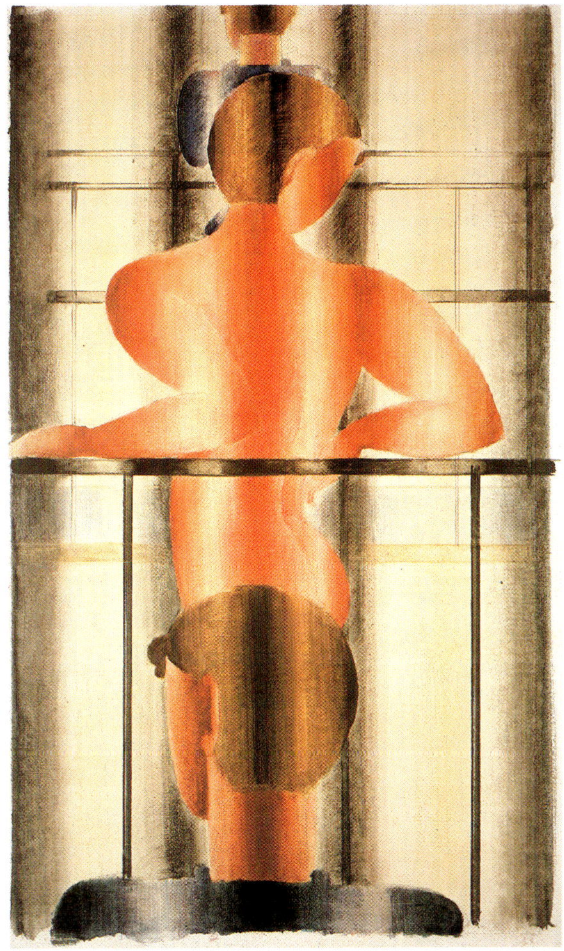

Schlemmer, *Geländerszene*

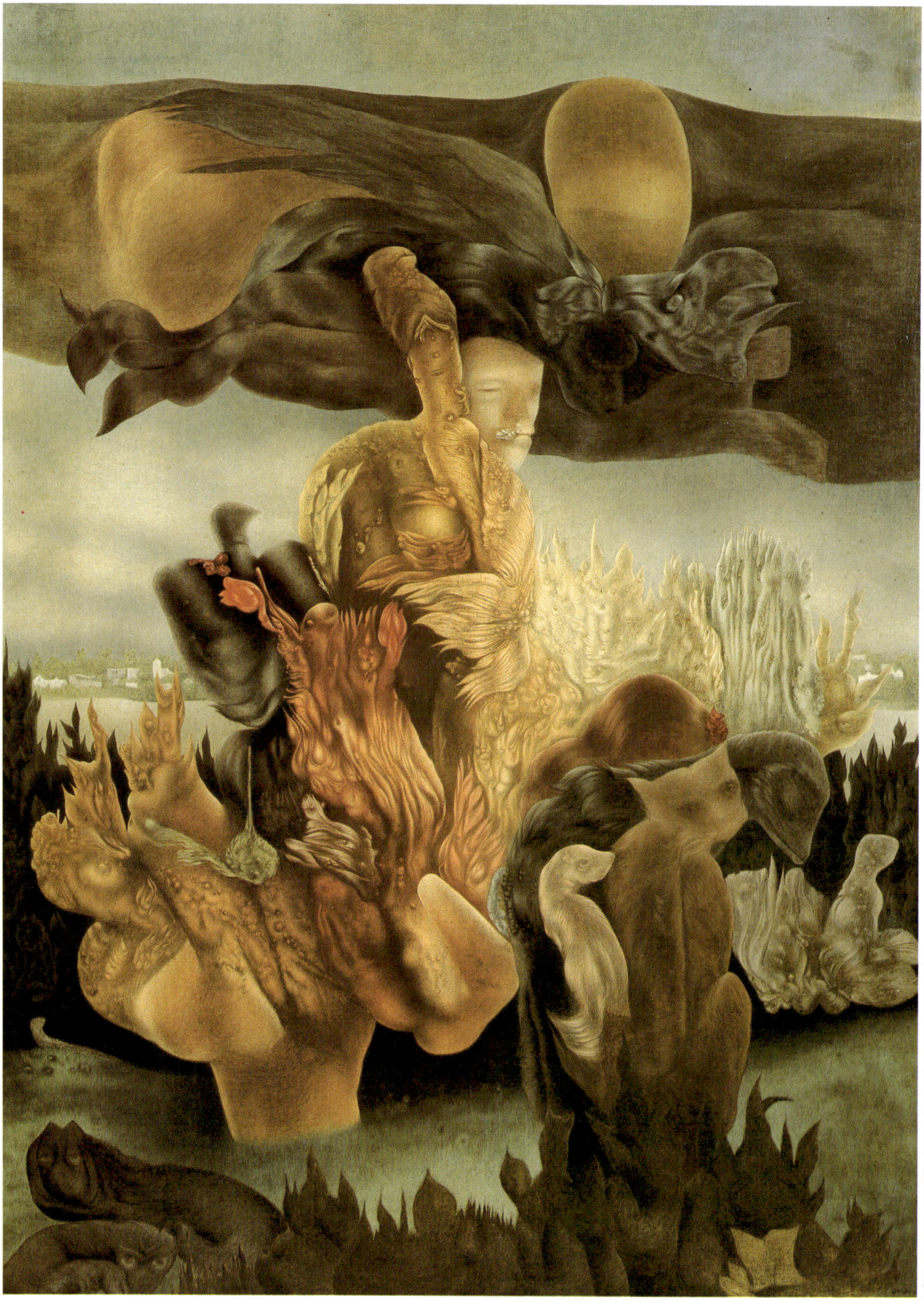

DÜSSELDORF, KUNSTSAMMLUNG NORDRHEIN-WESTFALEN

WIELAND SCHMIED

Richard Oelze (1900-1980)

Tägliche Drangsale (1934)

Richard Oelzes Bild *Tägliche Drangsale* führt uns in eine verwunschene Welt. Der Betrachter meint sich in das Reich eines Zauberers versetzt. Ihn umgibt eine merkwürdige Landschaft, die von fremdartigen Geschöpfen erfüllt ist, Zwischenwesen zwischen Pflanze und Tier, Tier und Mensch.

Es ist nicht leicht, dieses Bild zu beschreiben, die einzelnen Erscheinungen eindeutig zu benennen. Wir befinden uns offenbar auf einer schmalen Lichtung im Walde und versuchen, auf eine weite Ebene hinauszuschauen.

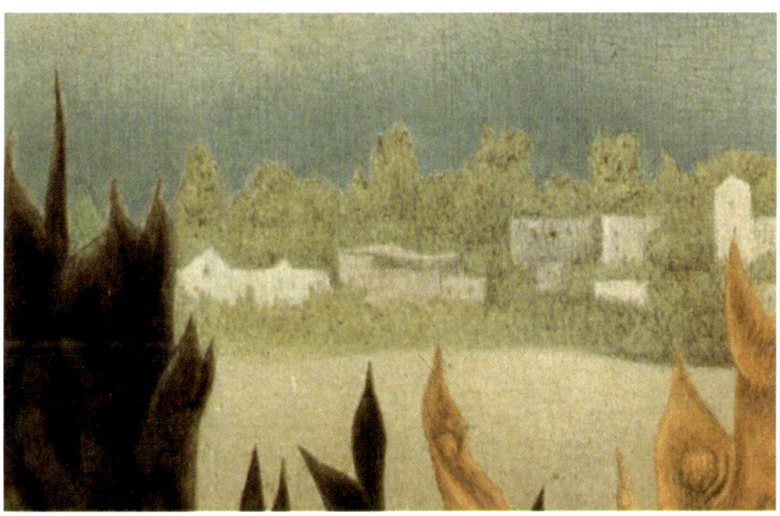

Stadt, Ausschnitt aus *Tägliche Drangsale*

Am Horizont gegen den linken und rechten Bildrand zeigt sich eine ferne Stadt. Doch der Blick ins Freie ist verstellt. Eine Wand befremdlicher Phänomene baut sich vor uns auf und droht uns einzuschließen.

Wir erkennen den Kopf eines Mannes, der vielleicht nur eine leere Maske ist. Der Körper dieses Wesens ist in oder hinter einem Baumstamm verborgen, der vielleicht nichts anderes als eine tönerne Puppe ist. Daneben die Silhouette eines Vogels, die vielleicht den Schatten eines Adlers reflektiert. Über den Himmel spannt sich ein dunkles Tuch aus Samt, das vielleicht der Schwinge eines ungeheuren Vogels gehört oder eine Gewitterwolke verbirgt

Kunstsammlung Nordrhein-Westfalen, Düsseldorf

oder Teil eines fliegenden Teppichs ist.

Richard Oelze läßt uns über den Charakter der Erscheinungen im unklaren. Alles ist in ständiger Verwandlung begriffen. Überall entdecken wir Köpfe – Fuchs, Wildkatze, Dachs, Dackel, Marder hocken im Unterholz. Ihre Leiber wachsen aus dem Boden, wachsen aus Sträuchern, Farnen, Zweigen, Blättern. Sie wurzeln in der Erde und bleiben an sie gefesselt. Ihr Wachstum ist eine einzige Metamorphose. Pflanzliche münden in tierische Formen. Organisches erstarrt zu Anorganischem. Erstorbene Bäume wirken wie Stalagmiten einer zerborstenen Höhle oder wie Korallenriffe eines einstigen Meeres, dessen Wasser sich vor Jahrtausenden verlaufen haben.

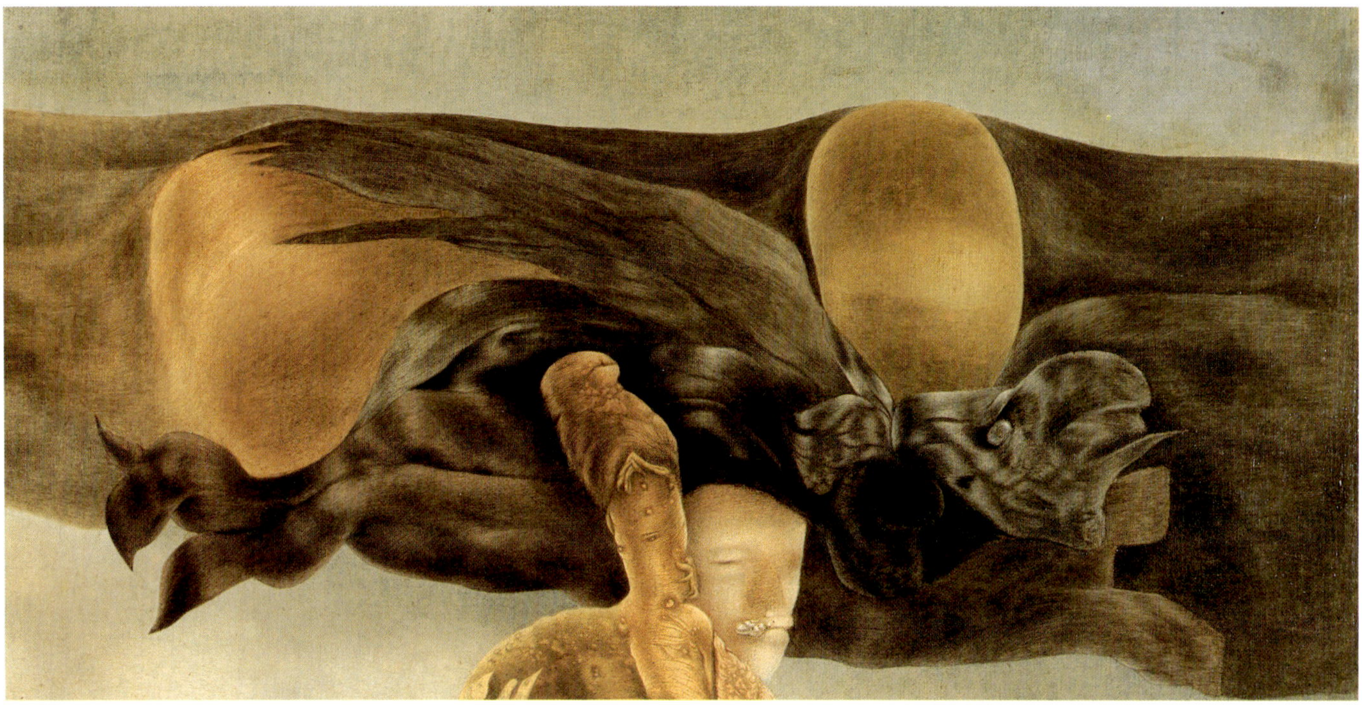

Kopf, Ausschnitt aus *Tägliche Drangsale*

Richard Oelze hat das Bild *Tägliche Drangsale* 1934 in Paris gemalt. Er war im März 1933 auf der Flucht vor den Nationalsozialisten nach Paris gekommen, mit dem letzten Zug, bevor die Grenze geschlossen wurde. Er blieb bis zum Oktober 1936, dann ging er in die Schweiz und später in ein italienisches Fischerdorf. Immer lebte er in größter Armut am Rande des Existenzminimums.

Oelze stand in Paris in losem Kontakt mit den Surrealisten, vor allem mit dem Dichter Paul Eluard und mit Max Ernst. Gelegentlich stellte er auch mit ihnen aus. 1934 war er zu einer Gruppenausstellung an der Porte de Versailles eingeladen. Als er die Ausstellungshalle betrat, hatte sich die Gruppe der Surrealisten gerade vor der ihm gewidmeten Wand versammelt, an der auch das Bild *Tägliche Drangsale* hing.

„Da kommt Oelze", sagte einer von ihnen. Man begrüßte ihn mit Hallo. Gala Dalí umarmte ihn und küßte ihn auf beide Wangen. Mit diesem Kuß war seine Aufnahme in den Kreis der Surrealisten besiegelt. Doch der scheue Oelze hielt sich weiter abseits, schloß sich in seinem kargen Arbeitsraum ein und malte Bilder wie *Tägliche Drangsale, Daniel, Fernen, Porträt Tilly Visser in phantastischer Landschaft* und *Erwartung*.

Dem Direktor des Museum of Modern Art, Alfred Barr, schien Oelzes Bild *Tägliche Drangsale* das beunruhigendste Werk des Surrealismus, dem er auf seinem mehrwöchigen Parisaufenthalt begegnet war. Er wählte es für seine berühmt gewordene Ausstellung „Fantastic Art, Dada, Surrealism" aus, die 1936 in New York stattfand.

„Die Morbidität des Bildes war fast nicht auszuhalten", schrieb er. „Doch die Originalität der beunruhigenden Textur und der

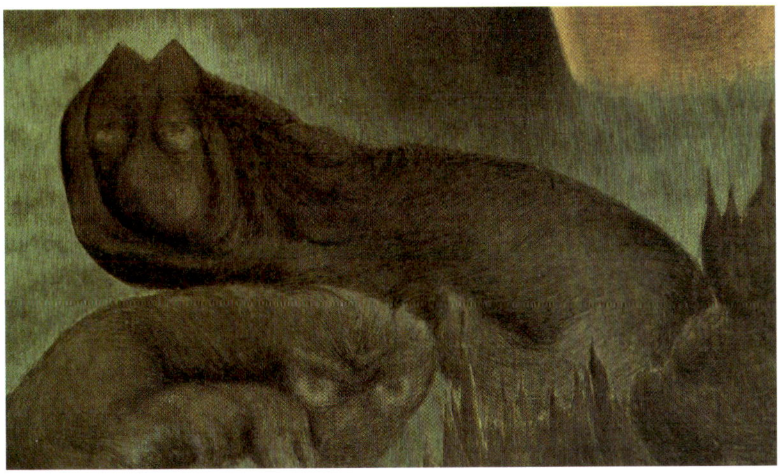

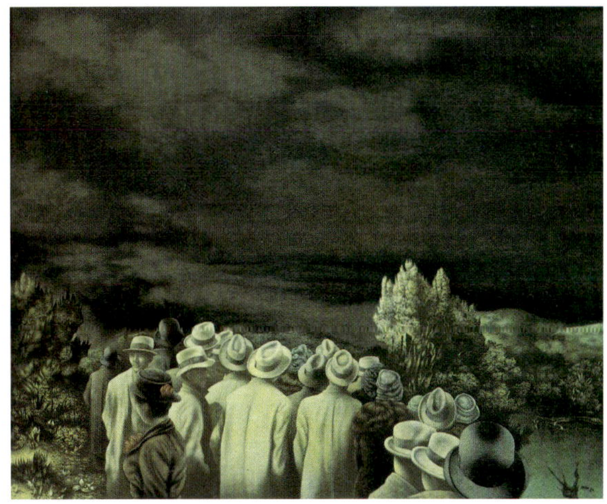

Rechts Oelze, *Erwartung;*
links Ausschnitt aus *Tägliche Drangsale*

geisterhafte Charakter der Farbe, vor allem aber die Suggestion von etwas absolut Überzeugendem hoben das Werk Oelzes aus dem Bereich des Klinischen in den der Kunst."[1]

Oelzes Bild *Tägliche Drangsale* ist reinster Surrealismus, gemalt von einem Künstler, der aus der Neuen Sachlichkeit kam. Oelze hatte am Bauhaus bei Paul Klee und Johannes Itten studiert, sich dann in Dresden aber bald der Neuen Sachlichkeit zugewendet und eine Reihe von magischen Stilleben mit spiegelnden Glaskugeln gemalt. Für kurze Zeit stand er im Bann von Otto Dix, an dessen Bildern ihn vor allem die feine Lasurtechnik faszinierte. Dann, von 1930 an, näherte er sich immer stärker dem Surrealismus.

Genauigkeit und Geheimnis zu verbinden, das war sein Ziel. „Ich wollte eine neue Wirklichkeit von anscheinend phantastischen Gegenständen in naturähnlicher Wiedergabe auf die Leinwand bringen", sagte er später. „Das, was kam, sollte so klar sein wie fotografiert, so glaubhaft, daß jeder Laie überzeugt ist, daß es das gibt."[2] Dalí hat für diese Art von Kunst den Begriff „handgemalte Traumfotografien" geprägt.

Oelzes *Tägliche Drangsale* sind eine solche handgemalte Traumfotografie, das Bild eines Alptraums, der ihn ein Leben lang verfolgte. So oft er ihn auch zu bannen versuchte, stets erschien er ihm aufs Neue. Immer wieder wuchsen diese bedrohlichen Köpfe, Larven und Lemuren aus Bäumen und Zweigen hervor – wie in dem Gemälde *Verwandtschaftliche Zweige* von 1951 – oder erstarrten zu einer Schädelstätte, einer Mauer aus Schweigen, wie in den Bildern *Die Troglodytenmauer* von 1957 oder *Wachsende Stille* von 1961.

Oelze, *Wachsende Stille*

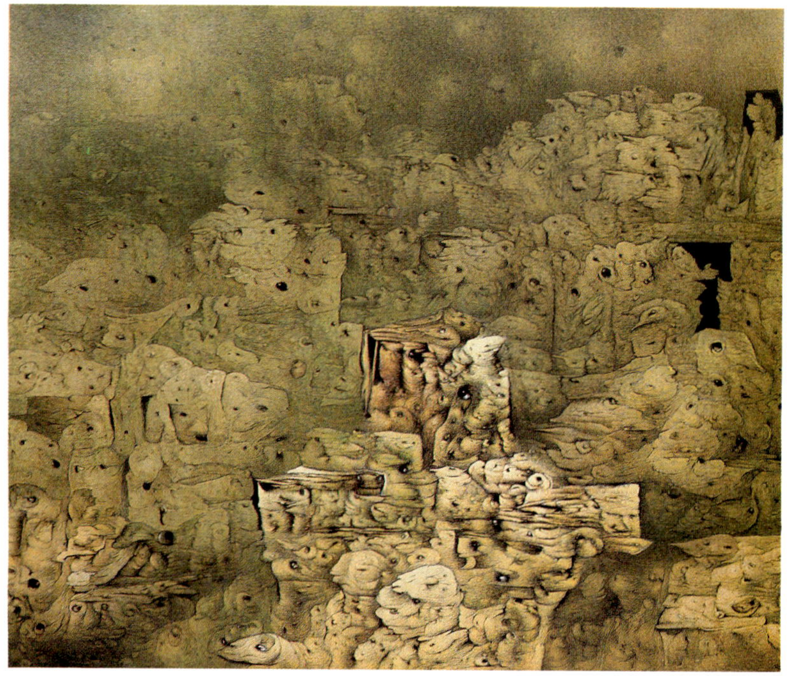

Das Bild *Tägliche Drangsale,* ein Meter dreißig hoch und achtundneunzig Zentimeter breit, ist in altmeisterlicher Technik gemalt. Anders als Surrealisten wie Max Ernst oder Oscar Dominguez hat Oelze dem Spiel des Zufalls in seiner Arbeit nie Platz gegeben. Er hat seine Vision stets minuziös in selbstquälerischer Genauigkeit Detail für Detail realisiert, sie mit haarfeinen Pinseln auf die Leinwand gezeichnet und dann erst die Farbe aufgetragen, über die Untermalung Schichten zartester transparenter Lasuren gelegt. Oft hat Oelze monatelang über einem Bild gebrütet. Sein Werk ist relativ klein und umfaßt nicht viel mehr als rund hundertfünfzig Gemälde aus einer Arbeitszeit von etwa vierzig Jahren. Aus der Pariser Zeit sind knapp ein Dutzend Bilder bekannt, meist kleine Formate, und nicht einmal zwei Dutzend Zeichnungen. Immer wieder hat er Arbeiten, die sein fanatisches Qualitätsgefühl nicht befriedigten, in Augenblicken der Depression zerstört.

Wenn wir uns fragen, was eigentlich die Quelle des Unheimlichen in Oelzes Bild *Tägliche Drangsale* ist, dann werden wir zum Schluß kommen, daß es die Augen seiner Geschöpfe sind – Augen, die uns unablässig qualvoll fragend anschauen wie die Augen der Medusa –, die Augen all der Füchse, Katzen, Dachse und Marder, nicht zuletzt die Augen der männlichen Larve, von denen wir nicht wissen, ob sie leer oder geschlossen sind, und die doch alles zu sehen scheinen.

Diese Augen finden wir wieder in den wenigen Selbstbildnissen, die Richard Oelze von sich gemalt hat, so in seinem *Selbstbildnis vor Landschaft,* das um 1947 in Worpswede entstanden ist, wo er nach dem Kriege Zuflucht gefunden hatte. Indes uns der Künstler mit weitoffenem Auge fixiert, taucht im Schatten seines Kopfes hinter ihm ein zweites Gesicht auf, das ganz von einem gewaltigen Auge beherrscht wird. Dieses zweite Gesicht hat Oelze ein Leben lang begleitet. Er, der beide Kriege mitgemacht hat, hat viele schreckliche Dinge gesehen.

Aber schrecklicher waren die Visionen, die er in sich sah. Er hat sie wachen Auges registriert, hat sie nie zu deuten versucht. Wenn es überhaupt einen Schlüssel zu ihnen gibt – er selbst besaß ihn nicht.

So stehen seine Bilder wie ein Menetekel vor uns und werden uns noch lange zu denken geben.

Ausschnitt aus *Tägliche Drangsale*

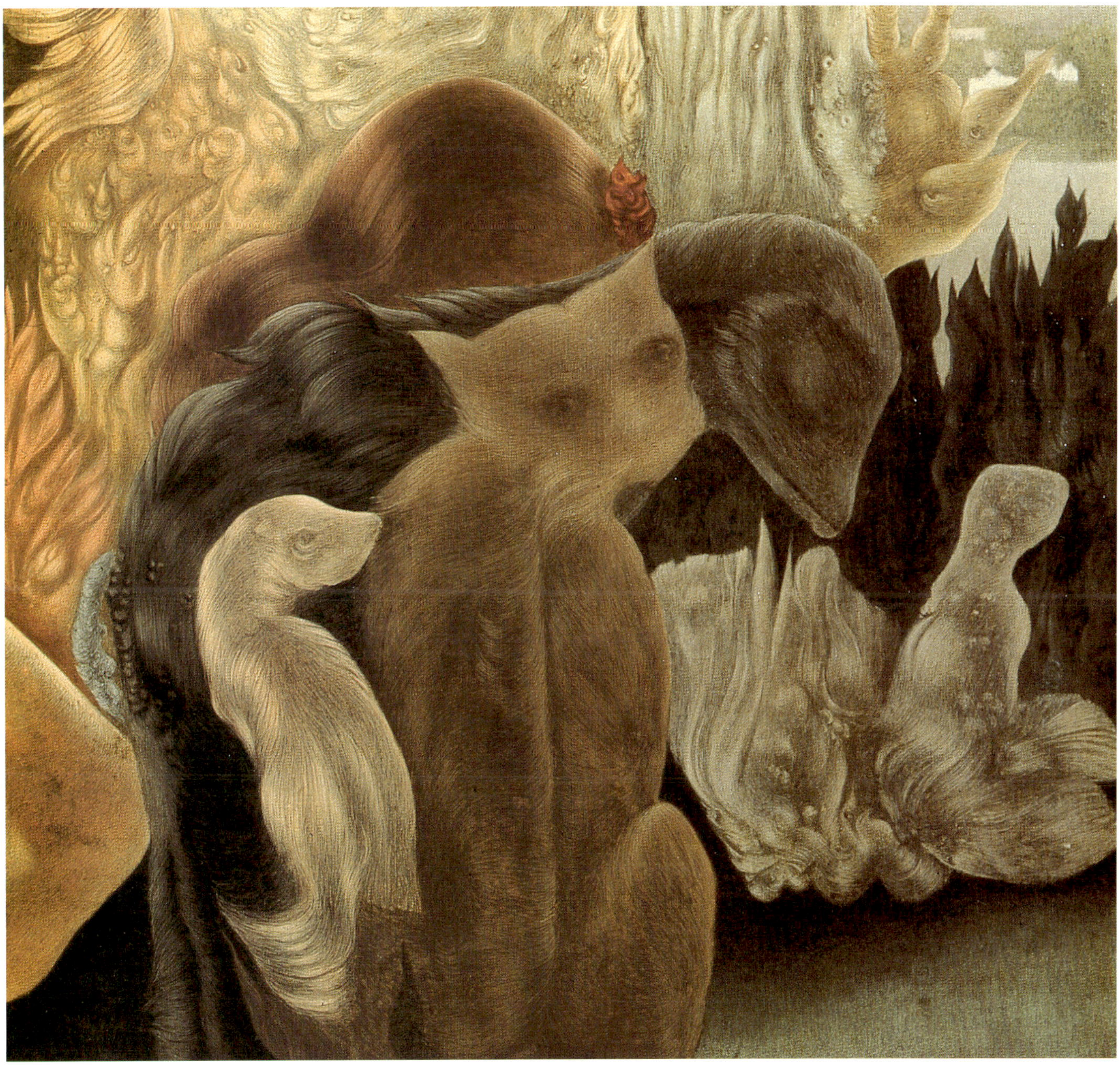

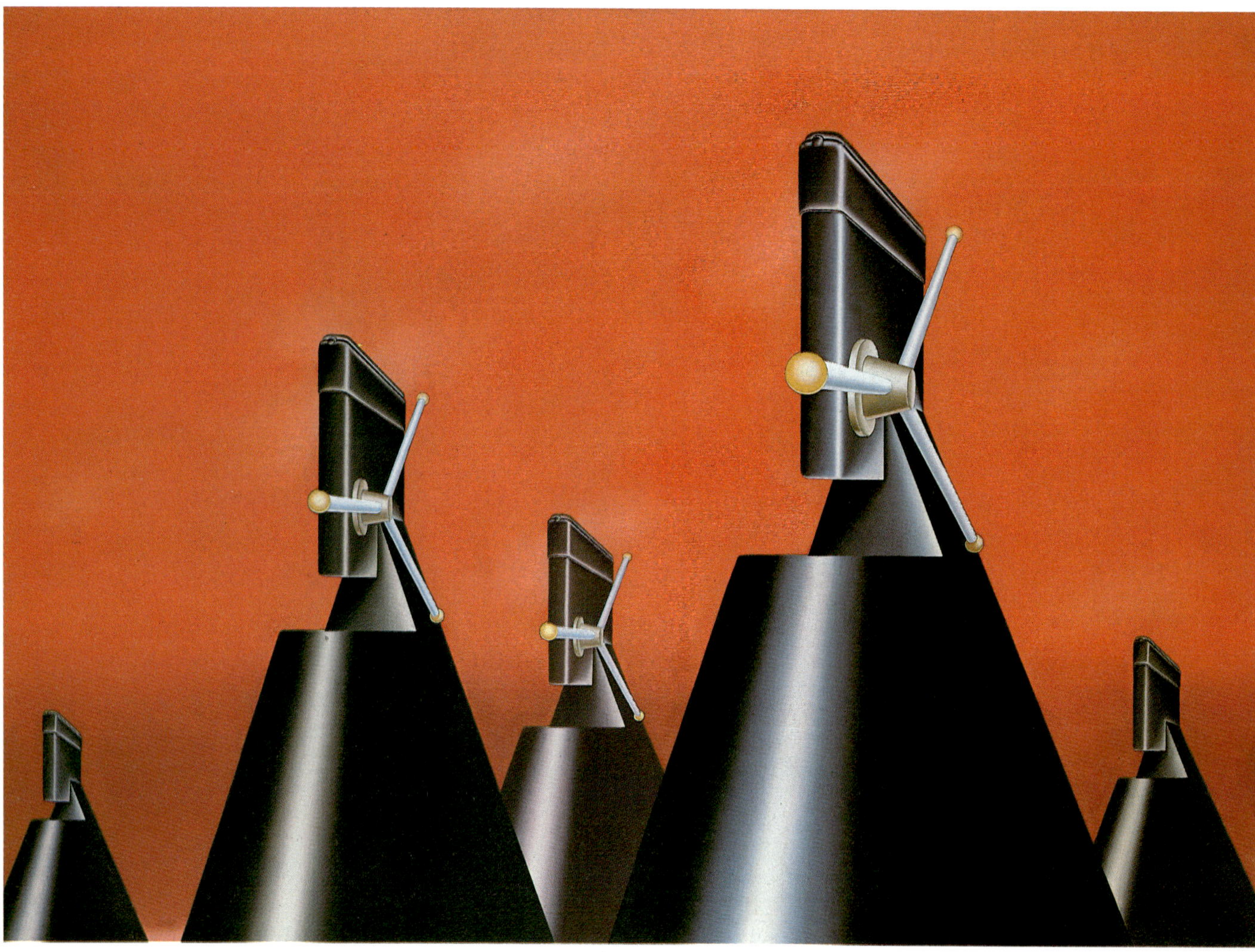

DÜSSELDORF, KUNSTSAMMLUNG NORDRHEIN-WESTFALEN

Konrad Klapheck (geb. 1935)

Der Krieg (1965)

Fünf turmartige Objekte aus schimmerndem Metall vor einem flammendroten Hintergrund. Die im Raum gestaffelten Maschinen lassen an Tanks vor dem Himmel brennender Städte denken. Jedem, der das Europa von 1939 bis 1945 erlebt hat,

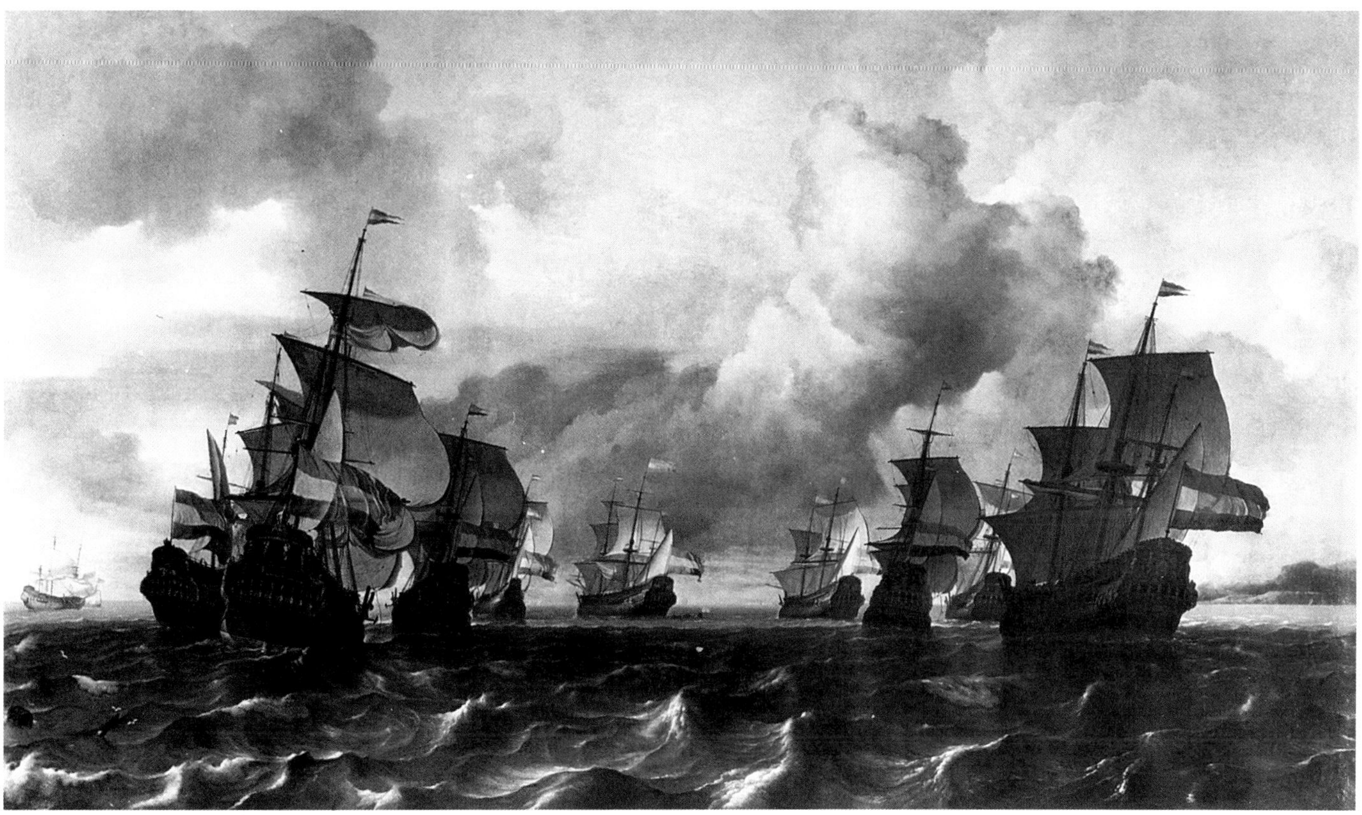

Bakhuizen,
Le retour de la flotte sans le commandement de G. D. Stanwijk

erscheint der Titel verständlich: *Der Krieg*. Doch ist damit schon alles über das Bild gesagt?

Acht Jahre vor der Entstehung dieses Bildes, 1957, hatte der Künstler als junger mittelloser Student in einem spärlich möblierten Zimmer in Versailles bei Paris die Nähmaschine seiner Wirtin abgemalt. Es herrschte damals in der ganzen westlichen Welt die abstrakte Malerei.

Kunstsammlung Nordrhein-Westfalen, Düsseldorf

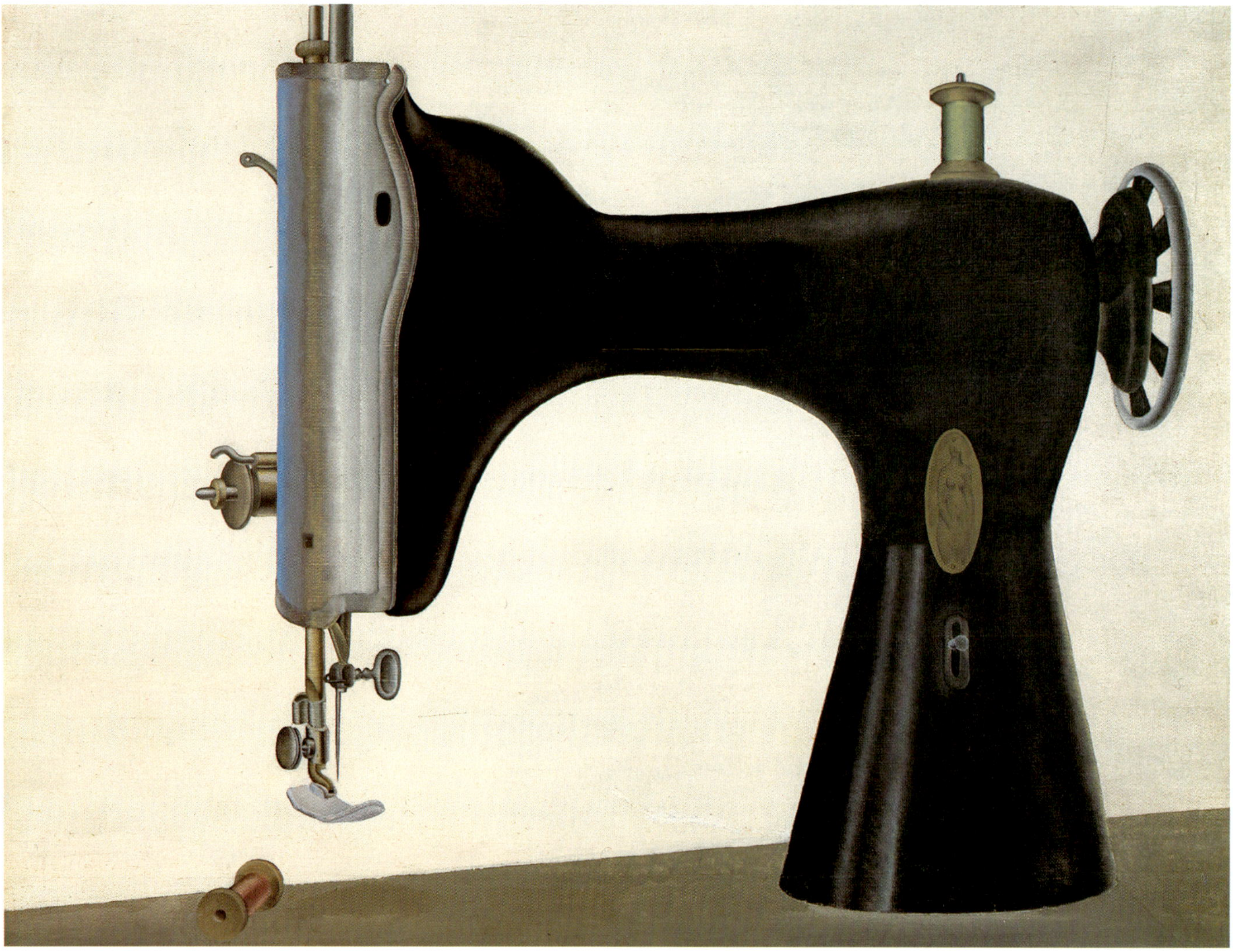

Klapheck, *Die gekränkte Braut*

Eine ihrer Spielarten, das Informel, arbeitete, im Gegensatz zur geometrischen Abstraktion, die sie verdrängte, mit Flecken und Klecksen, vermied die gerade Linie und die durchdachte Konstruktion – es kam auf die Spontaneität an.

„Nicht das Endprodukt zählt“, so hörte man häufig in Künstlerkreisen, „sondern der Vorgang des Malens.“ Klapheck, Kunststudent, Sohn zweier Kunsthistoriker, wollte etwas ganz anderes. Er war mit Büchern über die Kunst der Vergangenheit aufgewachsen und begeisterte sich an der unendlichen Feinheit der Bildnisse Dürers und Cranachs, die heute die deutschen Geldscheine zieren. Er liebte die Genauigkeit, doch die große Epoche des Porträts war im Zeitalter der Fotografie vorbei, das war ihm klar. So boten sich ihm die Maschinen an, an denen er seine Lust an Präzision und Glanz und an täuschend nachgemachter Rundung befriedigen konnte. Während er das rote und das grüne Garnröllchen, die bläulich schimmernde Stirn der Nähmaschine, den Fadenführer und schließlich den kleinen Fuß, durch den die Nadel hin- und herfährt, malte, machte der junge Künstler eine seltsame Entdeckung: Die Maschine nahm menschliche Züge an.

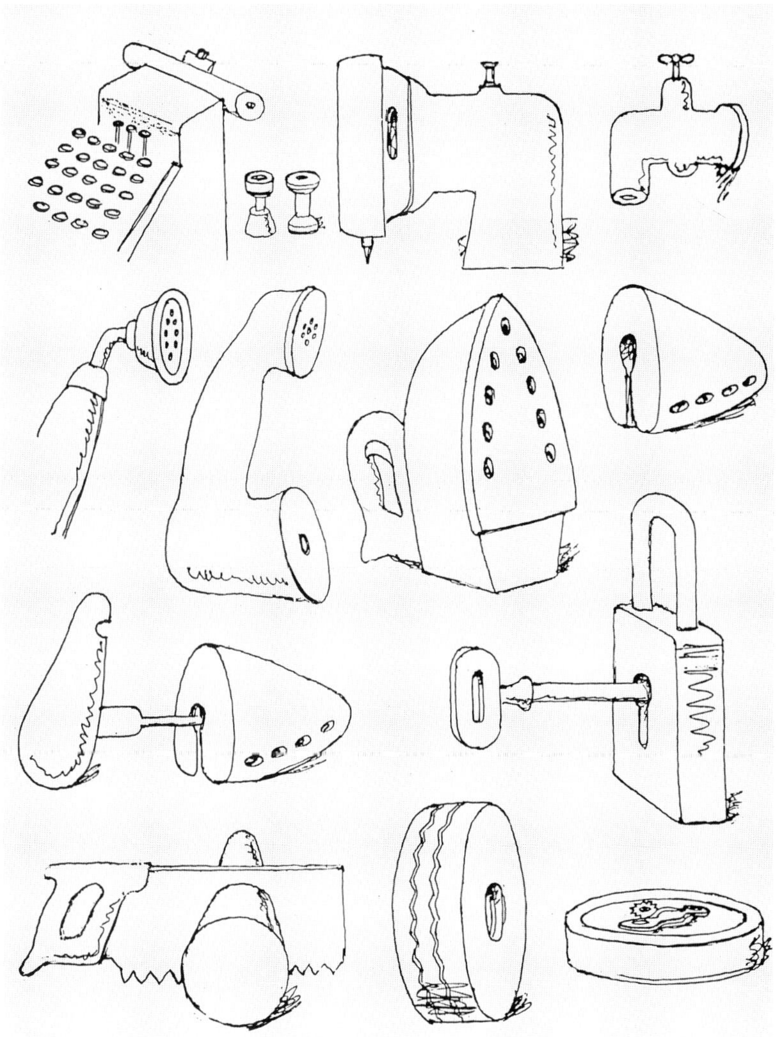

Klapheck, Grundthemen (Skizze)

Eine kleine runde Öffnung im Oberteil der Stirn wurde zum Auge, und die Nadel mit Fuß ließ sich als Mund deuten, als ein bissiges Kau- und Sprechorgan. Der schwellende Leib des Nähmaschinenrumpfes hatte ganz eindeutig weibliche Formen.

Ohne es zu wissen oder zu wollen, hatte der einsame junge Mann das Porträt einer Freundin gemalt, von der er sich kurz zuvor im Streit getrennt hatte, und er nannte das Bild *Die gekränkte Braut.* Er wußte nun, daß er mit Hilfe der Maschinen die Menschen und sein Verhältnis zu ihnen darstellen konnte. Es bildete sich in den folgenden Jahren ein richtiger Maschinenpark als Motivmaterial. Konrad Klapheck malte Schreibmaschinen, Wasserhähne und Duschen, Telephone, Bügeleisen und Fahrradschellen. Doch von Zeit zu Zeit kam er auf die Nähmaschine zurück, die auch in den neuen Fassungen stets wieder weibliche Umrisse annahm.

Die „menschlichen" Titel gab er seinen Maschinenbildern zunächst nur zum Privatgebrauch und wollte sie eigentlich geheimhalten. Doch dann stellte er fest, daß sie auf seine Freunde, wenn er diesen seine Bilder zeigte und die Titel beiläufig erwähnte, eine ungemein heftige Wirkung ausübten. Die einen brachen in Gelächter aus, und die anderen sagten „unmöglich". So beschloß er, die Bilder von nun an zusammen mit ihren Titeln in die Welt zu schicken.

1960 versuchte Klapheck zum erstenmal, den gleichen Gegenstand mehrfach in einem Bild unterzubringen. Als Anregung hatten die holländischen Meeresbilder mit Segelschiffen aus dem 17. Jahrhundert gedient, in denen vor dunstigem Hintergrund ähnliche Formen im Raum perspektivisch gestaffelt auftreten.

Der Künstler nannte das Bild *Die Mütter,* wie immer fiel ihm der Titel auch hier erst nach beendeter Arbeit ein. Aus der gekränkten Braut war nun eine Herde scheinbar friedlicher Wesen geworden, und er mußte an die Kühe denken, die er auf Geheiß seines Zeichenlehrers so oft in den Schulferien auf den Weiden des Niederrheins gezeichnet hatte.

Etwas später fiel ihm ein Prospekt in die Hände mit Abbildungen von Bohr- oder Fräsmaschinen. Sofort sah er in ihnen die größeren Schwestern der Nähmaschine und nahm sich vor, das Thema der serienhaft wiederholten Maschinen wieder aufzugreifen.

Die Vorlage vereinfachte er, Maschine und Werkbank zog er zu einer einzigen Form zusammen, das vierarmige Fest-

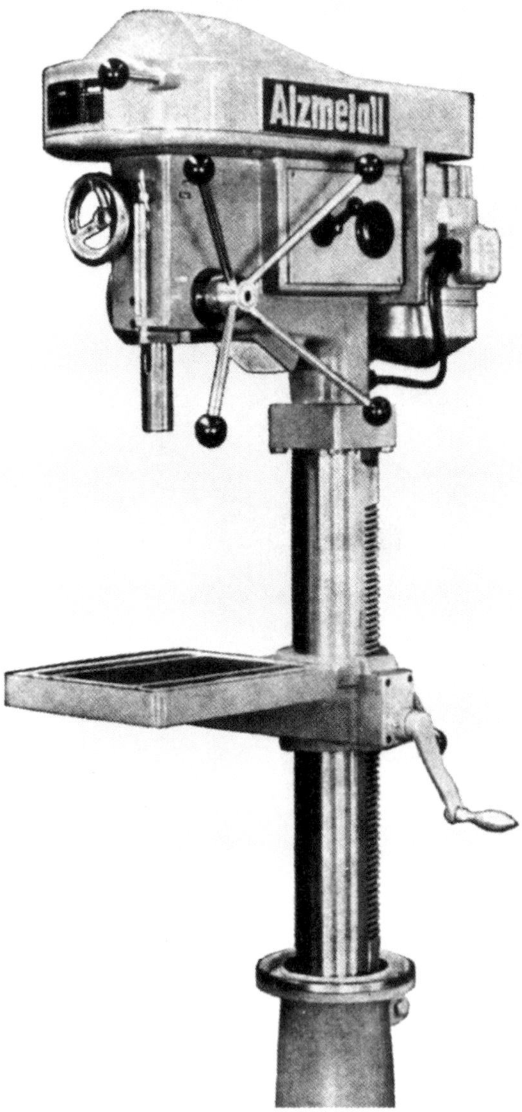

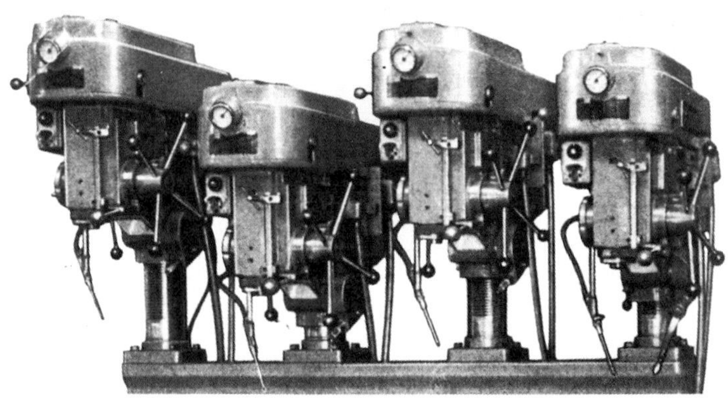

Bohr- und Fräsmaschinen aus einem Werbeprospekt

stellerkreuz reduzierte er auf drei Arme, und von der Anzeigeuhr im Oberteil blieb nur noch ein kleines blindes Knöpfchen übrig.

Diesmal benutzte er fünf Maschinenkörper, deren unterschiedliche Größe und damit unterschiedliche Nähe zum Betrachter dem Raum eine für den Maler neue Tiefe gaben.

Klapheck hatte bisher weiße, braune, blaue und grüne Hintergründe verwendet, diesmal trieb ihn ein unerklärlicher Drang zu einem roten. Als das Bild beendet war – mit zwei Metern Breite sein bis dahin größtes – fiel ihm der Titel ein: *Der Krieg.* Das Bild war sofort ein Erfolg.

Konrad Klapheck fragte sich, warum das Werk so populär wurde. Er hatte andere, kompliziertere Bilder gemalt, in die er ebensoviel oder noch mehr Energie und Arbeitszeit gesteckt hatte. Vielleicht lag die Intensität in dem Gehalt an eigenem Erleben begründet.

Klapheck hatte diesen Himmel gesehen. In der Nacht des 4. Dezember 1943 war er in Leipzig von seiner Mutter geweckt worden, es war Fliegeralarm, und der Dachstuhl des großelterlichen Hauses stand bereits in Flammen. Im Garten sah er dann, wie die großbürgerliche Villa niederbrannte.

„Während meine Verwandten über den Verlust des Besitzes klagten", erzählte er später, „sagte ich mir, wie schön sind diese Flammen, wie herrlich dieser rote Himmel."

Der kleine Konrad war zu einer Zeit aufgewachsen, in der der Begriff des Heldentums alles überschattete. In kleinen Heftchen

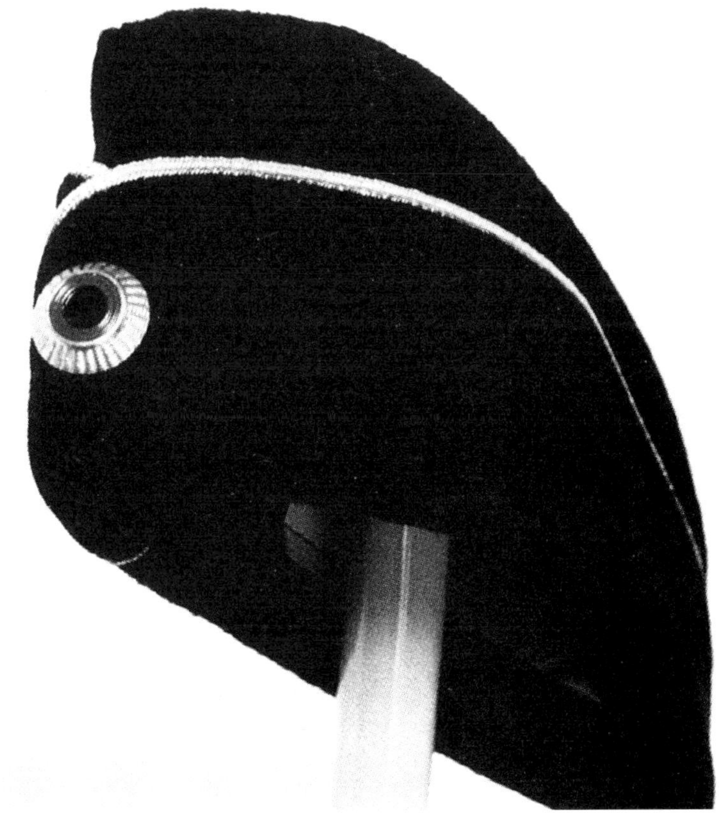

„Schiffchen" mit Kokarde

waren die Biographien der Kriegshelden verbreitet und wurden verschlungen. Bei Klapheck kam noch eine andere Lektüre hinzu, „Die Deutschen Heldensagen" mit den Erzählungen von Siegfried, dem Drachentöter, den Nibelungen und Dietrich von Bern, geschmückt mit Zeichnungen und Holzschnitten gepanzerter Ritter.

So war es kein Zufall, daß einige Kritiker die gemalten Bohrmaschinen mit der Armee der deutschen Ordensritter aus dem Film „Alexander Newski" verglichen, den der russische Regisseur Sergej Eisenstein 1938 drehte. Klapheck hat diesen Film nie gesehen, aber auch er erkannte in den Maschinen kriegerische Wesen, aber modernerer Natur, große uniformierte Köpfe, und im Maschinendeckel spiegelte sich für ihn sogar das Käppchen oder Schiffchen des Soldaten wider, wobei die Anzeigeuhr zur Kokarde geworden war.

Als Klapheck das Bohrmaschinenmotiv einige Jahre später noch einmal aufgriff, war das Kopfmotiv mit der Uniformmütze wiederum klar zu erkennen. Die diesmal als gleichförmige Reihe angeordneten Bohrmaschinen nahmen den Charakter einer Polizeikette an, wie sie die Demonstranten während der Unruhen von 1968 zurückdrängt. Dieses Bild nannte Klapheck *Law and Order,* Gesetz und Ordnung, ein zwiespältiger Begriff, der in der Politik einen etwas negativen, rechtslastigen Akzent hat. Doch der Künstler erzählt, daß ebenso die zahlreichen Berechnungen gemeint seien, die nötig waren zur Lösung der Perspektive- und Kompositionsprobleme.

Enthält nun unser Bild *Der Krieg* eine eindeutige Botschaft des Künstlers? Ist es ein Protest gegen Krieg und Vernichtung in einer

Klapheck, *Schreibmaschine 1955*

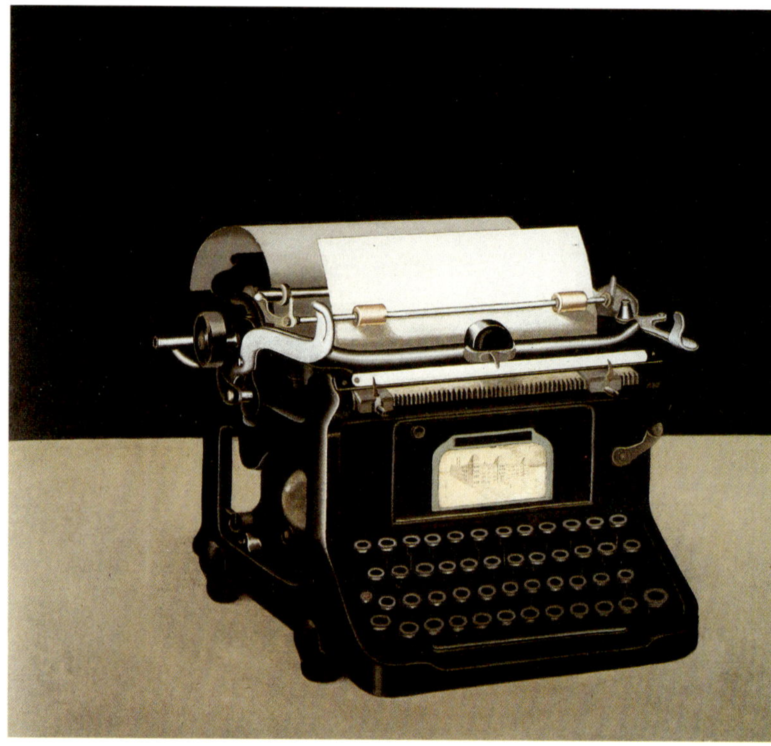

Zeit immer perfekter werdender Zerstörungswaffen, also ein pazifistisches Plakat? Oder ist nicht vielleicht auch d e r Krieg gemeint, der in uns allen tobt, der Kampf der Geschlechter mit der Angst vor dem Andersartigen, der Kampf zwischen Alter und Jugend, in dem eine Generation die andere verdrängt und mit ihr das Diktat ihres Lebensstils? Wo steht der Künstler überhaupt?

Vor den unaufhaltsam näherrückenden Maschinen, deren zu Kanonenrohren monumentalisierte Feststellerarme er angstvoll auf sich gerichtet sieht? Oder sitzt er, der sich an Rittersagen ergötzt hat, am Ende *in* einer der Maschinen und bedroht uns, die anderen?

Wir werden es nicht erfahren, ob der Maler hier Bedroher oder Bedrohter ist, und er selbst wird es auch nicht wissen. Sollen wir deshalb enttäuscht sein und uns betrogen fühlen? Sicher nicht, denn der Wert eines Kunstwerkes liegt häufig darin, daß es – wie einst das Orakel in Delphi – verschieden zu deutende Antworten gibt, daß es in uns mehr Fragen auslöst als es uns Auskunft erteilt.

WERNER HOFMANN

Kunsthalle Hamburg

Bürgerinitiativen haben in Hamburg viel bewirkt. Auch die Kunsthalle zählt zu den kulturellen Einrichtungen, die den Willen von Einwohnern dieser Stadt widerspiegeln. 1817 wurde, vom patriotischen Gegenwartsbewußtsein getragen, der „Kunstverein in Hamburg" ins Leben gerufen.

Fast zwei Jahrzehnte verstrichen, ehe am 30. August 1869 die vom Kunstverein auf der Alsterhöhe errichtete Kunsthalle dem Senat und der Öffentlichkeit übergeben wurde. 1886 wurde Alfred Lichtwark mit der Leitung des Hauses betraut. Durch seine Tatkraft, auf Spürsinn gestützt, gelangten Meister Bertram und Meister Francke mit ihren Altären in die Kunsthalle; er entdeckte die hamburgische Spielart des Barock und die bürgerlichen Realisten des Vormärz, vor allem aber Philipp Otto Runge, den großen Einzelgänger. 1905 erwarb er fünf Bilder von Caspar David Friedrich (darunter das *Eismeer*) und setzte damit einen entscheidenden Beitrag zu einer der folgenreichsten Wiederentdeckungen der neueren Kunstgeschichte.

Lichtwark starb 1914. Sein Nachfolger Gustav Pauli (1866 – 1938) konnte den Neubau erst 1919 eröffnen. Der Horizont, den er den Sammlungen erschloß, schloß sich organisch den von Lichtwark gezogenen Kraftlinien an: er reicht von Munch zu den deutschen Expressionisten, fügt aber auch dem 19. Jahrhundert wesentliche neue Schwerpunkte hinzu, z. B. Manets *Nana*.

Wie „anstößig" Pauli sammelte, erwies sich, als die neuen Machthaber, die ihn 1933 vorzeitig entlassen hatten, 1937 zur Tat schritten und die „Säuberung" der deutschen Museen von „entarteter Kunst" anordneten. Die 74 damals beschlagnahmten Gemälde, darunter Kokoschkas *Windsbraut* und Marcs *Mandrill*, gehen sämtlich auf sein Konto. Das Kupferstichkabinett büßte etwa 1200 Arbeiten ein.

Carl Georg Heise trat 1945 sein Amt an. Es gelang ihm, viele der Lücken zu schließen, die Hitlers Plündertrupps gerissen hatten. Der Sammlung der Skulpturen galt sein besonderes Augenmerk.

Alfred Hentzen leitete das Haus von 1955 bis 1969. Bei den Zeitgenossen richtete sich sein Blick vornehmlich auf die Ecole de Paris und deren Ausstrahlungen. Mit glücklicher Hand erwarb er Franzosen und Italiener des 17. und 18. Jahrhunderts.

Als Hentzens Nachfolger stehe ich seit bald sechzehn Jahren vor der schier unlösbaren Aufgabe, angesichts der Preisexplosion auf dem Kunstmarkt das internationale Niveau der mir anvertrauten Sammlung zu wahren und zugleich ein durchdachtes Ausstellungsprogramm zu entwerfen, das wissenschaftliche mit allgemein interessierenden Fragestellungen verbindet. – Es war schon immer die Aufgabe dieses Hauses, aus der Not der knappen Mittel seine Strategien zu entwickeln. – Unsere Schwerpunkte müssen Bezugspunkte sein, so intensiv aufgeladen, daß sich aus ihnen immer wieder neue Fragezeichen und neue Einsichten in das künstlerische, geistige und gesellschaftliche Gefüge Europas vom Mittelalter bis in die Gegenwart ergeben.

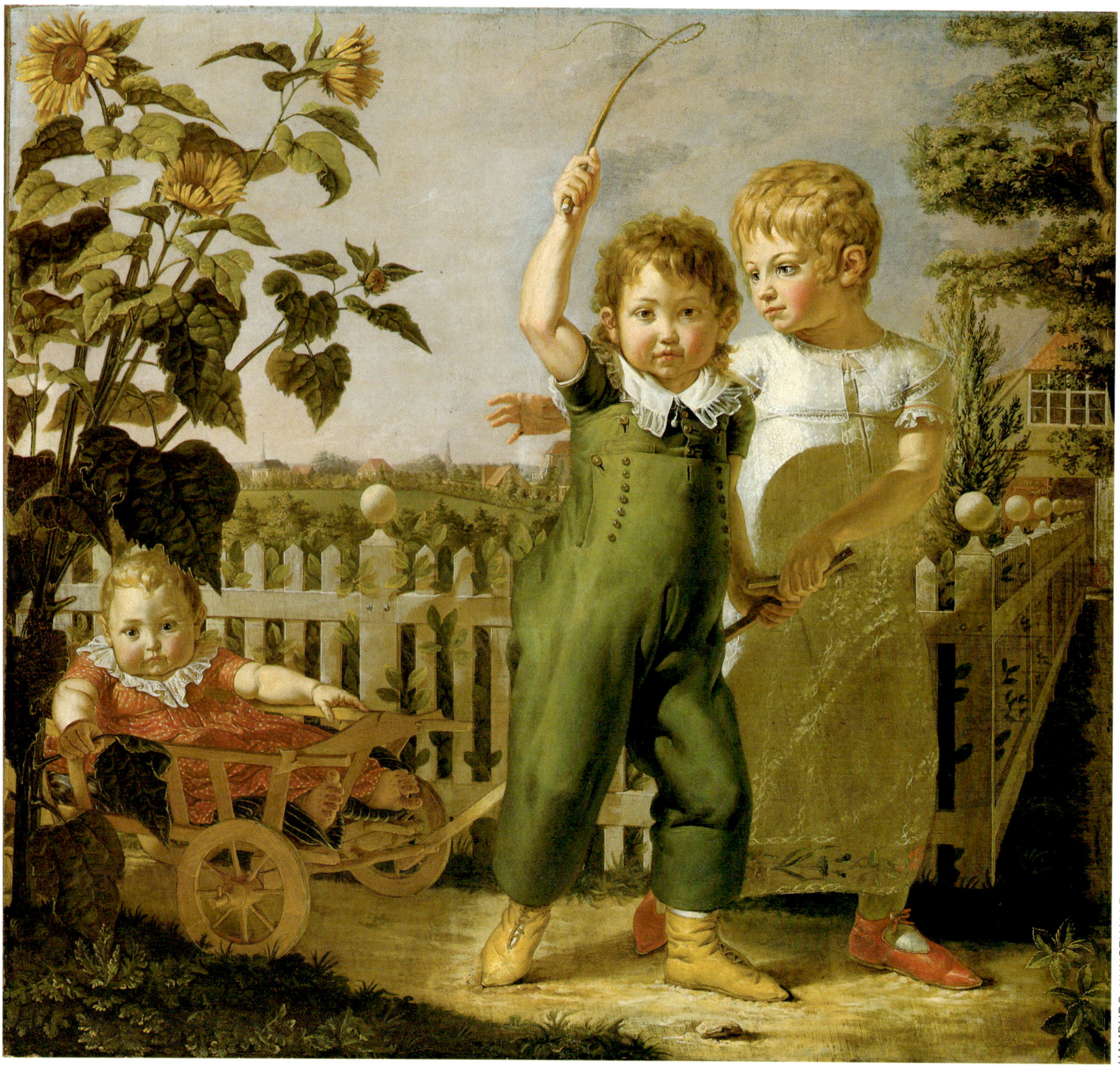

HAMBURG, KUNSTHALLE

HELMUT R. LEPPIEN

Philipp Otto Runge (1777-1810)

Die Hülsenbeckschen Kinder (1805/06)

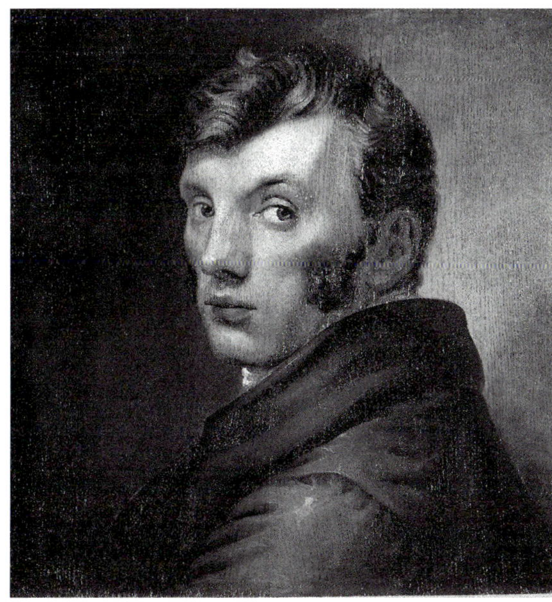

Runge, *Selbstbildnis,* (1809)

Der Hamburger Kaufmann Daniel Runge beschreibt das Bild seines Bruders Philipp Otto so: „Man sieht auf diesem sehr großen Gemälde drei der Kinder seines Freundes Hülsenbeck. Vor dessen Garten in Eimsbüttel ziehen zwei derselben, die älteste Tochter und ein Knabe, den noch ganz unmündigen Jüngsten im Kinderwagen, über welchen hin sich links eine Sonnenblumenpflanze hoch erhebt. Über das Gartenstaket weg geht die Aussicht auf die Stadt Hamburg."[1]

Stellen wir noch die Kinder vor: Maria, sechs Jahre alt, August, fünfjährig, und der gerade dreijährige Friedrich.

Und die Kirchtürme von St. Katharinen, St. Nicolai und St. Petri, durch die Sonnenblumenblätter fast verdeckt, St. Jacobi.

Der Blick zu den fernen Türmen der Stadt Hamburg geht gen Südost von Eimsbüttel aus, damals einer Vorstadt, in der Friedrich August Hülsenbeck, zeitweise Compagnon von Daniel Runge, sein Sommerhaus hatte.

Ein Teil von diesem ist rechts noch zu sehen. Der Blick in die Tiefe geht über den Staketenzaun, über Wiesen und Knicks, über Gehöfte und eine Färberei, aus der Stoffbahnen hängen. Wie der Maler selbst schreibt, auch Garten und Hamburg „ist alles Portrait"[2].

Philipp Otto Runge war damals 28 Jahre alt. Er stammte aus Wolgast in Pommern, hatte mit 18 Jahren beim Binder Daniel in

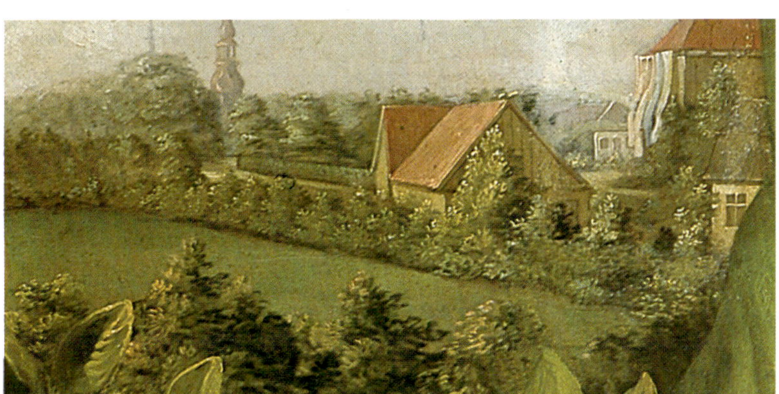

Ansicht Hamburgs,
Ausschnitt aus *Die Hülsenbeckschen Kinder*

Kunsthalle, Hamburg

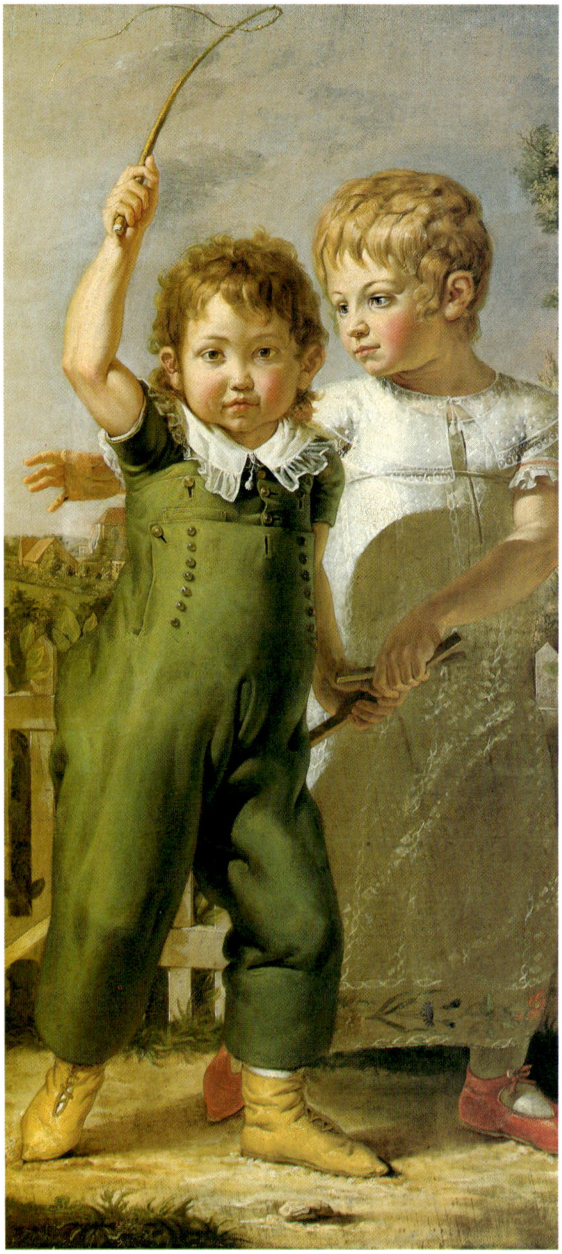

Oben Maria und August,
Ausschnitt aus *Die Hülsenbeckschen Kinder;*
rechts Runge, *Der Morgen*

Hamburg eine kaufmännische Lehre begonnen, dann die Akademien in Kopenhagen und Dresden besucht und lebte nun, mit Pauline Bassenge glücklich verheiratet und von seinem Bruder Daniel finanziell unterstützt, in Hamburg. Hier in Hamburg starb er schon fünf Jahre später, dreiunddreißig Jahre alt, an Schwindsucht.

Wir wissen, wann er mit dem Bildnis der Hülsenbeckschen Kinder begonnen hat: am 16. Oktober 1805. Schon im März des folgenden Jahres war alles vollendet. Gleichzeitig malte er an dem Gemälde *Ruhe auf der Flucht nach Ägypten,* befaßte sich intensiv mit der Gesetzmäßigkeit der Farben und hatte stets die symbolische Komposition der vier *Zeiten* im Sinn, die er von der bereits abgeschlossenen graphischen Fassung in Malerei übertragen wollte.

Zwei Jahre später hat er den *Morgen* in einer ersten Version gemalt. Auch hier geht es Runge um Kindheit und Werden – und um das Licht, nicht anders als in den *Hülsenbeckschen Kindern* und in der *Ruhe auf der Flucht;* jedesmal ist es das Licht des Morgens.

Viele Lesebuchverfasser und Lehrer denken (nun schon seit mehreren Generationen), dies Bild sei ein Bild für Kinder, denn es sind Kinder dargestellt, groß und deutlich, und sie sehen auch wie

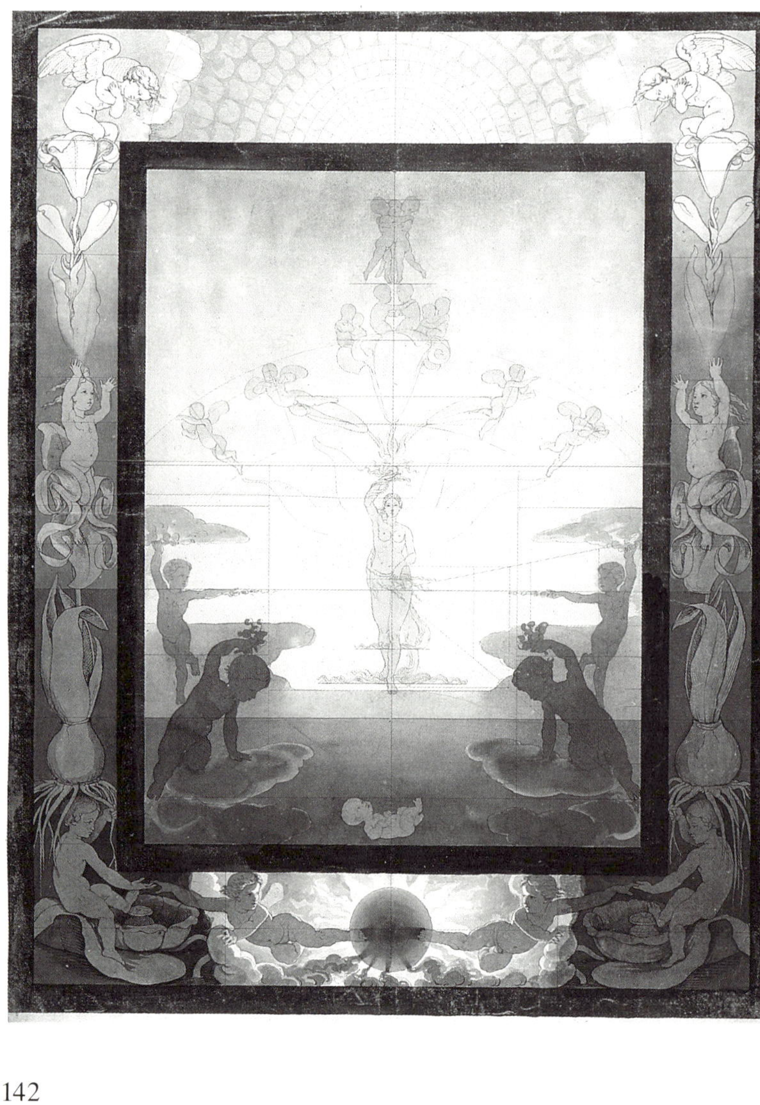

Kinder aus und nicht wie kleingeratene Erwachsene. Aber Kinder mögen das Bild häufig gar nicht. Die drei auf dem Bild guckten so ernst, seien gar nicht „süß“. Recht haben sie!

August und der kleine Friedrich Hülsenbeck blicken uns so ernst an, als wollten sie wie der junge Brecht sagen: „Glotzt nicht so romantisch!“

Zum Greifen nahe stehen uns die Kinder gegenüber, als nähme der Maler Bezug auf die Art kleiner Kinder, durch Greifen zu begreifen. Tatsächlich war jene erste, aufs Greifen ausgerichtete Erfahrungsweise des Kindes für die romantische Kunsttheorie Gegenstand des Nachdenkens.

Der kleine August mit seiner Peitsche, der zugleich Pferd und Kutscher spielt, ist nicht ein ins Spielen versunkenes Kind. Er löst sich vom Spiel, obwohl er die Deichsel noch festhält, und tritt uns als ein Triumphierender, als ein Sieger gegenüber. Maria hinter ihm, mit Römerfrisur und geradezu athletischem Körperbau, wendet sich fürsorglich zum kleinen, pummeligen Friedrich im Leiterwagen um, der uns mit leichtem Silberblick anstarrt. Kein Kind lacht und strahlt.

Die drei haben das umzäunte Land hinter sich gelassen. Sie betreten den Bereich der freien Natur, wo die riesige Sonnenblumenstaude wächst. Sie erobern die Welt. Und das ist eine ernste Sache.

Mit gleicher Genauigkeit und Schärfe wie die Kinder erfaßt Runge malend die Sonnenblumenstaude, deren saftige Blätter mit ihrer gekerbten Oberfläche etwas geradezu Fleischiges haben, jedenfalls den Tastsinn reizen. Ist es bedeutungslos, daß der Hauptstiel abgebrochen ist und daß den drei Blüten drei Knospen entsprechen?

Die drei Sonnenblumen sind verschieden weit geöffnet und gehen in verschiedene Richtungen. So wie die drei Hülsenbecks in verschiedenen Entwicklungsstadien wiedergegeben sind, körperlich wie geistig, so begegnet ihnen auch in der freien Natur, in die sie erste Schritte tun, mit der Sonnenblumenstaude der Kreislauf der Natur: Entstehen, Werden und Vergehen, auch in ihrer Gleichzeitigkeit.

Aber Kinder und Pflanze sind nicht nur zum Greifen nahe gemalt, sondern auch wie erstarrt. Das gleiche Licht, das sie so überaus plastisch erscheinen läßt, hebt sie aus ihrer Umgebung heraus. Bei der Arbeit hat Runge darin ein unlösbares Problem gesehen, „da gegenseitig entweder die Landschaft oder die Porträte als untergeordnet erscheinen müssen“[3], wie er dem Vater schrieb. Nachdem Runge im März 1806 unser Bild vollendet hatte, begann er im Monat darauf ein ebenso monumentales Porträt, das fast zwei Meter hoch ist. Auf die Rückseite hat er geschrieben: „Diese meine lieben Eltern habe ich meinen Geschwistern und mir zum Andenken gemalt und zur Lust mein Söhnlein, Otto Sigismund, alt $1\frac{1}{2}$ Jahr, und meines Bruders Jakob Söhnlein, alt $3\frac{1}{2}$ Jahr. Wolgast im Sommer 1806.“

Seine Eltern zum Andenken, deren Enkel zur Lust? Runge untertreibt – seine bildnerischen Gedanken über Kindheit, Werden und Licht haben auch hier Gestalt angenommen, auf ganz

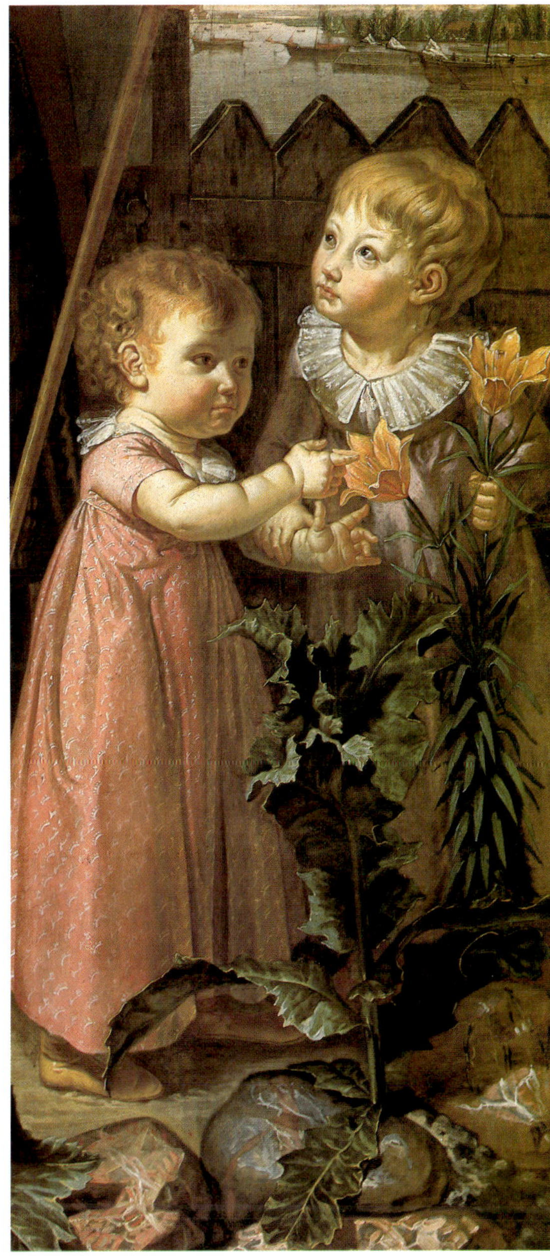

Runge, Ausschnitt aus *Die Eltern des Künstlers*

Runge, *Die Eltern des Künstlers*

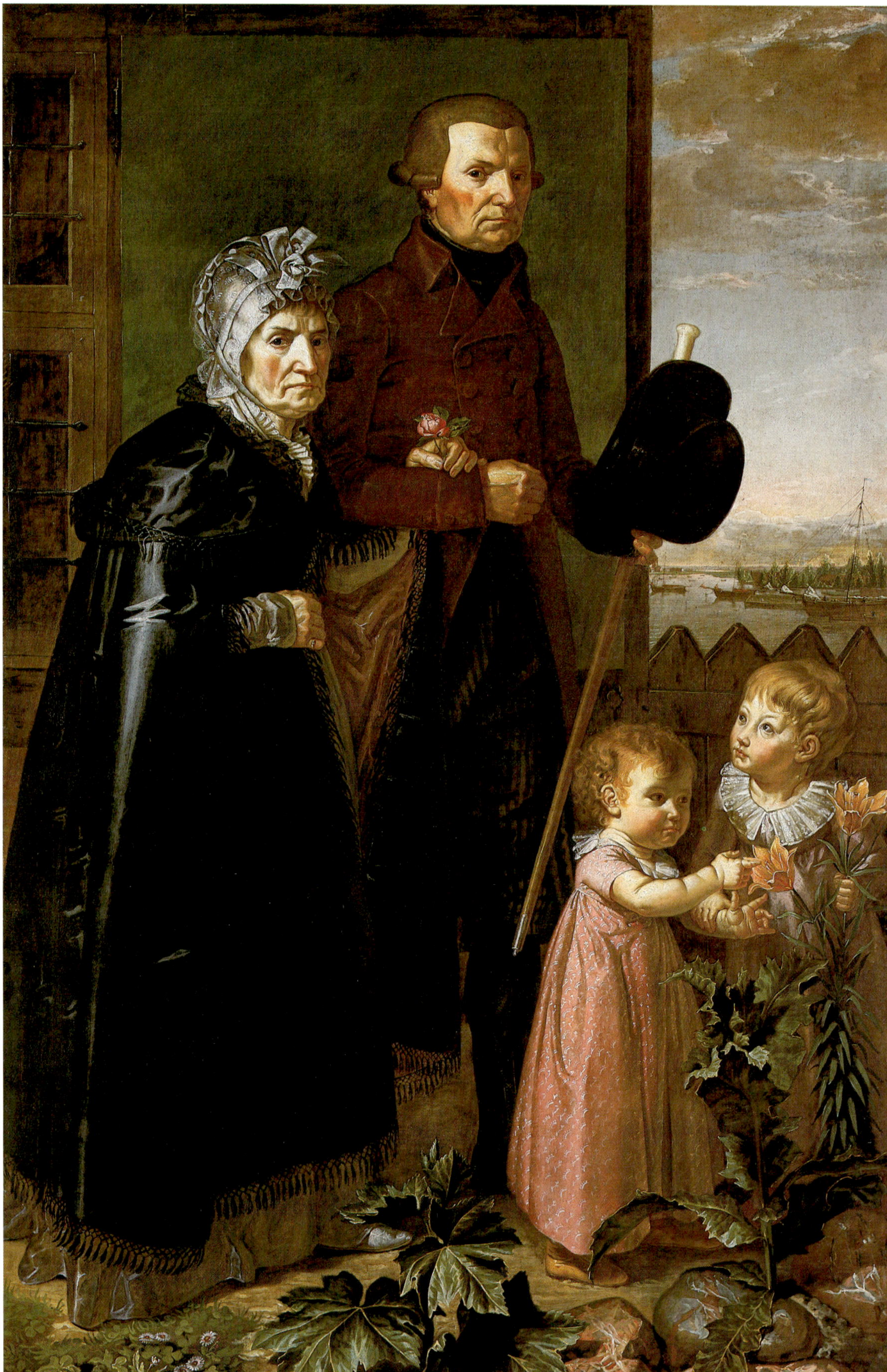

Kunsthalle, Hamburg

einfache Weise. Noch direkter sind die Kinder mit den Pflanzen verbunden, die Lilienstaude mit ihren beiden Blättern ist ebenso ein wachsendes Lebewesen wie die beiden Kinder. Fest greift Friedrich Runge mit der Rechten den Vetter Sigismund und mit der Linken den Lilienstengel.

Er blickt zu seinen Großeltern auf – so erscheint er im hellen Licht wie die Blüte neben ihm. Hier wie bei den *Hülsenbeckschen Kindern* wird deutlich, wie das Licht für Runge einen sinnbildlichen Charakter hat.

Das Werden des Lichts ist das Thema des Bildes vom *Morgen*, und auch dort ist es untrennbar mit dem Werden des Menschen, mit der Kindheit verbunden. Dies bedenkend, geht der Blick des Betrachters zu einer bedeutungsvollen Einzelheit auf dem gleichzeitig gemalten Bild von der *Ruhe auf der Flucht nach Ägypten* zurück: Hier ist das Kind der Gottessohn. Indem es die Ärmchen hochstreckt, wird es vom Licht getroffen – das Licht wird zum Zeichen der Erscheinung Gottes in der Welt.

Die *Hülsenbeckschen Kinder* überzeugen uns, daß es Runge schließlich gelungen ist, das unmittelbar Körperhafte und die Unfaßbarkeit des Lichts, das die Kinder von ihrer Umwelt trennt und sie doch zugleich umgibt, spannungsvoll miteinander zu verbinden.

Den Maler selbst beschreibt der Freund Henrik Steffens: „Seine großen, lebendig staunenden Augen waren gewöhnlich nach innen gekehrt und hatten eine unbeschreiblich anziehende Gewalt."[4] Mit diesem ernsten Staunen sah er auch in den *Hülsenbeckschen Kindern* das Werden des menschlichen Lebens.

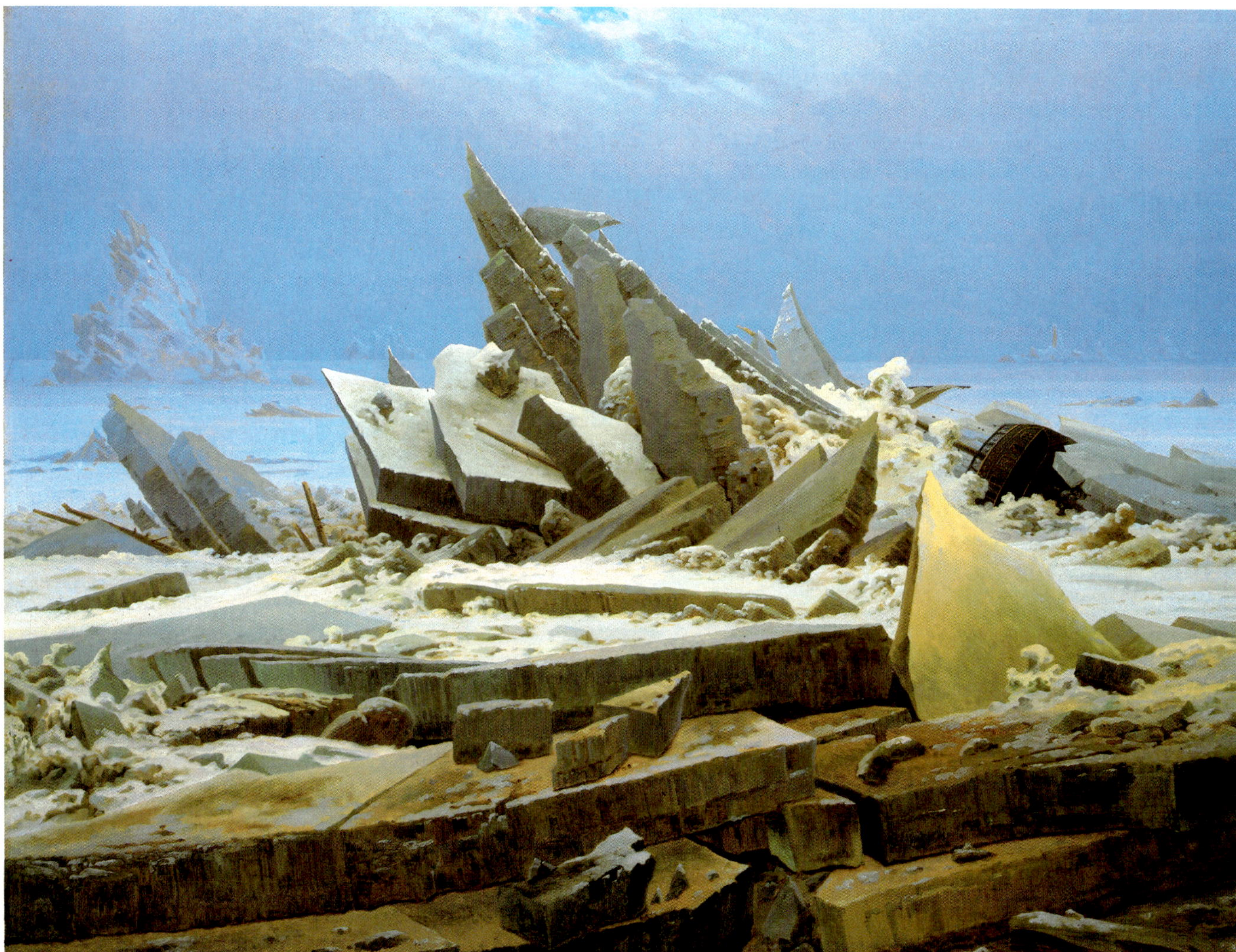

HAMBURG, KUNSTHALLE

SIGRUN PAAS

Caspar David Friedrich (1774-1840)

Das Eismeer (um 1823/24)

Eisschollen, übereinandergeschichtet, gelblich-schmutzig, ragen schroff in einen intensiv blauen Himmel, bizarre Eisgebirge verlieren sich im Dunst der weiten blauen Schneefläche, über der die Sonne nur mühsam die Atmosphäre durchbricht. Zersplitterte Holzmasten stecken zwischen den Eisplatten, ein auf der Seite liegendes Schiff ist fast schon zermalmt. Als Caspar David Friedrich um 1823 *Das Eismeer* malte, war er berühmt, doch begriff kaum einer seiner Kritiker, was er wirklich mit seinen Bildern meinte.

Fürsten und Dichter hatten ihn in seinem bescheidenen, kargen Atelier in Dresden aufgesucht, er war zum Professor der Akademie ernannt worden. Aber der tiefere Sinn seiner Gemälde blieb den meisten Zeitgenossen verborgen. Man maß – ob Bürger oder Fürst – die Qualität seiner Bilder an der Wahrheit der Naturabschilderung.

So schrieb ein Kritiker, als *Das Eismeer* 1824 in Prag ausgestellt wurde: „...ein gescheitertes Schiff unter den aufgethürmten Eismassen. Diese sind im Vordergrunde, nur hier und da blickt ein Trümmer des Wraks hervor, dessen Grössenverhältnis verständig durch den Eisberg angedeutet ist.

So wenig der Tod uns geeignet scheint, als Gegenstand bildender Kunst, so wenig möchten wir eine so ganz leblose, einförmige, öde Naturansicht einem Maler empfehlen. Da wir keinen Maßstab für solche Gegenstände haben, so können wir über die Wahrheit kein Urtheil fällen; nach der Analogie aber schließend von unsrer Erfahrung, finden wir die Eisschollen hier und da nicht durchsichtig genug, auch konnten wir das schaumartige Weiss, was sich an und zwischen die Schollen legt, nicht ganz erkennen. Auch die Perspective, in der die entfernten Eisberge stehen, schien uns nicht richtig motiviert. Der Schneehimmel ist trefflich...“[1]

Und Friedrich Wilhelm III. von Preußen sagte anläßlich der Ausstellung des Bildes 1826 in der Berliner Akademie: „Das große Eis im Norden möchte wohl anders aussehen.“[2]

Schon möglich. Doch wie man Natur erlebt und fühlt, das wußte keiner besser als Friedrich. Zumal Eis. Als Dreizehnjähriger war er beim Schlittschuhlaufen in seiner Vaterstadt Greifswald eingebrochen, und sein jüngerer Bruder kam bei dem Versuch, ihn zu

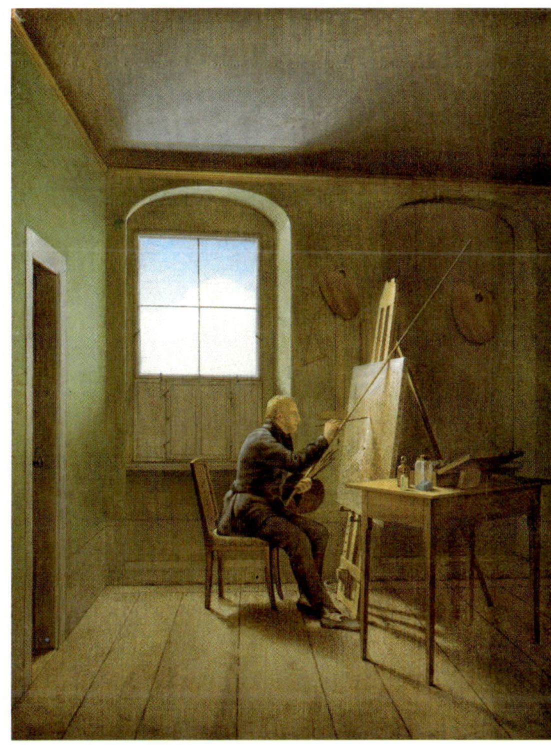

Kersting,
Caspar David Friedrich in seiner Werkstatt, 1812

Kunsthalle, Hamburg

retten, um. Das persönliche Drama vom Tod im Eis mag ihn von da an immer beschäftigt haben. Aber erst mehr als dreißig Jahre später schuf er aus Kindheitserlebnis, Phantasie und Naturstudium ein Sinnbild des Todes, das heute zu seinen berühmtesten Bildern zählt: *Das Eismeer.*

1821 hatte Friedrich den Eisgang auf der Elbe bei Dresden studiert und in Ölskizzen festgehalten. Seine Beobachtungen über das Aussehen und Verhalten von Eisschollen sind in das Bild eingegangen. Doch hat er das Gemälde, wie alle seine Landschaften, aus verschiedenen Naturstudien im Atelier „komponiert".

Es ist überliefert, daß Caspar David Friedrich außer seiner Staffelei und den wichtigsten Malutensilien in seinem Atelier nichts duldete, damit er nicht in seiner Konzentration gestört würde. Denn seine Landschaftsbilder sind keine Abbilder, sondern Gleichnisse. Er selber forderte: „Schliesse dein leibliches Auge, damit du mit dem geistigen Auge zuerst siehest dein Bild. Dann fördere zu Tage, was du im Dunkeln gesehen, dass es zurück-

Friedrich, Ölskizze zu *Eisschollen*

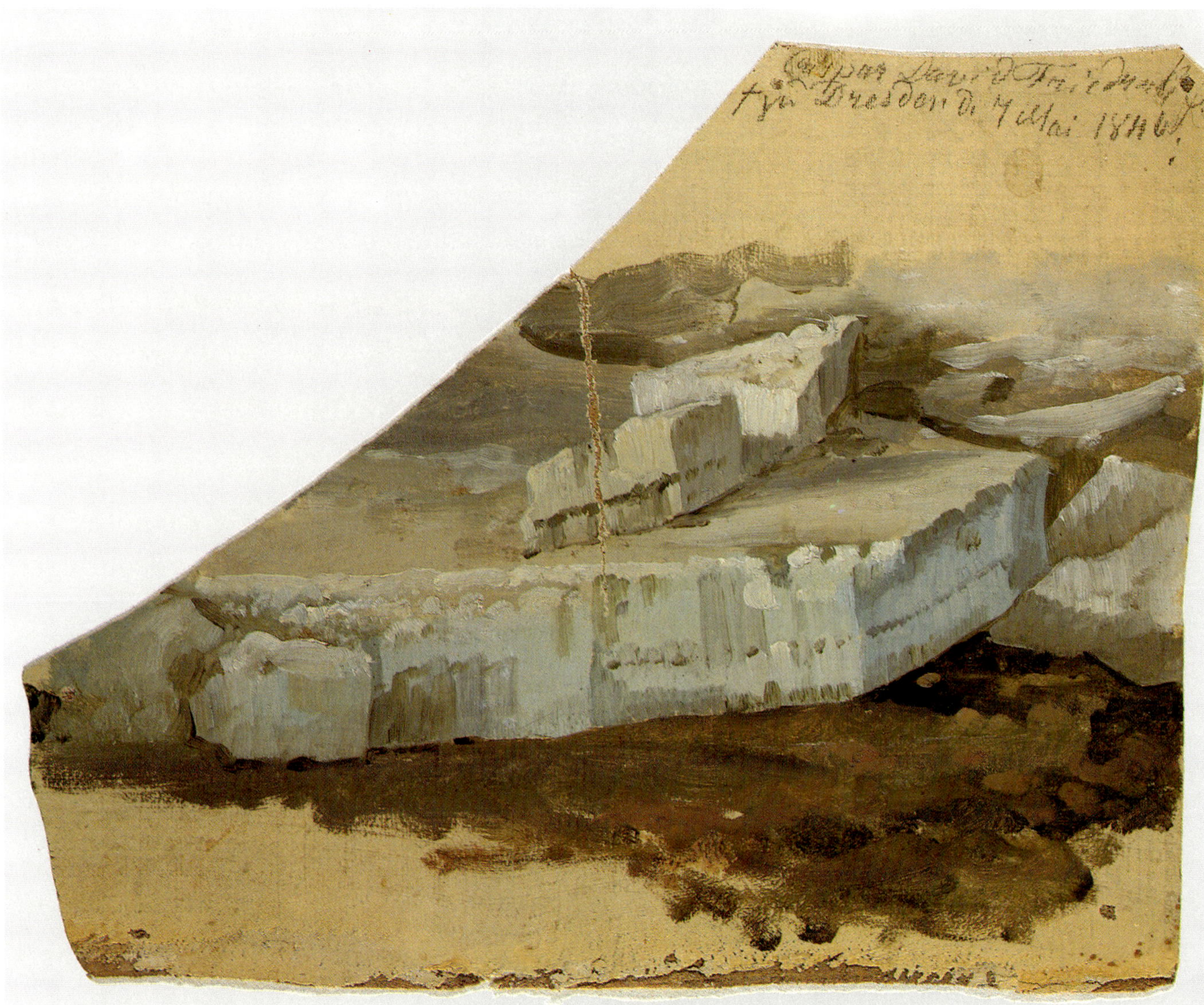

wirke auf andere von aussen nach Innen."[3] Der Betrachter soll also begreifen, was Friedrich als Botschaft „von aussen nach Innen" wirken lassen wollte.

Lange Zeit betitelte man *Das Eismeer* als *Die gescheiterte Hoffnung*. Erst 1965 hat sich herausgestellt, daß man zwei Bilder ähnlichen Themas von Friedrich verwechselt hatte. Das Gemälde *Die gescheiterte Hoffnung* zeigte im Eismeer gescheiterte Schiffe, wobei das stattlichste auf seinem Rumpf den Namen „Hoffnung" trug. Dieses Bild ist heute verschollen.

Was Friedrich letztlich zu der Bearbeitung eines Themas wie eines Schiffsunglücks anregte, ist nicht mehr eindeutig zu klären. Allgemein wird angenommen, daß ihn eine Nordpolexpedition von William Edward Parry um 1820 auf diese Idee gebracht hat. Die Expedition war auf der Suche nach einer Nord-West-Passage gescheitert. Ihr Bericht erschien 1821 in London, 1822 dann in deutscher Übersetzung.

Zeitungen hatten über die Expedition berichtet, und sowohl in Prag als auch in Dresden hatte man der Bevölkerung in den damals beliebten Panoramabildern die Sensation dieses Schiffsunglücks vor Augen geführt.

Zwar mag Friedrichs Beschäftigung mit dem Eistreiben auf der Elbe im Winter 1821 etwas mit der Nordpolexpedition zu tun haben, doch das Thema hat ihn schon früher beschäftigt.

Das *Schiff im Eismeer* von 1798 scheint dies zu belegen. Wenn es auch von einigen Wissenschaftlern bezweifelt wird, daß dieses Bild tatsächlich von der Hand Caspar David Friedrichs stammt, hat es sich immerhin viele Jahre in der Nachkommenschaft seiner Familie befunden. Zu sehen ist hier, wie der vom Eis eingeschlossene Dreimaster, der bereits in die Seitenlage gekippt ist, von Menschen in einem Boot beobachtet wird.

In der Staatlichen Kunsthalle Karlsruhe befindet sich das Bild *Felsenriff am Meeresstrand*. Die Felsen ragen ähnlich schräg wie die Eisschollen im *Eismeer* aus dem Wasser. Doch während bei dem um die gleiche Zeit entstandenen *Felsenriff* die gefährliche unwirtliche Landschaft vom sicheren Ufer aus betrachtet wird, hat Friedrich im *Eismeer* den Betrachterstandpunkt so nahe an die Eisschollen herangerückt, daß man sich auf den schwankenden Grund des Packeises versetzt glaubt – ein Erlebnis, das er, wie wir bereits wissen, in entsetzlicher Erinnerung haben mußte.

Friedrich, *Felsenriff am Meeresstrand*

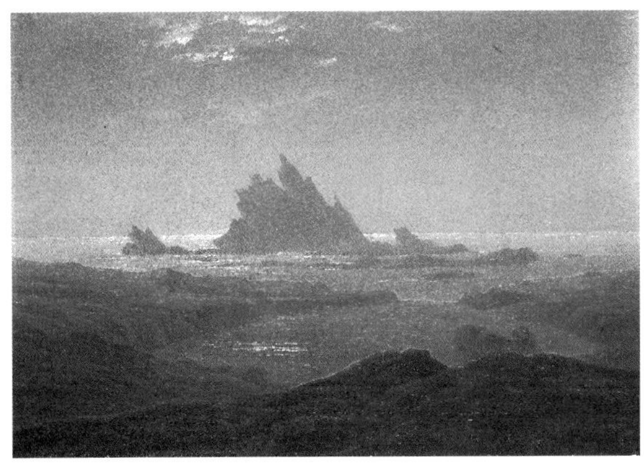

Die Eisschollen, die zunächst ganz zufällig geschichtet erscheinen, erweisen sich beim näheren Hinsehen als sorgfältig arrangiert, als „komponiert": im Vordergrund liegen sie so übereinander, daß sie eine Art Treppe bilden, darüber werden sie gegeneinander gepreßt, überlagern sich, und nehmen die Form eines Turmes an.

Daneben wird das Schiff ganz klein, fast zur Nebensache. Die Naturgewalt zermalmt das Menschenwerk. Die Eiswüste ist ein Ort des Todes.

Die Natur bewahrt ihre Unberührtheit, indem sie jeden Eindringling vernichtet. Das Schiffsunglück, das auf dem Bild von 1798 dargestellt war, ist hier zum Demonstrationsmodell für die

Kunsthalle, Hamburg

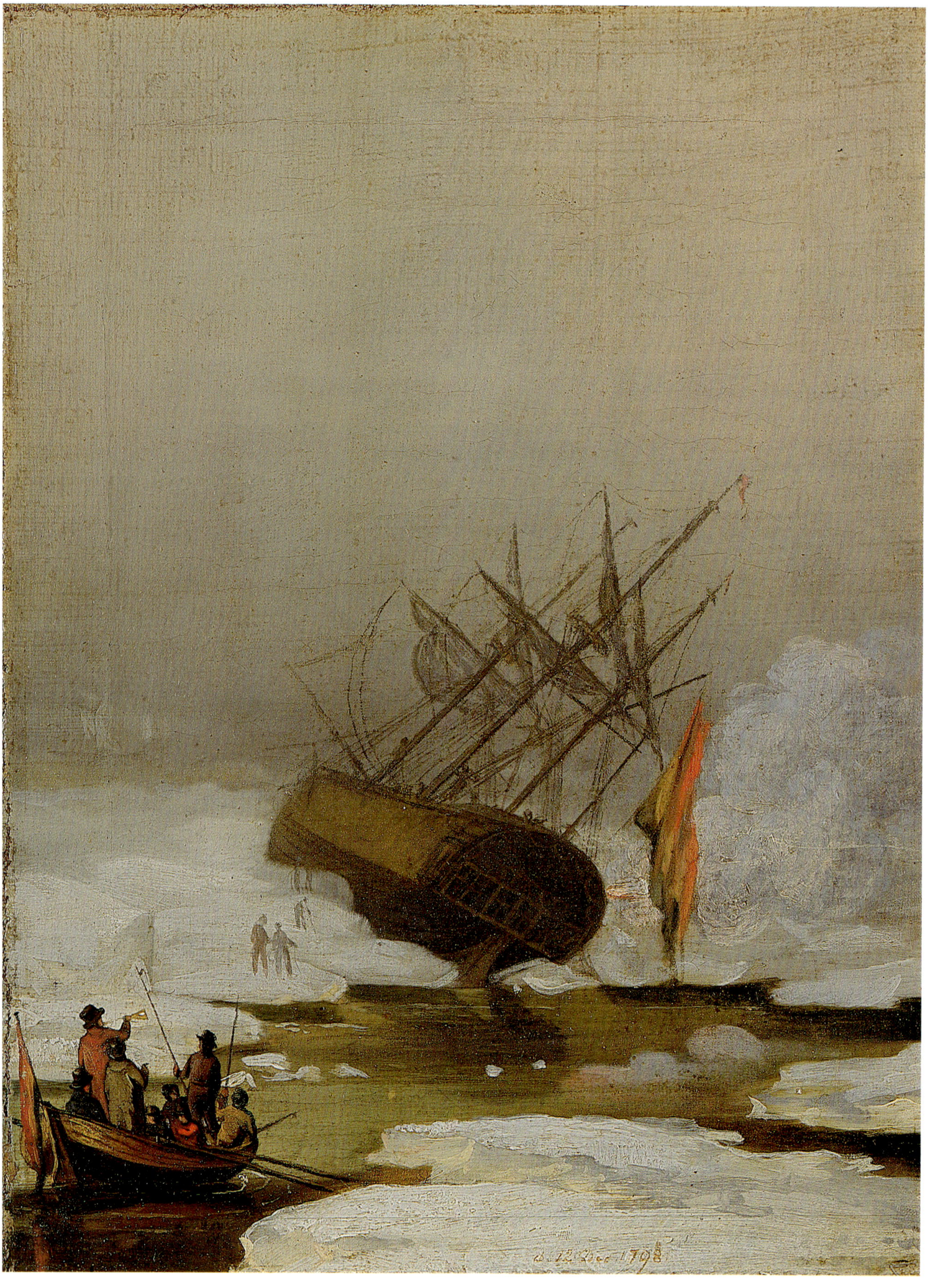

Gegenüber Friedrich, *Schiff im Eismeer*

menschliche Ohnmacht gegenüber der unbeugsamen Natur geworden.

In der Bildkonstruktion, dem treppenartig zum Himmel weisenden Aufbau der Eisschollen, ist oft der Wille Friedrichs gesehen worden, die Natur als Tempel Gottes darzustellen.

Einer der wichtigsten Friedrich-Forscher, Helmut Börsch-Supan, deutete *Das Eismeer* so: „Das reine Blau des Himmels mit der Sonne in der Mittelachse ist ein Gleichnis des Transzendenten und Ewigen, da der Rhythmus der Tageszeiten am Nordpol ausgesetzt ist. Die Trümmer des Schiffes, dessen Einbettung in die Eisschollen an ein Grab erinnert, bedeuten demgegenüber die Vergänglichkeit des Menschen... Der entlegen irdische Bezirk des Nordpols wird zum Sinnbild des Überirdischen.“[4]

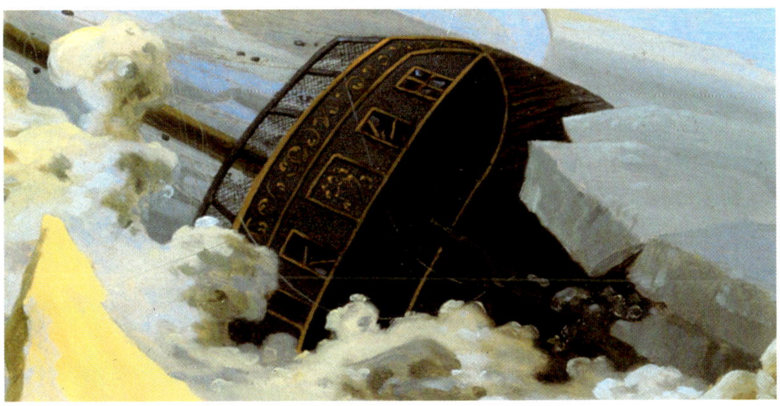

Schiffswrack, Ausschnitt aus *Das Eismeer*

Die Malerin Louise Seidler beschrieb ihren Zeitgenossen Caspar David Friedrich wie folgt: „In der Erscheinung glich Friedrich mit seinem hochblonden Haar und Bart, blauen Augen und kräftigem, ausdrucksvollem Gesicht ganz einem alten Germanen; sein schönes, reines, frommes kindliches Gemüth, die fast weibliche Zartheit seiner unaffektiert sentimentalen Seele stand freilich in wunderlichem Widerspruch mit seinem derben Stock und seinem Backenbart.“[5]

Friedrich wurde von denen, die ihn kannten, als schwermütig, einzelgängerisch, mit Humor, aber als ernst und religiös beschrieben. Darüber hinaus wissen wir, daß er ein Patriot war, der lebhaften Anteil am politischen Geschehen seiner Zeit nahm. So ist auch eine andere, politische Deutung des Bildes nicht uninteressant: Presse-Zensur und Unterdrückung der freien Meinungsäußerung, Verhaftung und Kerker, Flucht und Exil – das waren die Stationen der „gescheiterten Hoffnung“ des Bürgertums, das für seine Freiheit gegen Napoleon zu Felde gezogen war. Insofern mag *Das Eismeer* in Friedrichs Sinn sowohl eine Seelenlandschaft als auch ein Sinnbild sein.

Die Vision des Todes in der Eiswüste bleibt ohne ein Zeichen der Hoffnung auf Erlösung. Deutschland – eine politische Eiswüste, in der jedes Freiheitsstreben unterdrückt wird, so wie das Packeis das Schiff begräbt.

Diese politische Botschaft wird erst heute aus dem Bild gelesen. Es ist ein Zeichen großer Kunst, daß sie viele Deutungen zuläßt.

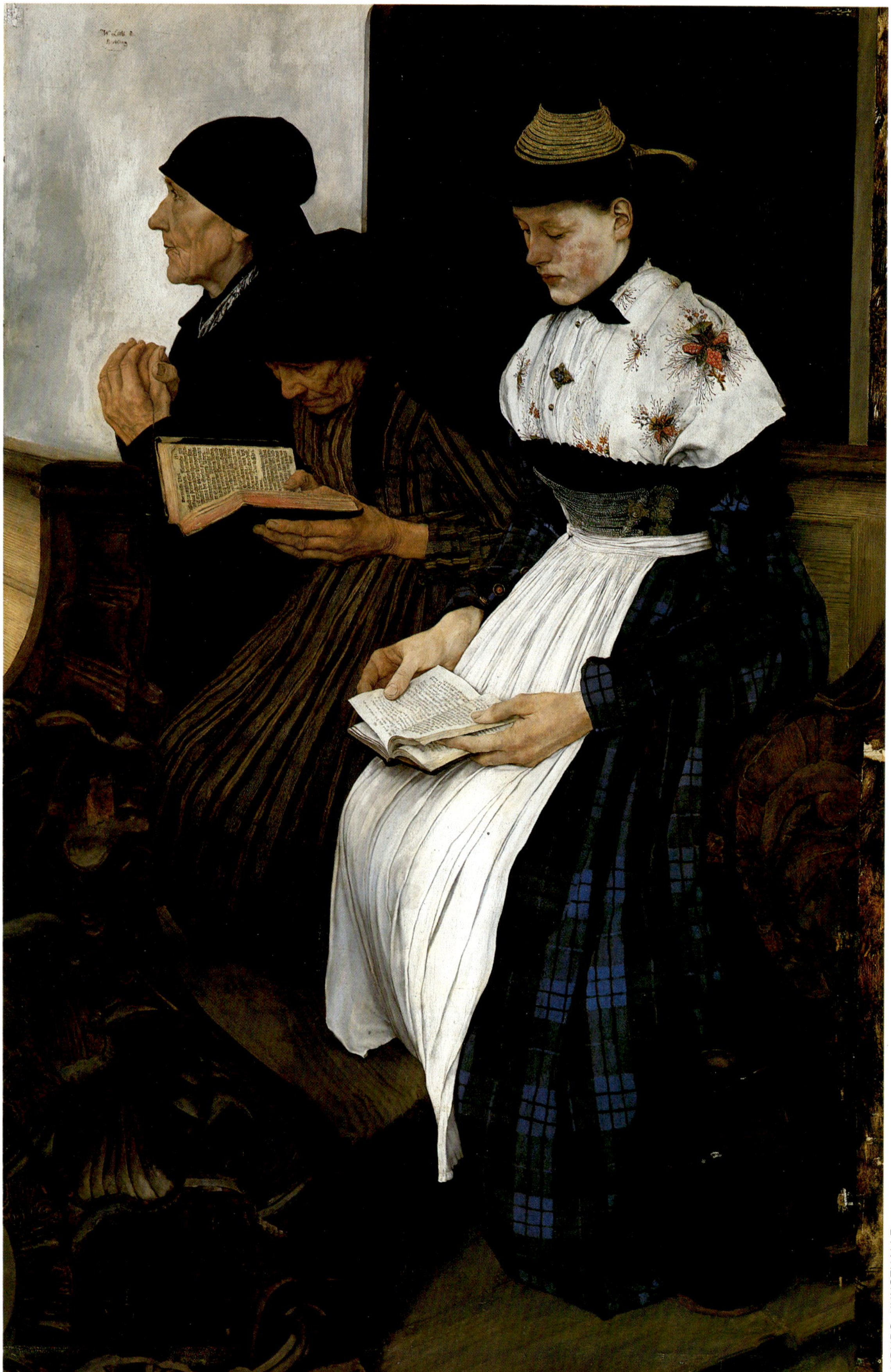

HAMBURG, KUNSTHALLE

JÜRGEN SCHULTZE

Wilhelm Leibl (1844-1900)

Drei Frauen in der Kirche (1878/82)

Mit manischer Passion suchte Wilhelm Leibl Wirklichkeit zu fassen, suchte sie in der malerischen Beschreibung von Menschen und Dingen. Seine Bilder sind eindringliche Bestandsaufnahmen ihrer Oberflächen, sprechen ausschließlich damit von dem, was sie zeigen und verzichten zugleich programmatisch auf symbolische Deutung oder idealisierende Interpretation ihrer Themen.

Er war ein Zeitgenosse der Impressionisten, ein überzeugter Anhänger Gustave Courbets, mit dem ihn enge Freundschaft verband. Er blieb ein Leben lang im Lager der Realisten, auch als die Avantgarde des Fin-de-siècle diesem ihre expressive Ideen-Malerei entgegensetzte.

Leibl glaubte an das Faktum des Sichtbaren und schilderte es möglichst ohne Einmischungen eigener Teilnahme. Das ist *seine* Vorstellung von Objektivität, die Persönliches zurückdrängt und das Gesehene versachlicht.

Seine Figuren bewegen sich nicht, spiegeln keine Aktionen, sondern verharren stillebenhaft in austarierten Gruppierungen. Ihre Köpfe zeigen keine fließende Lebendigkeit, sondern fixieren Momente, erinnern an Dinge, in die das Leben seine Spuren eingegraben hat.

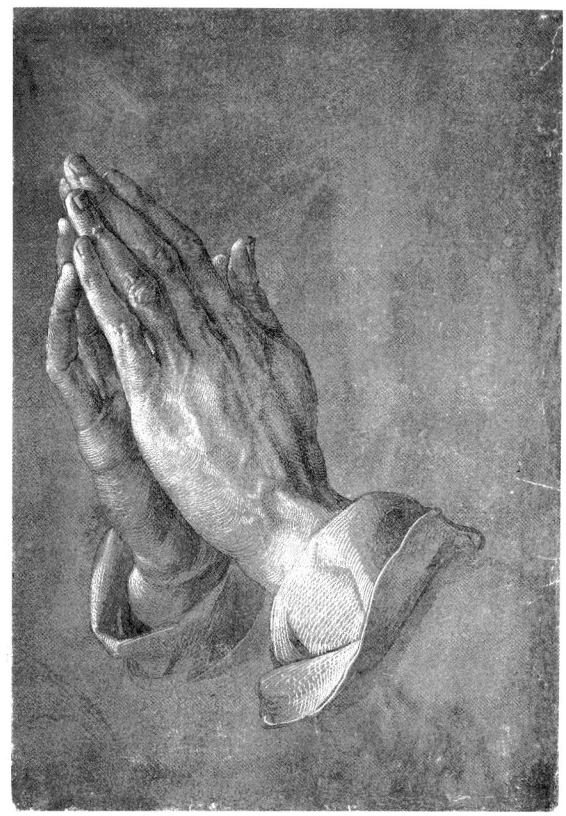

Dürer, *Betende Hände,* (1508)

Eindringlich beschreibt er Details, sucht in ihnen Welt zu entdecken, nimmt einzelnes wahr, um dem Ganzen nahezukommen. Dabei stellt er sich selbstbewußt den Maßgaben jener realistischen Tradition, die Dürers Naturstudium so folgenreich begründet hat. Dessen *Betende Hände* demonstrieren exemplarisch, wie detaillierte Naturschilderung Formen suggestiver Überzeugungskraft hervorbringen kann.

Was Leibl beschreibt, legt er sich vorher genau zurecht. Zwar verfertigt er kaum Vorzeichnungen und Kompositionsentwürfe, doch verordnet er seinen Modellen präzis ihre jeweilige Position. korrigiert exakt ihre Haltung oder den Faltenwurf ihrer Kleidung. So angeordnet und aufeinander bezogen, werden z. B. Hände zu optischen Fakten, die als lapidare Gesten vom kreatürlichen Ernst der Dinge sprechen.

Und diese Wirkung trägt das gesamte Bild, spricht intensiv aus all seinen Details, ohne dabei in Einzelheiten zu zerfallen; komprimierte Dichte der optischen Botschaft, die die beobachtete

Kunsthalle, Hamburg

Wirklichkeit möglichst gleichwertig ins Bild rückt, möglichst keines ihrer Details bevorzugt:

Alles Sichtbare hat hier seine eigene Wahrheit, die sich in farbiger Lauterkeit spiegelt. Und dem möchte Leibl mit seiner meisterlich präzisen, blanken und unbestechlich kühlen Malerei nahekommen. Selbst die Schmuckformen auf einem Tuch werden als farbige Fixpunkte des Gesehenen wahrgenommen und als aktive Faktoren der Komposition eingesetzt.

Leibl, *Porträt Helene Leibl*

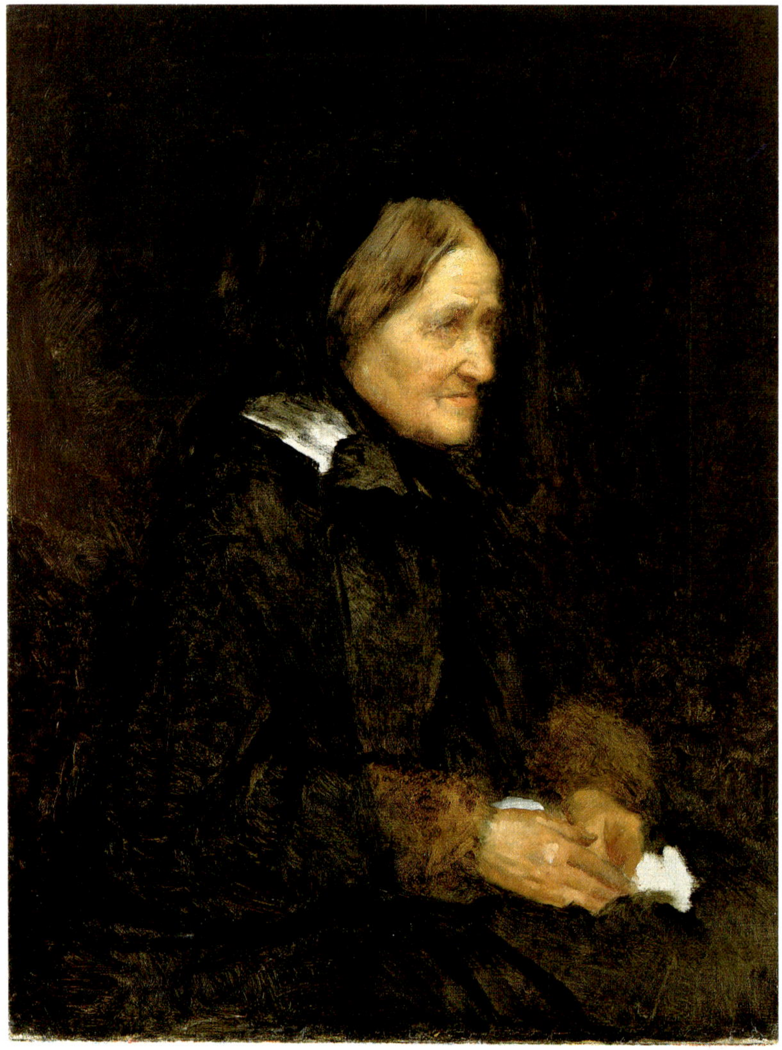

Leibls Farbe ist nicht impressionistisch, befreit sich also gerade nicht als atmosphärische Vibration von den beobachteten Objekten, sondern zeugt statt dessen von stoffgebundener Körperlichkeit. Der Ärmel ist nicht nur Farbspiel, sondern vermittelt zugleich das Gefühl bestimmter Substanz und Schwere, vermittelt dem Auge optisch auch Vorstellungen dessen, was die Hand ertasten könnte.

Dabei wird das Geschilderte zu einem Beispiel, das objektiv erfaßt werden soll, zum malerisch hergestellten Präparat einer Realität, die von Zufälligkeiten befreit wurde. So sieht man bei ihm nicht irgendwelche Gesten, sondern jeweils d i e Hand; nicht irgendein Requisit, sondern das Buch, den Krug, den Stoff. das Kleid, die Bank, die Frau, die *Drei Frauen in der Kirche.* Um Wirklichkeit zu schildern, stilisiert der Künstler jeweils Modelle dieser Wirklichkeit, holt aus dem Zufälligen das Besondere, um mit den so ermalten Bildern wiederum auf das Wirkliche im Zufälligen zurückzuverweisen.

So zielt die gesamte Komposition auf exemplarische Wirkung. Als Auftakt: der Schwung der Kirchenbank, dem die geschwungenen Rockbahnen antworten. Die drei Figuren sind auf einer schrägen Achse angeordnet, die die entgegengesetzte Schrägrichtung der Kniebank unten kreuzt. Das rhythmische Auf und Ab der Köpfe. Der linke und der rechte sind durch den Hintergrund gesondert gerahmt.

Das Bild entstand 1878-82 in der Kirche von Berblingen in Oberbayern. Der Ortspfarrer hatte den Künstler auf die malerischen Trachten in dem Dorf aufmerksam gemacht und ihn zu einem Besuch eingeladen.

Dort fängt nun Leibl keine Impressionen ein, sondern läßt drei Frauen in erdachter Anordnung in der barocken Kirche sitzen. Sein Bild entsteht nicht nach Studien im Atelier, sondern – wie das immer bei ihm der Fall ist – direkt am Ort vor den Modellen. Ohne die Komposition zuerst auf der Leinwand zu markieren, beginnt er, mit einer ihm wichtigen Einzelheit und arbeitet sich von dort aus, Abschnitt für Abschnitt, über die Bildfläche – eine Arbeitsweise, die seiner gleichwertigen Erfassung des Sichtbaren entspricht.

Nichts entsteht aus der Erinnerung, denn das widerspräche – nach Leibls Vorstellungen – der Authentizität seiner Kunst; alles entsteht vor Ort, wird von dort direkt ins Bild übertragen.

Ohne Modelle keine Arbeit. D.h.: im Winter kann er nicht malen, weil die Kirche zu kalt ist. Ein andermal wird die Arbeit unterbrochen, weil eine der Frauen krank wird. So braucht er für sein Gemälde vier Sommer, während derer die drei Bäuerinnen geduldig posieren, immer wieder die geforderten Haltungen einnehmen, sitzen, beten, lesen. Das Prinzip der alten Holländer, also die Beschreibung des Sichtbaren, praktiziert Leibl konsequent, im Sinne der Freilichtmalerei, einer Malerei „vor der Natur“ nach dem Vorbild der Meister von Barbizon.

War deren Hauptthema die Landschaft, ist es für Leibl der Mensch. Von der Tradition des Bildnisses findet er zu jener Reihe von Charakterköpfen, die sein Oeuvre durchziehen, wobei sich für ihn individuelle Besonderheiten mit Aspekten des Typischen fortschreitend verbinden.

Neben bürgerlichen Porträts schildert er mit besonderem Interesse Typen der Landleute: den Bauern, die Bäuerin; Protagonisten des dörflichen Alltags. Bei aller geregelten Strenge seiner Kunst äußert sich dabei oft auch spontane Lebendigkeit; fast ein Widerspruch zu seinen modellhaften Kompositionen, eine Komponente, die sich in seinen späteren Darstellungen noch deutlicher bemerkbar macht und dort wie ein Reflex der Momentphotographie wirkt. Thematisch sprechen seine Bauernbilder von jener Vorliebe der Zeit, die am Ende des 19.

Kunsthalle, Hamburg

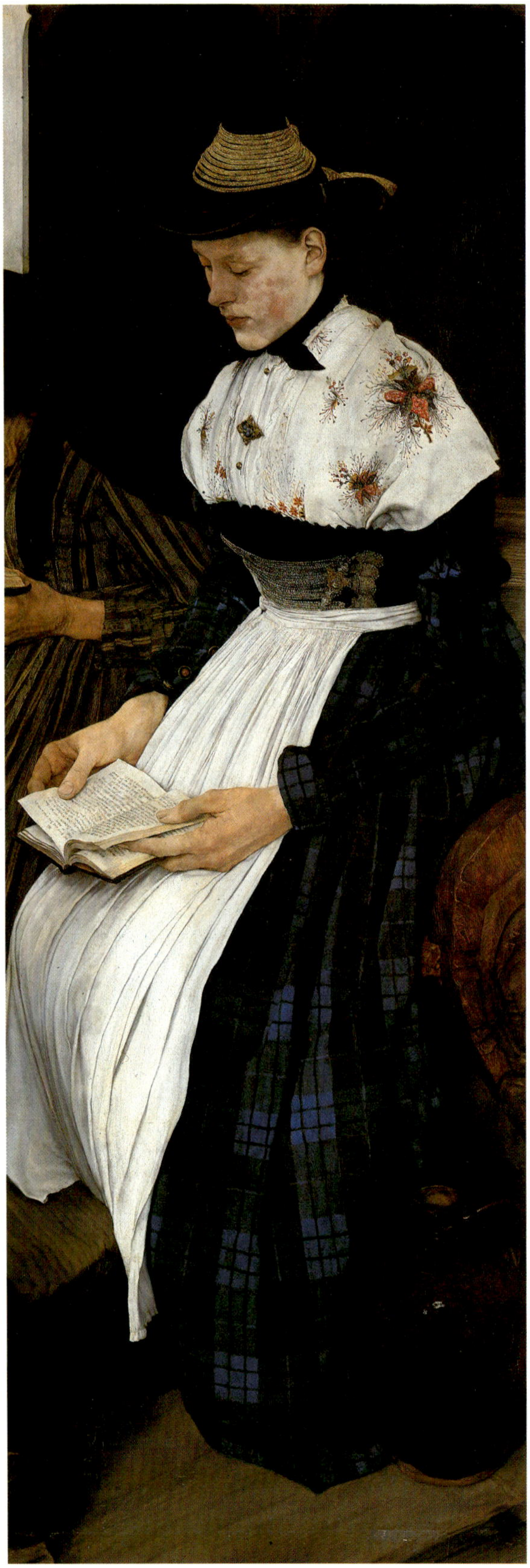

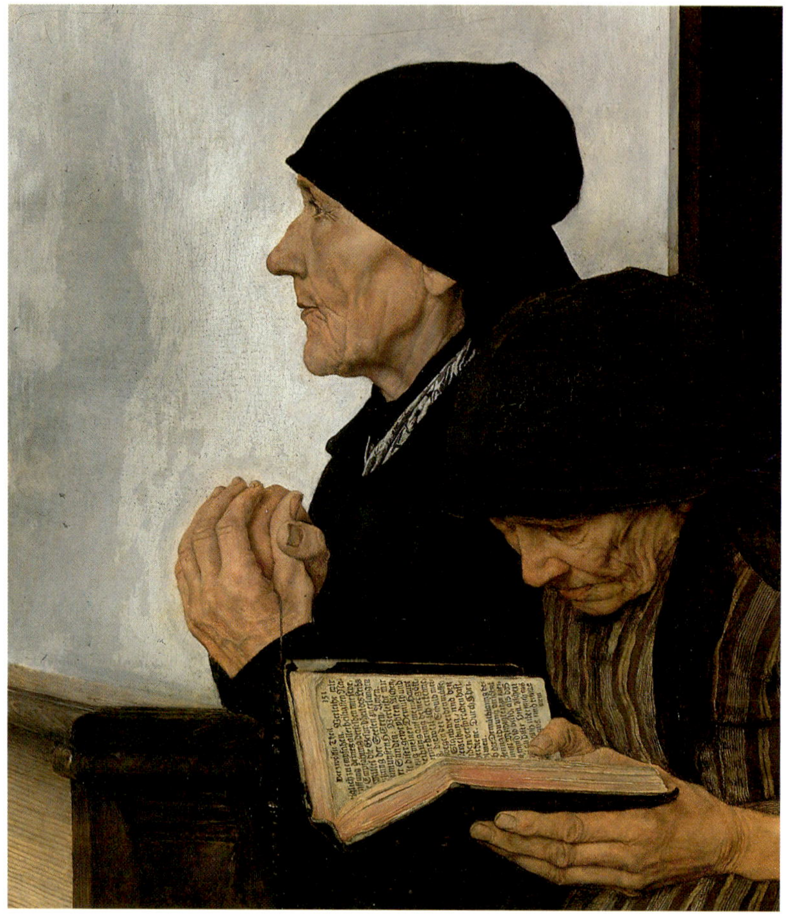

Oben und rechts
Ausschnitte aus *Drei Frauen in der Kirche*

Jahrhunderts wieder einmal das einfache Leben auf dem Lande als verheißungsvolle Alternative zu Stadt, bürgerlicher Gesellschaft und verbrauchter Tradition entdeckte. Für die Malerei markieren Orte wie Willinghausen, Dachau und vor allem Worpswede diese Blick- und Denkrichtung, die in der Arbeit und den Bräuchen der Bauern alte Quellen der Ursprünglichkeit neu erschließen wollte. Auch dafür ist Barbizon das nächstliegende Vorbild, von wo aus Jean-François Millet Bauern-Themen über ganz Europa verbreitete.

Sein berühmtes *Angelus* faszinierte nicht nur direkt, sondern fand über unzählige Reproduktionen, auf Ziertellern oder Öldrucken, sein begeistertes Publikum. Millets denkmalhafte Monumentalisierung des bäuerlichen Alltags, aber auch seine sozialkritischen Ansätze, wurden von zahlreichen Nachfolgern aufgegriffen. Sicher steht auch Leibl in diesem Bannkreis. Doch mit dem romantisierenden Sentiment des Franzosen verbindet ihn nichts. Zwischen ihnen liegen Courbet und Manet, deren Werke der Deutsche bewunderte, liegt der Rückgriff nach den alten Meistern, besonders nach Frans Hals und den Niederländern des 17. Jahrhunderts und in Deutschland der Einfluß Adolph Menzels, der damals noch arbeitete und den 1900 gestorbenen Leibl um fünf Jahre überlebte.

„Meine Gegner sind wohl deshalb meine Gegner“, schrieb Leibl an seine Mutter, als er mit den *Drei Frauen* begann, „weil ich mich von dem bewußten alten Schlendrian, den sie Idealismus nennen, losgemacht habe und von mir aus gelernt habe, die Natur anzuschauen und sie nach dieser Anschauung mit vollem Ernst wiederzugeben strebe.“[1]

Was er damit meint, zeigt dieses Gemälde besonders deutlich. Ein später berühmt gewordener Malerkollege, der es als Reproduktion kannte, pries begeistert dessen Qualitäten: „Wunderbar im Gefühl und gezeichnet wie Memling oder Quentin Massys“[2] – so schrieb Vincent van Gogh an seinen Bruder Theo.

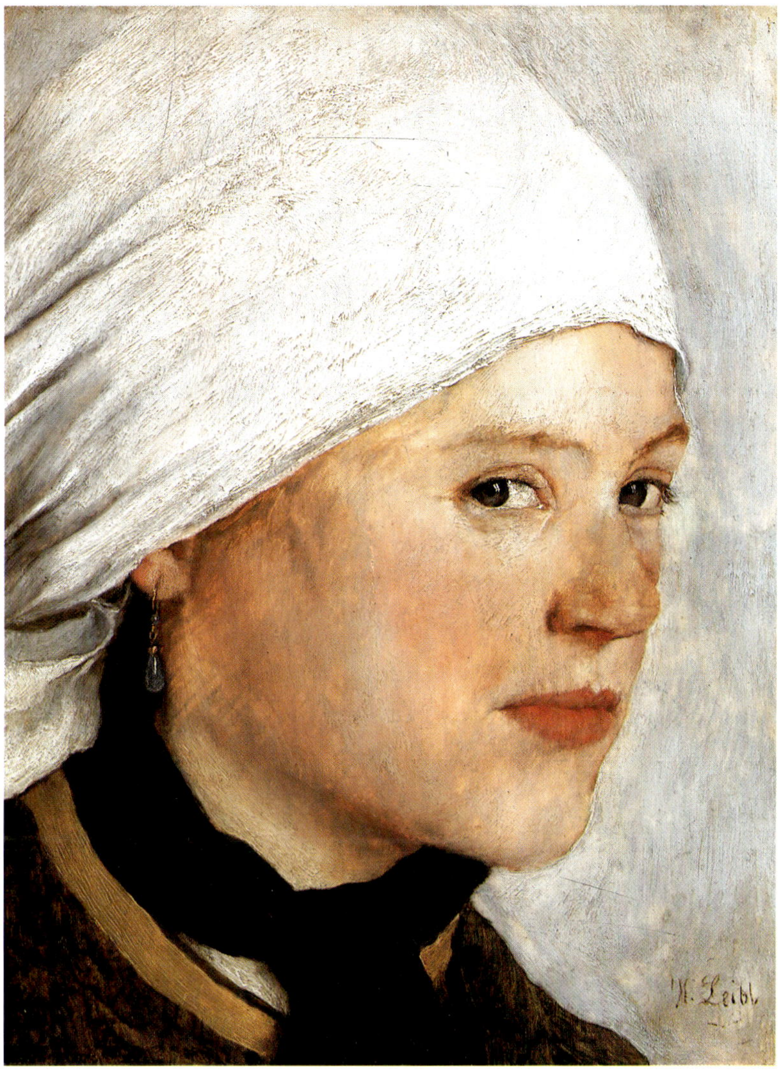

Leibl, *Mädchen mit weißem Kopftuch*

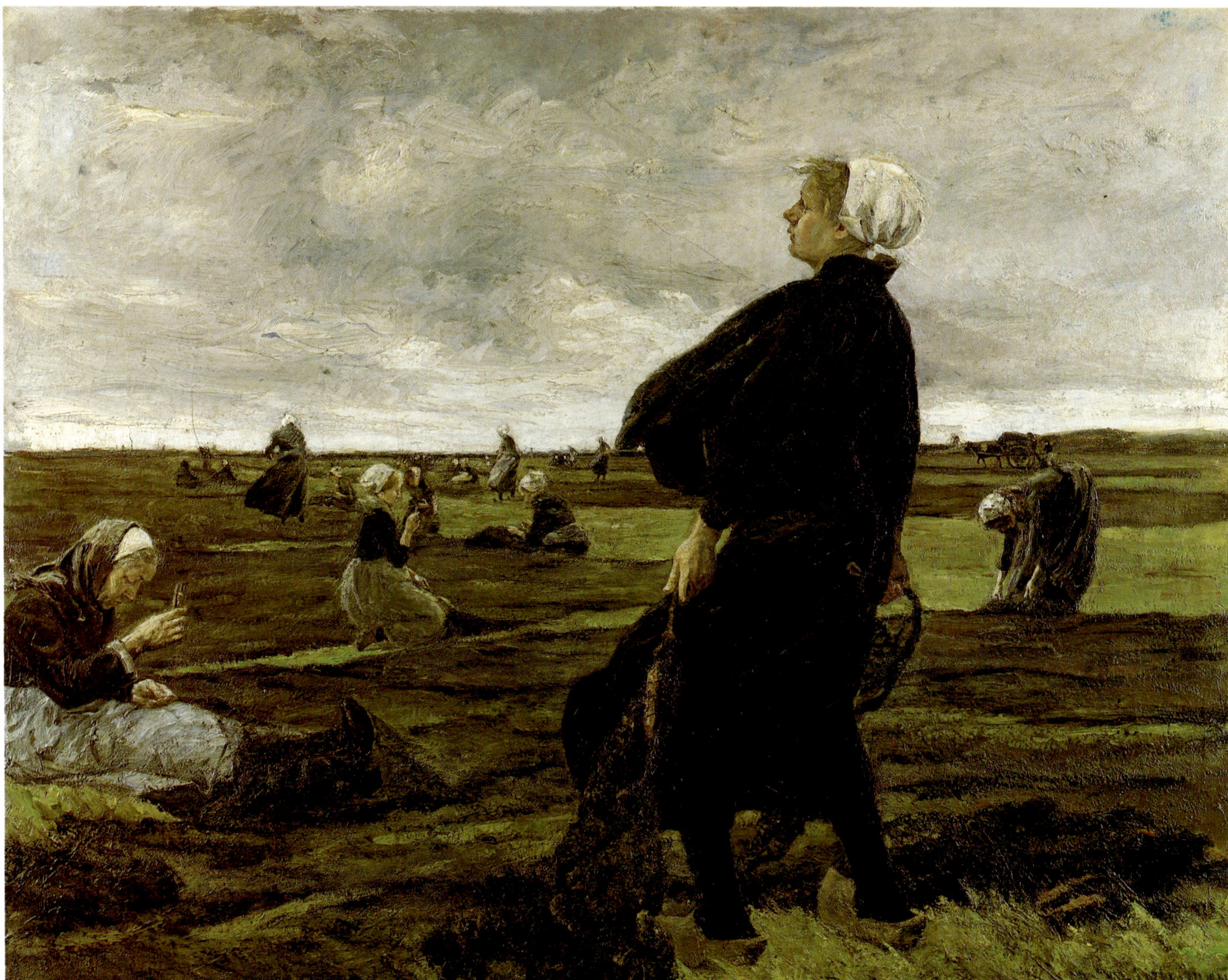

HAMBURG, KUNSTHALLE

SIGRUN PAAS

Max Liebermann (1847-1935)

Die Netzflickerinnen (1887-1889)

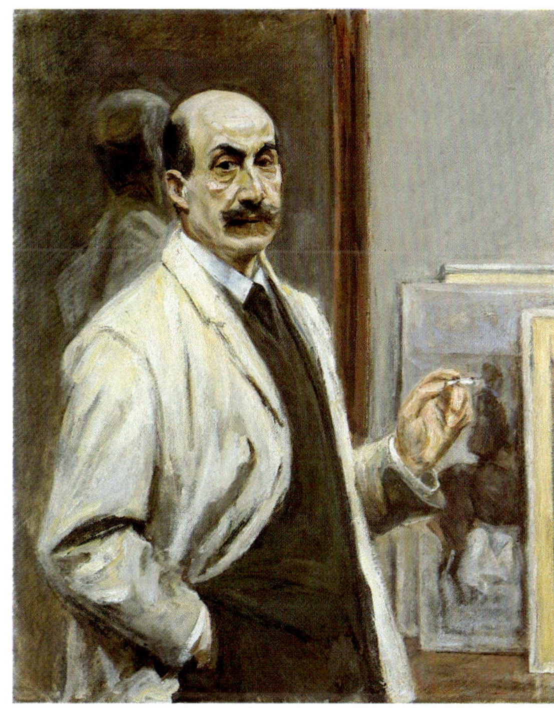

Liebermann, *Selbstbildnis,* (1909)

Hochaufgerichtet steht eine junge Frau im Sturmwind, der dunkle Wolken über die weite, flache Küstenebene treibt. Bis zum fernen Horizont hin sitzen, hocken oder stehen andere Frauen, emsig damit beschäftigt, die auf dem Boden ausgebreiteten Fischernetze zu flicken, zusammenzulegen, neu auszubreiten. Einzig die junge Frau hat in der Arbeit innegehalten. Bevor sie das schwere Netz, dessen Ränder sie in den Händen hält, weiter ausbreiten wird, blickt sie zum Meer, das im Bild nicht sichtbar ist. Ihre Körperhaltung zeigt das Wehen des Sturms: sie steht mit dem Rücken zur Windrichtung, ihre Kleider werden an den Körper gepreßt und flattern nach vorn, die Füße in den Holzpantinen hat sie breit auseinandergestellt, um besseren Halt zu haben, die Knie sind etwas eingeknickt, damit die Böen besser abgefangen werden können. Das blonde Haar ist zerzaust, man wundert sich, daß die weiße Haube noch fest auf dem Kopf sitzt. Die Heftigkeit des Sturms erklärt den sorgenvollen, meerwärts gerichteten Blick der jungen Frau: Auf der See entscheidet sich das Schicksal der Küstenbevölkerung, dorthin gehen die Gedanken der Frauen an Land, wenn die Männer hinausgefahren sind zum Fischfang.

An der endgültigen Fassung des Bildes hat Max Liebermann zwei Jahre gemalt, von 1887 bis 1889. In vielen Skizzen und Studien hatte er sich mit dem Thema beschäftigt, das ihn fesselte, seit ihn seine Hochzeitsreise 1884 nach Katwijk in Holland geführt hatte. Die frühesten Studien zu den *Netzflickerinnen* zeigen Männer und Frauen gemeinsam an der Arbeit, die Männer beim Ausbreiten der Netze am Strand, die Frauen beim Flicken derselben. Dies mag ein Motiv gewesen sein, wie Liebermann es wirklich auf seiner Hochzeitsreise am Strand von Katwijk oder irgendwo bei Scheveningen gesehen haben mag.

Netze flicken gehörte zum Alltag der Küstenbevölkerung, doch ist dieses Motiv in der Eindringlichkeit, mit der Liebermann es hier gestaltet hat, kaum jemals behandelt worden, auch nicht in einer Zeit, in der das Interesse vieler Maler dem Alltag ärmerer Menschen galt. Immerhin hat Liebermanns älterer Malerfreund Jozef Israëls, den er 1881 in Den Haag kennengelernt hatte und mit dem er während seiner Sommeraufenthalte in Holland meist zusammenarbeitete, bereits 1886/87 Netzflickerinnen gemalt:

Kunsthalle, Hamburg

Gegenüber rechts Liebermann, *Die Rasenbleiche; gegenüber unten* Ausschnitt aus *Die Netzflickerinnen*

Wir sehen sie in Gruppen zusammensitzen, schwatzend, umfangen von der Landschaft. Unser Blick geht gegen das Dorf am Horizont zu, das den Frauen vor der Unberechenbarkeit der Natur Schutz zu geben scheint.

Anders dagegen ist bereits die Skizze von Liebermann aus dem Jahr 1884: Der Künstler lenkt den Blick des Betrachters nicht gegen das sicherheitsgewährende Dorf, sondern gegen das Meer. Wir sehen auch bereits unsere hochaufgerichtete junge Frau, deren Wendung zum Meer hin hier dadurch begründet ist, daß sie mit einem Mann zusammen ein Netz auseinanderzieht. Die anderen Frauen, die am Boden sitzen, arbeiten wie die Frauen auf dem Bilde von Israëls in Gruppen zusammen an jeweils einem Netz. Von allen Studien Liebermanns zum Thema sind die am wichtigsten, in denen die junge Frau, die in der frühen Zeichnung noch eingebettet ist in die Küstenlandschaft, allmählich in den Vordergrund rückt und bald zur horizontüberragenden Heldin und zur Symbolfigur für das harte Leben an der Küste wird. Alle diese Studien sind 1887 datiert, also in der Zeit entstanden, in der sich bei Liebermann die Idee zu einem großen Bilde formte. Ganz nah an die Körperhaltung unserer großen Netzflickerin kommt eine Zeichnung, auf der die Frau bereits das Netz so in der Hand hält wie auf dem großen Gemälde – und ebenso wie in der ersten Zeichnung von 1884. Doch ist sie – die Körperhaltung deutet dies an – mehr dem Wind ausgesetzt als ihre frühe Vorgängerin, die im Windschutz der Dünen zu stehen scheint. Ob Liebermann bei der Idee, der Netzflickerin einen sorgenvollen Gesichtsausdruck zu geben, abermals von Israëls angeregt worden sein mag? Dieser hat jedenfalls häufiger Frauen gezeigt, die mit sorgenvoller Miene hinausschauen auf das Meer, das Element der arbeitenden Männer, das so unberechenbar ist und über Zukunft und Schicksal der Familien bestimmt.

Auffallend jedenfalls ist, daß Liebermann im Verlauf seiner Arbeit an der Komposition die Situation immer mehr auf die

Israëls, *Nach dem Sturm*

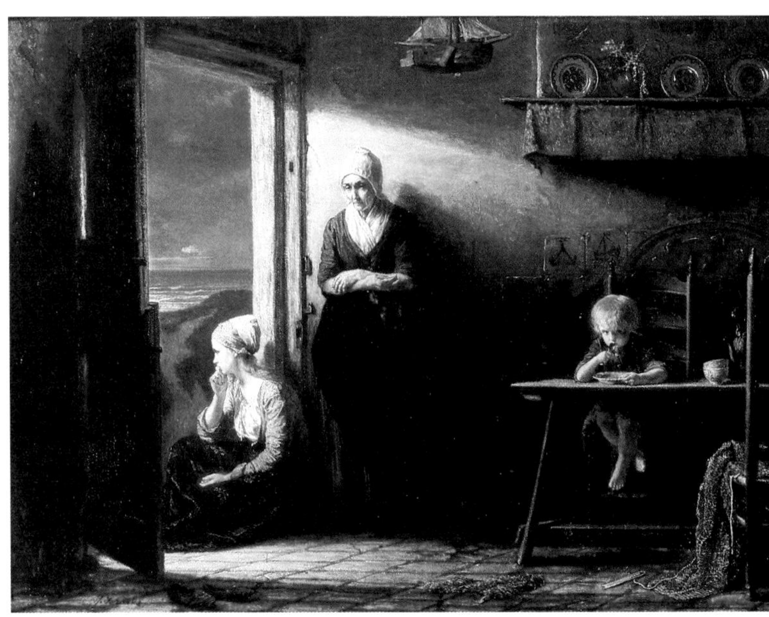

Kunsthalle, Hamburg

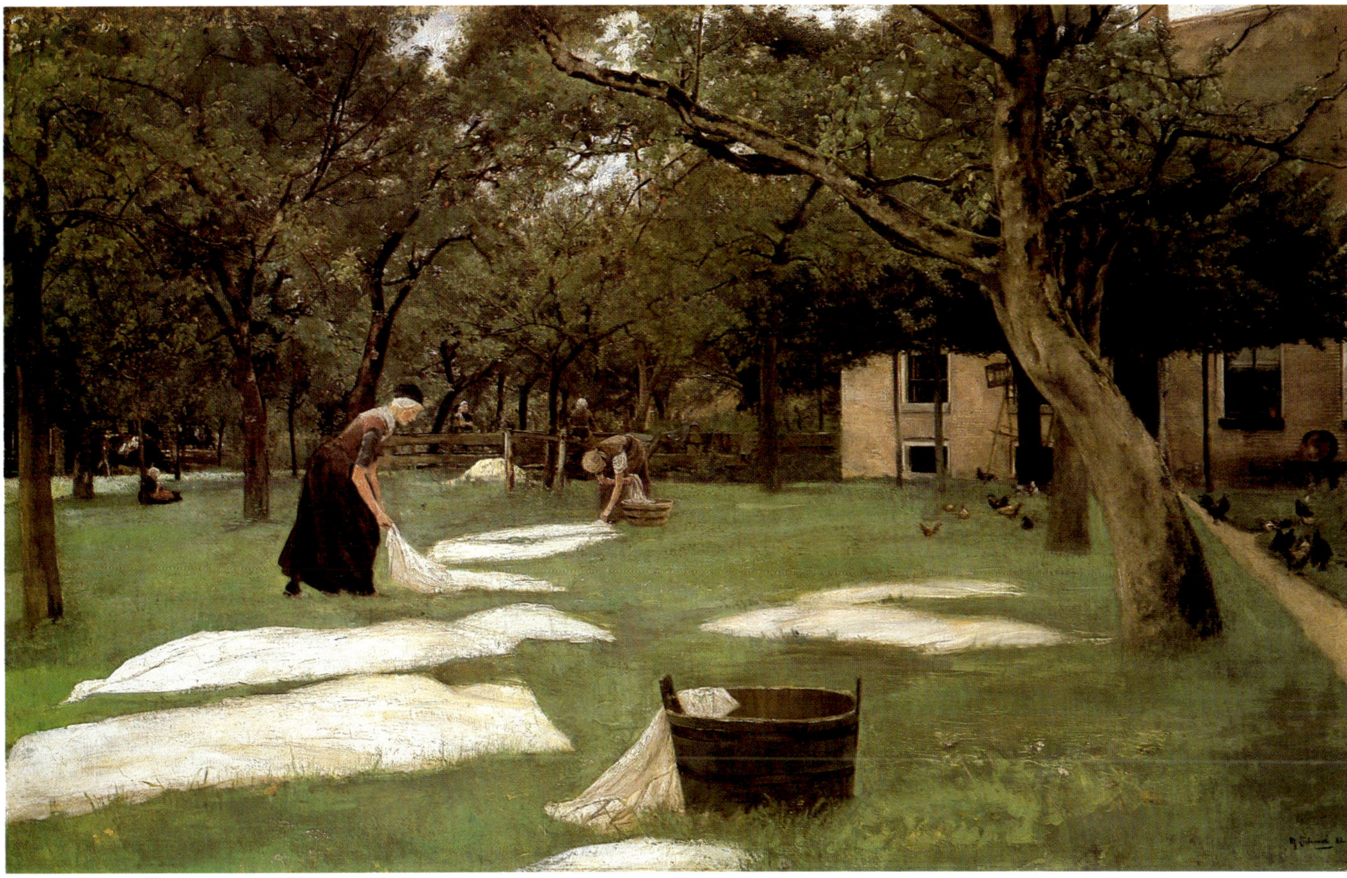

Arbeit der Frauen allein zuspitzte und die Männer, die ja zur Zeit des Netzeflickens auch an Land sind und kaum auf der See, immer mehr aus dem Bilde wegließ. So muß das Bild im Zusammenhang mit anderen Darstellungen von Frauenarbeit gesehen werden, die Liebermann vorher gemalt hatte. Bereits auf seinem frühen Bild der *Gänserupferinnen* von 1871/72 in der Nationalgalerie Ostberlin besteht die Mehrheit der Arbeitenden aus Frauen. Die kurz vor den *Netzflickerinnen* entstandenen Bilder der *Rasenbleiche* von 1882/83 (Wallraf-Richartz-Museum in Köln) und der *Flachsscheuer in Laren* von 1887 (Nationalgalerie Berlin (Ost) zeigen Frauen bei der gemeinschaftlichen Arbeit. Bei diesen Bildern ist zu beobachten, daß Liebermann die Frauen nicht voneinander isolierte, sondern sie als gleichwertig im Nebeneinander auffaßte. Die *Netzflickerinnen* sind mit ihrer isolierten, hoch gegen den Himmel stehenden jungen Frau eine Ausnahme.

Liebermann steht in der Tradition der holländischen Malerei, die sich seit dem 17. Jahrhundert der Darstellung des Alltags unter den verschiedensten Aspekten verschrieben hatte. In vielen Seestücken, so beispielsweise von Simon de Vlieger (1601-1653) wurde das Leben der Fischer dargestellt, doch vorwiegend als idyllisches Zusammensein von Frauen, Kindern und Männern am Strand und mit den fast karikierenden Nebensächlichkeiten des Lebens der ärmeren Bevölkerung. In dieser Tradition standen auch die Gemälde der französischen Maler von Barbizon, Darstellungen, die allerdings ohne erzählerische, anekdotische

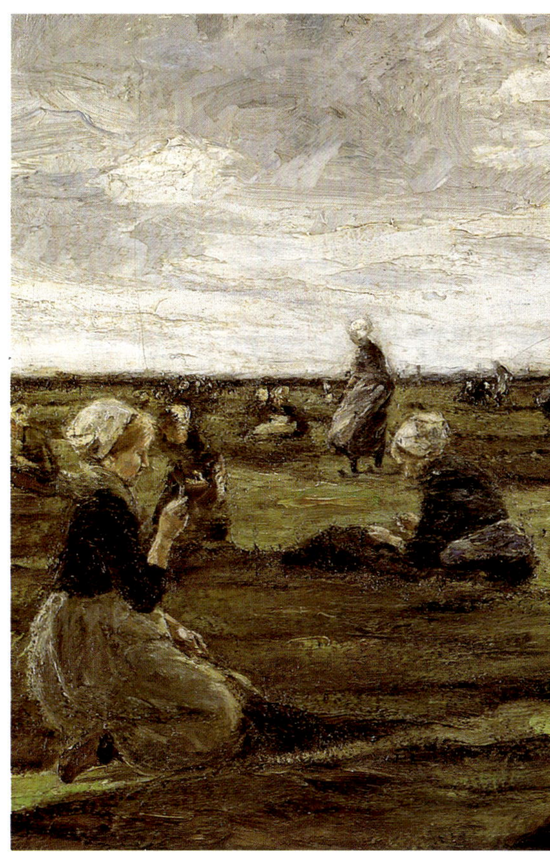

Kunsthalle, Hamburg

Einzelheiten auskamen und die Liebermann 1872 zum ersten Mal in Paris sah. Courbet, vor allen Dingen aber Millet zogen ihn so stark an, daß er 1874 selbst nach Barbizon ging, um dort zu malen. In den *Netzflickerinnen,* in der hoch über den Horizont ragenden Symbolgestalt der jungen Frau sind die Ernsthaftigkeit und das Pathos der schweren Bauerngestalten von Millet wirksam, wie sie im frommen *Angelus* – Abendläuten – des Louvre, 1857 bis 1859 gemalt, weltberühmt geworden sind.

Millet, *Beim Angelusläuten*

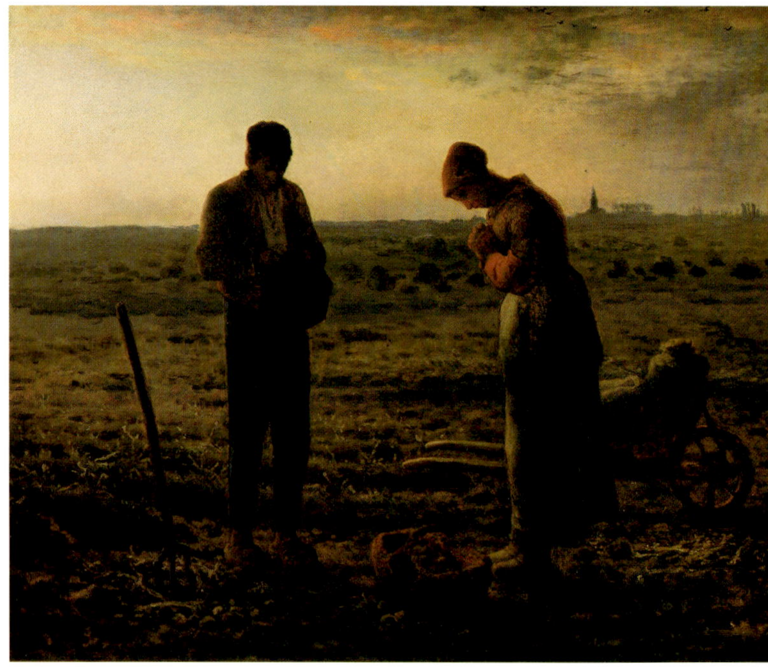

Was Millet 1850 an seinen Freund Sensier schrieb, mag auch für Liebermann und seine Auffassung von der körperlichen Arbeit des Menschen gelten: „In Wahrheit, Bauermotive liegen meiner Natur am nächsten, und ich muß Dir gestehen, auf die Gefahr hin, von Dir für einen Socialisten gehalten zu werden, daß mich die menschliche Seite in der Kunst am meisten berührt…

Auf den Äckern wie auf der Haide sieht man Gestalten hacken und graben. Ab und an richtet sich eine auf und streckt sich gerade, mit dem Rücken der Hand sich den Schweiß von der Stirne trocknend. Im Schweisse Deines Angesichts sollst Du Dein Brot essen. Ist das eine fröhliche, scherzhafte Arbeit, wie sie manche Leute uns glauben machen möchten? Ich finde darin nur wahre Menschlichkeit und grosse Poesie."[1]

Millets Zeilen an seinen Freund drücken sein Mitgefühl mit dem Leben der Bauern aus. Liebermann schätzte Millet über alles: „Den verehre ich am meisten, da ich finde, daß er, wenigstens in seinen Zeichnungen, den Eindruck der Natur am wahrsten (für mich gleichbedeutend mit: am schönsten) wiedergegeben hat."[2]

Dennoch ist in Liebermanns meisten Darstellungen von körperlich arbeitenden Menschen nichts vom Mitgefühl Millets zu spüren. Seine Sichtweise der Landbevölkerung ist unsentimental, ja distanziert – einzig in den *Netzflickerinnen* gelangt er in der

Monumentalisierung der jungen Frau nahe an das Pathos der Milletschen Figuren heran. Als nüchternem Preußen lag Liebermann die sachliche Art der holländischen Malerei näher, die er bei seinen alljährlichen Aufenthalten in Holland in den Museen und bei seinen holländischen Malerfreunden studieren konnte. Holland lag Liebermann auch insofern, als sich dort seit der Reformation und der Ablösung der nördlichen Niederlande vom spanischen Königreich in Jahrhunderten Formen der Gemeinschaft herausgebildet hatten, die ganz natürlich und vernünftig schienen und als vernünftige Organisationsformen dazu dienen konnten, die sozialen Probleme einer Dorfgemeinschaft oder Familie zu lösen.

In Holland glaubte er die Gleichheit der arbeitenden Menschen zu erleben. Hier malte er unter einem Volk, das gegen die mächtige Natur kämpfte und ihr das Land abrang, das die Gefahren dieser Natur kannte und einschätzen konnte und das deshalb, um bestehen zu können, nachbarschaftlich, solidarisch und hilfsbereit sein mußte, bei dem die Verantwortung für den Nächsten Lebensgrundlage war.

In diesem Sinne kann man auch die *Netzflickerinnen* verstehen: Liebermann hat den gemeinschaftlich von Mann und Frau geführten Existenzkampf des Fischerdorfes zugespitzt, indem er die traditionelle Arbeitsteilung zwischen den Fischern und ihren Frauen betonte: Die Männer, dem Meer zugehörig, sind in der großen Gemäldefassung nicht mehr im Bild, dafür konzentriert sich alle Sorge um sie in der jungen, hochaufgerichteten Frau, die wie alle anderen Frauen an Land bleiben muß. Vor dem düsteren Sturmhimmel wird sie zum Monument des harten Lebens der gesamten Küstenbevölkerung. Daß sie sich von den übrigen Frauen abhebt, durchbricht nicht das Prinzip der Gemeinschaft der Gleichen. Hervorgehoben ist in ihr das Bewußtsein der Verantwortung.

Liebermann führt hier Arbeit – und zwar harte Arbeit – nicht als Knechtschaft vor, sondern als Pflichtbewußtsein, als notwendige Bedingung des Lebens. Liebermann hat als einer der ersten deutschen Künstler die Tätigkeit der aus den unteren sozialen Schichten stammenden Frauen ernst genommen, er hat in der Freiwilligkeit der Verrichtung von niederer Arbeit die Würde des verantwortungsbewußten Menschen aufgespürt, er hat in den *Netzflickerinnen* die Frauen als vollwertige Wesen, als gleichwertig gegenüber dem Manne dargestellt.

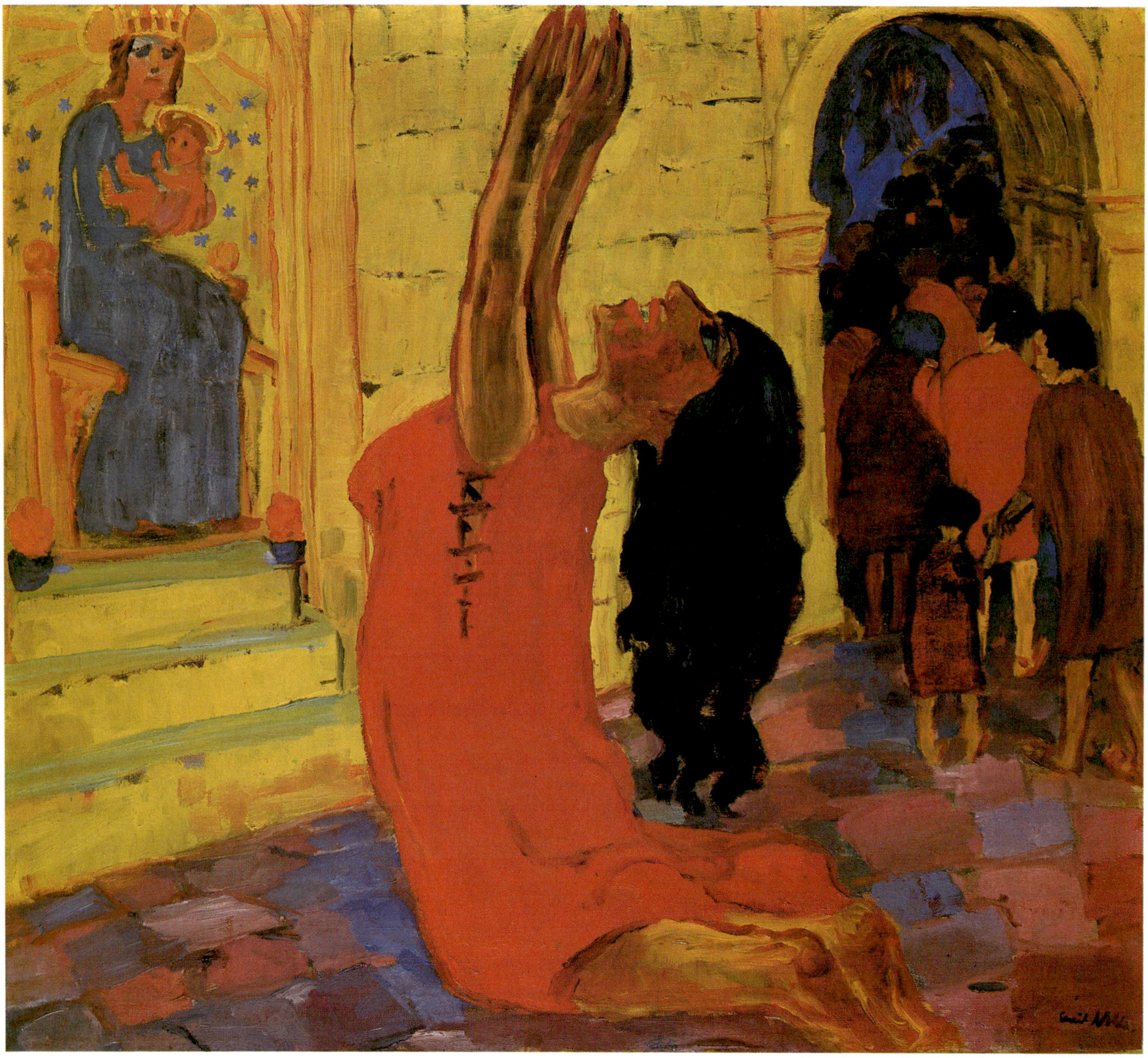

HAMBURG, KUNSTHALLE

FRIEDRICH GROSS

Emil Nolde (1867-1956)

Heilige Maria Ägyptiaca (1912)

Gegenüber Nolde,
Heilige Maria Ägyptiaca, (Mittlere Tafel)

In Alexandrien, der Hauptstadt Ägyptens – heute Kairo – beginnt die Geschichte des dreiteiligen Gemäldes der Hamburger Kunsthalle. Nachdem die Dirne Maria siebzehn Jahre in Alexandrien verbracht hat, fährt sie aus Neugier auf einem Schiff mit, das Pilger nach Jerusalem bringt. Links sieht man die Ausschweifung Marias und der Mannschaft während der Überfahrt. Als sich die Dirne zusammen mit den Pilgern in Jerusalem dem inneren Tempelbezirk nähern will, wird sie von einer unsichtbaren Macht zurückgehalten. In der Vorhalle des Heiligtums erkennt sie ihre Sündhaftigkeit vor einer Marienfigur. Das zeigt das Mittelbild.

Von drei Münzen, die ihr ein Unbekannter schenkt, kauft sie drei Brote und zieht sich jenseits des Jordans in die Wüste zurück, wo sie büßend siebenundvierzig Jahre von den Broten lebt. Dort findet der Mönch Zosimos die völlig mit Haaren Bedeckte und reicht ihr die Kommunion. Sie bittet ihn, nach Jahresfrist wieder über den Jordan zu kommen. Bei seiner Rückkehr findet Zosimos Maria tot im Sand liegen, in den sie die Bitte geritzt hat, sie zu begraben. Ein Löwe erscheint – links oben im rechten Flügel – und gräbt mit seinen Tatzen eine Vertiefung, in der Zosimos die geläuterte Büßerin bestattet.

Das Thema der Prostitution wurde seit der zweiten Hälfte des 19. Jahrhunderts als Thema der rasch wachsenden Großstädte, das sozialen Sprengstoff enthielt, häufig in der Bildkunst behandelt: 1877 wies die Jury der Pariser Salonausstellung die selbstbewußte Dirne *Nana* von Manet zurück; man fand das Bild schockierend. Degas und Toulouse-Lautrec wurden nicht müde, Szenen aus Pariser Bordellen zu zeigen. Max Klinger schuf 1884 den umfangreichen Graphikzyklus *Ein Leben* zum Thema der „gefallenen Frau", die in die Gosse gerät. Es folgten mit Dirnenbildern Edvard Munch, später George Grosz und Otto Dix.

Anders als diese Künstler kehrte Nolde in der *Maria Ägyptiaca* allerdings dem modernen Großstadtleben den Rücken und arbeitete an Themen aus dem Bereich der christlichen Legende. Vergleichbar mit dem linken Flügel des Noldeschen Triptychons ist der des Triptychons *Der verlorene Sohn,* 1899 vollendet, von Max Slevogt.

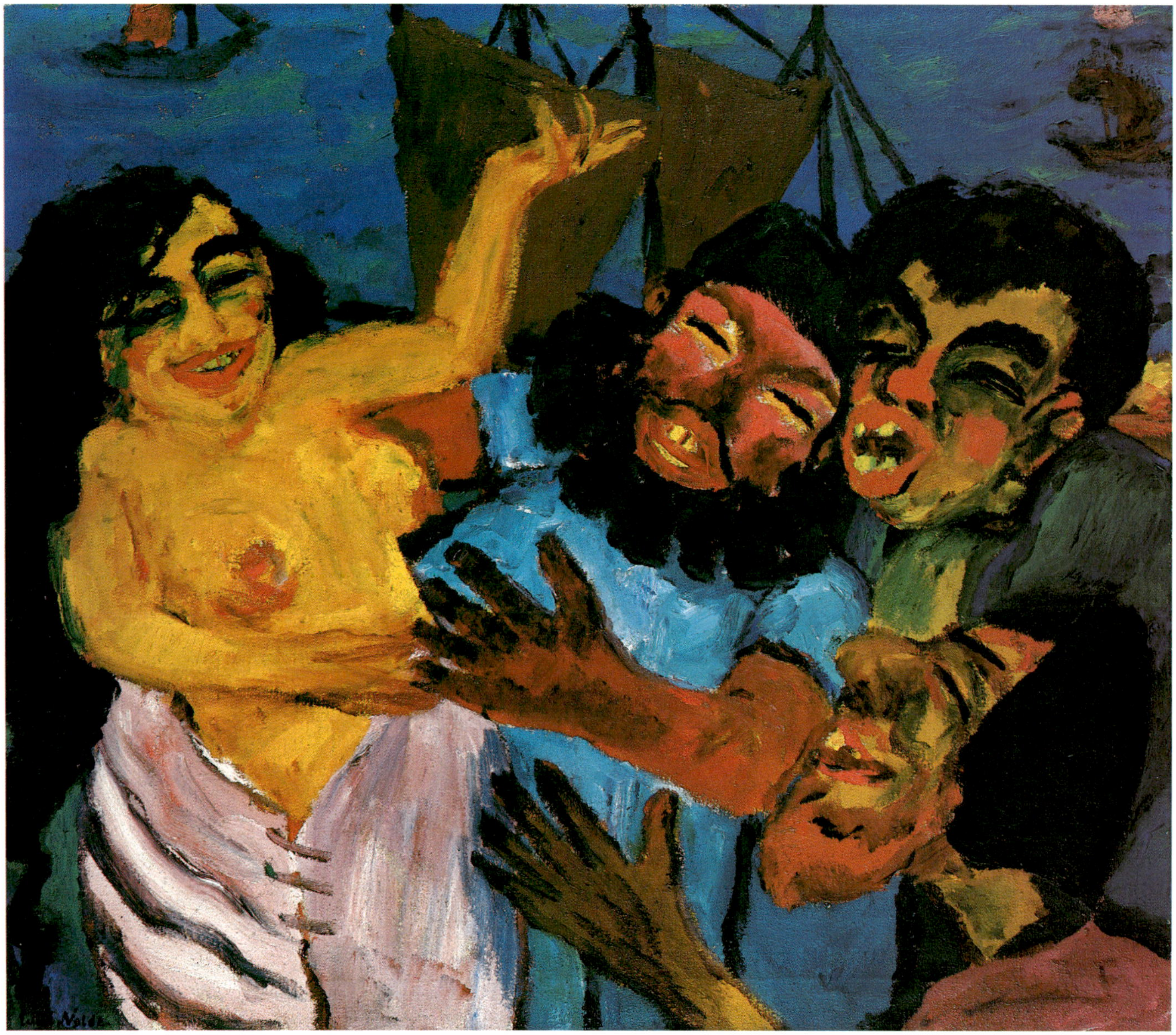

Nolde, *Heilige Maria Ägyptiaca,* (Linke Tafel)

Übrigens wurde die Bildform des Triptychons, die der Tradition der mittelalterlichen Altäre entstammte, in jener Zeit wieder aktuell. Diese Bildform diente einerseits dazu, die medialen Möglichkeiten mit Hilfe einer Art Mehrfelddarstellung zu erweitern, vielschichtige Sachverhalte in einer Gesamtschau zu vermitteln, andererseits konnte das Triptychon mit seiner Symmetrie und Betonung des Hauptbildes in der Mitte dem Thema eine gewisse Würde verleihen.

Ins Auge fallen bei Nolde die stark vereinfachten Gesichter und Körper, die an Kinderzeichnungen erinnern. Der Maler beschäftigte sich damals schon seit längerer Zeit mit der Volkskunst, mit Fastnachtsmasken und mit außereuropäischer, sogenannter primitiver Kunst. Insbesondere die Gesichter der Dirne und der Matrosen des linken Flügels lassen sich in Beziehung setzen zu den Masken des Gemäldes *Maskenstilleben* von 1911. Neben Fastnachtsmasken gibt es dort links eine Maske,

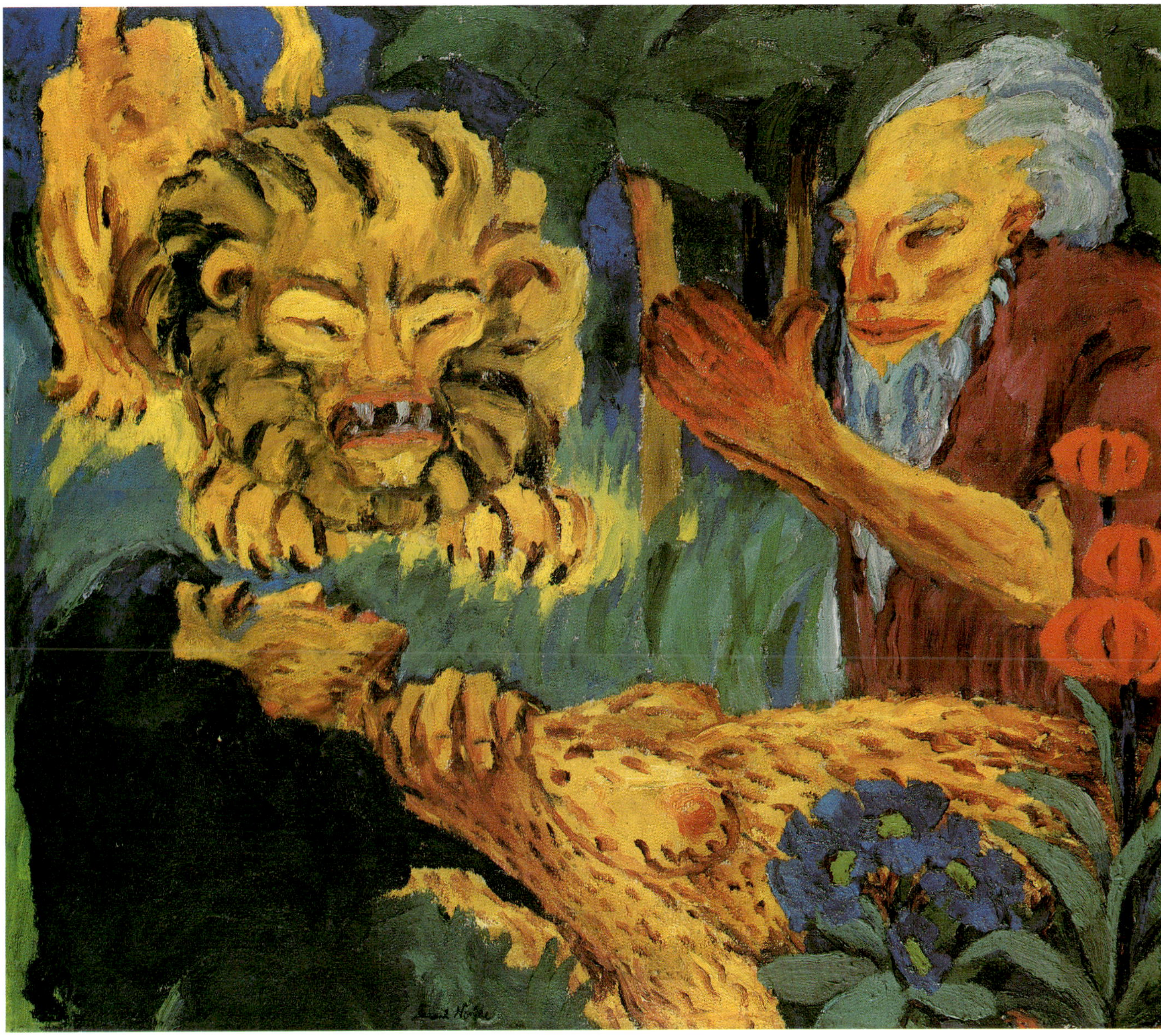

Nolde, *Heilige Maria Ägyptiaca,* (Rechte Tafel)

die der Bugfigur eines Kanus von den Salomoninseln nachgebildet ist, und rechts eine brasilianische Kopftrophäenmaske. Über dieser befindet sich eine grüne Maske aus Nigeria. Sie erscheint übrigens im Kopf des Christus der *Kreuzigung,* die Nolde als Mittelbild eines neunteiligen Monumentalwerkes zum Leben Christi schuf. *Das Leben Christi* entstand wie die *Maria Ägyptiaca* im Jahre 1912.

Der Rückgriff auf „primitive" Formen sollte den Ausdruck steigern und zugleich zu den Grundlagen der seelischen, geistigen und Lebensverhältnisse zurückführen. Eine originäre Welt jenseits der Kälte und Anonymität der modernen großstädtischen Zivilisation sollte in der Kunst entstehen. Diesem Ziel dienten auch die kräftigen, reinen Farben.

Die Madonnenfigur des Mittelbildes, die die Bekehrung der Dirne Maria auslöst, läßt sich nur bedingt in die bildkünstlerische Tradition seit der Zeit des frühen Christentums einordnen. Auch diese Madonna zeigt die Züge des ausdruckssteigernden

Kunsthalle, Hamburg

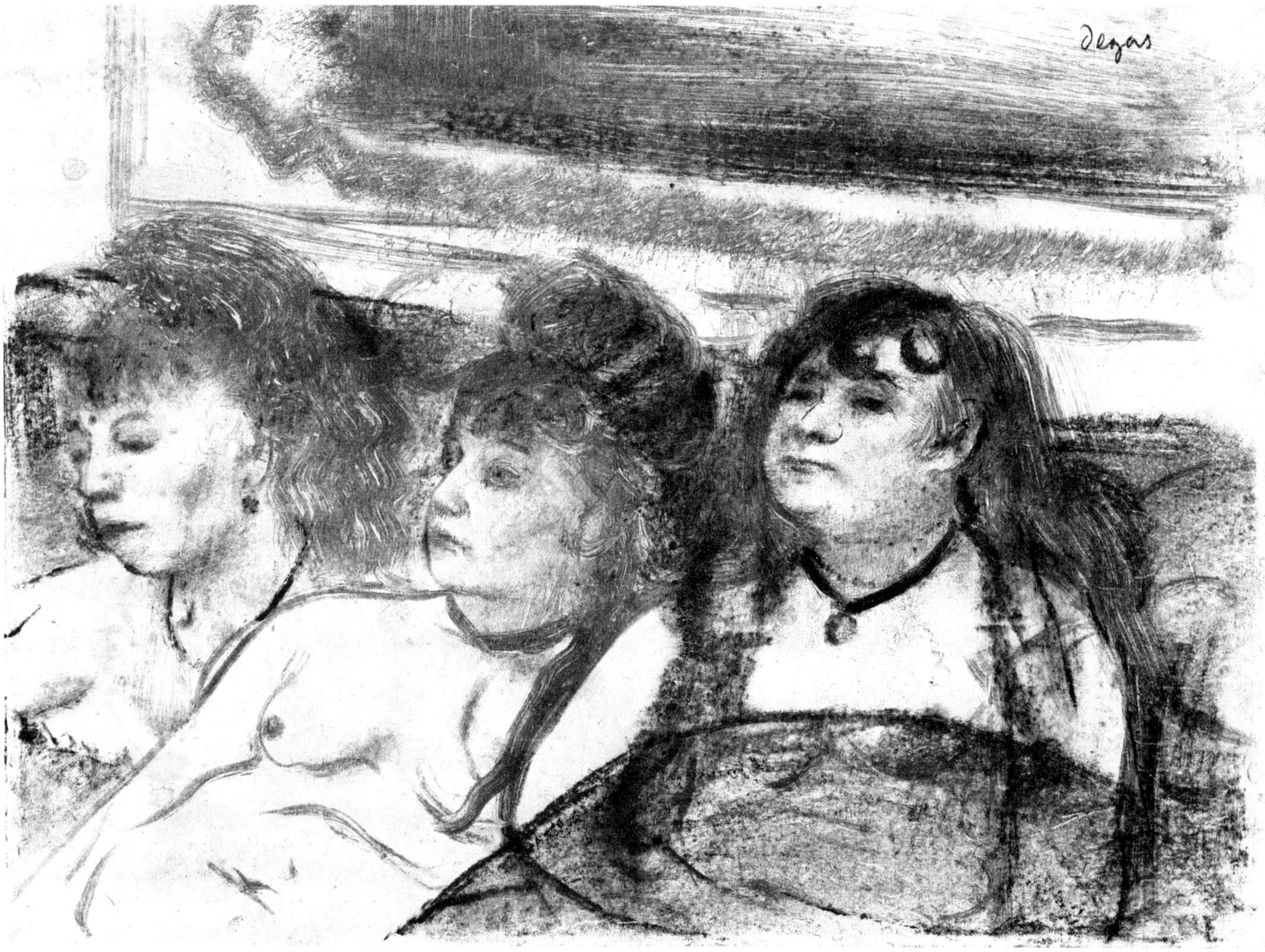

Degas, *Drei Dirnen auf einem Sofa*

zeitgenössischen „Primitivismus". Sie ist von der edlen, schönlinigen, frommen Mariendarstellung des Nazarenertums, die noch am Ende des 19. Jahrhunderts nicht abgetan ist, ebensoweit entfernt wie von der Persiflage des Madonnenkults durch Max Ernst.

Nolde rückte indessen seine Madonna ganz an die Seite in die Bildecke und ließ die knieende, flammend rote *Maria Ägyptiaca* mit ekstatischer Inbrunst sich gleichsam direkt an Gott wenden: zu ihm richtet sie ihr Antlitz empor, ihm streckt sie die Hände entgegen. Unbemerkt von den Pilgern, die im Torbogen des Tempels verschwinden, vollzieht sich diese völlig subjektive Zwiesprache mit Gott – außerhalb der Kirche. Damit erhält die Darstellung einen zutiefst „protestantischen" Akzent.

Es geht dem Künstler darum, beispielhaft die Wirkung eines echten, starken und elementaren religiösen Gefühls zu veranschaulichen. Nolde hat teil an der religiösen Erneuerungsbewegung des Expressionismus, die von den Konfessionen und Kirchen abgelehnt wurde.

Der rechte Flügel des Triptychons zeigt die mit Haaren bedeckte *Maria Ägyptiaca* im Tode. Als Einzelfigur erscheint die dicht behaarte Maria mit drei Broten, den Zeichen ihrer Genügsamkeit,

Kunsthalle, Hamburg

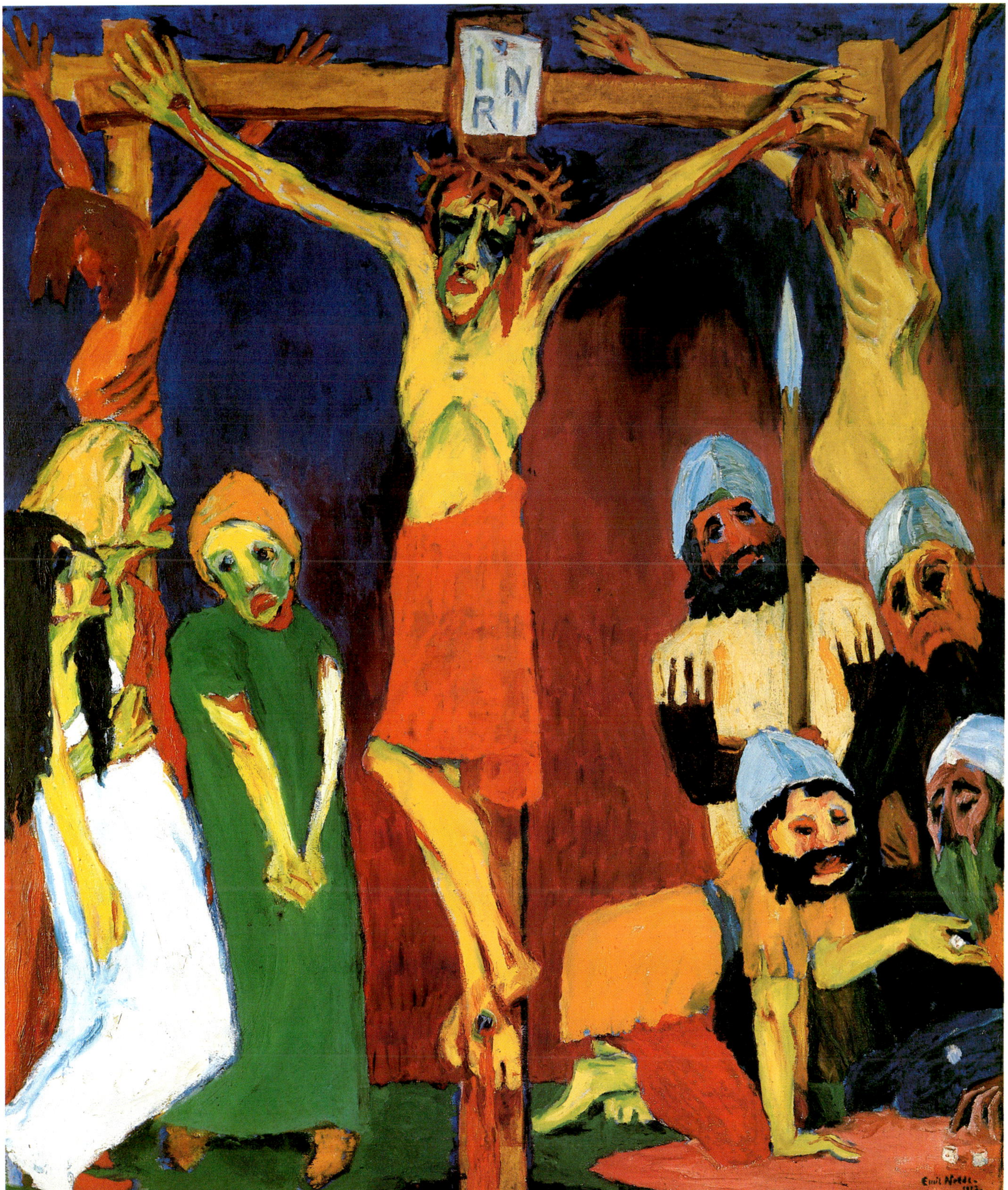

Nolde, *Kreuzigung Christi*

Kunsthalle, Hamburg

in alten Darstellungen. Diese Legende wurde in der Kunstgeschichte jedoch nicht häufig gestaltet. Eine der seltenen Verbildlichungen ist der Freskenzyklus zu Szenen aus dem Leben der Heiligen in der Kirche S. Francesco in Assisi.

Der Löwe des Noldeschen Triptychons gleicht weder dem friedvollen Hüter des Heiligen Hieronymus, wie ihn Dürer in seinem berühmten Kupferstich darstellte, noch den wilden Bestien von Rubens oder Delacroix. Zwar fletscht der Löwe Noldes die Zähne, aber er arbeitet treu mit den Tatzen, schließt die Augen ebenso konzentriert, wie er die Brauen zusammenzieht. Er bietet ein Bild der gezügelten Wildheit. Das Gebet des ehrwürdigen Zosimos mag auch zähmend auf ihn wirken. Die Bestie ist in eine fromme Pflicht genommen und erscheint als Sinnbild des Lebens der *Maria Ägyptiaca.*

Das Triptychon bietet beispielhaft drei grundlegende Stationen eines Frauenlebens, nämlich Prostitution und Ausschweifung, das religiöse Wandlungserlebnis und die in den Tod mündende Askese. Dennoch will Nolde kein christlich-dogmatisches Lehrstück vorführen.

Die ausdruckstarke Entschiedenheit des Erlebens und Verhaltens seiner Frauenfigur interessierte den Maler, der sich konfessionell nicht festlegen ließ.

SIEGFRIED GOHR

Wallraf-Richartz-Museum und Museum Ludwig, Köln

Das Wallraf-Richartz-Museum und das Museum Ludwig in Köln beherbergen eine Gemälde- und Skulpturengalerie, die Werke vom 13. bis zum 20. Jahrhundert zeigt. Durch das Vermächtnis von Ferdinand Franz Wallraf gelangte seine Sammlung Kölner Malerei 1824 in den Besitz seiner Vaterstadt. 1861 erbaute die Stadt das erste eigene Museumsgebäude; es wurde nach dem Stifter der Sammlung und dem Stifter des Gebäudes „Wallraf-Richartz-Museum" benannt. Vor dem Ersten Weltkrieg war es die spätmittelalterliche Malerei, die den Reiz und die Eigenart des Museums begründete. Unter den Werken der Kölner Malerschule verlieh der Name Stefan Lochners dem Hause seinen besonderen Glanz, dessen großartige *Madonna im Rosenhag* als das schönste Bild der frühen Malerei im Museum bezeichnet werden kann.

Bald nach dem Ersten Weltkrieg öffnete sich das Haus der Moderne. Jedoch wie überall in Deutschland wurden die Werke des 20. Jahrhunderts in der Nazi-Aktion „Entartete Kunst" 1937 aus dem Museum entfernt, so daß der Aufbau einer modernen Abteilung nach 1945 erst wirklich gelingen konnte. Schon 1946 wurde die Stiftung Haubrich verwirklicht – eine Tat, die einen unübersehbaren Akzent im Bereich des Expressionismus setzte und in den folgenden Jahren ausgebaut wurde. So gelangte schon 1947 durch Josef Haubrich ein Meisterwerk Kirchners aus den Berliner Jahren in die Sammlung: *Fünf Frauen auf der Straße* (1913). Die nervöse, spannungsreiche Komposition und Farbgebung in Kirchners Werk am Vorabend des Weltkrieges prägte dieses Bild zu einer Ikone der Epoche.

Die Erschütterung der alten Wertordnung und politischen Verhältnisse in Europa hatte vor den Expressionisten schon der Norweger Edvard Munch erspürt. Er formulierte seine Sicht der Gefährdung des Daseins in großartigen Metaphern, die in einem neuen, flächenhaften Stil vorgetragen wurden. Das Gemälde *Vier Mädchen auf der Brücke* (1905) steht für seine Kunst, seelische Antriebe in grundlegenden Lebenssituationen zu erhellen.

Das Museum erhielt einen neuen Rang, als Ende der 60er Jahre die Sammlung Ludwig ins Haus kam und die Öffnung des Horizontes nach Amerika ermöglicht wurde. Eine unerhört zeitnahe Ikonographie und die direkte Sprache neuer Bildtechniken durch die Einbeziehung von Photographie und Siebdruck vermittelten dem Besucher des Hauses das Gefühl, Zeitgenosse der Kunst geworden zu sein. Bilder, die erst vor wenigen Jahren entstanden waren, hingen im Museum, z. B. *Texaner, Porträt Robert Rauschenberg* von Andy Warhol (1963) oder das Bild *Miss Amerika* (1968) von Wolf Vostell, das sich mit dem Vietnamkrieg auseinandersetzte. Die Künstler suchten ihre Haltung zur Wirklichkeit zu bestimmen, indem sie photographische Aufnahmen, Zeitungsbilder und andere aus den Medien stammende Techniken im Bild zuließen und verarbeiteten.

Die Ludwig-Sammlung kam 1969 als Leihgabe ins Haus. Sie war der unmittelbare Anlaß, den Neubau des Museums in Gang zu setzen, der am 6. September 1986 eröffnet wurde. Das vorläufig letzte Kapitel der Kölner Museumsgeschichte hat sich vollendet.

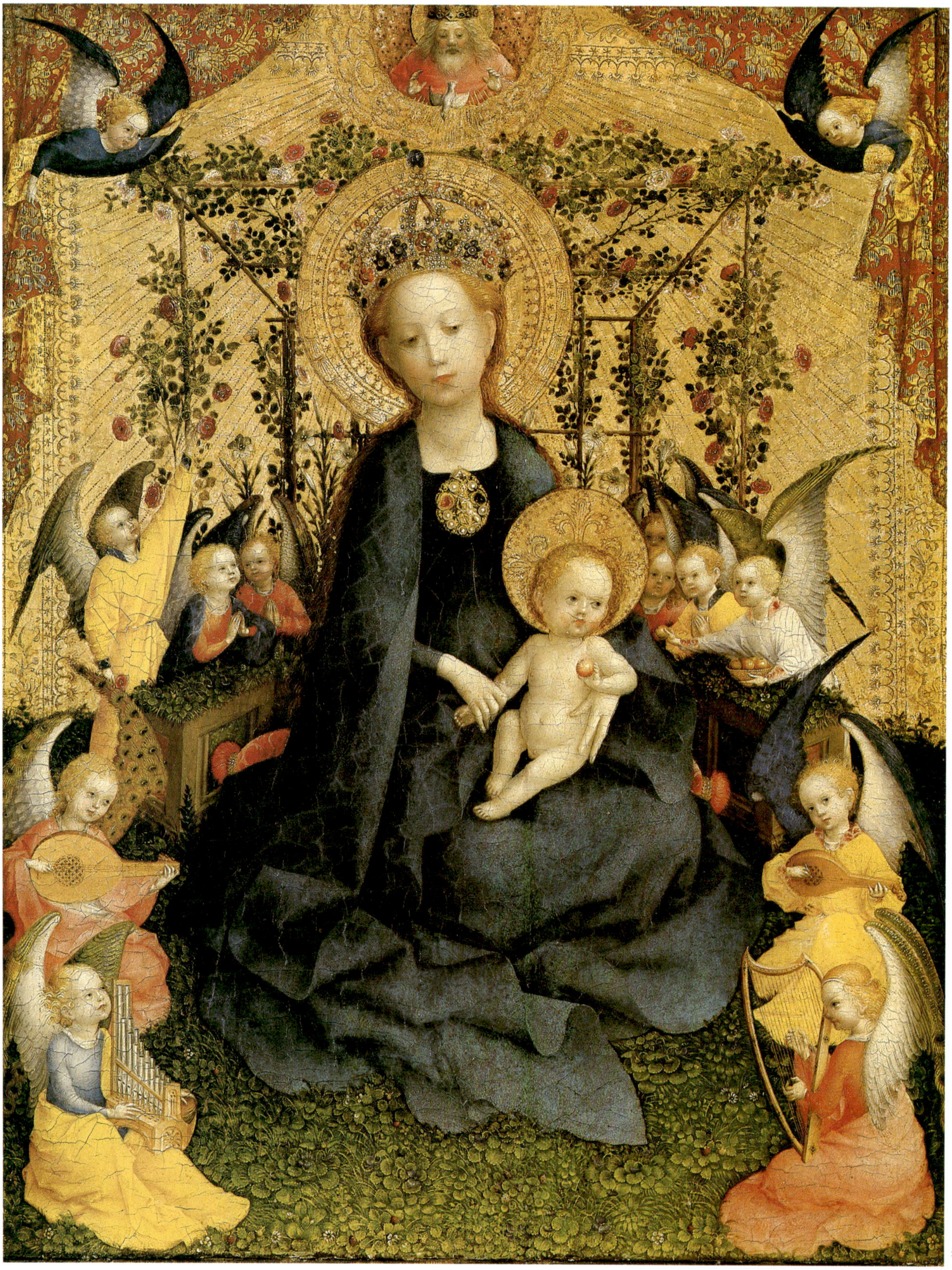

KÖLN, WALLRAF-RICHARTZ-MUSEUM

FRANK GÜNTER ZEHNDER

Stefan Lochner (um 1400-1451)

Die Muttergottes in der Rosenlaube (um 1448)

Als Michel Laclotte, der Chefkonservator der Gemälde des Louvre in Paris, 1972 ein Idealmuseum der Weltkunst aus den 50 besten Bildern zusammenstellte, wählte er für die deutsche Malerei des 15. Jahrhunderts dieses wohl berühmteste und kostbarste Bild des Wallraf-Richartz-Museums in Köln aus. Der Rang dieses Bildes, das auch unter der Bezeichnung *Madonna im Rosenhag* bekannt ist, wird damit im Rahmen einer Weltgeschichte der Malerei ziemlich treffend gekennzeichnet.

Die Malerei auf Eichenholz ist mit ihren Maßen von 50,5 cm x 40,0 cm kein großes Bild; schon das Format klärt uns darüber auf, daß es sich hier nicht um ein Altargemälde handelt, das für einen Kirchenraum gedacht war, das auf weite Distanz erkannt werden mußte und das einem großen Kreis von Betrachtern zugleich zugänglich sein sollte. Vielmehr gehört dieses Madonnenbild zum Typus der Andachtsbilder, das ist eine seit dem 14. Jahrhundert entstehende Bildgattung, die nach 1400 ihren Höhepunkt erreichte. Andachtsbilder, und somit auch die *Muttergottes in der Rosenlaube,* dienten der persönlichen Meditation, dem privaten Gebet und dem besonders intensiven Sich-Versenken in den Bildgegenstand. Deshalb sind sie in der Regel kleinformatig und auf wenige oder nur einen Betrachter hin angelegt. Wir wissen nicht, wo sich dieses Täfelchen vor 1828 befunden hat, als es in dieses Museum kam; darüber schweigen sich die sorgfältig geführten Bildakten aus. Doch darf man mit Recht annehmen, daß dieses Andachtsbild einst die Privatkapelle eines Bürgerhauses, die Zelle einer frommen Nonne oder eines Mönches in Köln geschmückt hat.

Das Bild ist wohl durchdacht und systematisch aufgebaut: Zwei Engel ziehen einen Goldbrokatvorhang zur Seite und drücken damit das Unbeschreibliche, das sonst Unschaubare und das Einzigartige dieses Bildmomentes aus. Der Betrachter hat die Chance – und um wieviel stärker muß der mittelalterliche Mensch das so empfunden haben –, hier einen Blick in den Himmel, in das Paradies zu tun. Diese „Inszenierung“ hat einen formalen und auch einen motivischen Sinn.

Die Form des gelüfteten Brokatvorhanges stellt nämlich zugleich einen Baldachin über der Gottesmutter mit dem Kinde

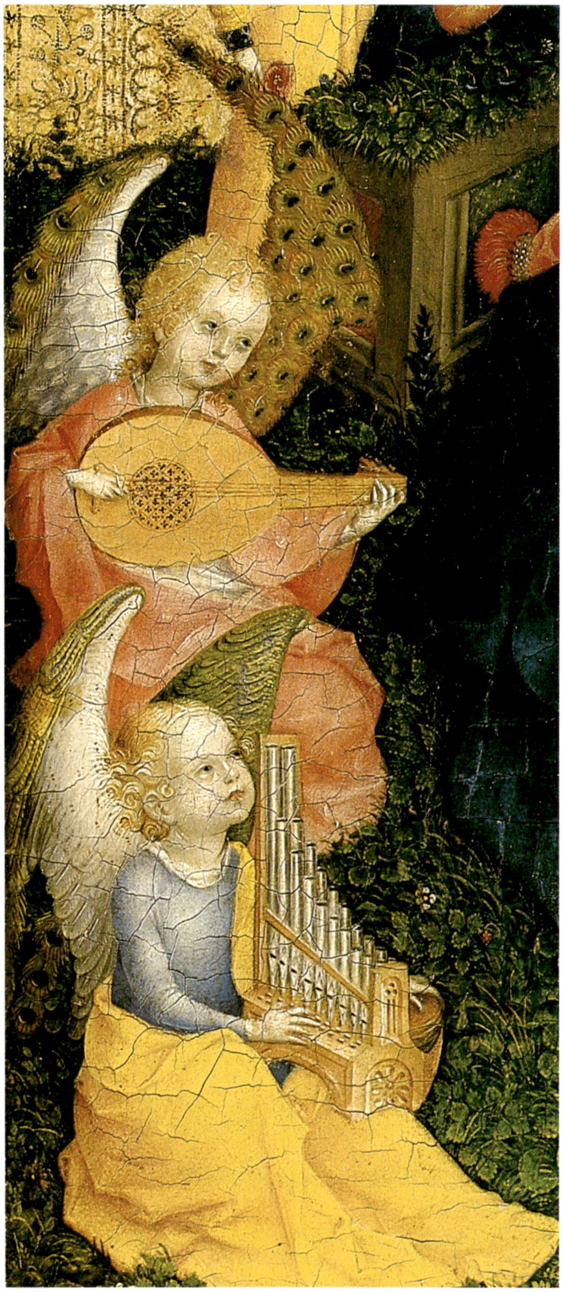

Musizierende Engel,
Ausschnitt aus *Muttergottes in der Rosenlaube*

dar. Diese Hoheitsformel als Betonung ist berechtigt, ist Maria hier doch als vornehme Himmelskönigin dargestellt und mit der Bügelkrone ausgezeichnet. Im Bedeutungsmaßstab als dominierende Figur deutlich hervorgehoben, nimmt sie die inhaltliche und formale Mitte des Bildes ein. Auf ihrem Schoße hält sie ihren Sohn: Die Wiedergabe des Mutter-Kind-Verhältnisses. Gleichzeitig präsentiert sie Jesus Christus: Die Mittlerin weist das Heil der Welt vor. Beide Bildgedanken sind hier eine innige Verbindung miteinander eingegangen.

Der Ort dieser geheimnisvollen Vision – und als solche muß das Bild interpretiert werden –, ist der Paradiesgarten, dessen Boden über und über mit Veilchen, Erdbeeren und Maßliebchen bewachsen ist. Das Veilchen ist ein Symbol der Demut, hier der Demut Mariens. Die Erdbeere ein Symbol der Gerechtigkeit und das Maßliebchen eines der Unschuld. Neben ihrem Symbolcharakter sind die Blumen zugleich realistische Zeugen einer schönen Blütenfülle. Maria sitzt auf einem roten Prachtkissen vor einer Rasenbank, die von einem Rosenspalier hinterfangen wird. In diesem Spalier, das sicher ein reales Abbild mittelalterlicher Gartenkunst ist, wachsen blutrote Rosen als Hinweis auf das Martyrium, weiße Rosen als Zeichen jungfräulicher Reinheit. Der Goldgrund dahinter, der sich als illusionistischer Grund auf geschickte Weise mit dem realen Raum im Vordergrund verbindet, symbolisiert den Himmel. Gold ist in der mittelalterlichen Tafelmalerei ein kostbares Material: Sowohl materiell als auch symbolisch.

Ein Kreis von Engeln umgibt die Muttergottes mit ihrem Kind. Vorn musizieren vier Engel auf Lauten, Portativ und Harfe, hinter der Rasenbank pflückt ein Engel eine rote Rose, andere verehren andächtig betend die Himmelskönigin. Rechts ist eine kleine in den scheinbar spielerischen, unterhaltenden Zusammenhang eingebettete Szene von besonderer Bedeutung: Ein Engel hält einen Korb mit Äpfeln und reicht einen Apfel dem Christusknaben. Das Christuskind selbst hält einen Apfel weisend in der Hand und wird damit als der neue Adam charakterisiert, der das Böse überwindet und die Sünden der Welt tilgt.

Das besonders dicht formulierte, kleinformatige Andachtsbild ist aber inhaltlich und ikonographisch noch tiefergehend zu interpretieren. Die als Himmelskönigin gekennzeichnete Maria sitzt auf dem Boden, als Demütige und als Erniedrigte; Maria mit dem Kind sitzt im geschlossenen Garten, dem „hortus conclusus“, wie er im Mittelalter genannt wurde. Dieser Garten des Hohenliedes ist ein Symbol der unbefleckten Empfängnis Mariens. Noch ein weiteres Thema ist nicht nur angedeutet, sondern sogar ausgearbeitet: Die Dreifaltigkeit Gottes. Christus sitzt auf dem Schoße Mariens, die Taube des heiligen Geistes wird von Gottvater aus dem Himmel entsandt. Die Dichte und Mehrschichtigkeit der Ikonographie und Bildmotive unterstreicht die Belesenheit des Künstlers, gibt einen Einblick in das komplexe Darstellungssystem eines mittelalterlichen Andachtsbildes und macht schließlich auch eine Aussage über den mittelalterlichen Gläubigen, dem dies alles geläufig war.

Die Madonna im Paradiesgarten ist ein Bildtyp, der zuerst im nördlichen Italien entwickelt wurde und sich vor allem entlang der Rheinachse bis nach Köln nachweisen läßt.

Auch im Umkreis Stefan Lochners wurde dieses Thema gepflegt, wie ein Triptychon im Wallraf-Richartz-Museum deutlich zeigt. Überhaupt sind in der Kölner Malerei seit 1400 viele Vorformen dieses Bildtypus vorhanden, so die Täfelchen im Wallraf-Richartz-Museum, *Maria mit dem Kind im Grünen, Maria im Paradiesgarten,* auf dem Christus die Engel die himmlische Musik lehrt.

Das Bild ist von höchster malerischer Qualität. Schon bei der Beschreibung fiel das Kompositionsprinzip auf: Durch den Maßstab wird Maria deutlich hervorgehoben. Sie thront, wie ein wuchtiges Dreieck angelegt, in der Mitte des Bildes, wobei ihr Kopf leicht aus der Achse herausgerückt wird. Das nimmt dem Bild die Starrheit. Sie ist umgeben von einem Kreis von Engeln und wird von einem quadratischen Spalieraufbau mit Liniensystem hinterfangen, vor dem sich der Nimbus deutlich als Sonderform abhebt. Die Nimben von Christus und Maria finden ihre Fortsetzung in der Himmelsöffnung mit Gottvater. Das Dreiecksmotiv des Brokatvorhangs schließt das Kompositionssystem nach oben konsequent ab und wiederholt die Anordnung der Engel hinter der Rasenbank. Räumlich ist das Bild sehr

Links Stefano da Zevio, *Il Giardino di Paradiso; rechts* Kölner Meister, *Maria mit dem Kind im Grünen*

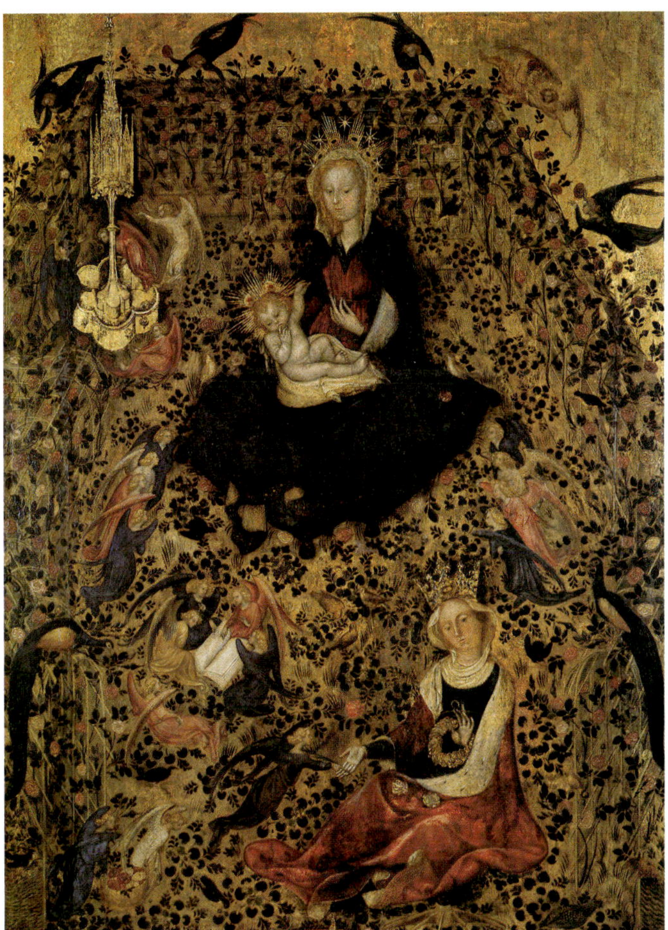

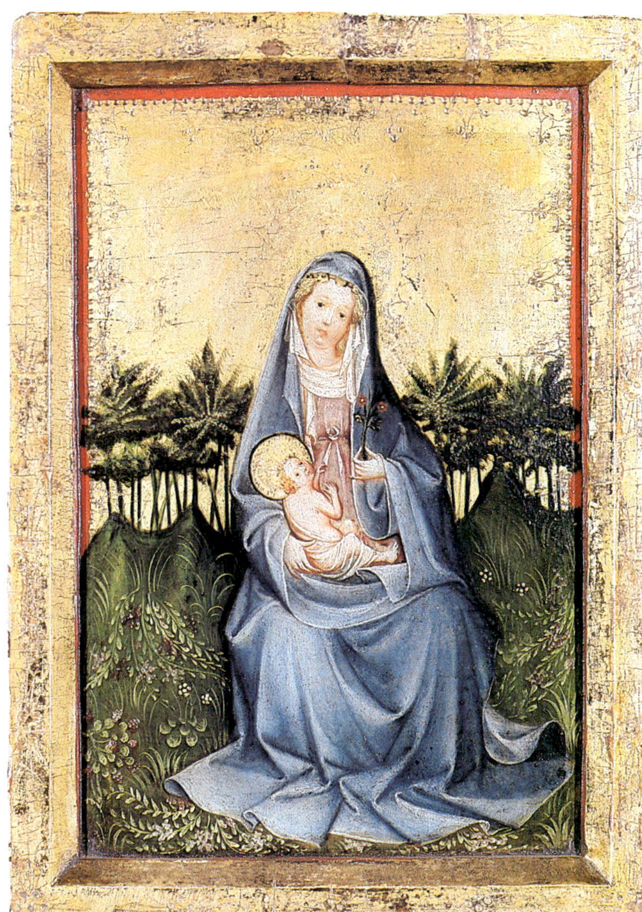

differenziert gearbeitet: Nach vorn ist es offen, der Blick des Betrachters wird über die Engel in den verschiedenen Haltungen zur Bildmitte geführt.

In der malerischen Wirkung ist dieses Andachtsbild unübertroffen, stellt es doch großartige Nuancen in der Steigerung oder Abmilderung der Farbstufen dar. Das trifft nicht nur auf das sanfte Rot, das Rosa und Gelb der Engelsgewänder zu, sondern vor allem auf das kostbare Lapislazuliblau des Gewandes Mariens. Vom hellsten Teil des Gewandes, dem Zipfel im Vordergrund des Bildes auf dem Rasenboden, bis zum dunkelsten Teil um die Brosche, gibt es unzählige Abstufungen des Blautons. Die Farbe ist wohl abgestimmt im Bilde verteilt – man erkennt das Kompositionsprinzip bei den vorderen Engeln – und in subtilster Weise mit feinsten Pinseln aufgetragen worden. Die Malschichten mit ihrer großen Transparenz geben dem Bild ihre Leuchtkraft und eine fast überirdische Aura.

Brosche, Ausschnitt aus *Muttergottes in der Rosenlaube*

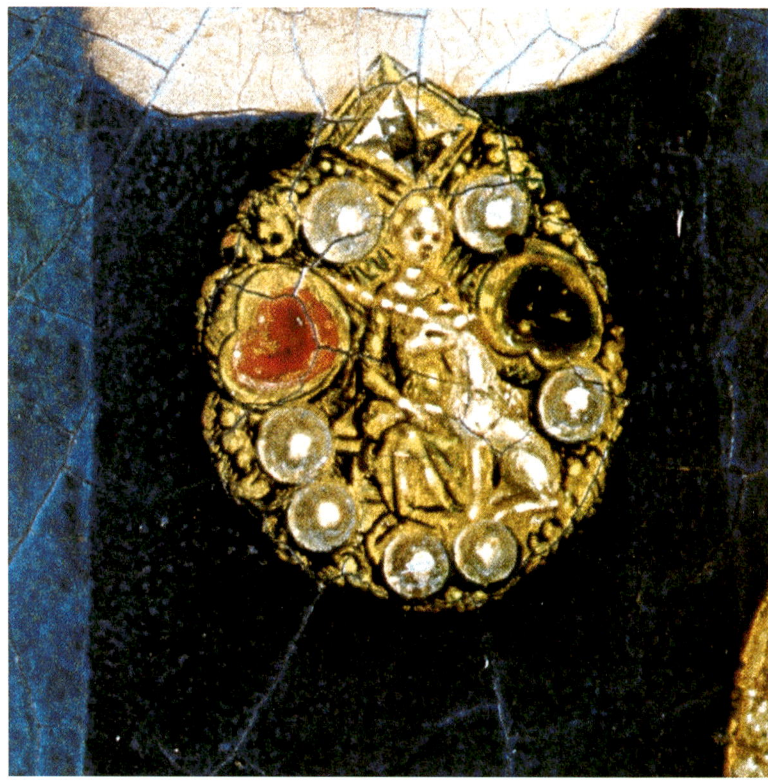

Das Bild ist nicht signiert und nicht datiert; in der mittelalterlichen Kunst blieb der Künstler in der Regel noch anonym. Daß Stefan Lochner der einzige Kölner Maler ist, dessen Namen wir kennen, verdanken wir Albrecht Dürer, der in seinem niederländischen Tagebuch 1521 vermerkte, daß er sich in der Ratskapelle in Köln den Altar der Kölner Stadtpatrone (den heutigen Domaltar) von Meister Stefan hat zeigen lassen. Urkundenforschung und Stilkritik haben Leben und Werk des Künstlers in Umrissen deutlich werden lassen.

Stefan Lochner wurde vermutlich um 1400 in Meersburg geboren, kam nach Wanderjahren am Oberrhein und in den

Niederlanden vermutlich um 1435 nach Köln und begründete hier eine eigene Werkstatt. Seit 1442 ist er urkundlich nachweisbar. Er war Vertreter für die Malerzunft im Kölner Rat und starb vermutlich 1451 an der Pest in Köln. Die Datierung der *Muttergottes in der Rosenlaube* ist nicht einheitlich. Einige sahen hier das früheste Werk Stefan Lochners, andere datierten es in die

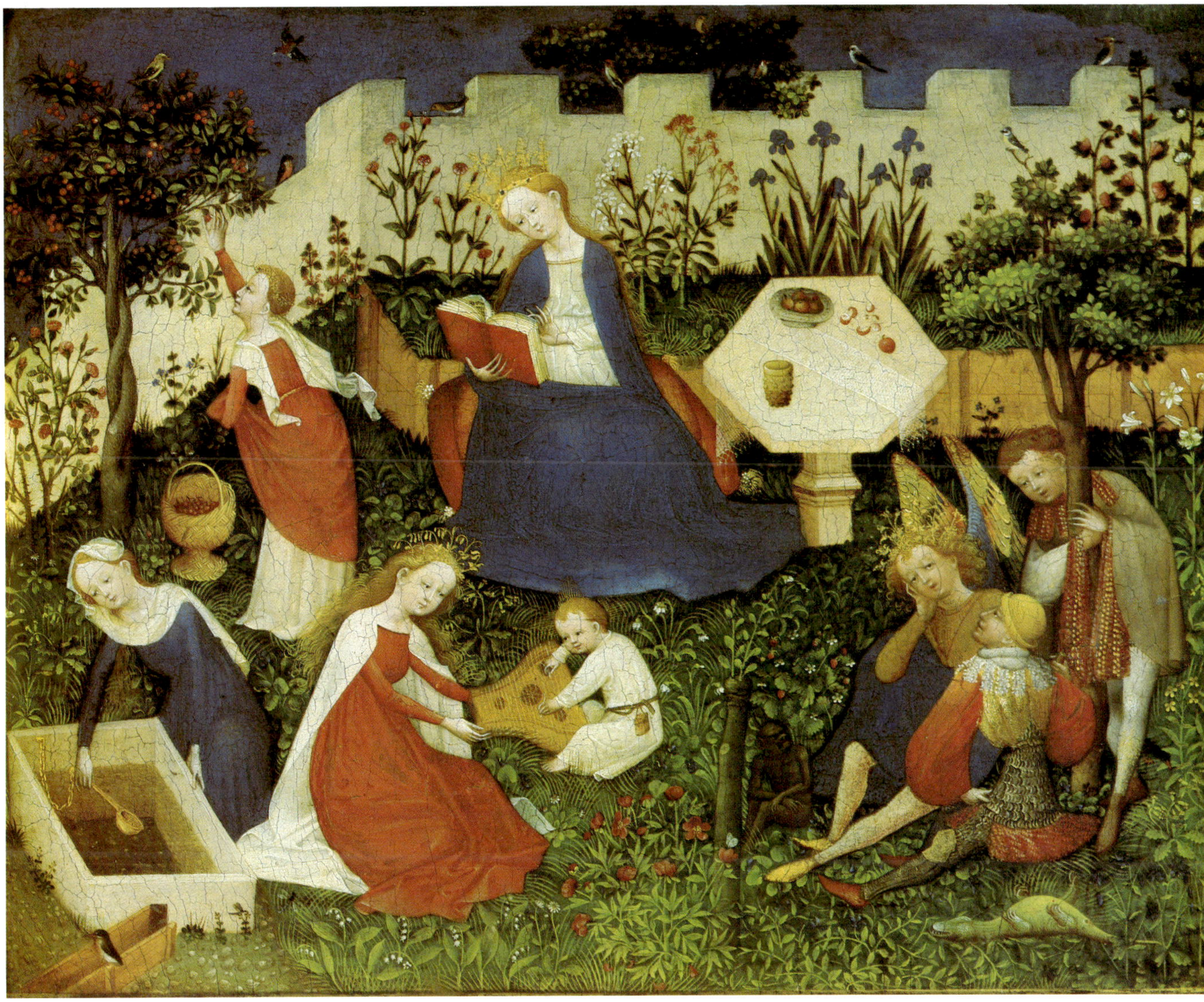

Unbekannter oberrheinischer Maler, *Paradiesgärtlein*

unmittelbare zeitliche Nachbarschaft des Dreikönigsaltares im Kölner Dom (um 1440), wieder andere setzten es an das Ende des Oeuvres. Dieser letzten Datierung muß man wohl zustimmen: Das kann nur das Werk eines reifen und sehr erfahrenen Meisters sein, der keine Gesellenhand an diesem Andachtsbild beteiligt haben dürfte. Vermutlich haben wir in diesem Andachtsbild das letzte uns erhaltene Werk des großen spätgotischen Kölner Malers zu sehen, der zum Inbegriff der kölnischen Malerei wurde.

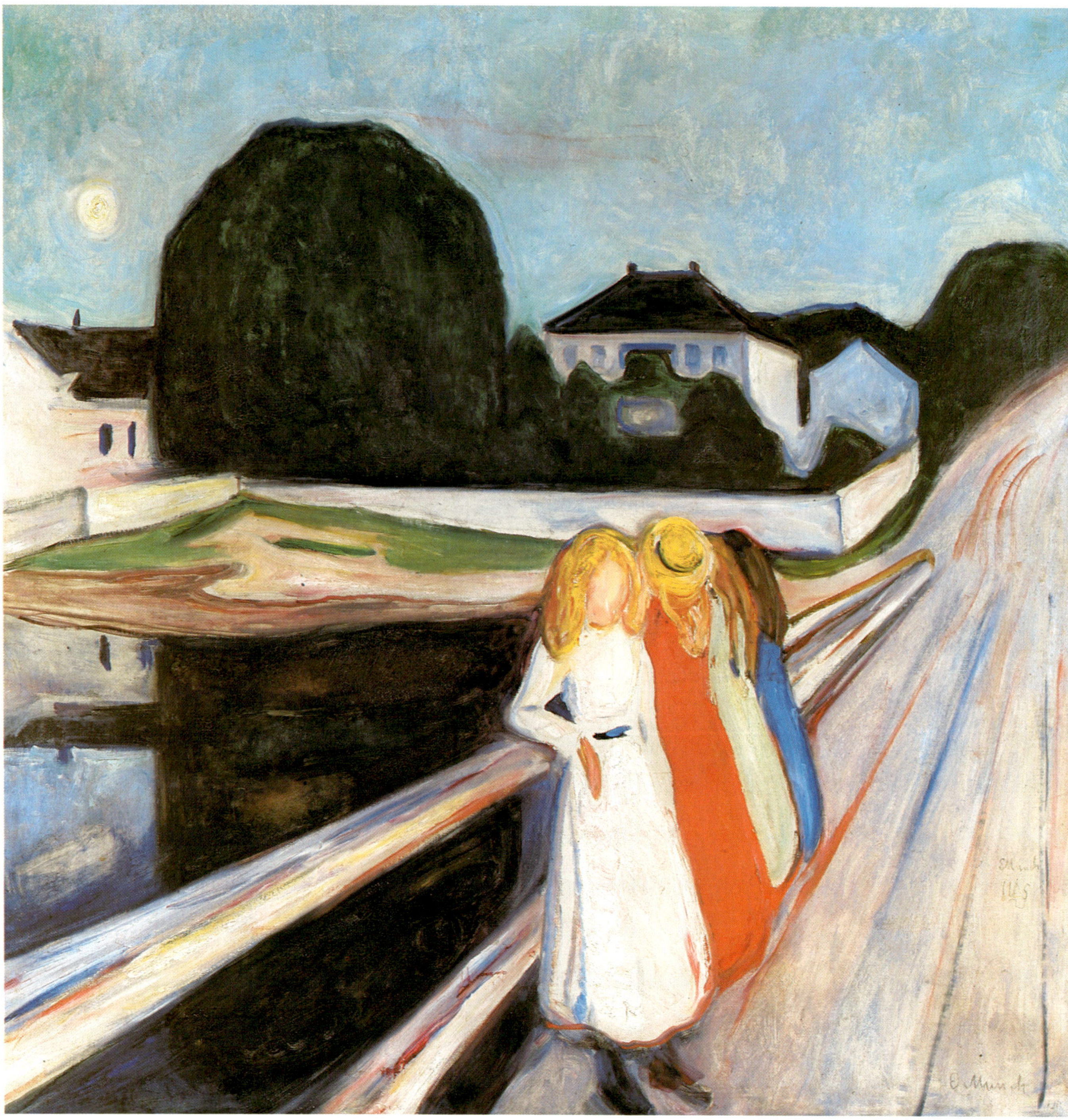

KÖLN, WALLRAF-RICHARTZ-MUSEUM

EVELYN WEISS

Edvard Munch (1863-1944)

Vier Mädchen auf der Brücke (1905)

Im milden Licht der Mitternachtssonne, das den Mond ganz blaß erscheinen läßt und die mächtigen Bäume und Büsche in geheimnisvolle dunkle Flächen verwandelt, erscheinen die Farben besonders deutlich und leuchtend. Es ist die Zeit, in der die Menschen im Norden keinen Schlaf finden, in den „weißen Nächten" verlassen die Mädchen die Häuser, um in dem geheimnisvollen Licht, das ihr Land durchflutet, spazieren zu gehen. Vier Mädchen sind auf einer Brücke stehengeblieben, für den Maler sind sie zunächst ein strahlender Farbakkord aus Weiß und Rot, Hellgrün und Blau.

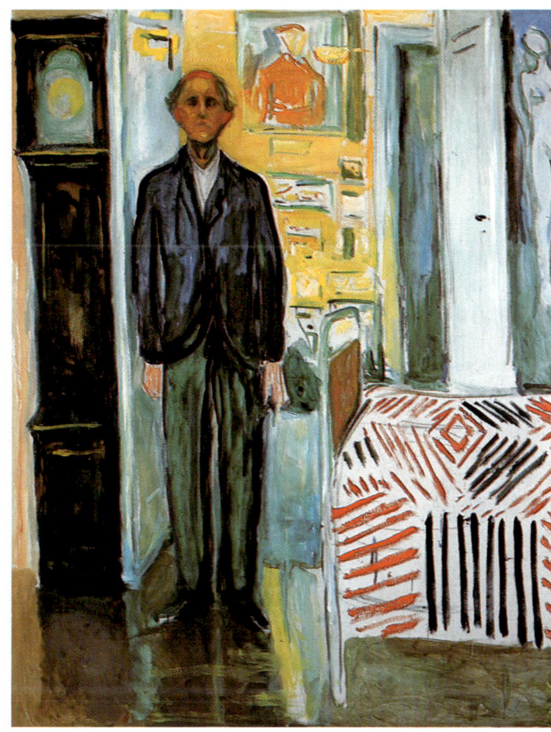

Munch, *Selbstporträt zwischen Standuhr und Bett*

Die Figuren scheinen zu einer Gesamtform zusammenzuwachsen, die durch das Dach des Hauses hinter der Brücke wie durch einen Baldachin überfangen erscheint. Durch das Geländer der Brücke und durch die Straße ist das Bild durch eine starke Diagonale geteilt, die den Blick mit mächtiger Sogkraft nach hinten lenkt. Die Straße endet im Ungewissen.

Die Stimmung ist heiter und düster zugleich, die hellen Farben der Kleider, der Straße und der Mauern kontrastieren mit den dunklen Flächen des Parks, dessen Schatten sich in den trüb-blauen Fluten des Fjords spiegelt. Es ist kein richtiger Tag und doch keine Nacht, die Natur und die Menschen scheinen in einem Schwebezustand zu sein und auf etwas zu warten. Eines der Mädchen hat sich umgedreht, es wendet sich dem Betrachter zu und aus dem Bild heraus. Doch es schaut uns nicht an, es ist blick- und gesichtslos unter der blonden Haarpracht.

Mit vielen Themen hat sich Munch über zwanzig Jahre hinweg beschäftigt; das Thema *Mädchen auf der Brücke* hat er insgesamt sechzehnmal in Gemälden und in Radierungen, Holzschnitten und Lithographien bearbeitet. Das erste Gemälde entstand 1899, während einer seiner ersten Urlaube in Aasgaardstrand, in Norwegen, wohin er immer wieder in den Sommermonaten der nächsten Jahre zurückkehrte. Eine weitere Fassung stammt aus dem Jahr 1900.

Munchs Karriere begann in Deutschland, und zwar in Berlin, mit einem großen Skandal. Nachdem eine Ausstellung norwegischer Maler 1891 im Berliner Kunstverein kurzfristig abgesetzt wurde, fand ein Jahr später, auf Empfehlung des deutschen Malers

Wallraf-Richartz-Museum, Köln

Fritz von Uhde, eine Ausstellung von fünfundfünfzig Gemälden von Munch statt, die so viel Protest hervorriefen, daß sie eine Woche später von den Wänden genommen werden mußten. Es kam zu tumultartigen Szenen, so daß der Bildhauer Max Kruse bemerkte: „Diese Ausstellung zeigte uns, daß die bildende Kunst berufen sein kann, alle Gefühle, die das Menschenherz bewegen, zum Ausdruck zu bringen."[1]

Doch war damit der in Loeiten (Norwegen) geborene Maler, der 1882 – 1883 die Kunst- und Gewerbeschule in Oslo besucht hatte, auf der Kunstszene der Mann des Tages.

Unmittelbar nach dem Skandal wurde er nach Düsseldorf und Köln eingeladen. Er selber schrieb: „Dieser ganze Rummel war im Grunde ganz lustig. Eine bessere Reklame hätte ich gar nicht bekommen können… Es ist unglaublich, daß etwas so Unschuldiges wie die Malerei eine solche Aufregung verursachen kann."[2] Auf der Sonderbundausstellung 1912 in Köln wurde Munch zusammen mit van Gogh und Gauguin als Pionier der

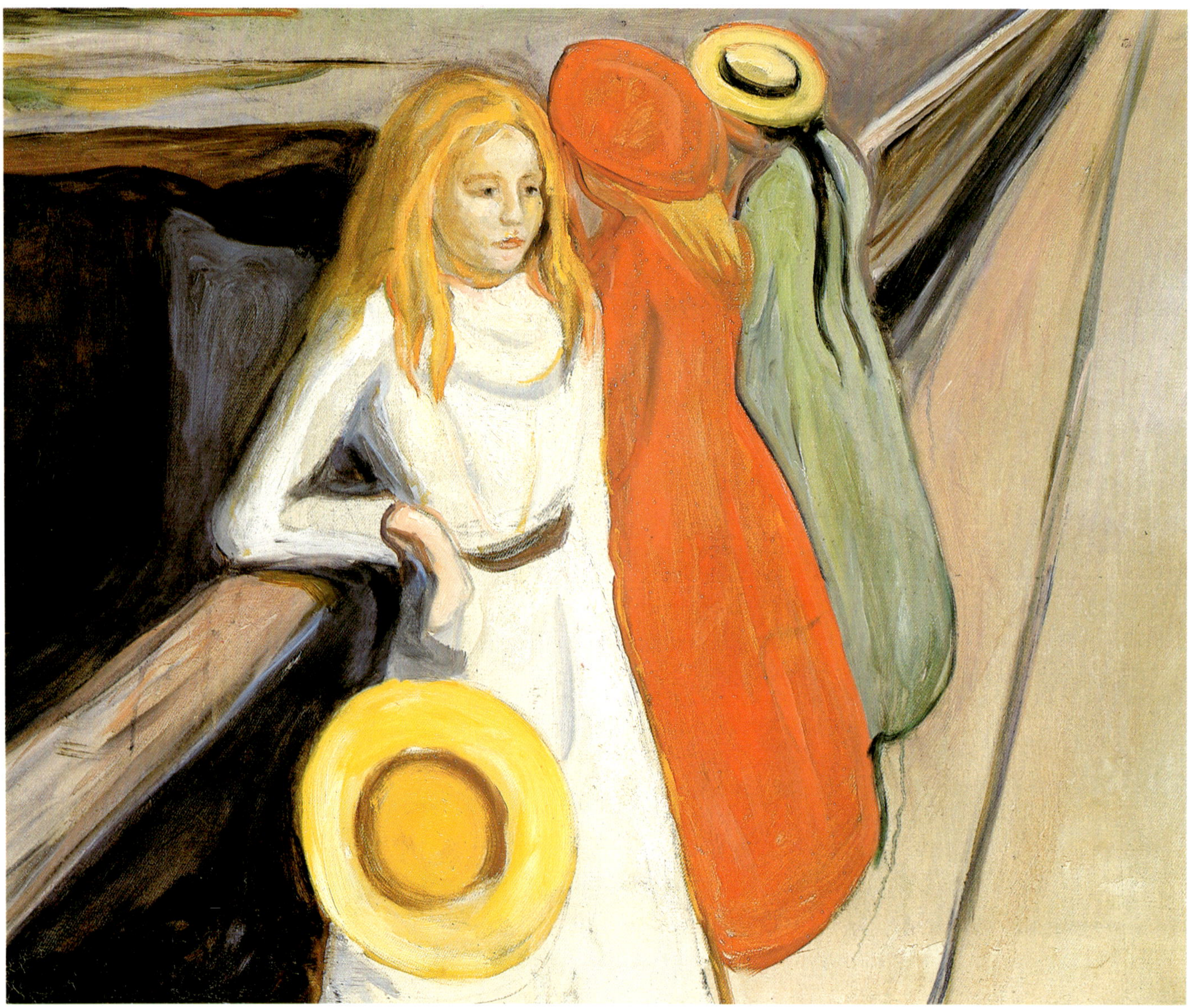

Ausschnitt aus *Mädchen auf der Brücke,* (1900)

modernen Kunst gefeiert, und die Präsentation seiner Bilder war ein großer persönlicher Triumph. Die Künstler der Brücke, wie Kirchner, Schmidt-Rottluff und Heckel, luden ihn mehrmals ein; 1913 schrieb ihm August Macke und äußerte seine Begeisterung im Namen aller jungen progressiven Künstler seines Kreises.

Munch war schon häufiger in Paris gewesen, die Begegnung mit der dortigen Kunstszene war für ihn entscheidend. In einzigartiger Weise sollte es ihm nun gelingen, die Stilmittel des Impressionismus, die Farbgewalt der Fauves mit den zentralen Inhalten seiner unruhigen Seele, die ewig um Tod, Leben, Angst und Hoffnung kreisten, zu einem ganz eigenen Stil zu verbinden. Der Grundklang seiner Darstellungen war meist düster gestimmt.

Wie die großen skandinavischen Dichter des späten 19. Jahrhunderts, war auch er von den Problemen und häufig düsteren Erfahrungen der menschlichen Existenz gequält, und diese Qual floß in sein Werk ein. Doch die unmittelbarste Quelle seiner Inspiration war seine eigene Erfahrung; das Grauenerregende und

Ausschnitt aus *Vier Mädchen auf der Brücke,* (1905)

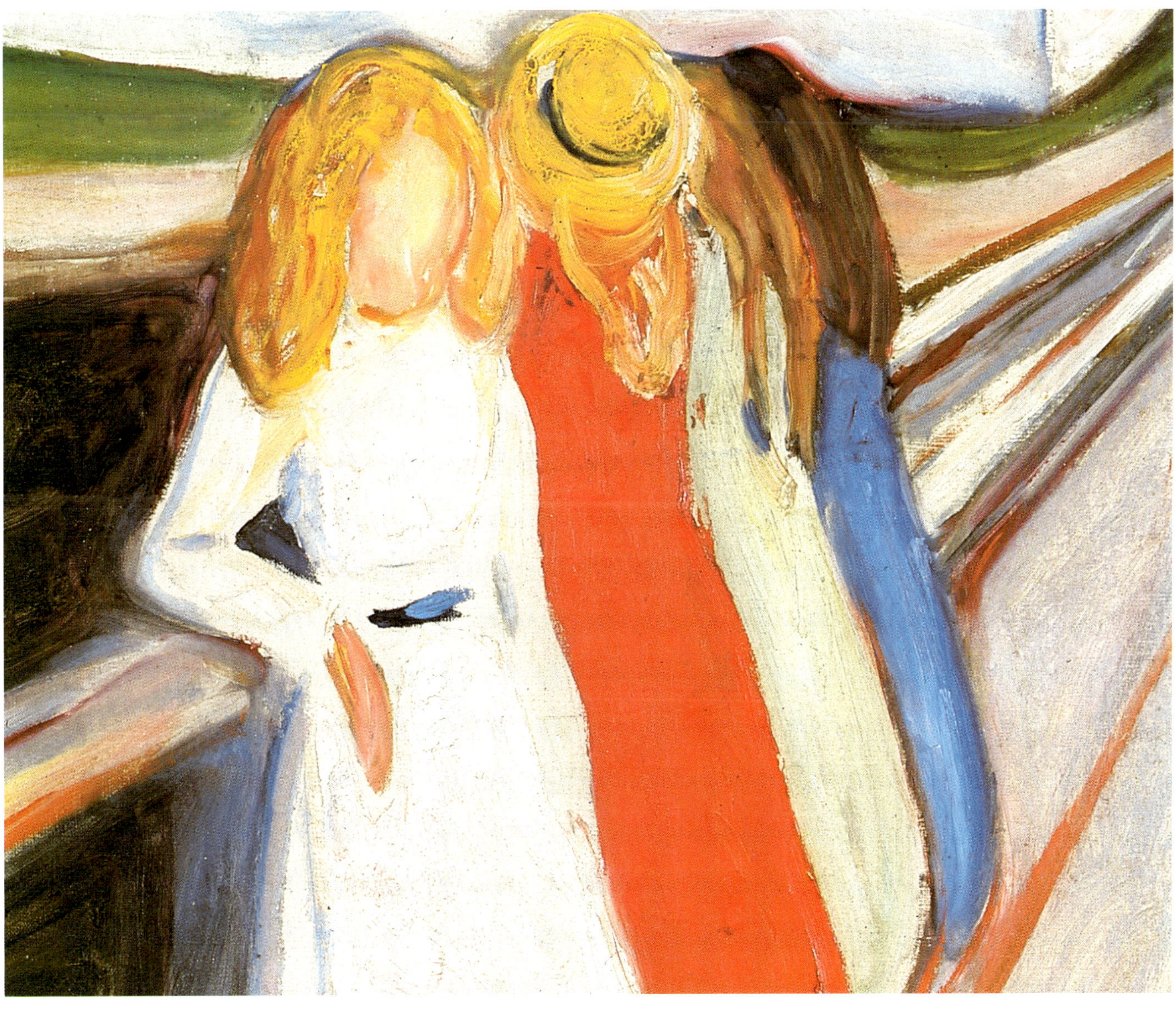

Wallraf-Richartz-Museum, Köln

Unbegreifliche des Todes erlebte er als empfindsames Kind beim Tod seiner Mutter und später seiner Lieblingsschwester. Der Vater hatte Krisen, die an Geisteskrankheit reichten, und starb ebenfalls jung; der Künstler schrieb später als reifer Mann: „Krankheit, Wahnsinn und Tod waren die schwarzen Engel, die an meiner Wiege Wache standen, und sie haben mich durch das ganze Leben begleitet."[3]

Zwiespältig war auch seine Beziehung zu Frauen, oft erschienen sie ihm rätselhaft und undurchschaubar, wie das *Mädchen auf der Brücke,* die jungfräuliche Sphinx ohne Gesicht. Munch empfand sein Leben lang den Konflikt zwischen Furcht und Verlangen in seiner Beziehung zu Frauen. Er schwankte in seiner Beurteilung der Stellung der Frau in der Gesellschaft und des Verhältnisses zum Mann zwischen den Polen, die auf der einen Seite durch Henrik Ibsen, der sich in seinem Drama „Nora oder ein Puppenheim" (1880) für die uneingeschränkte seelische Freiheit und Selbstverwirklichung der Frau einsetzte, und auf der anderen

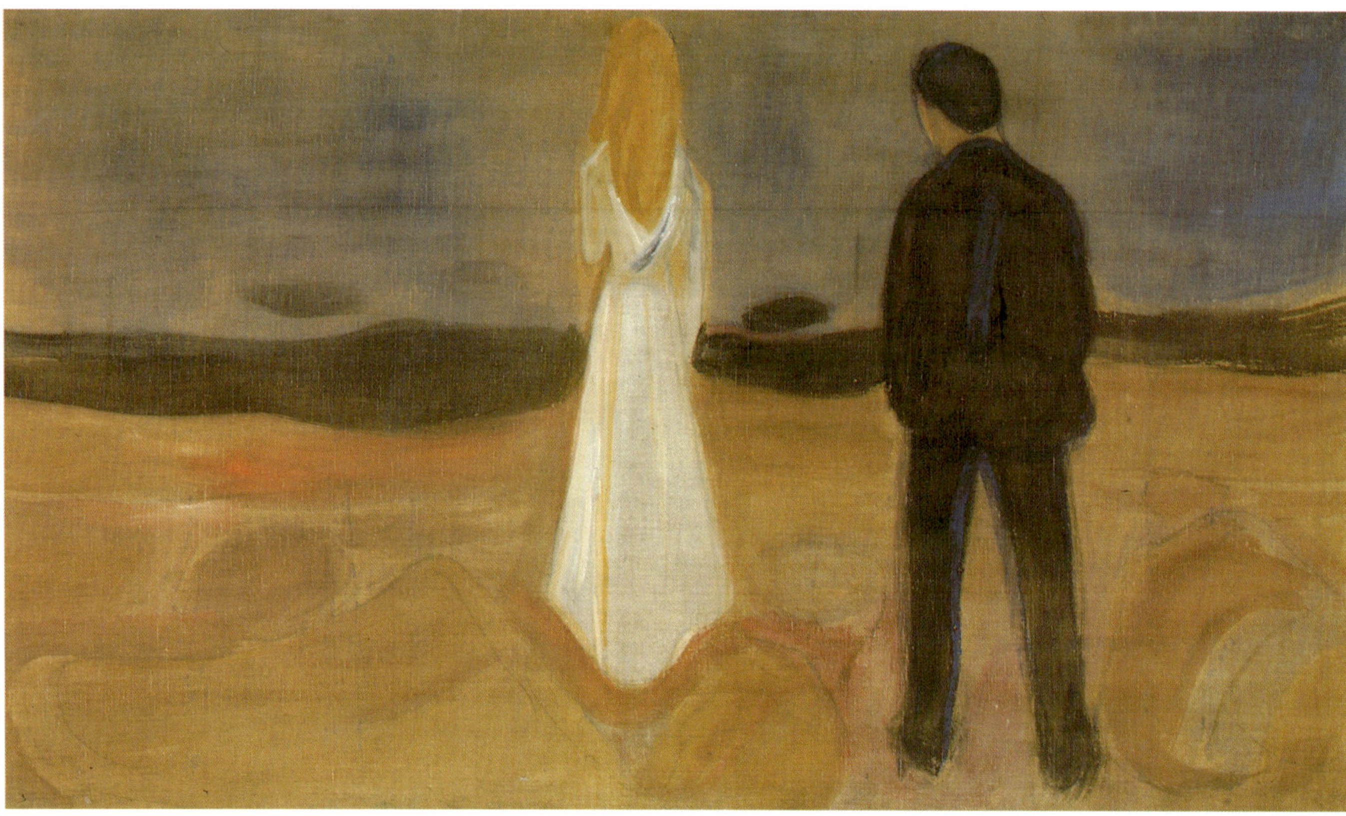

Munch, *Sommernacht*

Seite von August Strindberg und Friedrich Nietzsche gekennzeichnet waren. Für die Weiberhasser war die Frau, was sie seit der Schöpfung ist: Verführerin und letztlich Mörderin des Mannes. Für den Kampf der Geschlechter in unversöhnlichem Liebeshaß, für Anziehung, Liebe, Geborgenheit, bis hin zur Einsamkeit des einzelnen fand Munch immer wieder neue Symbole.

Mit Recht wird Munch als Vater der Expressionisten angesehen, sehr vieles verband ihn als nordischen Künstler mit den Deutschen (man vergleiche nur das Gemälde von Kirchner *Halbakt mit Hut*

Wallraf-Richartz-Museum, Köln

(Dodo) im Museum Ludwig mit dem *Biest*. 1935 teilte Munch die Ehre, auf der Ausstellung „Entartete Kunst“ in Hitlers neuem Kunstpalast in München repräsentiert zu sein, mit den besten modernen Malern Europas. Zwei Jahre später wurden zweiundachtzig seiner Bilder aus deutschen Museen entfernt und später verkauft oder vernichtet. Doch Munch nahm den Verrat Deutschlands nicht übel. In den Jahren 1937/38 unterstützte er den jungen deutschen Maler Wilhelm Nay, um ihm den Aufenthalt in Norwegen zu ermöglichen.

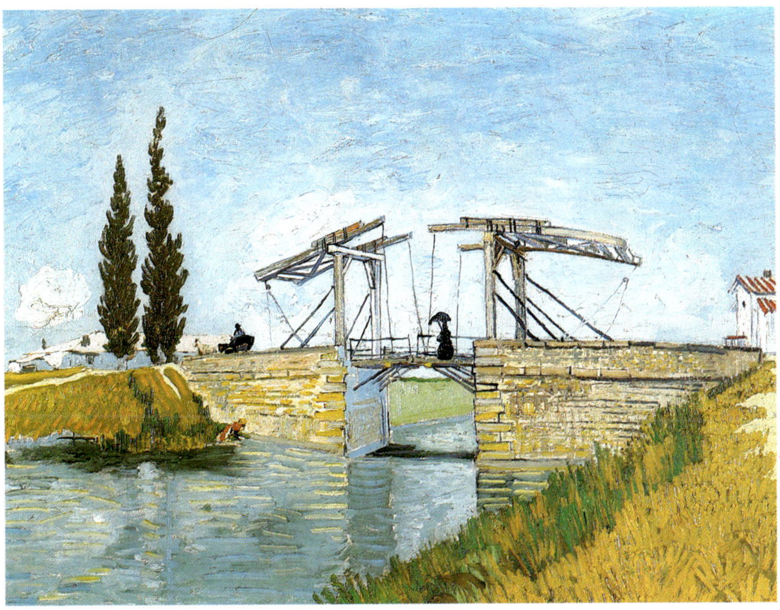

van Gogh, *Brücke von Arles*

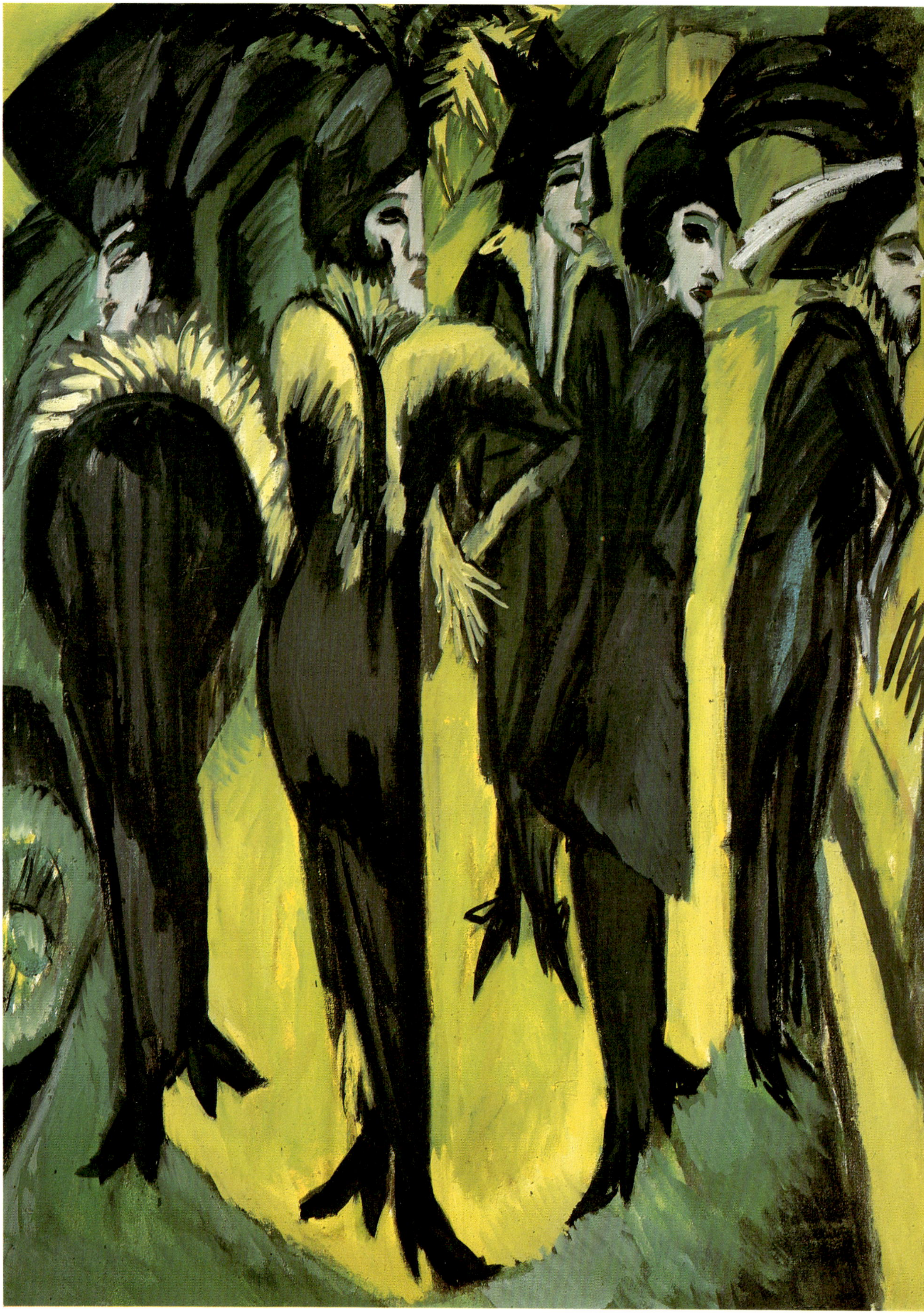

KÖLN, MUSEUM LUDWIG

EVELYN WEISS

Ernst Ludwig Kirchner (1880-1938)

Fünf Frauen auf der Straße (1913)

Berlin 1913, Großstadtatmosphäre, elegante Halbwelt, Kokotten beim Schaufensterbummel. Dies alles mit zuckendem Pinsel rasch auf die Leinwand geworfen. Der Betrachter wird selber in die Rolle des Voyeurs versetzt.

Ernst Ludwig Kirchner malte zwischen 1913 und 1915 eine Reihe solcher Straßenbilder, von denen dies das erste ist.

Eine Vorzeichnung zu *Fünf Frauen auf der Straße* befindet sich ebenfalls im Museum Ludwig in Köln.

Fünf Frauen flanieren auf dem Bürgersteig, links auf der Straße ist ein vorbeifahrendes Auto angedeutet, am rechten Bildrand blicken die Frauen in ein mit wenigen Pinselstrichen hingemaltes Schaufenster. Die modische Aufmachung der Frauen – die hohen, spitzen Stöckelschuhe, die auffälligen Pelze, der wimpelartige Federschmuck der Hüte, die überschmale Silhouette ihrer Mäntel – läßt die fünf Figuren fast grotesk erscheinen. Jegliche Persönlichkeit scheint hinter üppigen Pelzen und ausladenden Hüten verborgen. Die fünf Kokotten scheinen ziellos hin- und herzuschlendern, nichts fesselt ihre Aufmerksamkeit. Das Glitzern der Großstadt verleiht den vogelartigen Gestalten etwas Bösartiges.

Kirchner schrieb zu seinen Straßenbildern: „Wenn wir so eine moderne Großstadtstraße bei Nacht nun sehen mit ihren Tausenden von Lichtquellen, zum Teil farbigen, so müssen wir doch einsehen, daß da alles objektive Konstruieren vergeblich ist, verändert doch schon ein vorbeifahrendes Taxi, ein helles Abendkleid oder ein dunkles die ganze mühsame Konstruktion. Wenn wir noch die Erregungswirkung dazurechnen, die in uns durch den Anblick unbekannter Effekte erzielt wird und die eigentlich die Urheberin des künstlerischen Eindrucks ist, so kommt eben doch etwas ganz anderes zustande, als uns die Konstruktion gibt. Dieses eigentliche Kunstbild aber, das wir als Innenbild in uns von der Sache mitnehmen, ergibt uns die eigentliche Vision, die es zu schaffen, auf der Leinwand herzustellen gilt, denn sie trägt auch der Beschauer in sich, und sie wird in ihm wieder aufstehen, wenn wir sie recht und stark auf die Leinwand gebaut haben."[1]

Diese Bilder der Weltstadt Berlin markieren einen Höhepunkt im Schaffen Ernst Ludwig Kirchners. Der 1880 in Aschaffenburg

Museum Ludwig, Köln

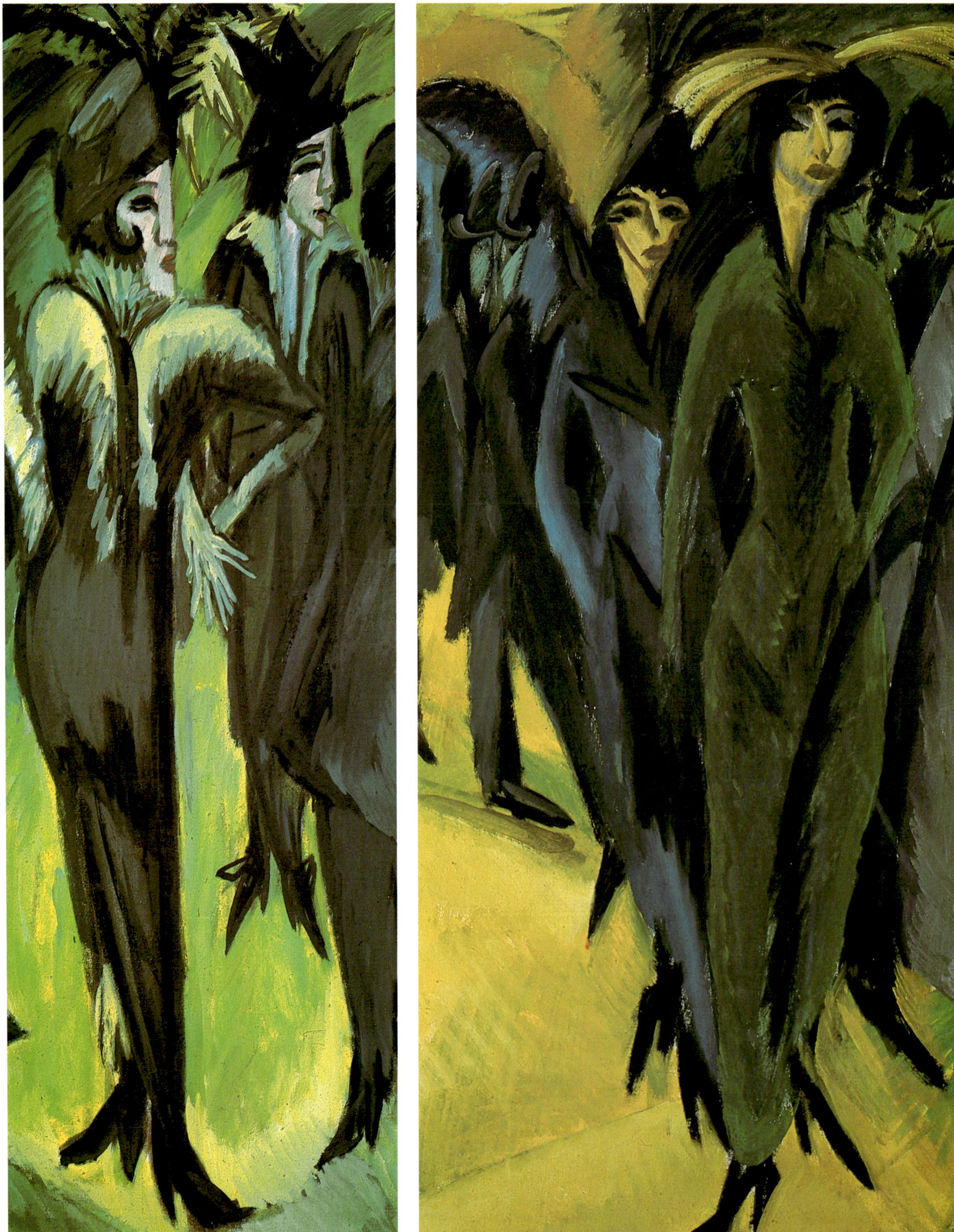

geborene Künstler wollte eigentlich Architekt werden. Gegen Ende seines Studiums in Dresden gründete er mit drei anderen Architekturstudenten – Erich Heckel, Karl Schmidt-Rottluff und Fritz Bleyl – eine Künstlergemeinschaft, der sie den Namen „Die Brücke" gaben. 1906 kamen Max Pechstein und Emil Nolde dazu. 1909 schied Bleyl aus, der sich ausschließlich der Architektur widmen wollte, während ein Jahr später Otto Müller beitrat. Freundschaften, aber auch Rivalitäten kennzeichneten die Geschichte dieser außergewöhnlichen Künstlergemeinschaft, deren künstlerisches Bekenntnis 1906 von Kirchner folgendermaßen formuliert worden war: „Wir rufen alle Jugend zusammen, und als Jugend, die die Zukunft trägt, wollen wir uns Arm- und Lebensfreiheit verschaffen gegenüber den wohl angesessenen älteren Kräften. Jeder gehört zu uns, der unmittelbar und unverfälscht das wiedergibt, was ihn zum Schaffen drängt."[2]

Viel später, im Jahr 1925, unternahm Kirchner von Davos aus, wo er bis zu seinem Freitod im Jahr 1938 leben sollte, eine längere Deutschlandreise, auf der er in Berlin auch seine ehemaligen Mitstreiter Otto Müller und Karl Schmidt-Rottluff besuchte, die er

Gegenüber links
Ausschnitt aus *Fünf Frauen auf der Straße;*
gegenüber rechts Ausschnitt aus *Frauen auf der Straße*

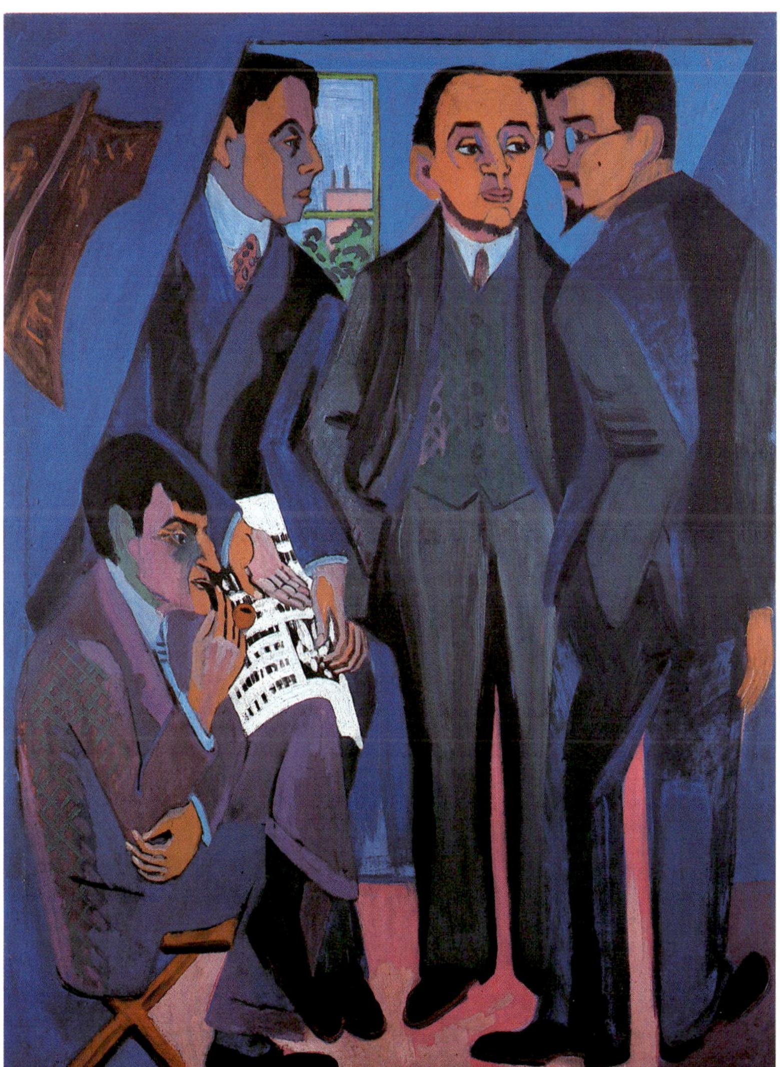

Kirchner,
Eine Künstlergemeinschaft (Die Maler der Brücke)

seit mehr als zehn Jahren nicht mehr gesehen hatte. Unmittelbar nach seiner Rückkehr in die Schweiz entstand das Bild einer *Künstlergemeinschaft.* Der klassische zurückgezogene Vorhang gibt den Blick auf vier feierlich angeordnete „Brücke"-Mitglieder frei.

Links stehend deutet Kirchner auf die „Brücke-Chronik", Heckel und Schmidt-Rottluff stehen neben ihm, während Otto Müller, der sich der Gemeinschaft erst später anschloß, rauchend auf einem niedrigen Hocker sitzt. Aus der Erinnerung schuf Kirchner damit ein Denkmal für seine Gesinnungsgenossen aus der Zeit der „Brücke" und ein Zeichen für die ideelle Verbundenheit dieser Künstler, auch über die Auflösung der Gemeinschaft im Jahr 1913 hinaus.

Die Dresdener Zeit war für Kirchner und seine Freunde eine Zeit des Suchens, gleichzeitig aber auch des jugendlichen Übermuts, der Freundschaften, Atelierfeste und gemeinsamen Modelle. Vorherrschend in dieser Zeit sind Bilder, die diese

Kirchner, *Frauen auf der Straße,*

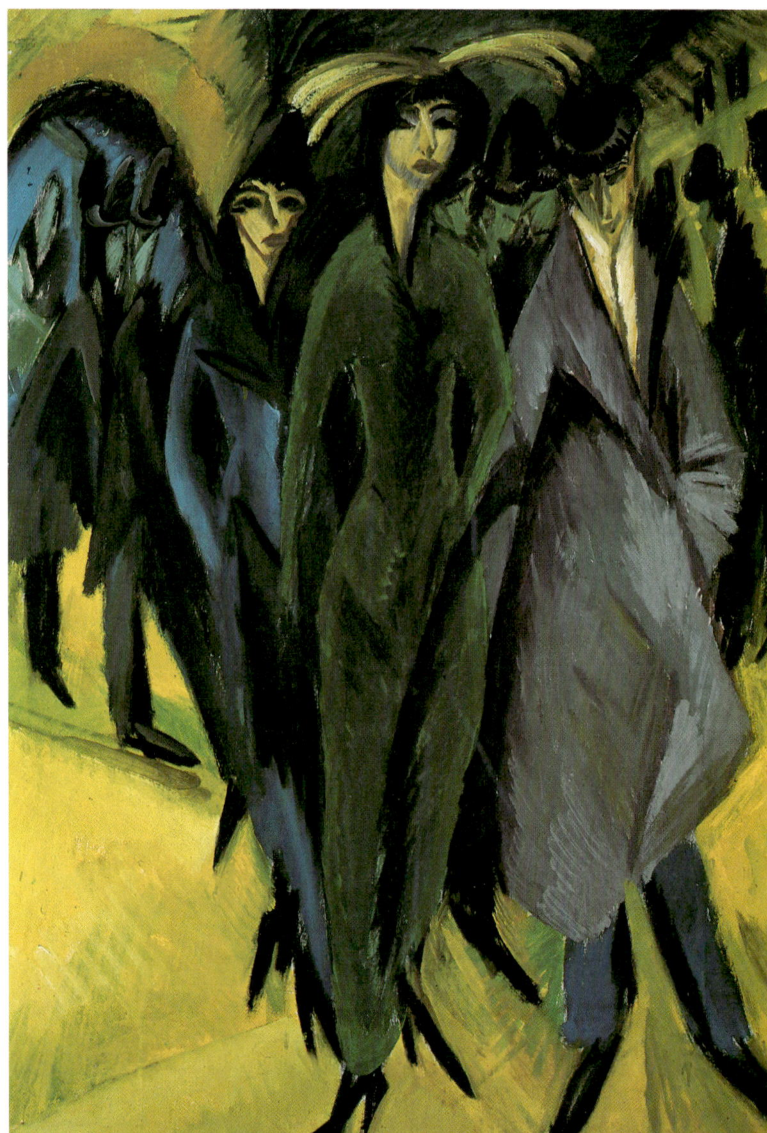

Ateliersituation einfangen, zum Beispiel das *Selbstbildnis mit Modell.*

Mit der Übersiedlung Kirchners nach Berlin änderte sich sein Stil. Kurze, nervöse Pinselstriche huschen über das Bild, spitze, dreieckige Formen bestimmen die Komposition. Die Farben werden dunkler, grüne und gelbe Töne suggerieren manchmal ein giftiges Licht, so wie bei den *Fünf Frauen auf der Straße.* Insgesamt wird Kirchners Bildsprache eckiger, linearer, spannungsvoller und gewinnt somit an starker, expressiver Kraft.

Er selber hat es im Rückblick auch so empfunden. 1925 verfaßte er als Kunstkritiker eine Schrift mit dem Titel „Das Werk". Dort schreibt er über sich selber in der dritten Person und führt zu seinen Straßenbildern aus: „Die Gefahr, im Gegenständlichen hängenzubleiben, bestand für Kirchner nicht. Dafür dachte er zu malerisch. Am besten zeigen das die Grafiken und Bilder und Pastelle der Straßenszenen, wo rein bildnerisch, man möchte sagen gegenstandslos, Empfindungen gegeben sind."[3]

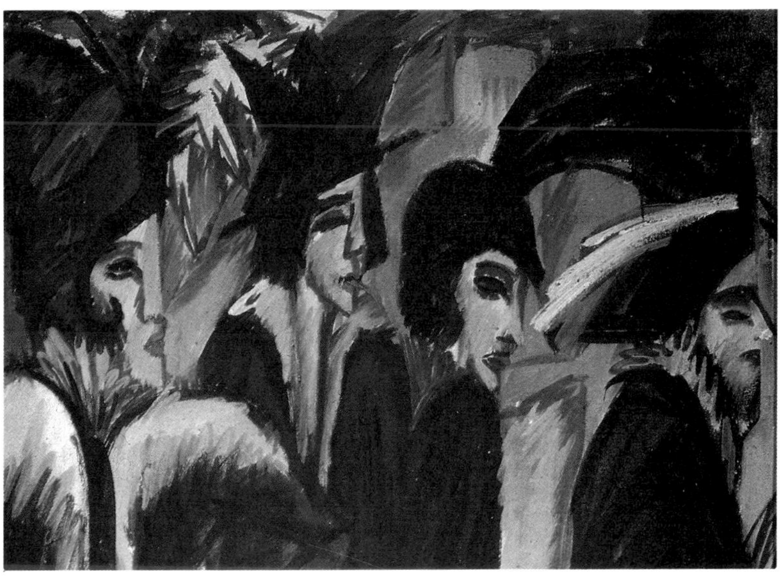

Ausschnitt aus *Fünf Frauen auf der Straße*

Die Serie der *Frauen auf der Straße* enthält versteckte Hinweise auf die nahende Katastrophe. Kirchner fühlte den Weltkrieg, der ihn in die existenzielle Krise trieb. 1916 schrieb er aus einem Sanatorium: „Schwerer als alles andere lastet der Druck des Krieges und die überhandnehmende Oberflächlichkeit. Ich habe immer den Eindruck eines blutigen Karnevals... Aufgedunsen schwankt man, um zu arbeiten, wo doch jede Arbeit vergeblich und der Ansturm des Mittelmäßigen alles umreißt. Wie die Kokotten, die ich malte, ist man jetzt selbst. Hingewischt, beim nächsten Male weg."[4]

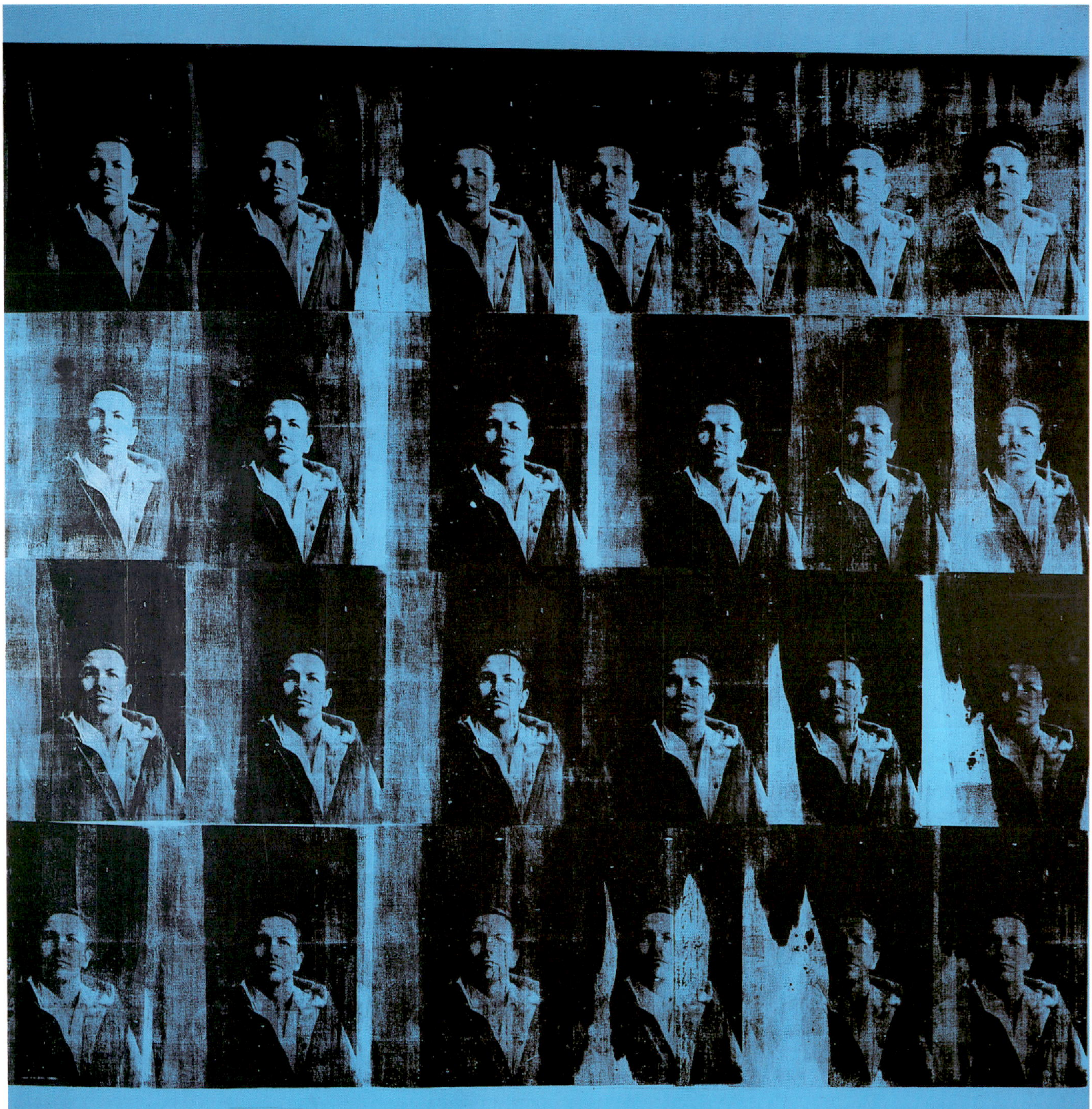

KÖLN, MUSEUM LUDWIG

EVELYN WEISS

Andy Warhol (1928-1987)

Texaner, Porträt Robert Rauschenberg (1963)

Zwei große Protagonisten der inzwischen legendär gewordenen amerikanischen Pop Art der sechziger Jahre kommen hier zu Wort: der darstellende Maler Andy Warhol und der dargestellte Robert Rauschenberg. Das großformatige Porträt, in den Farben Blau und Schwarz gehalten, spielt im Titel auf die Herkunft Rauschenbergs an, der in Port Arthur, Texas, geboren wurde.

Nichts deutet formal oder inhaltlich darauf hin, daß es sich um ein Künstlerporträt handelt. Auch der Titel *Texaner* spricht eher dafür, daß hier ein bestimmter Menschentyp dargestellt werden sollte.

Handelt es sich vielleicht um das Porträt eines Freundes? Andy Warhol und Robert Rauschenberg werden oft in einem Atemzug genannt, wenn es darum geht, die wichtigsten Repräsentanten der Amerikanischen Pop Art vom Ende der fünfziger bis zur Mitte der sechziger Jahre zu benennen: Jasper Johns, Roy Lichtenstein, Claes Oldenburg, Robert Rauschenberg, James Rosenquist, Andy Warhol, Tom Wesselman. Sie haben nie eine Gruppe gebildet, nur findige Kunstkritiker und Galeristen entdeckten Gemeinsamkeiten in ihren Arbeiten, stellten sie zusammen aus und besprachen ihre Werke gemeinsam. Und die äußeren Umstände sprachen für so etwas wie eine Stilrichtung: alle Künstler wohnten in New York; sie teilten die Liebe zur Großstadt und den wenig bewohnten, ja verlassenen Vierteln wie Soho, wo sie für wenig Geld große Atelierräume, die sogenannten Lofts, anmieteten. Ihr Geld verdienten sie mit Werbeaufträgen, Plakatmalerei und Schaufensterdekorationen.

Warhol sagte selber: „Es ist wirklich ein Phänomen, daß die Pop-Maler einen gemeinsamen Stil entwickelt haben, ohne daß sie sich kannten.“[1] Und Henry Geldzahler, der damalige Konservator für Kunst des 20. Jahrhunderts am Metropolitan Museum of Art in New York: „Es war wie in einem Science-Fiction-Film: Die Pop-Künstler in den verschiedenen Teilen der Stadt, die keine Ahnung voneinander hatten, kamen plötzlich aus ihren Quartieren und stolperten mit ihren Bildern aus dem Dreck auf uns zu.“[2]

Die Künstler lernten sich später kennen, aber es wäre falsch, wie oft geschrieben wurde, von großen Freundschaften zu reden; sie haben wohl auch zu verschiedenen Zeiten existiert wie zum

Museum Ludwig, Köln

Ausschnitt aus *Texaner, Porträt Robert Rauschenberg*

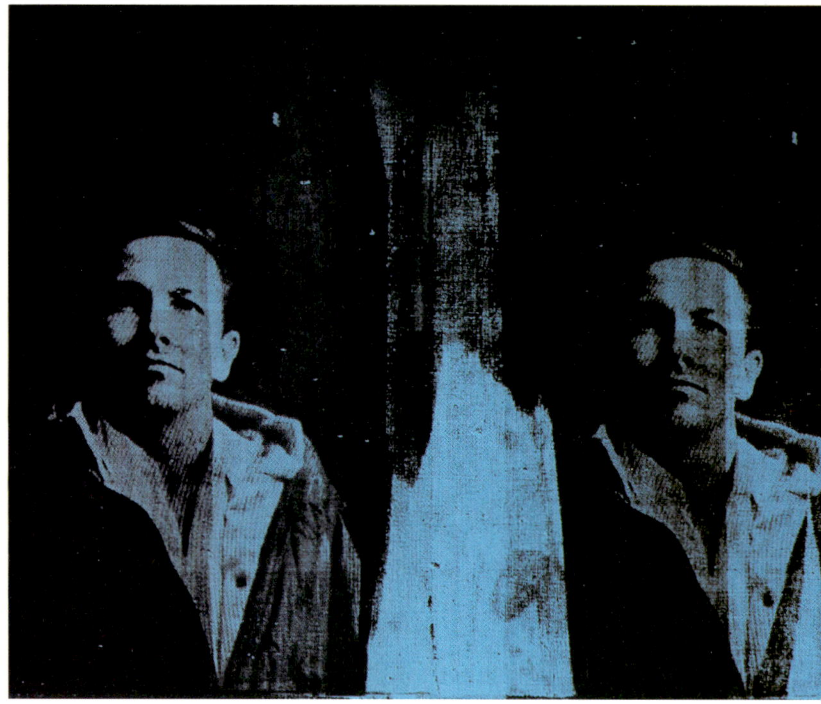

Beispiel zwischen Jasper Johns und Robert Rauschenberg. Doch gerade Andy Warhol fühlte sich von seinen Künstlerkollegen nicht ganz ernst genommen. In der 1970 für einen Ausstellungskatalog erschienenen Selbstbiographie Rauschenbergs ist von Warhol keine Rede.

Zu einem Kontakt zwischen den beiden kam es Ende 1962, als sich Rauschenberg für die von Warhol entwickelte Technik des großen Siebdrucks interessierte.

Obwohl fast gleichaltrig, Rauschenberg ist 1925, Warhol 1928 geboren, befanden sie sich zur Zeit ihrer Begegnung in total verschiedenen Stadien ihrer künstlerischen Entwicklung. Rauschenberg hatte bereits ein reiches Werk geschaffen, darunter die so berühmten „Combine Paintings“ wie *Allegory* und *Black Market*, beide heute im Museum Ludwig, Köln. Bereits 1959 hatte er im New Yorker Museum of Modern Art ausgestellt, und in dem Katalog „16 Americans“ war unter anderem sein berühmter Satz abgedruckt: „Ein Paar Socken sind nicht weniger geeignet, um ein Bild herzustellen als Holz, Nägel, Terpentin, Öl und Stoff.“[3]

Vor der Entstehung des *Texaners* hatte Warhol mit großen Gummistempeln gearbeitet, denn seine Bilder sollten von Anfang an wie gedruckt, wie mechanisch perfekt und „unmalerisch“ aussehen. Diese Methode schien ihm nun zu primitiv. „Ich wollte etwas Stärkeres, das einen größeren Fließbandeffekt brachte“[4], sagte er damals. Bei seinem neu entwickelten Verfahren nimmt man ein Foto, vergrößert und überträgt es in Leim auf ein Seidensieb. Dann rollt man Druckerschwärze darüber; dabei geht die Farbe durch das Sieb, nicht aber durch den Leim. In diesem neuen Verfahren entstanden auch die ersten Marilyn-Monroe-Bilder, die Warhol von 1962 bis 1964 in Farbe, Größe und Zahl immer wieder variierte, wobei er immer dasselbe Foto verwendete.

Museum Ludwig, Köln

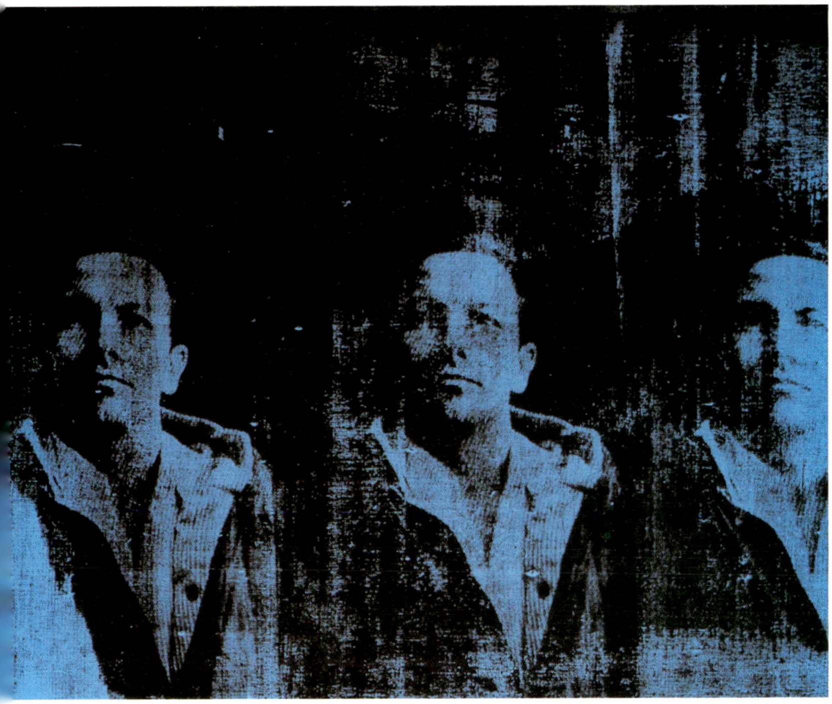

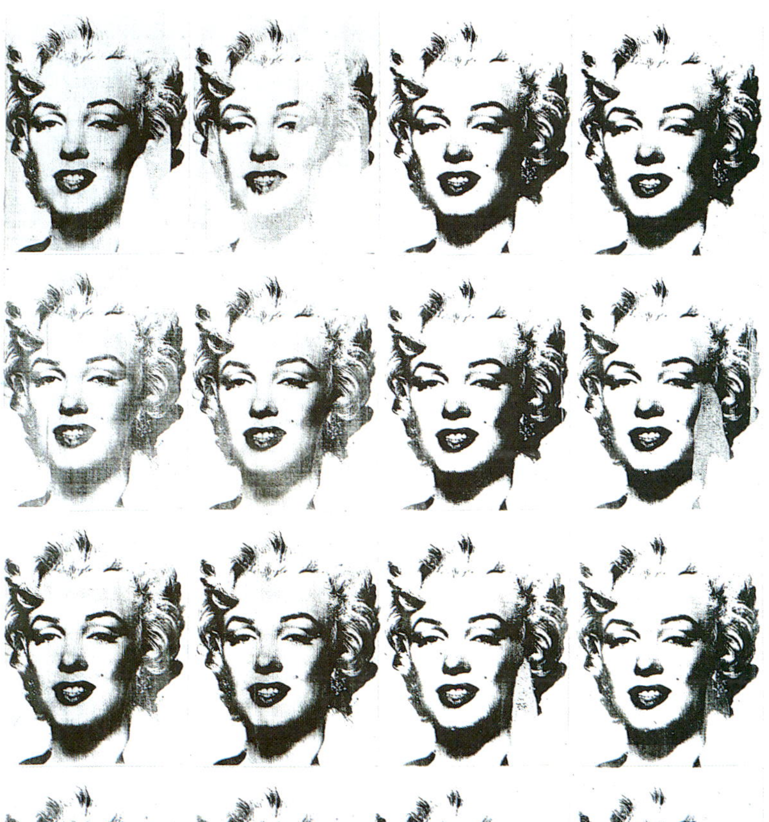

Warhol, Ausschnitt aus *25 Marylins*

Museum Ludwig, Köln

Gegenüber rechts Ausschnitt aus *25 Marylins; gegenüber Mitte* Warhol, Ausschnitt aus *Red Race Riot*

Dazu der Kunstkritiker Robert Rosenblum: „Als Warhol einen fotografischen Siebdruck von Marilyn Monroes Kopf machte, ihn auf Goldfarbe applizierte und in der Höhe eines zeitlosen, raumlosen Himmels schweben ließ, schuf er in der Tat eine weltliche Heilige für die sechziger Jahre, die ebensoviel irdische Andacht und Verehrung verlangen könnte, wie, sagen wir einmal, eine byzantinische Madonna, die ewig vor ihrem goldenen Mosaikgrund schwebt.“[5]

Diese Bilder sah Rauschenberg, als er im Atelier von Warhol die großen Siebe betrachtete. Er selber hatte bis dahin nur mit dem sehr viel mühseligeren Umdruckverfahren gearbeitet. Rauschenberg übernahm Warhols Technik, erzielte damit aber ganz andere Ergebnisse.

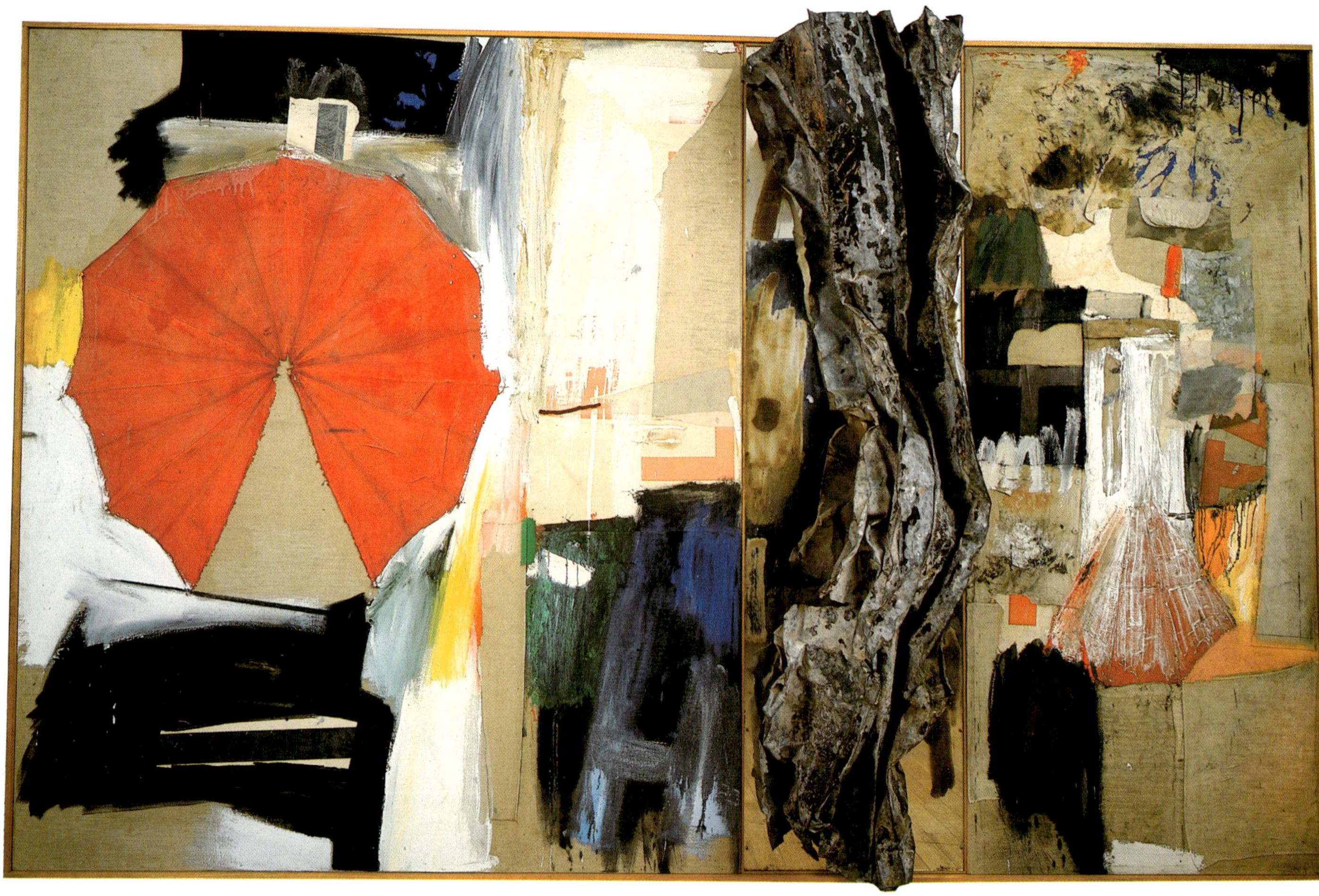

Rauschenberg, *Allegory*

Anders als der Einzelgänger Rauschenberg gründete Warhol mit einer Gruppe von Freunden die „Factory“ und verzichtete auf das eigene, persönliche Atelier. Die Bilder von Warhol wurden produziert, und zwar bis zu tausend Stück im Jahr.

Im *Texaner* zeigt sich bereits Warhols Beschäftigung mit dem Spielfilm. Das Bild ist so komponiert, als wären mehrere Filmausschnitte nebeneinander montiert, als handele es sich um eine Filmsequenz.

Sehr überzeugend ist dieses Verfahren in *Red Race Riot* angewandt, einer Arbeit, die wenig später, im Jahr 1963, entstand und nun ebenfalls dem Museum Ludwig gehört. Pressefotos, die anläßlich der Rassenunruhen 1963 in Alabama entstanden, bilden das Ausgangsmaterial. Warhol ordnet sie so an, daß eine dramatische Bewegung entsteht. Das Ganze läuft wie ein Film ab, und erst bei näherem Hinsehen merkt der Betrachter, daß immer die drei gleichen Fotos in wechselndem Rhythmus wiederholt werden. Warhol schuf damit eine Ikone der Gewalt.

Warhol galt eine Zeitlang regelrecht als Modemaler. Alle Welt riß sich darum, von ihm porträtiert zu werden. In Deutschland hat der Künstler unter anderen Willy Brandt, Mildred Scheel und den Sammler Peter Ludwig gemalt. Die Bilder sind schön, schmeichelhaft und dabei gleichzeitig dekuvrierend. Welche Bedeutung Warhol seinen Modellen zumaß, läßt sich am besten daran

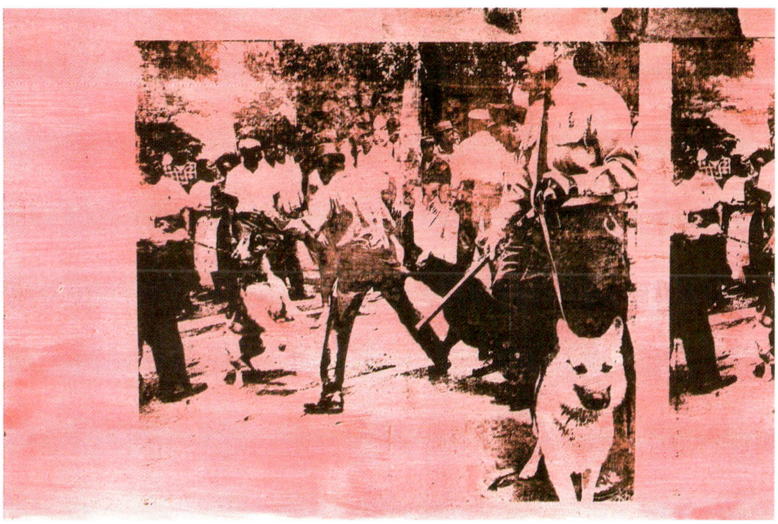

ersehen, daß er daneben Hammer und Sichel, Mickey Mouse, Batman, Dracula, den Weihnachtsmann, die Michelskirche oder den Kölner Dom verarbeitete. Joseph Beuys blickt uns mit obligatorischem Hut und starren Augen genau so an wie der lächelnde Mao Tse-tung, und das gleich zehn-, zwanzig- und dreißigfach.

In der Massenkonsumgesellschaft wird jede Individualität aufgesogen, vervielfältigt, reproduziert und durch die Medien wiedergegeben. Um uns herum, scheint Warhol zu sagen, ist nur Realität aus zweiter Hand.

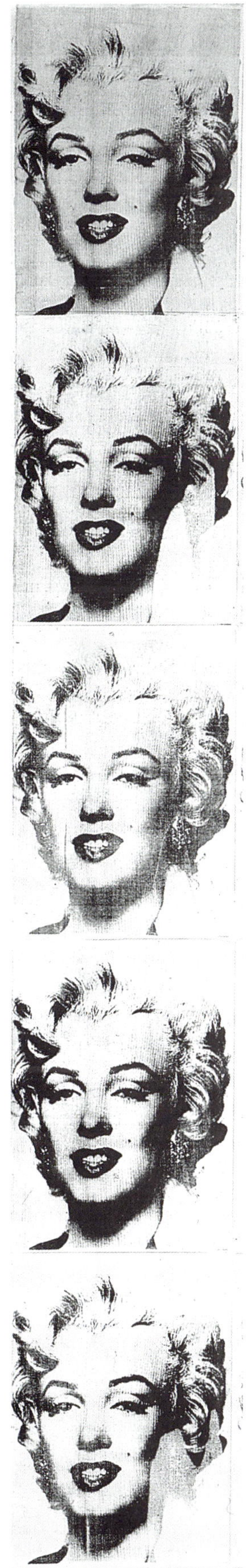

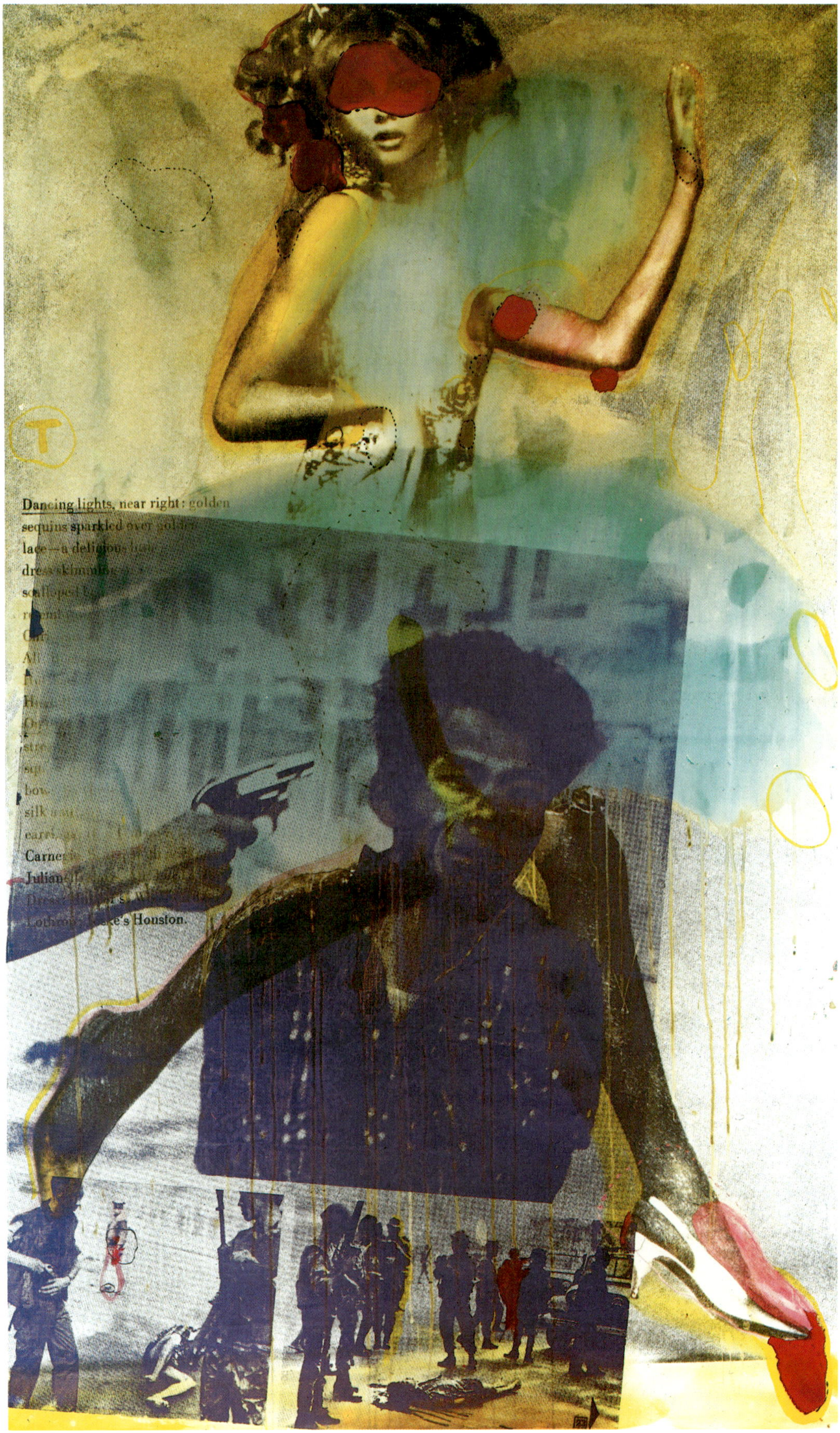

KÖLN, MUSEUM LUDWIG

EVELYN WEISS

Wolf Vostell (geb. 1932)

Miss Amerika (1968)

Im Jahre 1968 hatte ein Kriegsfoto, aufgenommen von Edward T. Adams, das die sinnlose und feige Erschießung eines gefesselten Vietkong zeigt, weltweit in der Presse großes Aufsehen erregt. Es wurde als Sinnbild der Brutalität und Ungerechtigkeit des Vietnamkrieges, ja des Krieges überhaupt, verstanden. Diese barbarische Hinrichtung konfrontiert Vostell mit einer puppenhaften Mädchengestalt, einem Mannequin, das in gespreiztem Gang über das Bild hüpft. Ein in der Mitte des Bildes darunterliegender Text („Dancing Lights...") bezieht sich auf irgendwelche Modeereignisse.

Hier werden Extreme gegenübergestellt, die sich aber auch gegenseitig bedingen: Das Luxusgeschöpf aus der Welt der Mode und der Vietkong, der im Moment der Exekution fotografiert wurde, sind nur scheinbar so stark kontrastierend; im Grunde sind sie beide tot, zwei Opfer mit unterschiedlicher Geschichte: Frauenwelt – Männerwelt, organisierte Abhängigkeiten – ausgelieferte Schwächen. Die Macht hat sichtbare Opfer, unterschiedlich aussehende Kehrseiten derselben Medaille; sie selbst bleibt außen vor, sie ist nicht durchschaubar, wie die Hand, die die Waffe zur Erschießung führt, zu niemandem zu gehören scheint.

Eine andere Aussage des Bildes: Die den Kopf des Gefangenen überragende Frauengestalt ist stellvertretend für eine Gesellschaft zu verstehen, die die Menschenwürde aus den Augen verloren hat und die Wirklichkeit vom Schein nicht mehr zu unterscheiden weiß; nicht die Augen des Hingerichteten sind verbunden, sondern die der Schönheitskönigin – mit einer blutroten Maske.

Eine weitere Aussage: Plakative Leichtfertigkeiten wirken auf die Menschen, haben Warencharakter. Die schöne Frau und das Bild des Grauens haben Marktwert. Das Foto von Adams ging als hochdotiertes Informationsprodukt um die Welt. Da kann das Mädchen nur staunend und abwehrend den blutigen Arm heben, obwohl sie doch gar keine Schuld hat, die zur *Miss Amerika* degradierte, blinde Kassandra.

„Im Idealfall sind meine Bilder Störfeuer, Mahnungen, Drohungen, Proteste, Erinnerungen, Fragezeichen."[1] Diese Worte Vostells verraten ein ausgeprägtes gesellschaftskritisches

Bewußtsein, das ihn von amerikanischen Pop-Künstlern abgrenzt: „Duchamp hat das Objekt zur Kunst erklärt, ich habe das Leben selbst zur Kunst erklärt“[2], behauptet er. Der Künstler hebt Irrationales und Zufälliges hervor, fügt Bilder zusammen, collagiert Teile der Wirklichkeit in einer 1958 einsetzenden und bis heute nicht abreißenden Bilderflut.

Er beherrscht wie kein anderer die Vielfalt der heutigen Medien; Gemälde, Objekte, Aktionen, Happenings, Video-Installationen, alles dient dem Künstler nacheinander und gleichzeitig dazu, das große Kunstwerk „Leben“ darzustellen. Zerrissenes, Zerstörtes und in anderen Zusammenhängen wieder Zusammengefügtes kennzeichnen seine künstlerische Entwicklung.

Der 1936 in Leverkusen geborene Vostell, der ursprünglich eine Ausbildung als Photolithograph absolviert hatte, entdeckte 1954, während des Studiums an der Werkkunstschule Wuppertal, einen französischen Begriff, der zum Schlüsselwort für seine Kunst wird: décollager, d.h.: abreißen, losmachen von Geleimtem, abkratzen; aber auch abheben (z. B. von Flugzeugen). In der Technik dieser Abreißbilder ist das Werk *Coca-Cola* (1961) entstanden. Décollage bedeutet für Vostell nicht nur die Zerstörung von Materialien und deren Gebrauchsfunktion (der zum Konsumieren auffordernden Werbeplakate) und die Widerspiegelung eines zerrissenen Weltbildes. Vielmehr stellt sie, mit den Worten des Künstlers, „die Zumutbarkeiten und Absurditäten zur Diskussion, indem tägliche Vorgänge aus ihrem Zusammenhang genommen und dadurch neue Verhaltensweisen hergestellt werden, die das Publikum zum Nachdenken (und zu Schocks, die später wirken) und zum Reagieren bringen“[3].

Vostell, *Coca-Cola*

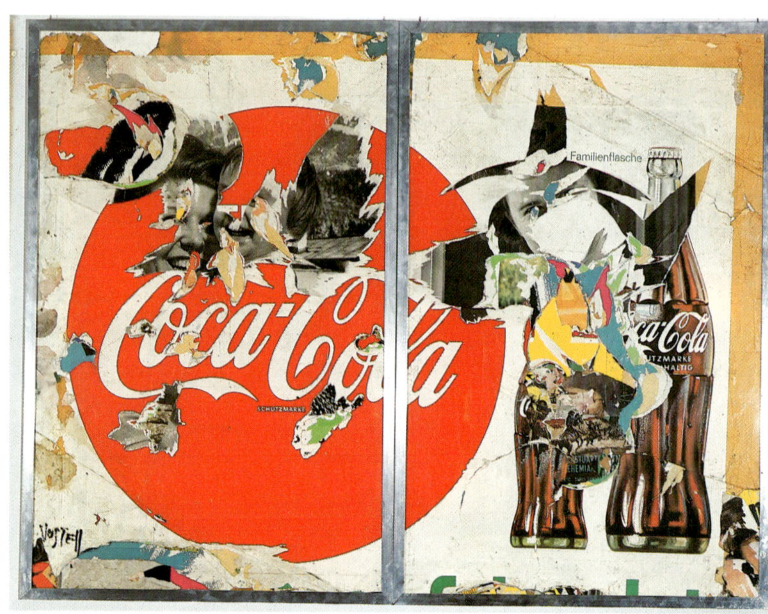

Zur Gegenüberstellung von Schönheit, Brutalität, Leben, Tod sagt der Künstler: „Die Kunst ist nur möglich in der Erkenntnis des Todes. Künstler, die ich schätze, haben ihre Malerei als Gegenpol gegen den Tod aufgebaut. Ich meine jetzt nicht den Tod als Abbild, keinen Totentanz, die Ambivalenz der Sekunde. Aber Malerei ist eine Medizin, den Tod zu bekämpfen, als Prinzip, als Gegengestalt. Zeitlich muß der Tod sein, sonst würden alle Künstler sagen, jetzt machen wir erst einmal ein paar hundert Jahre Ferien – ich würde gerne erst einmal tausend Jahre nichts machen, erst einmal lernen tausend Jahre, dann Bilder malen. Der innere Druck muß ja durch etwas motiviert werden. Was nun die Thematik angeht: Sex und Krieg als Gegenüberstellung treten ab 1962 bei mir in den Verwischungen auf... Ich bin ein Realist, der aber seine Realismen selbst schafft durch eine neue realistische Technik. Die Technik ist immer das Prinzipielle, während das Motiv, die Idee oder die Kombination von sich widersprechenden Dingen wie Liebe und Krieg, das Universelle ist."[4]

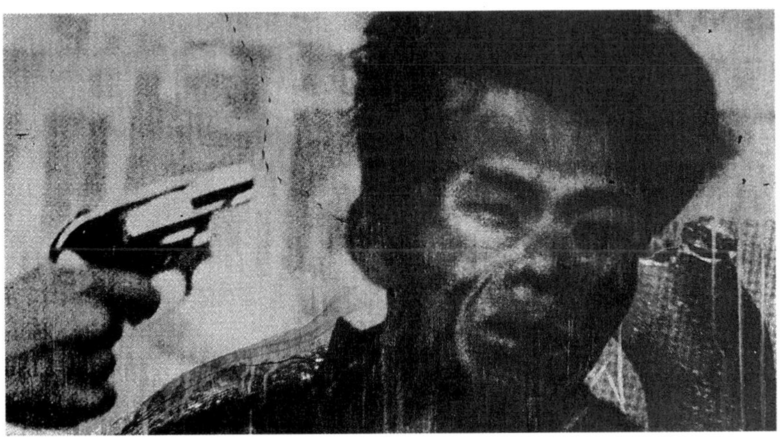

Ausschnitt aus *Miss Amerika*

Vostell kam bald zu der Erkenntnis, daß die Décollage zwar den Prozeß, die Aktion des Zerreißens und Bloßlegens betont, letztlich jedoch als abgeschlossene Dokumentation der Aktion dasteht. So ging er dazu über, Happenings (Theater auf der Straße) zu inszenieren und Environments einzurichten, bei denen nicht nur die unverstellte wie auch die verfremdete Realität, sondern außerdem der Betrachter selbst in das Werk miteinbezogen wird.

1962 gründete Vostell mit Georges Maciunas die „Fluxusbewegung", die viele Strömungen vereinigte: Aktionen, Destruktionen, Aktionsmusik, aktionistischen Text und Hörprovokationen, Videoinstallationen u. a.

1963 reiste er in die USA, wo er Allan Kaprow, Claes Oldenburg und Andy Warhol begegnete. Bilder, Objekte und Happenings greifen im Werk von Vostell immer ineinander über, sind nicht abgehandelt.

So ist das Grundthema von *Miss Amerika* zunächst in einem Happening von 1967 in seinen Grundzügen vorgeprägt: *Miss Vietnam*, ein Happening für Aufführende und drei Fernsehkameras, 27.05.1967, 15.00 Uhr – 17.00 Uhr, Schießstand Köln-Vingst.

Als Untertitel zu *Miss Vietnam* schrieb Vostell: (DER MISSBRAUCH UND DIE ABREAKTION AN DER PUPPE ALS ERSATZ FÜR DEN MENSCHEN/

Museum Ludwig, Köln

DURCH ÜBERSTEIGERUNGEN UND KOMBINATIONEN VON UNGEWÖHNLICHEN IDEEN IN VERBINDUNG MIT DER PUPPE SACHVERHALTE UND WAHRHEITEN AUFDECKEN UND DADURCH AUFKLÄREND BEWUSSTSEINSFÖRDERND AGIEREN/

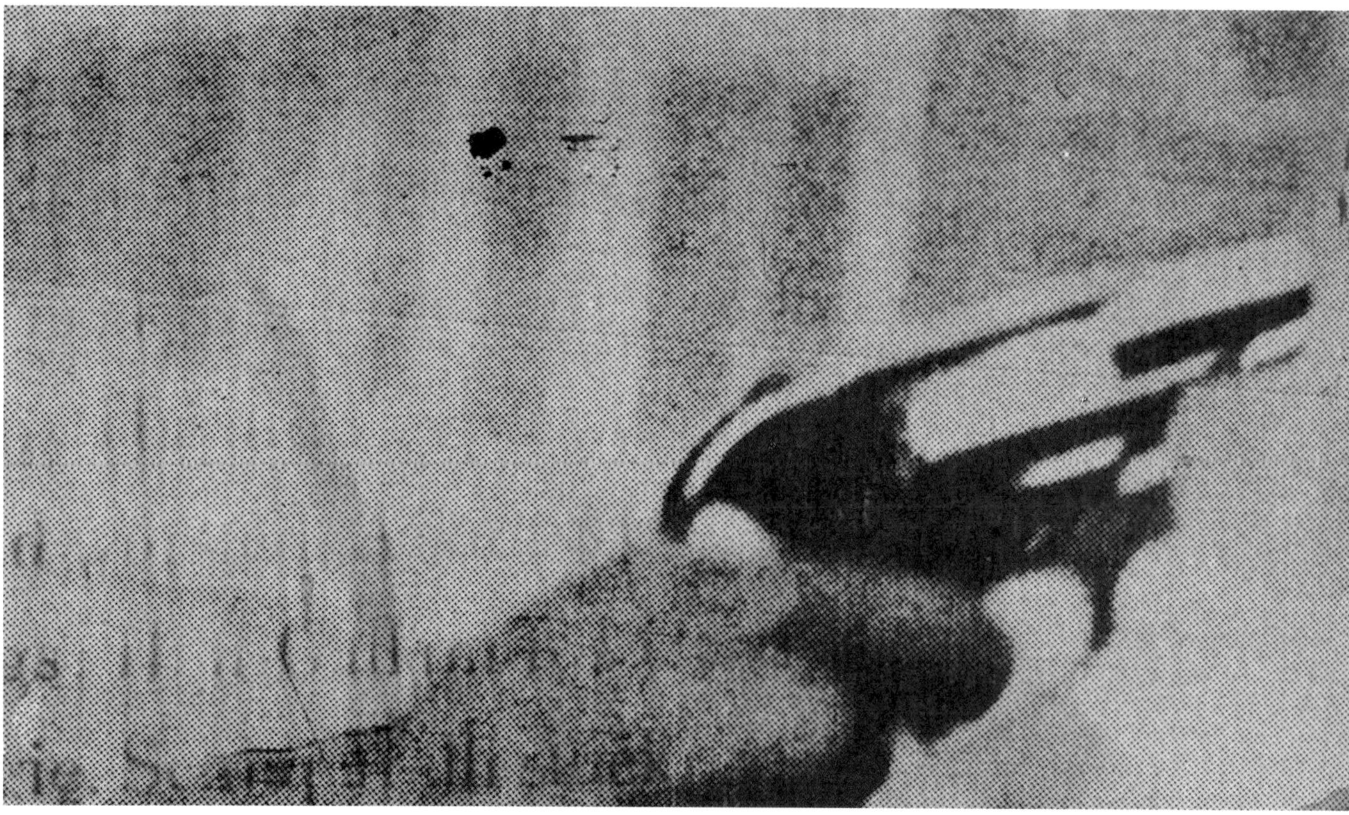

Ausschnitt aus *Miss Amerika*

HANDLUNGEN UND OBJEKTVERHALTEN UNSERER UMWELT ANALYSIEREN UND BEOBACHTEN UND DARAUS URTEILSBILDENDE IMPULSE ZIEHEN FÜR EINE MEHRSCHICHTIGE BEURTEILUNG DES MENSCHLICHEN VERHALTENS/
ABSCHEUERZEUGUNG AN BRUTALEN UND KRIEGERISCHEN LEITBILDERN)

Die Hauptelemente dieser Handlungseinheiten, wie der Künstler sie nennt, sind die Schießstandanlage, Puppen, Kriegsspielzeug und Spielsoldaten, MG-Kugeln, elektrische Bügeleisen, Bomben, rote Warnleuchten, Büstenhalter, Feuer; die Einblendungen der Kamera zeigen: US-Soldaten in Vietnam halten MG-Ketten in der Hand; Stanzen von Puppenaugen am Fließband; Foto von einer Napalbombardierung in Vietnam, Ausschnitte von Dorine, einem Mannequin mit Büstenhalter; ... Mannequinschule ... Toter Vietkongsoldat an einen Panzer gebunden ... ein Mensch in Saigon, der sich verbrennt ... Kinderpuppen ... Schon aus diesen wenigen Bemerkungen sieht man, wie die Hauptelemente des Bildes *Miss Amerika* in dieser Aktion schon vorformuliert sind und wie sie verkürzt und verknappt in dem Bild eine emblematische Darstellung finden.

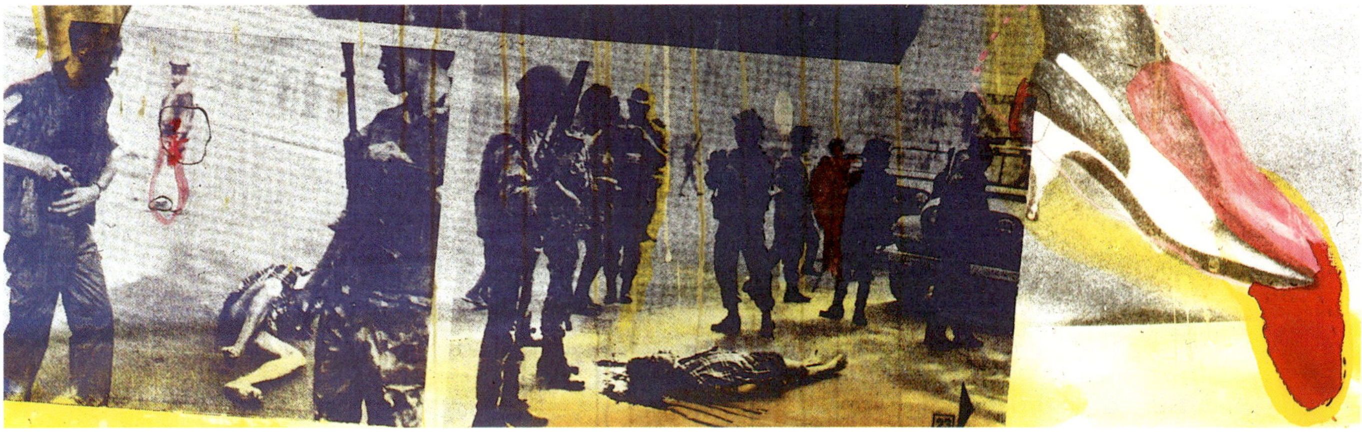

Militär, Ausschnitt aus *Miss Amerika*

Zur besonderen Technik des Gemäldes: „1961 habe ich eine kurze Zeit an jedem Tag (als Layouter) dreihundert Fotos in der Hand gehabt. Der Begriff Verwischung ist von mir geprägt worden, angelehnt an das französische ‚Effaçage'; anders als bei Gerhard Richter, dessen gemalte Fotos verzerrt, aber gar keine Verwischungen sind, sondern gemalte Verwackelungen in Öl, gemalte verwackelte Fotos. Ungefähr 1962/63, während der Photokina in Köln, die ich regelmäßig besuchte, entdeckte ich für mich die Fotoemulsion auf emulsionierter Leinwand. Ich bin wohl der erste Künstler überhaupt, der auf Fotoleinen gearbeitet hat. Das, was sich auf dem Illustriertenfoto abspielte, habe ich auf die Emulsion der Leinwand übertragen und nachher mit bestimmten

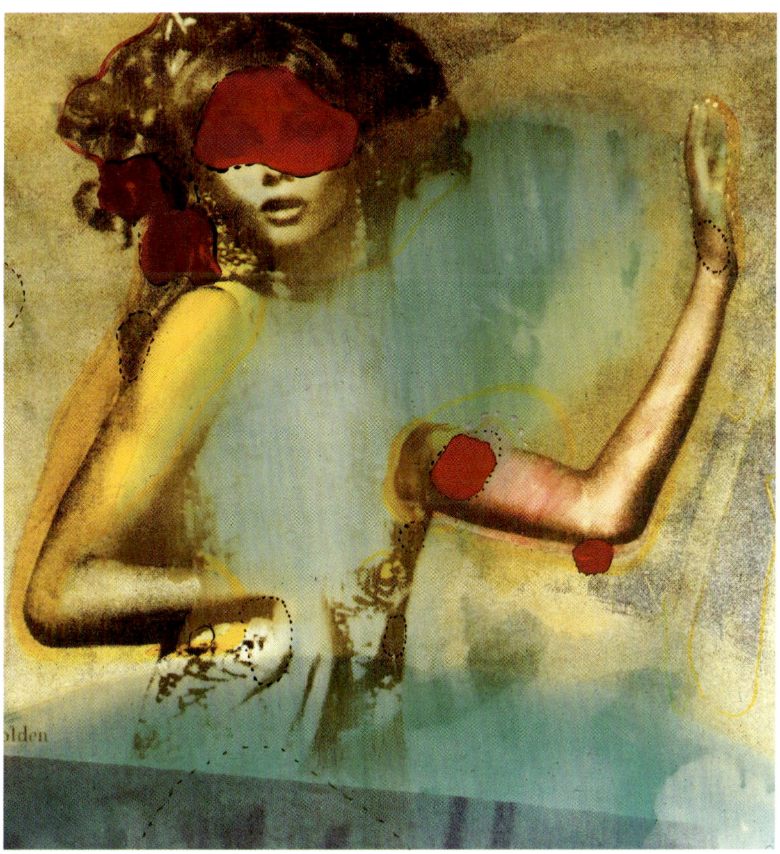

Mannequin, Ausschnitt aus *Miss Amerika*

Fotosäuren behandelt. Da kommen natürlich bestimmte Nebeneffekte zustande, die Säuren in der Leinwand oxidieren, verändern sich mit der Zeit. Dann habe ich im Siebdruck auf die ausgewischten Leinwandfotos gedruckt oder noch zusätzlich mechanisch Farbe mit der Sprühdose hinzugefügt. Drei mechanische Verfahren also auf dem Leinwandfoto: Verwischung, Siebdruck und Sprühdosenfarbe, die signalhaft aufgesprüht wurde."[5]

Richter, *Ema – Akt auf der Treppe*

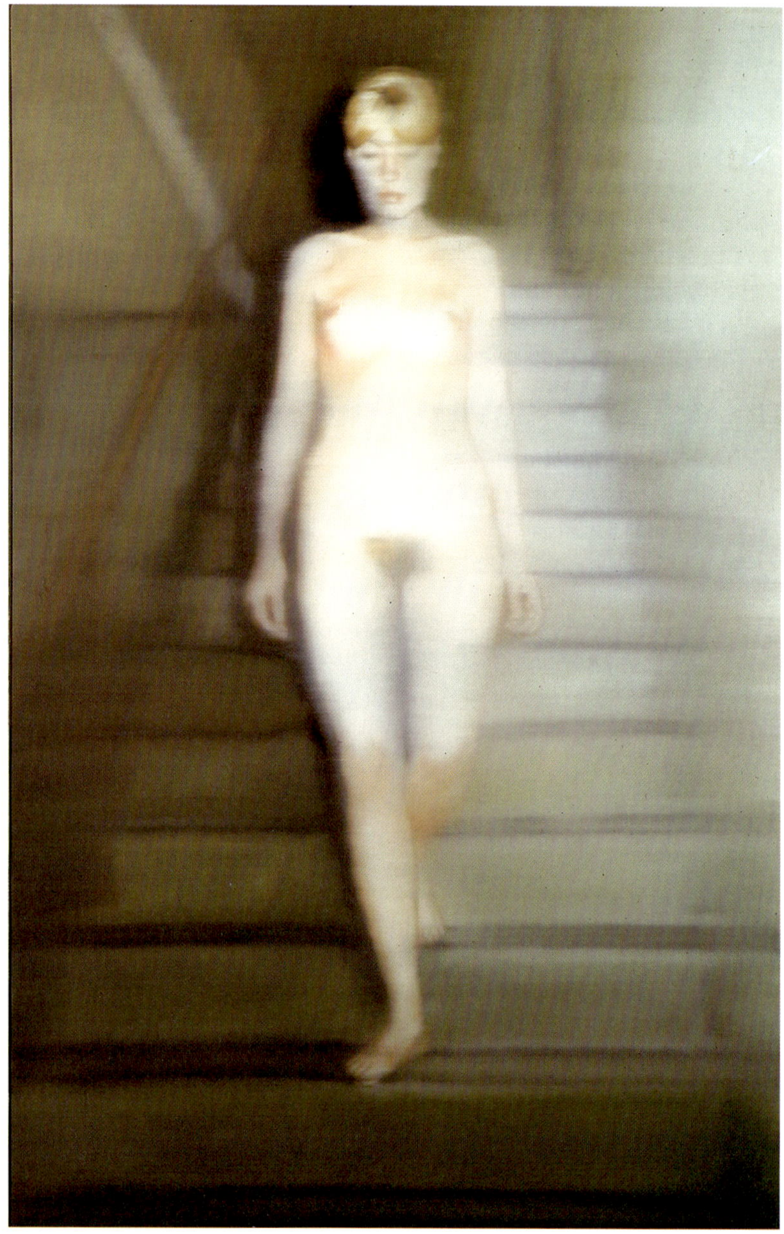

CHRISTIAN GEELHAAR

Kunstmuseum Basel

Die Bestände schweizerischer, oberrheinischer und oberdeutscher Kunst des 15. und 16. Jahrhunderts bilden den Kern der Sammlung des Kunstmuseums Basel und bis heute einen ihrer Schwerpunkte. Das Außergewöhnliche dieses Basler Sammlungsbereiches und dessen internationale Bedeutung werden denn auch in der Auswahl von nicht weniger als vier Werken deutlich, die in dieser neuen Folge der Sendereihe „100 Meisterwerke" vorgestellt werden: Die Tafel *Abisai vor David* des Conrad Witz, Hans Baldungs *Der Tod und das Mädchen,* die Temperamalerei *Pyramus und Thisbe* von Niklaus Manuel Deutsch sowie Hans Holbein des Jüngeren *Bildnis seiner Frau und der beiden älteren Kinder* – letzteres eine der größten Kostbarkeiten der Basler Museumssammlung und, wie das Gemälde Manuels, aus dem Amerbach-Kabinett stammend. Diese 49 Gemälde (darunter 15 von Holbein), 1866 Zeichnungen (184 Blätter von Holbein, 160 von Urs Graf, 84 von Niklaus Manuel), 525 Holzschnitte und 3356 Kupferstiche umfassende Privatsammlung wurde 1662 gemeinsam von Stadt und Universität Basel für 9000 Reichstaler erworben, um sie vor der Abwanderung ins Ausland zu bewahren; 1671 wurde sie im alten Gesellschaftshaus des Basler Adels „Zur Mücke" ausgestellt und der Öffentlichkeit zugänglich gemacht: die Öffentliche Kunstsammlung Basel, wie die offizielle Bezeichnung lautet, ist somit die erste und älteste Kunstsammlung im Besitze eines Gemeinwesens.

Salvador Dalis *Brennende Giraffe,* ein Depositum der Emanuel Hoffmann-Stiftung und das fünfte der Basler „Meisterwerke", deutet die Spannweite der Museumssammlung an, deren Bestände moderner und zeitgenössischer Kunst – letztere im Museum für Gegenwartskunst ausgestellt – heute gleichermaßen Weltruf genießen. Hatte Basilius Amerbach (1533 – 1591) einst mit seinem Kabinett den großen Leistungen des Humanismus ein Denkmal setzen wollen, so wurde die 1933 zum Gedenken an den Sammler und Kunstfreund Emanuel Hoffmann von seiner Witwe errichtete Stiftung gegründet, um der Baslerischen Neigung, „das Gestern als das einzig Gültige zu betrachten", entgegenzuwirken und um „das Vertrauen auf das Heute und Morgen" zu stärken. Die Stiftung hat sich zur Aufgabe gemacht, Kunstwerke zu sammeln, „die sich neuer, in die Zukunft weisender, von der jeweiligen Gegenwart noch nicht allgemein verstandener Ausdrucksmittel bedienen."

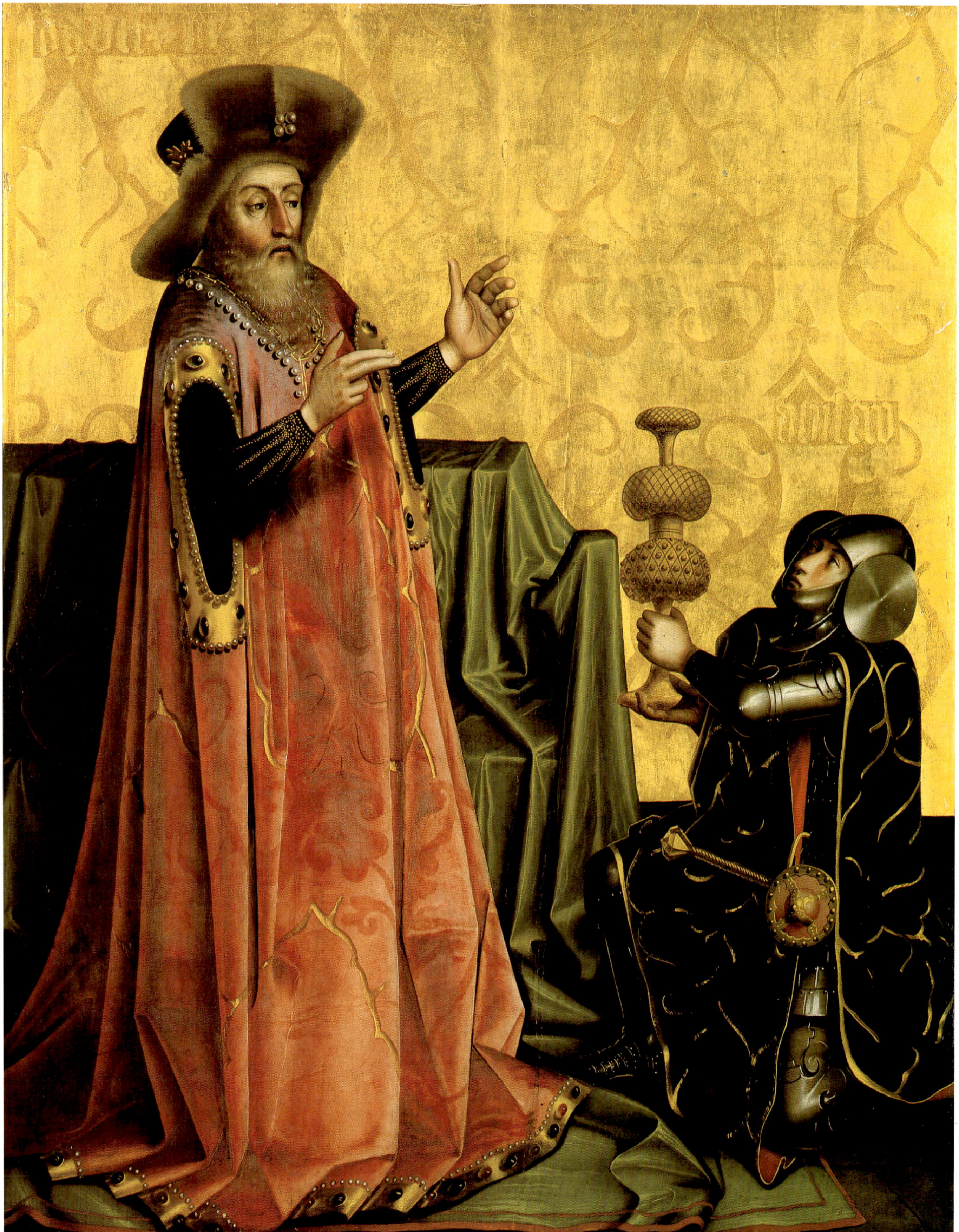

BASEL, KUNSTMUSEUM

RENATE LIEBENWEIN

Conrad Witz (um 1400-1445/6)

Die Ritter Abisai, Sibbechai und Benaja bringen dem König David Wasser (um 1435)

Das Baseler Kunstmuseum mit der ihm angeschlossenen „Öffentlichen Kunstsammlung" besitzt die größte Sammlung von Bildern des deutschen Malers Conrad Witz, nämlich 11 Tafeln von insgesamt 20 erhaltenen Werken. Alle Gemälde gehörten ursprünglich zu großen Altären, die im Bildersturm der Reformation aus den Kirchen entfernt und zerstört wurden. Beidseitig bemalte Altarflügel sind später auseinandergesägt und manchmal sogar auf verschiedene Museen verteilt worden. Kein einziger Altar ist vollständig erhalten, die Rekonstruktion der zusammengehörigen Tafeln bereitet der Kunstgeschichte noch heute Schwierigkeiten.

Auch von dem Maler Conrad Witz selbst wissen wir nur wenig. Um 1400 ist er in Rottweil geboren; seine künstlerischen Anfänge liegen völlig im Dunkeln. 1431 kommt Witz nach Basel, wo er vier Jahre später das Bürgerrecht erwirbt und heiratet. Er erhält große Aufträge und gelangt zu Wohlstand. Sein malerisches Oeuvre konzentriert sich auf nur ein Jahrzehnt, denn schon im Winter 1445/46 stirbt Conrad Witz während der Arbeit an seinem letzten Altar.

Die beiden Holztafeln mit der Darstellung des *Königs David und den Helden Abisai, Sibbechai und Benaja* gehörten zu dem frühesten Flügelaltar, den Witz um 1435 für das Baseler Chorherrenstift St. Leonhard geschaffen hat.

Man nennt ihn den *Heilsspiegel-Altar,* denn auf den acht Tafeln seiner Innenseiten werden Szenen aus dem Alten Testament geschildert, die als Vorläufer für die Ereignisse des Neuen Testaments galten. Sie folgen dem sogenannten *Heilsspiegel,* einer theologischen Schrift aus dem 14. Jahrhundert, die im späten Mittelalter sehr verbreitet war.

Zusammen erzählen die beiden Tafeln folgende Begebenheit aus dem ersten Buch der Chronik: Als König David während eines Kampfes mit den Philistern in einer Bergfeste eingeschlossen war, dürstete ihn, und er wünschte, daß man ihm Wasser aus dem Brunnen von Bethlehem bringe. Die Stadt aber war vom Feind besetzt. Drei waghalsige Männer aus dem Gefolge Davids schlugen sich unter Lebensgefahr durch die feindlichen Reihen und brachten ihrem Herrn das begehrte Wasser.

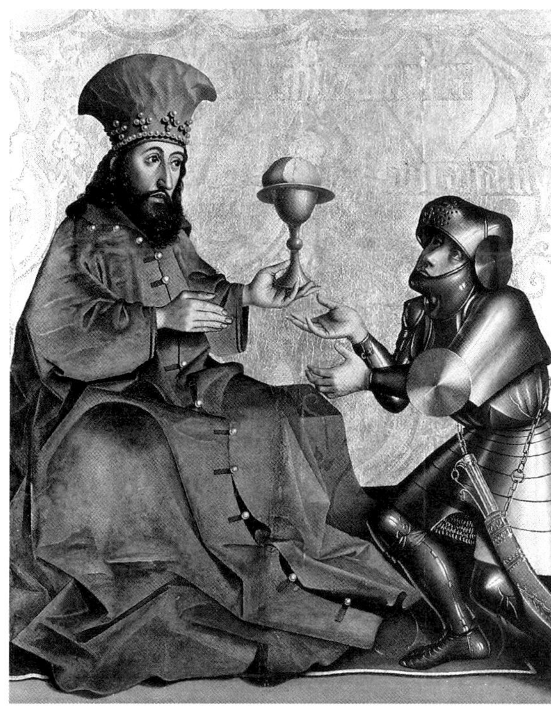

Gegenüber Abisai vor König David, Tafel des *Heilsspiegel-Altars;* *oben* Abraham vor Melchisedek, Tafel des *Heilsspiegel-Altars*

Abisai, Ausschnitt aus *Heilsspiegel-Altar*

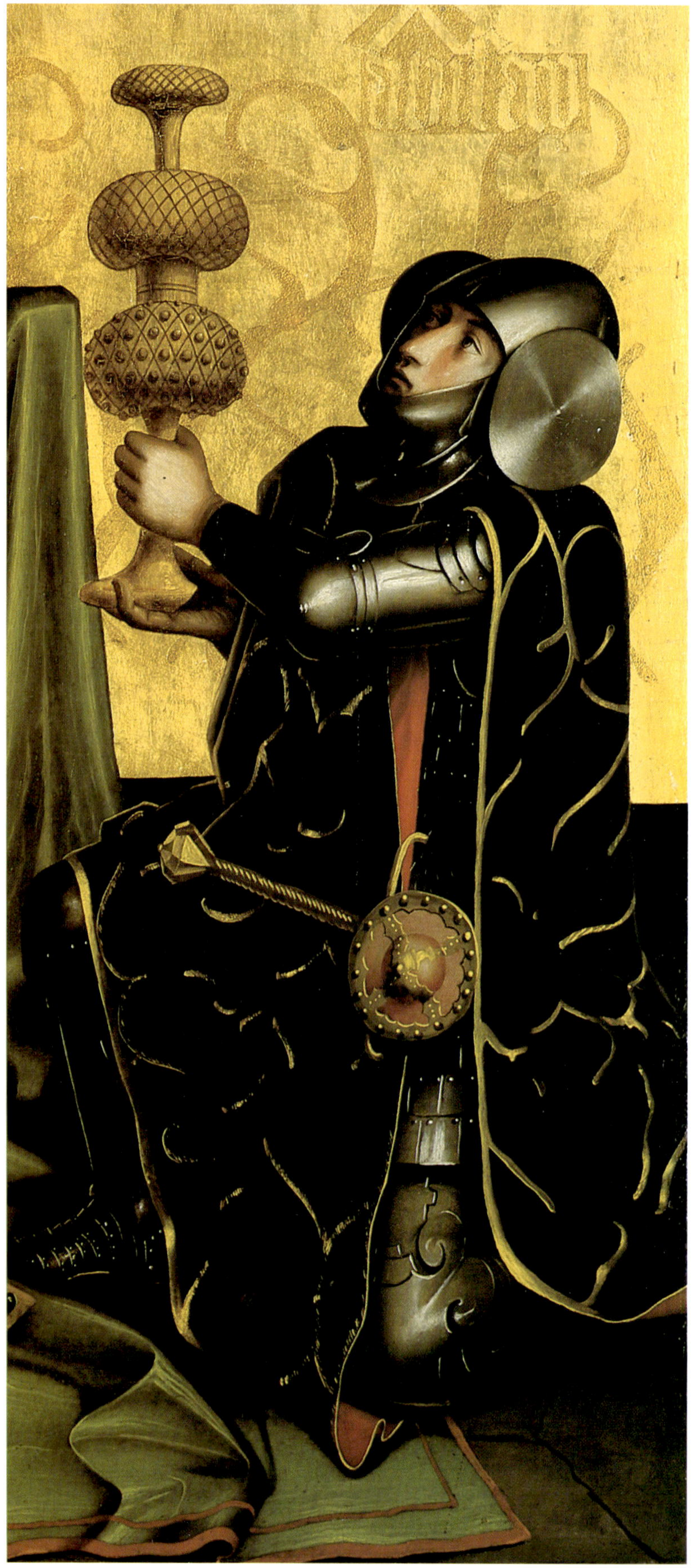

Dieser Vorgang galt in der mittelalterlichen Theologie als Praefiguration, als Vorbild für die Anbetung des Christuskindes durch die drei Weisen aus dem Morgenland. Conrad Witz selbst hat eine *Anbetung der Drei Könige* gemalt, die zu dem *Passionsaltar* in Genf gehört. In Aufbau und Komposition ist dieses Bild den beiden Baseler Tafeln vergleichbar. Wir sehen die drei Weisen vor der Madonna mit dem Kind, wie sie ihre Geschenke in kostbaren Gefäßen darbringen. Genau wie in der alttestamentarischen Szene offeriert der vorderste König kniend seine Gabe, während die beiden anderen abwartend hinter ihm stehen.

Doch zurück zu den Baseler Gemälden. Zunächst fällt auf, daß der Maler die Szene aus der Bibel in einen neutralen Innenraum verlegt hat. Vor goldenem Hintergrund mit Brokatmuster zeichnen sich seine Figuren scharf ab. König David wird zusätzlich von einer Sitzbank hinterfangen, über die ein olivgrünes Tuch geworfen ist, das zugleich als Teppich dient. Vor ihm kniet der erste der drei Helden, über dem Kopf inschriftlich als *„Abisai“* bezeichnet.

David selbst steht in aufrechter Haltung, wie eine Statue. Die Hände hat er in einem Gestus des Erstaunens erhoben. Sein Körper wird von einem schweren roten Brokatmantel verhüllt, der am Hals und an den Armausschnitten mit Edelsteinen verziert ist.

Auch der Saum ist mit einer solch prächtigen Borte eingefaßt. Ist dieser Mantel noch ein zeitloses Kleidungsstück, eine Art Tunika – so trägt David auf dem Kopf einen hochmodernen Hut der Zeit des Conrad Witz: eine große Pelzmütze mit Ohrenklappen. Wir kennen diese Kopfbedeckung aus dem *Porträt des Kaisers Sigismund,* das wahrscheinlich der große Maler Pisanello geschaffen hat.

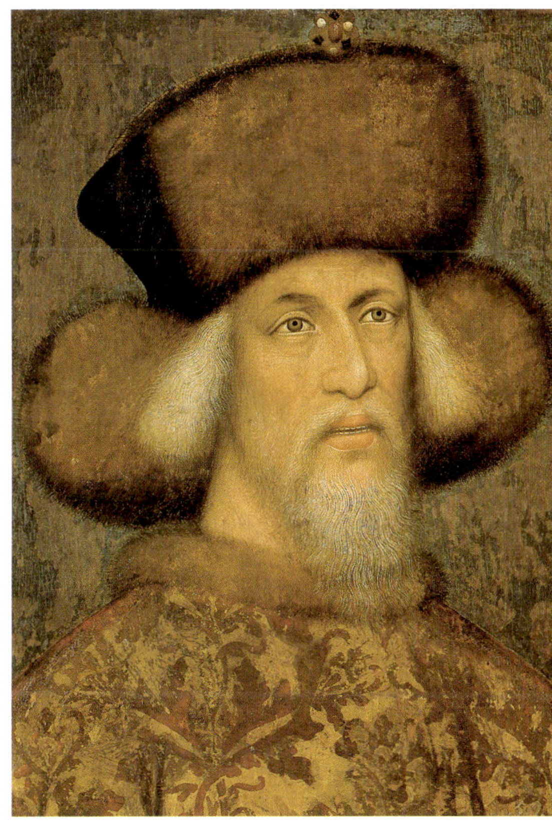

Pisanello, *Porträt des Kaisers Sigismund*

Und wirklich war Sigismund zu der Zeit, als Conrad Witz seine Altartafeln malte, in Basel anwesend. Damals tagte nämlich das große Konzil in der Stadt, zu dem der Kaiser 1433 in feierlichem Zug anreiste. Gewisse physiognomische Ähnlichkeiten zwischen Sigismund und David sprechen dafür, daß Witz mit seinem Gemälde nicht nur den König des Alten Testaments schilderte, sondern zugleich auch seinem eigenen Kaiser huldigen wollte.

Überhaupt konnte der Maler während des Baseler Konzils vielfältige Anregungen für seine Bilder erhalten. Aus allen Teilen Europas nämlich waren Gesandtschaften angereist: gekrönte Häupter in vollem Ornat, geistliche Würdenträger in prachtvollen Gewändern und auch vornehme Ritter in blinkenden Rüstungen. Gerade diese scheinen das besondere Interesse von Conrad Witz gefunden zu haben, denn er kleidet seine Helden aus der Bibel tatsächlich in spätgotische Rüstungen!

Der vor David kniende Ritter Abisai trägt über seiner Rüstung einen weichen Tuchmantel, schwarz mit Gold durchwirkt. An der Hüfte wird das Schwert mit einem reich geschmückten Knauf sichtbar. An Armen und Kopf kommt wieder die eiserne Rüstung zum Vorschein, die das einfallende Licht in spiegelnden Reflexen auffängt.

Kunstmuseum, Basel

Sibbechai und Benaja, Tafel des *Heilsspiegel-Altars*

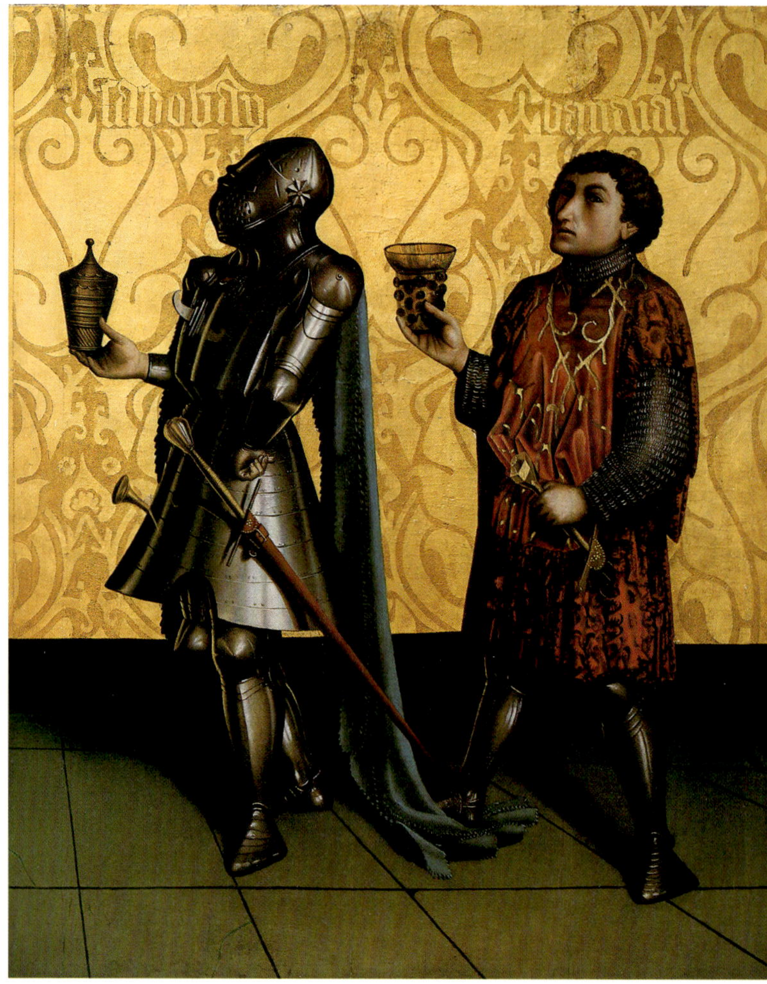

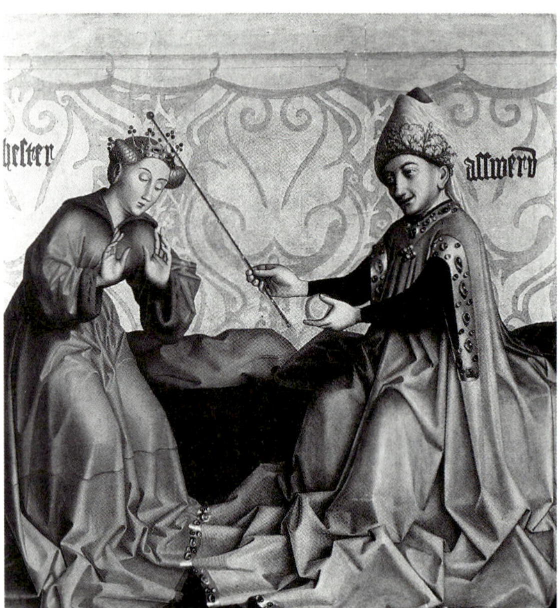

Esther vor Ashaver, Tafel des *Heilsspiegel-Altars*

In den Händen hält Abisai den Pokal mit dem frischen Wasser, das die drei Helden aus dem belagerten Bethlehem geholt haben. Doch dies ist wiederum ein zeitgenössisches Prunkgefäß, eine kostbare Goldschmiedearbeit des 15. Jahrhunderts.

Auch die beiden anderen Helden auf der zweiten Tafel sind in moderne Rüstungen gekleidet, auch sie stehen wie Skulpturen in dem kargen Raum und haben Trinkgefäße in den Händen. Ihre Körper werfen starke Schlagschatten, eine Neuerung, die gerade in der niederländischen Malerei aufgekommen war. Auch die durch die Linien des Plattenfußbodens suggerierte Perspektive war noch ganz neu in der Kunst nördlich der Alpen. Conrad Witz versuchte damit, einen realen Raum mit Tiefendimension vorzustellen, von der exakten Zentralperspektive hatte er nämlich noch keine Kenntnis.

In der Gestalt des Zweiten Helden, Sibbechai, mit dem geschlossenen Visier, führt der Maler seine virtuose Lichtbehandlung vor. Mit dem Licht modelliert er nicht nur den Körper so, daß er geradezu dreidimensional erscheint, er macht auch die Kälte und Härte des Metalls durch die zahlreichen Reflexe auf der Rüstung spürbar. Als farblichen und stofflichen Kontrast zu dem grauen Metall hängt er dem Ritter eine blaugrüne Schärpe aus weichem Wollstoff um.

Der dritte Ritter, Benaja, schließlich ist die lebendigste Gestalt der beiden Tafeln. Sein offenes Gesicht mit den dunklen Locken trägt fast individuelle Züge. Die kleinen Augen, die lange Nase und die hohen Backenknochen geben ihm einen etwas derben, bäurischen Ausdruck.

Conrad Witz bevorzugt überhaupt gedrungene, ja klobige Gestalten, wie er sie unter den einfachen Bürgern und Bauern traf. Damit wendet er sich bewußt ab von dem vorangegangenen höfischen Stil mit seinen schlanken, grazilen Figuren. Hier spürt man wirklich den Körper unter dem Gewand, die reale Existenz des Menschen.

In einem anderen Gemälde, das nicht zu dem *Heilsspiegel-Altar* gehört, hat sich Conrad Witz mit der Landschaftsdarstellung auseinandergesetzt.

Um die Figur des heiligen Christophorus, der das Christuskind durch das Wasser trägt, kräuseln sich die Wellen in konzentrischen Kreisen. Auf diese Weise macht der Maler die Bewegung der Gestalt im Wasser glaubhaft.

Von exakter Naturbeobachtung zeugt auch die Darstellung der Kirche und einer Frau auf dem kleinen Hügel, die sich genau in dem See widerspiegelt.

Das Kolorit des Bildes wird zum Hintergrund hin immer lichter, bis schließlich der helle Himmel mit den Bergen und dem Wasser zu verschmelzen scheint: eine Art Farbperspektive, die dem Gemälde eine Tiefe verleiht, wie man sie bisher in der deutschen Malerei nicht kannte.

So wenig wir von Conrad Witz wissen, so ist es doch anzunehmen, daß ihn seine Lehr- und Wanderjahre nach Burgund oder gar in die Niederlande geführt haben. Dort nämlich konnte er die realistische Darstellung der menschlichen Gestalt, die Wirkung des Lichts und die perspektivische Schilderung eines Raumes studieren. Für die deutsche Kunst ist Conrad Witz ein großer Neuerer, der den schönlinigen Stil überwindet und uns eine Vorstellung von den Menschen und Dingen des Alltags, von ihrer greifbaren Existenz gibt.

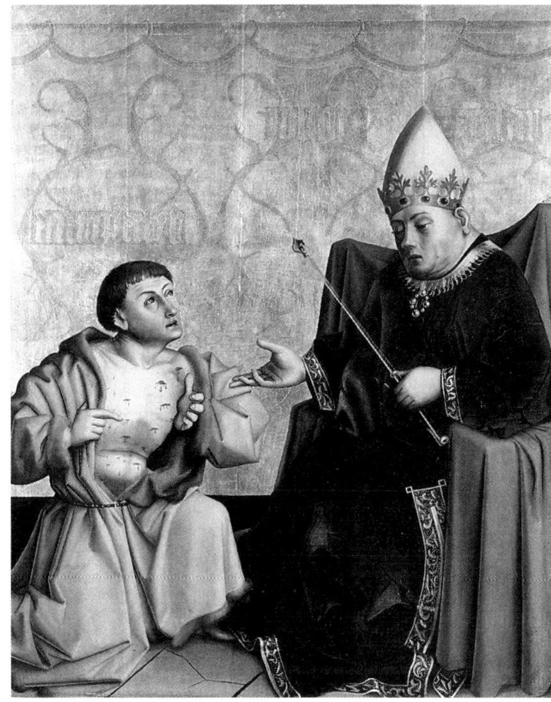

Antipater vor Julius Caesar,
Tafel des *Heilsspiegel-Altars*

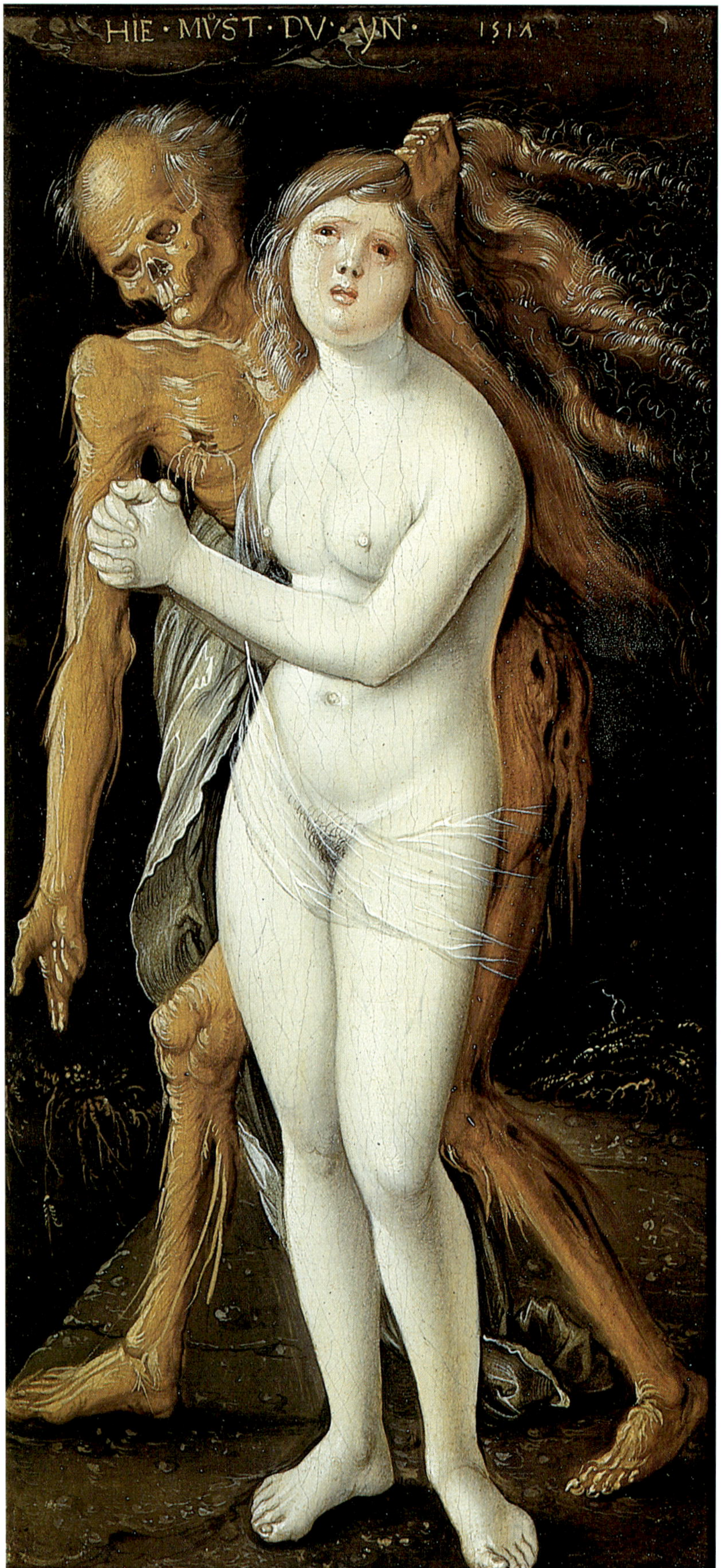

BASEL, KUNSTMUSEUM

GÜNTER METKEN

Hans Baldung Grien (1484-1545)

Der Tod und das Mädchen (1517)

Von den Malern der deutschen Renaissance scheint Hans Baldung aus Schwäbisch-Gmünd der modernste. Am Oberrhein aufgewachsen, verbrachte er seine Lehrzeit bei Albrecht Dürer in Nürnberg und ließ sich 1509 als Meister in Straßburg nieder. Dort hat er, abgesehen von einem vierjährigen Aufenthalt in Freiburg zum Malen des Münsterretabels, sein Leben verbracht, leidenschaftlich am neuen Umbruch zur Weltlichkeit, an Naturkunde und magischen Kräften interessiert.

Baldung war selbst ein Neuerer. Schon seinen frühen *Sebastiansaltar* aus Halle (1507) zeichnet kühne Koloristik aus, bisher unerhörte Farbenklänge von erregender Wirkung. Hinter dem Märtyrer steht mit rotem Barett, fast dandyhaft in Grün gekleidet, ein junger Mann, der den Betrachter selbstbewußt anblickt. Es ist der Maler, knapp dreiundzwanzig Jahre alt. Wegen seiner Vorliebe für die Naturfarbe, für Pflanzenwelt und Bäume, hieß man ihn Grien – ein Name, mit dem er sich offenbar identifiziert hat, nahm er ihn doch in sein Monogramm auf.

Aus Baldungs bedeutender Werkstatt kamen Gemälde, von denen sich trotz der Bilderstürme im Gefolge der Reformation an die hundert erhalten haben, dazu Glasmalerei und Buchillustrationen. Berühmt machte ihn seine Graphik – sie wurde sogar von Dürer auf dessen niederländischer Reise vertrieben.

Zeichnungen und Einblattholzschnitte spiegeln die Weltlust des humanistischen Zeitalters, seine neue Vertrautheit mit dem menschlichen Körper, die Verherrlichung des Fleisches. Zum Beispiel das farbige Blatt *Der Sündenfall* von 1511, *lapsus humani generis.* Zärtlich nähert sich Adam von hinten der verführerischen Eva, mit jenem Griff zur Brust, der bei Grien immer wieder Besitzergreifung ankündigt. So auch beim *Ungleichen Paar,* seinem ersten Kupferstich.

Schönheit und Tod sind ein Hauptthema Baldung Griens, ja geradezu sein Leitmotiv. Das Mittelalter malte den Totentanz an die Wände, um die Vergänglichkeit des Irdischen anzuzeigen und die Menschen zur Sorge um ihr Seelenheil aufzufordern. Niemand, ob hoch oder niedrig, war gegen das jähe Ende gefeit. Eine besonders drastische Episode zeigte, wie der Tod ein blühendes junges Mädchen wegzerrte.

Baldung Grien, *Sebastiansaltar,* Marter des Sebastian

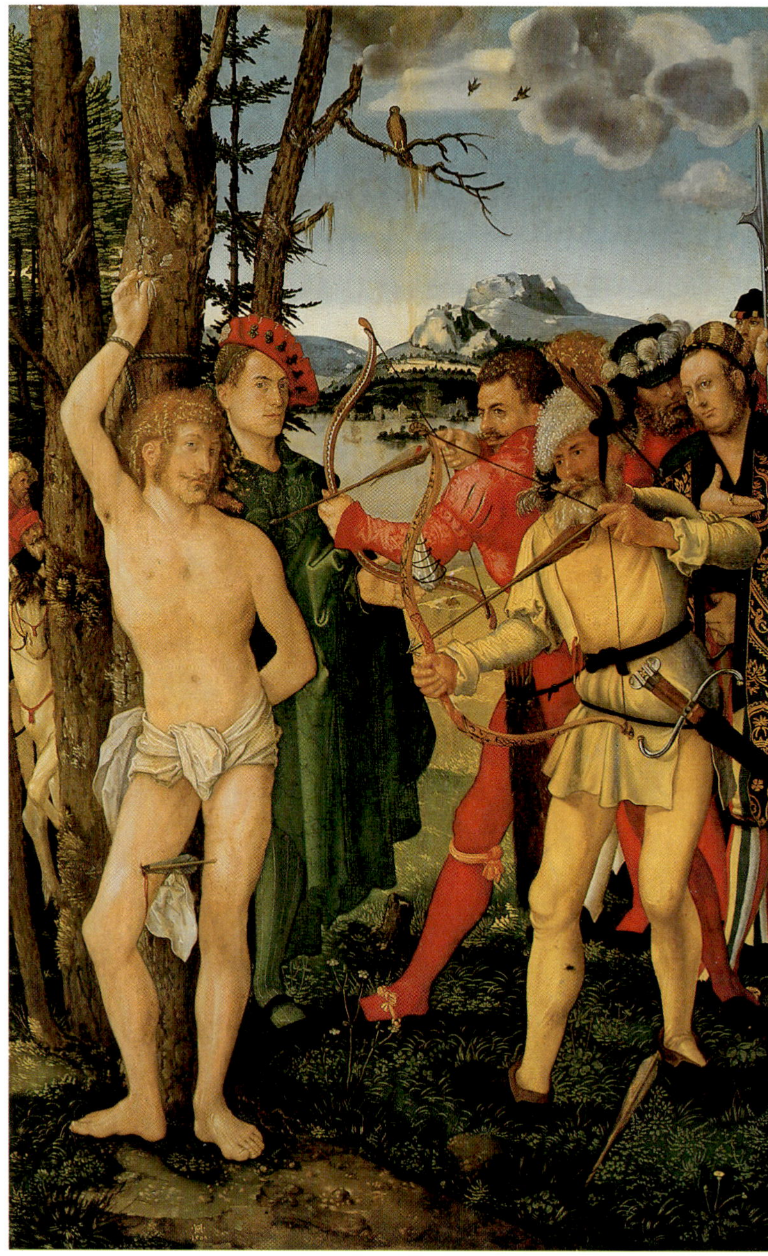

Diese Szene wurde von den Malern um 1500 isoliert und zunehmend mit weltlichen Inhalten gefüllt. Bei Baldung scheint persönliche Betroffenheit im Spiel. Das kleine Format seiner Tafeln deutet auf Intimität und Hausgebrauch. Ins eigene Bild verliebt, spiegelt sich unsere Schöne; unten gewahrt man Attribute des Männerfangs: Amor, den Apfel, ein Netz. Triumphierend zückt der Tod über ihr eine Sanduhr; die Lebenszeit läuft ab. Doch scheint ihm die Hexe links mit magischer Gewalt, von der auch die Naturdämonie des Bildes angehaucht ist, Einhalt zu gebieten.

Der Tod tritt hier übrigens als Verwesender auf, dem Haare auf dem Schädel sprießen und die Haut in Fetzen vom Körper – denn er hat einen – hängt. Es ist Leben in ihm. Manchmal eitel mit einem Tuch drapiert, scheint er eher der Gruft zu entsteigen als dem Seziersaal, wie die späteren Atelierskelette. Gerade bei Baldung

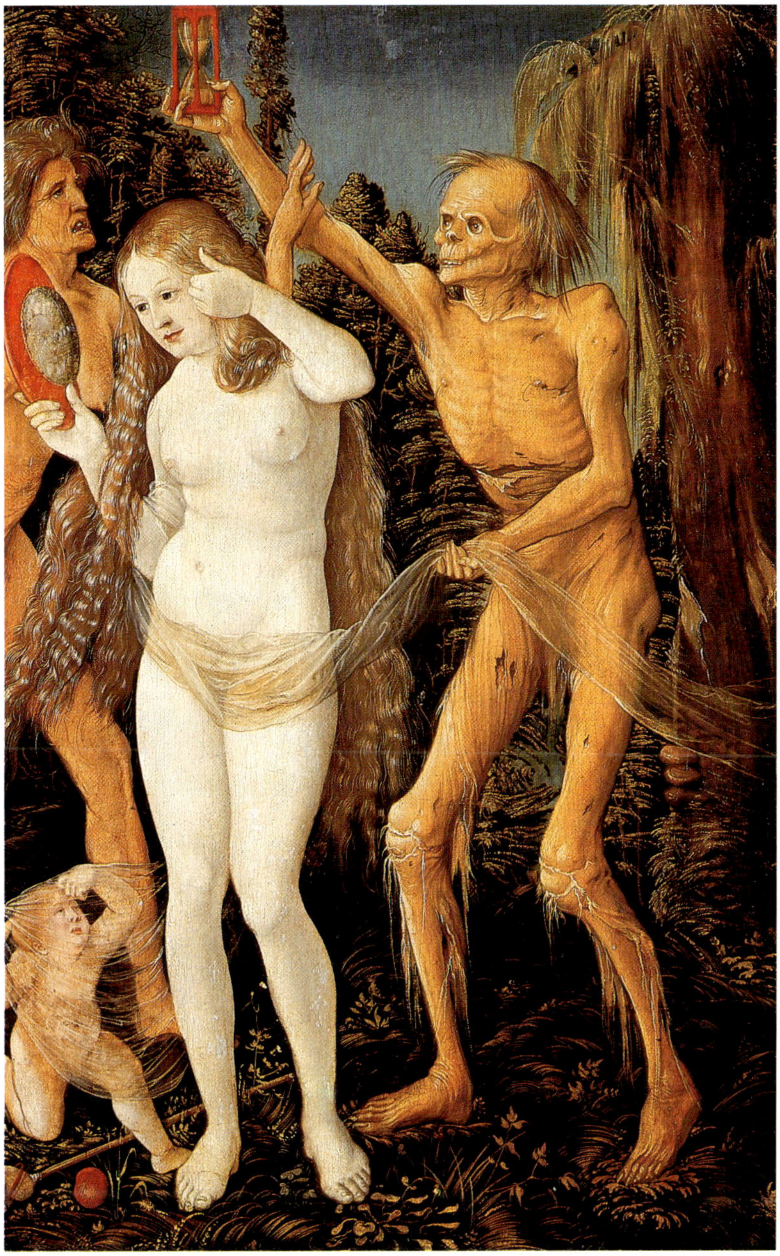

Baldung Grien, *Schönheit und Tod*

Grien, der am Ende seines Lebens noch selbst Zeichnungen zu einem anatomischen Atlas beisteuern wird, läßt sich die Entwicklung vom Muskel- zum Knochenmann gut beobachten.

Ungleich dramatischer führt sich „Freund Hein" 1515 in einer Berliner Helldunkelzeichnung ein. Als Liebhaber eher denn als allegorisches Gespenst greift der Knochenmann – die Betonung liegt auf Mann – der kräftig gewachsenen Frau in die Seiten. Sie ist sich ihrer Anziehungskraft bewußt, kontrolliert im Spiegel den Fall des Haares als Zeichen der Erotik. Ihre individuellen Reize sind bestrickend getroffen. Nur Modellstudien konnten eine so intime Kenntnis des weiblichen Körpers vermitteln. Baldung hat sie offenbar in seiner Freiburger Zeit betrieben, an deren Ende, 1517, unser Bild steht: *Der Tod und das Mädchen,* Lindenholz, 30 x 14,5 Zentimeter, oben rechts datiert.

Baldung Grien, *Der Tod und die Frau*

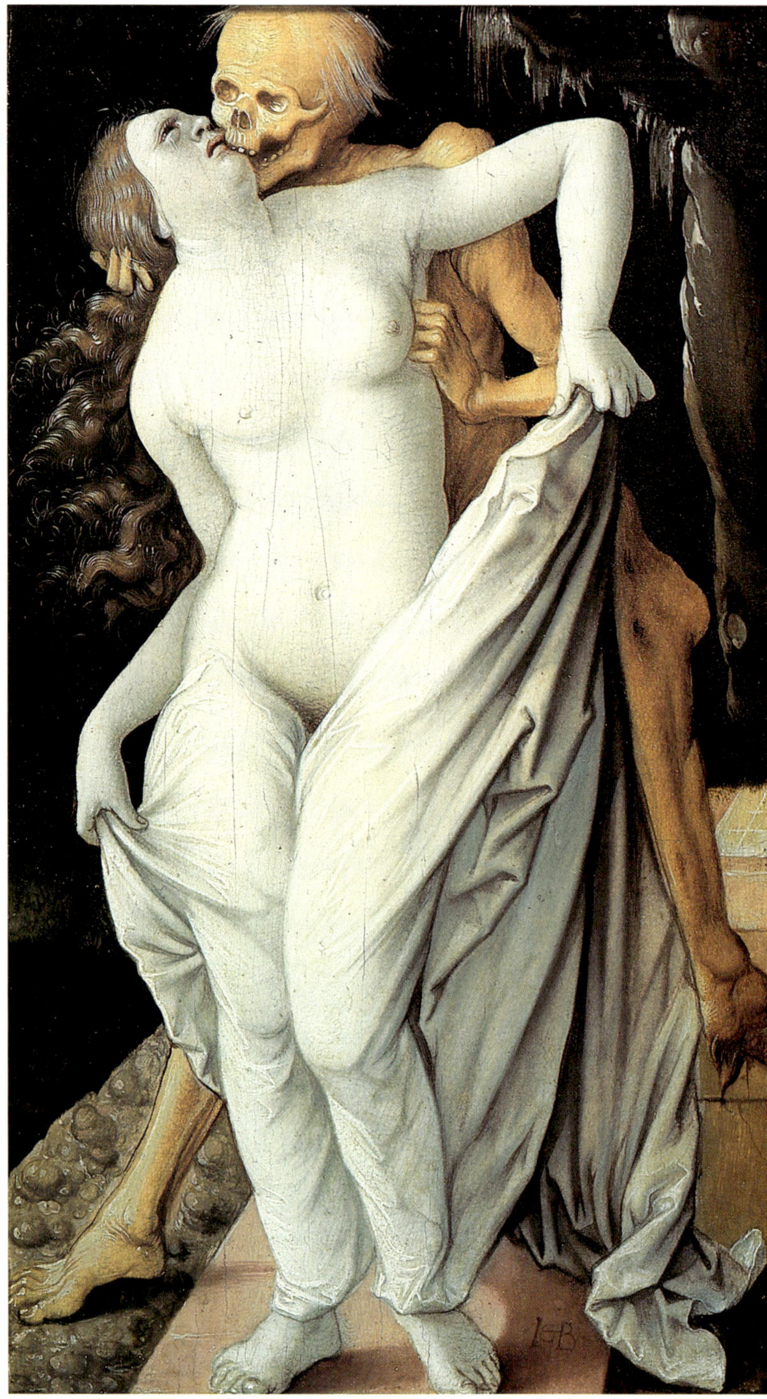

„HIE·MUST·DU·YN" steht da. Der Tod verkündet den Urteilsspruch, seine Rechte deutet unmißverständlich in die Grube, die sich unten gähnend schwarz auftut. Wie das Bild überhaupt seine Unentrinnbarkeit aus dieser düsteren Grundierung bezieht, welche das makabre Geschehen um so greller in den Vordergrund drängt: der helle, plastische, in weichen Formen abgerundete Akt, hinterfangen von der eher flächigen Silhouette des Todes.

Seine Linke hält das Haar der Schönen fest im Griff, als seien es Saiten, auf denen der unheimliche Musikant sehnig und sensibel zugleich zum Tanz aufspielt. Noch widersteht sie seinem fatalen Seitschritt, hat die Füße fest am Boden, Kopf und Körper sind nach vorn gewandt. Doch weichen seinem Drängen schon die zur Seite gedrehte Brust und die gerungenen Hände. Muten diese eher konventionell an, so sind die puppenhaft fleischigen, von naiver Eitelkeit zeugenden Züge dieser Kindfrau unmißverständlich: Ihr Nichtbegreifenwollen geht in hemmungsloses Weinen über. Jenes alte Kirchenlied: „Mitten in dem Leben sind/Wir vom Tod umfangen" wird hier ganz sinnfällig. Denn der Tod überragt und umklammert das Mädchen, seine Hüfte schiebt sie energisch der Grube zu. Auch im Kolorit dominiert das kräftige Rotbraun des Gerippes gegenüber dem etwas porzellanfarbigen Gelbweiß der Wehrlosen. Man hat das Bild als Allegorie der Vanitas, also der Vergänglichkeit alles Irdischen, gedeutet. Eine andere Auslegung sieht in dem Mädchen die Personifizierung der Wollust – bekanntlich eine der sieben Todsünden – samt ihrem unvermeidlichen Ende. Doch wie schillernd, wie vielsagend ist hier alles! Das mit Weiß gehöhte, wie elektrisiert knisternde Frauenhaar hat die gleiche rostrote Tönung wie der lappige Freier. Fast mutet er wärmer und vitaler an; jedenfalls ist er kaum weniger verführerisch als das bleiche Weib, dessen hauchdünner Schleier die hüllenlose Darbietung nur noch unterstreicht. Daß Eros und Thanatos, Liebe und Tod, zusammengehören, die eine auf dem bedrohlichen Hintergrund des anderen stattfindet, ist hier angedeutet.

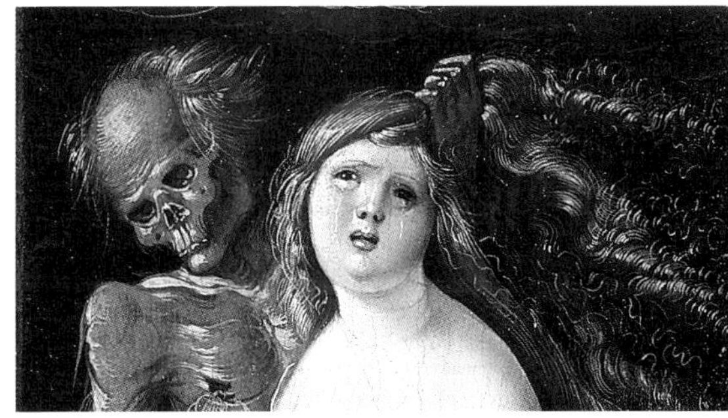

Ausschnitt aus *Der Tod und das Mädchen*

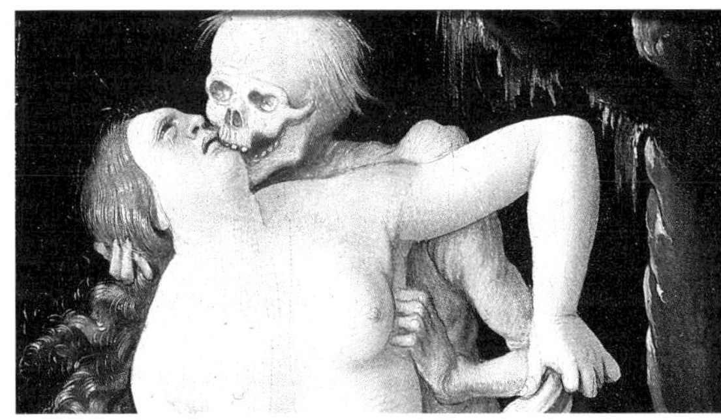

Ausschnitt aus *Der Tod und die Frau*

Visuell gerafft erscheint dieser Zusammenhang auf dem Bild *Der Tod und die Frau,* das ebenfalls 1517 entstand und im Basler Kunstmuseum bei dem anderen hängt. Doch welche Steigerung! Wurde an dem unwissenden, vorwitzigen Mädchen sozusagen ein Exempel statuiert, etwas lehrhaft mit erhobenem Zeigefinger und nicht ohne leisen Humor, so erleben wir nun ein Drama, wenn nicht eine Tragödie mit. Denn diese reife Frau begreift entsetzt ihre Lage, weiß, woran sie ist und was sie aufgeben muß. Aber wieder die Vieldeutigkeit: entblößt oder verhüllt sie sich, sinkt sie dem Tode gar entgegen? Überfallartig, doch mit wie zartfühlenden Fingern, bemächtigt sich dieser seiner Beute an Brust und Haaren. Gleich einem Vampir schlägt er die Zähne, halb Biß und halb Kuß, in ihr Gesicht, während sie vor Grauen und Lust zugleich erstarrt: ein Liebestod, Verwirrung – oder Verirrung – der Gefühle? Dieser Maler vom Aufgang der Neuzeit hatte bestürzend modern anmutende Einsichten in die Welt der Triebe.

Und zwar bis in den monumentalen Stil seiner Spätzeit hinein, wo die Figuren plastisch und hart umrissen auf dunkler Folie stehen. Die Haltung des Todes und der Frau einnehmend, streben unsere Voreltern in einer Mischung aus faunischem Begehren – bei Adam – und gekonnter Verführung – durch Eva – der Geschlechtsliebe entgegen. Die Entscheidung ist zugunsten der Welt gefallen.

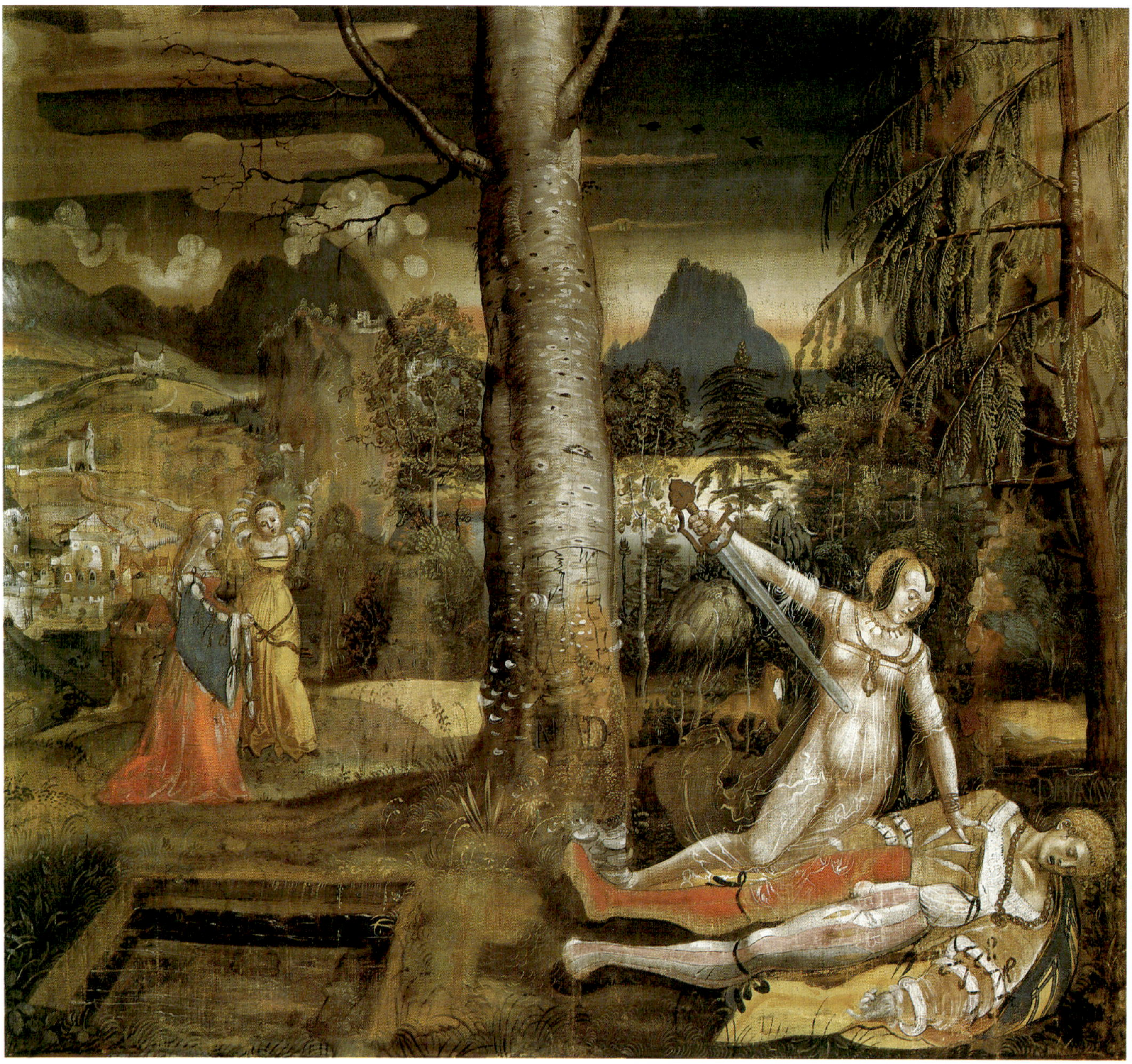

BASEL, KUNSTMUSEUM

GÜNTER METKEN

Niklaus Manuel Deutsch (um 1484-1530)

Pyramus und Thisbe (nach 1523)

Eine weite, üppige Landschaft mit Orten, Kirchen, Burgen. Im Hintergrund wird sie von blauen Bergsilhouetten abgeschlossen, links durch die Stadt vor den Hügeln, rechts durch eine stimmungsvoll rieselnde Lärche begrenzt. Dazwischen Bäume, darüber ein tintenblauer Nachthimmel mit wattigen Wolkenbäuschen und langen -bändern, die das Panorama in die Breite ziehen. An ihren Rändern verfärben sie sich zu Orange hin, dieweil der Morgen dämmert und der Horizont ins Rosa, Gelb und Weiß changiert.

Ein richtiger Schau-Platz, von unten nach oben in Querstreifen aufgebaut und durch den Mittelbaum in zwei Szenen eingeteilt. Rechts vorn liegt, offenbar im Todesröcheln, ein pfauenhaft bunt gekleideter Jüngling ausgestreckt. Auf oder neben ihm kniet eine junge Frau: außer mit ihrer kostspieligen Bürgerhaube und dem Kollier ist sie mit so gut wie nichts bekleidet. Sie scheint im Begriff, sich ein Riesenschwert in den unterm Schleierhemd nackten Leib zu stoßen. Über ihr steht der Name *Tispe,* über dem Kopf des Sterbenden, nachträglich falsch buchstabiert, *Priamu(s).*

Wir haben also Pyramus und Thisbe vor uns, jenes blutjunge Liebespaar aus Babylon, das sich, wie Ovid im vierten Buch seiner Metamorphosen berichtet, ein nächtliches Stelldichein am Baum neben der Quelle gab, weil die verfeindeten Väter seinen Bund verhindern wollten. Thisbe, als erste am verabredeten Ort, muß vor einer Löwin fliehen und verliert ihren Schleier. Offenbar klagt sie links im Bild einer Begleiterin ihr Leid, sucht, die Arme hochgeworfen, den Freund. Indessen sieht Pyramus die Bestie mit dem Tuch im Maul, glaubt, sie habe die Geliebte zerrissen, und entleibt sich. Die zurückkehrende Thisbe findet den sterbenden Geliebten und stößt sich nun selbst das noch warme Schwert ins Herz: der Auftritt, dem wir beiwohnen.

Diese rührende Geschichte, im Mittelalter ein Beispiel der Treue, von Shakespeare im *Sommernachtstraum* verspottet, wurde zur Entstehungszeit unseres Bildes über die Moralität hinaus im Sinne von Leidenschaft und Liebestod gelesen. Allerdings ist dem Maler der liegende Bräutigam nicht gerade überzeugend gelungen; er wirkt hölzern und wie aufgeklappt. Entschieden mehr inspirierte ihn sicher die Möglichkeit, einen Mädchenkörper fast

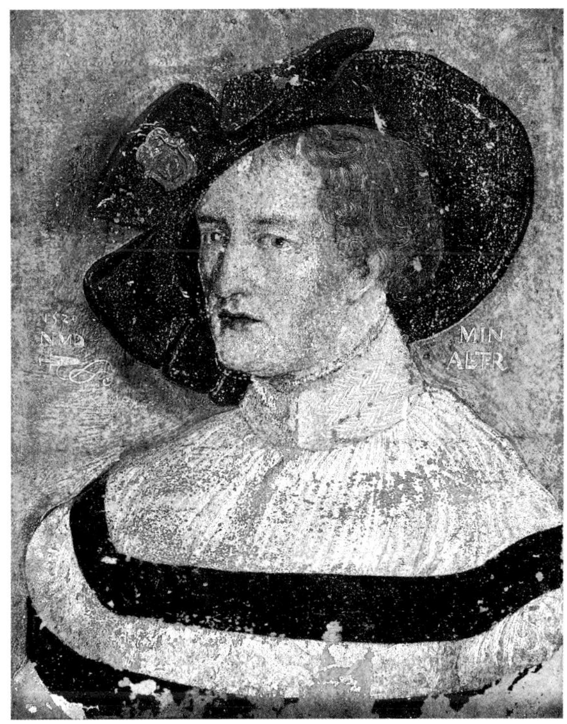

Deutsch, *Selbstbildnis* (1520)

Kunstmuseum, Basel

entblößt mit allen seinen Reizen zu zeigen. Dazu erlaubte das Geschehen zwischen Nacht und Morgenfrühe eine Phantasmagorie der Farben die, obschon es teilweise noch dunkel und der Mond verdeckt ist, etwas Regenbogenartiges, wie aus mehreren Lichtquellen Gespeistes hat. Vor allem aber konnte der Künstler – und hier ist das Thema vielleicht nur noch Vorwand – ein Naturschauspiel inszenieren, wie man es damals allenfalls aus einigen Aquarellen Dürers und den Bildern der Donauschule – man denke an Albrecht Altdorfer – kannte. Deswegen wird das Liebesdrama in die Gegenwart geholt und als zeitgenössisch erlebt, vor einer frei zusammengestellten Landschaft der Schweiz, in die möglicherweise Eindrücke vom Bieler See und der Jurakette eingegangen sind.

Das Monogramm des Malers, NMD, mit dem Dolch ist unübersehbar in den Baumstamm eingegraben. Wer war dieser Niklaus Manuel Deutsch (1484/85-1530), der sich anno 1520 in

Thisbe und Begleiterin,
Ausschnitt aus *Pyramus und Thisbe*

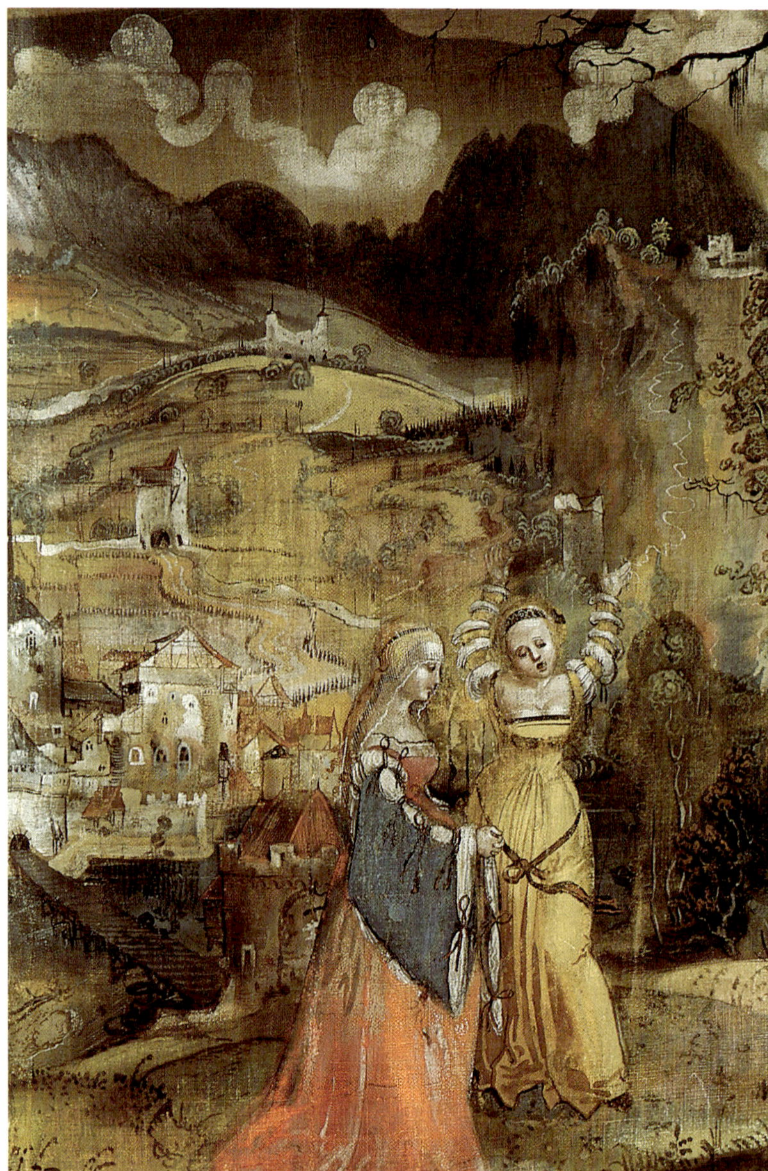

einem sehr distanzierten Selbstporträt verewigt hat? Ein Angehöriger der Oberschicht von Bern, gebildet und selbst auch Dichter. Seine eigentliche künstlerische Laufbahn dauerte nur zwölf Jahre, bis zur Reformation, die er befürwortet und mitgetragen hat. Dann vertauschte er das in bilderfeindlicher, puritanischer Umgebung obsolet gewordene Malen mit dem Staatsdienst, wurde bernischer Landvogt und Diplomat.

Sein Werk umfaßt einen berühmten *Totentanz,* der allerdings nur durch spätere Illustrationen überliefert ist, Zeichnungen, auch zu Glasfenstern, mehrere Wandelaltäre auf Holz und zwei Bilder zu heidnischen Themen: *Pyramus und Thisbe* und *Das Urteil des Paris*. Sie sind ganz locker und unbekümmert um Konventionen entworfen, mit matten, kreidigen Temperafarben auf Stoff gesetzt. Beide Leinwände, deren Struktur durchscheint, kamen offenbar direkt aus dem Nachlaß in die Sammlung des Basler Patriziers und Kunstgenießers Amerbach, dessen Inventar sie 1586 wie folgt

Thisbe mit Schwert,
Ausschnitt aus *Pyramus und Thisbe*

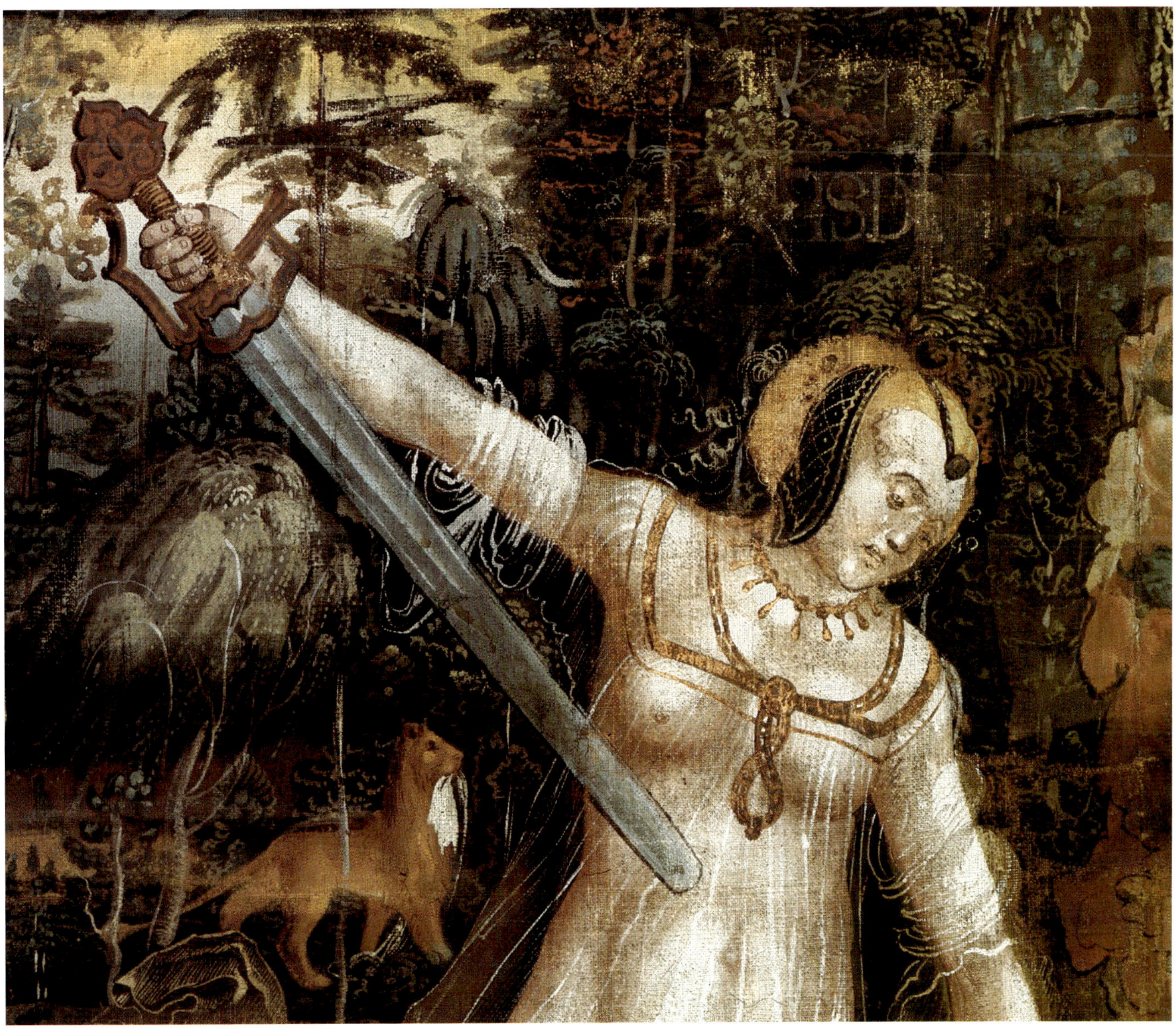

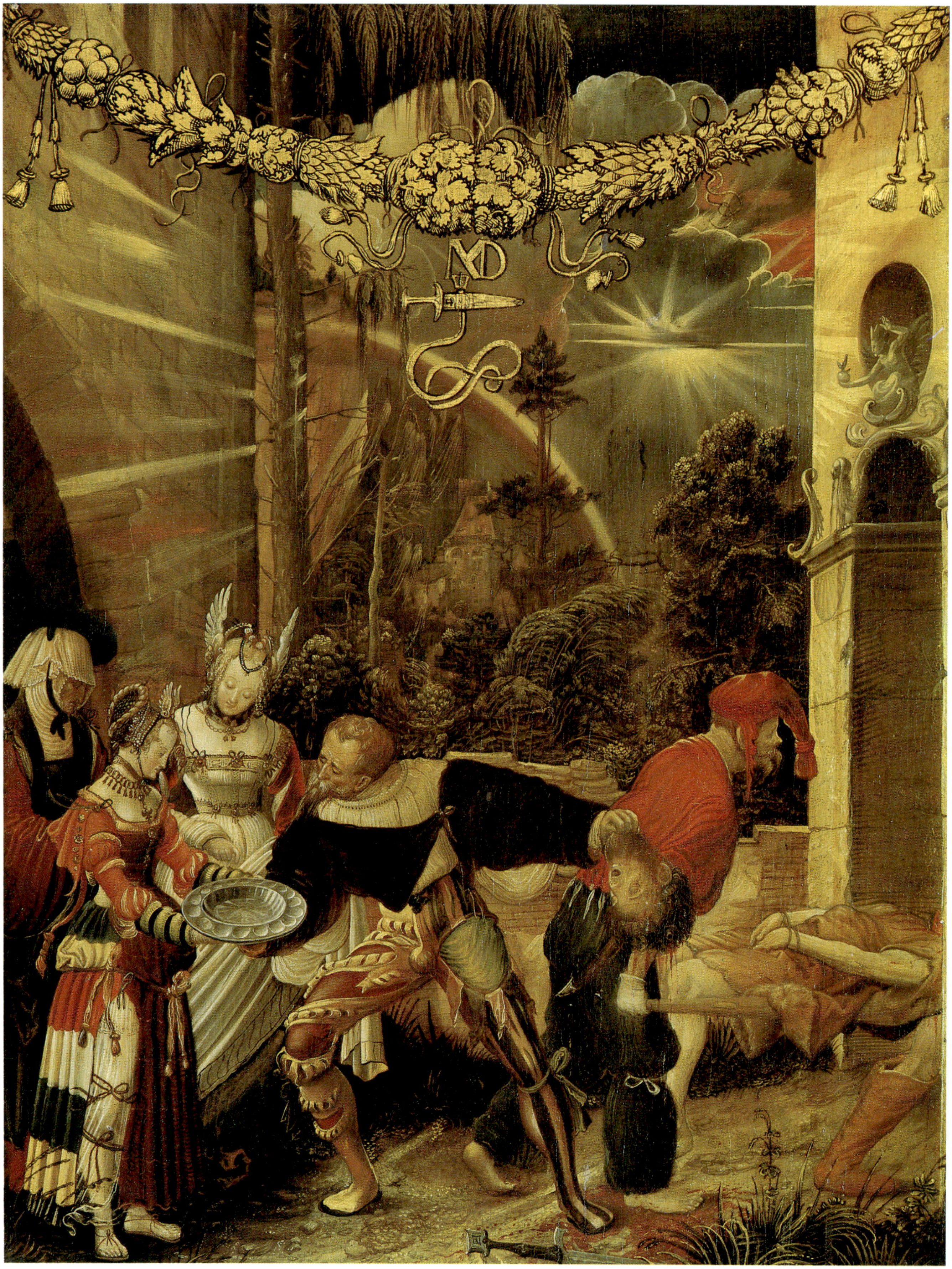

verzeichnet: „Item Pirami und Tisbes historia. Desglich iudicii Paridis zwei gar grosse stuck mit wasserfarben von Niclaus Manuel Tütsch uf Tuch gemolt.“ Er hatte sie vermutlich für den Hausgebrauch bestimmt und bei sich behalten. Ihre Naturträumerei, vor allem ihre lockende Weiblichkeit – hier „Frau Venus“, sozusagen Thisbes Schwester – waren wohl zuviel für das biedere Bern und konnten dort kaum öffentlich gezeigt werden.

Und doch ist zumindest des Pyramus Stutzerkleidung echt bernisch. Es ist die Tracht der Reisläufer, jener jungen, phantastisch aufgeputzten Krieger, die als Söldnertruppen in den damaligen Kämpfen um Oberitalien zwischen Frankreich und dem Reich sehr gefragt waren. Vermutlich hat Niklaus Manuel eine solche Kampagne mitgemacht.

Auch der Henker in der *Enthauptung Johannes des Täufers,* die zeitgleich mit *Pyramus und Thisbe* entstand, ist als Eidgenosse gewandet. Aber wie steif und fast noch mittelalterlich mutet dieser Kirchenauftrag gegenüber den Bildern nach antiken Sagen und ihrem gelösten, fast mediterran angehauchten Menschenschlag an, wie pedantisch bei aller vermutbaren topographischen Treue wirkt der Landschaftsausschnitt oben links im Vergleich mit der Naturphantasie von *Pyramus und Thisbe.*

Ganz ohne Spuren blieb diese Befreiungstat freilich nicht im eigenen Werk. Als Manuel Deutsch drei Jahre später, also 1517, wieder eine Johannesenthauptung malt, wird es ein Nachtstück voll atmosphärischer Lichterscheinungen: die Strahlen links, der Regenbogen, die beleuchteten Wolkenränder und vor allem der sternförmig ausgezackte Mond. Das Täfelchen – es mißt nur 35 Zentimeter in der Höhe – gilt manchen als Niklaus Manuels vollendetstes Werk. Ein Auftraggeber ist unbekannt. Er hat es, worauf auch das große Monogramm mit Girlande hindeutet, wohl wieder für den eigenen Bedarf gemalt, als privates Andachtsbild.

Gegenüber Deutsch, *Enthauptung Johannes des Täufers*

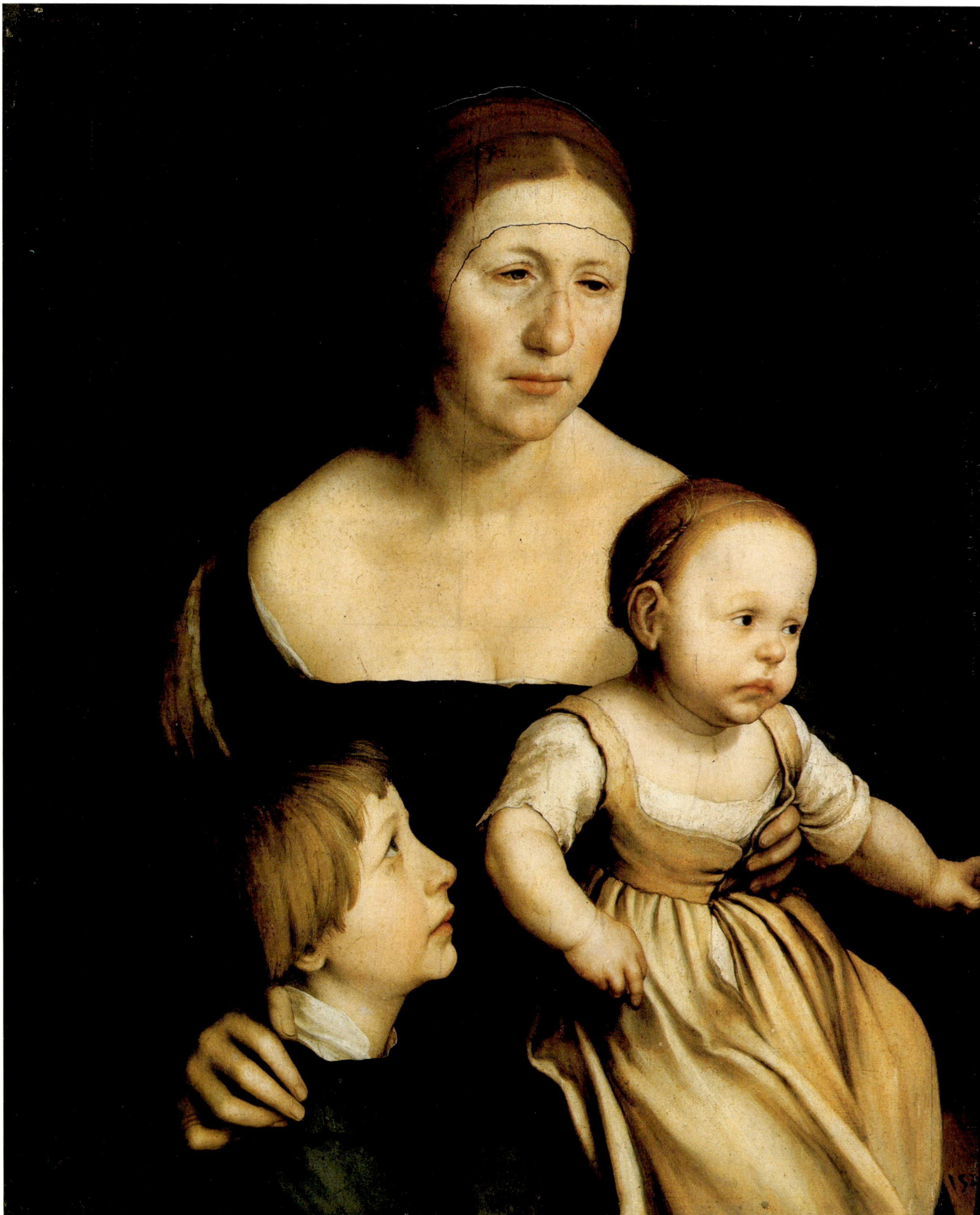

BASEL, KUNSTMUSEUM

RENATE LIEBENWEIN

Hans Holbein der Jüngere (1497-1543)

Bildnis der Frau Holbeins mit den Kindern Katharina und Philipp (1528)

Der Holbein-Saal des Baseler Kunstmuseums bietet einen guten Überblick über die Frühwerke des deutschen Malers Hans Holbein des Jüngeren. Dennoch ist nur ein Teil der Bilder, die er zwischen 1515 und 1526 in Basel geschaffen hat, hier erhalten. In den Wirren der Reformationszeit nämlich wurden zahlreiche Kunstwerke zerstört oder zumindest aus ihrer ursprünglichen Umgebung entfernt und verstreut.

Ein Beispiel für den religiösen Vandalismus dieser Zeit ist Holbeins großes Leinwandbild mit der Darstellung des *Letzten Abendmahls.* Es war Teil einer Passionsfolge, die der Maler kurz nach 1515 für eine Baseler Kirche schuf – eine der ersten Arbeiten seiner eben eingerichteten Werkstatt. Während des Bildersturms von 1529 hat man die Gemälde aus der Kirche geworfen und das *Abendmahl* in sieben Stücke zersägt. Seine äußeren Tafeln gingen verloren, die noch erhaltenen wurden später wieder mühsam zusammengesetzt – doch das Werk blieb ein Torso.

Aber schon vor dem Bildersturm, während des Vordringens der Reformation nach Basel, waren die Verhältnisse in der Stadt keineswegs günstig für einen Maler: „Hier frieren die Künste“[1], so schrieb Erasmus von Rotterdam, der berühmte Humanist, dessen charakteristische Züge Holbein der Nachwelt überliefert hat. 1526 verließ daher Holbein Basel und ging nach London.

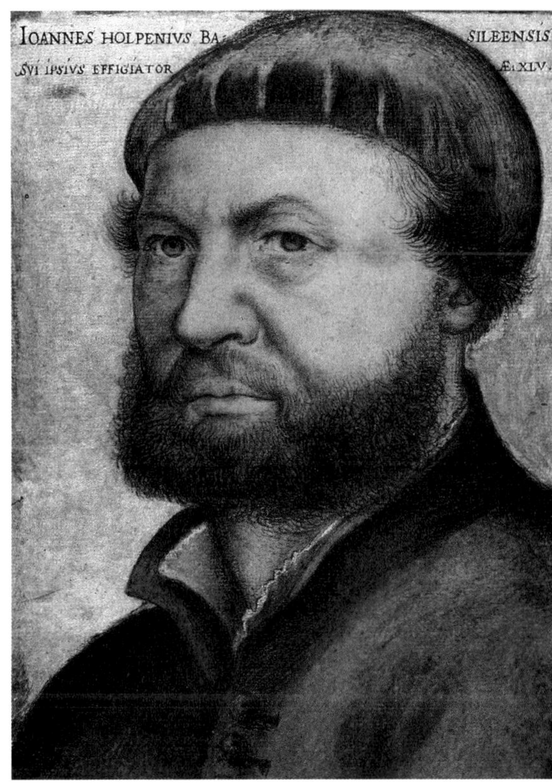

Holbein, *Selbstbildnis*

Von Erasmus hatte er ein Empfehlungsschreiben für den englischen Kanzler und Humanisten Thomas Morus erhalten. Dieser nahm den deutschen Maler denn auch mit offenen Armen auf und ließ nicht nur sich selbst, sondern auch seine ganze Familie von ihm porträtieren. Erhalten ist von dem großen, vielfigurigen Gemälde nur eine Kopie und Entwurfszeichnung im Baseler Museum.

Doch schon zwei Jahre später – 1528 – kehrt Holbein nach Basel zurück, vermutlich aus Sorge um seine Familie. Jetzt entsteht das intime Bildnis seiner Frau mit den beiden gemeinsamen Kindern. Es ist eines der ganz wenigen Gemälde, die Holbein ohne Auftrag, aus eigenem Antrieb gemalt hat. Leider ist es nicht in seinem originalen Zustand erhalten: die auf Papier gemalten Figuren wurden nämlich ausgeschnitten und auf Holz aufgezogen; der Hintergrund ist von fremder Hand ergänzt.

Kunstmuseum, Basel

Elsbeth Binzenstock,
Ausschnitt aus *Bildnis der Frau Holbeins mit den Kindern Katharina und Philipp*

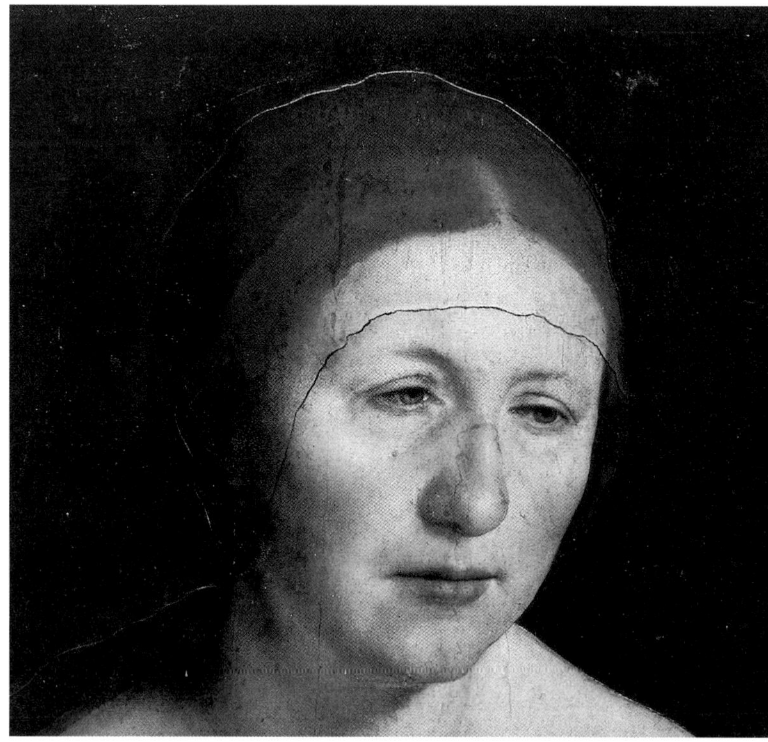

Holbein hat seine Frau mit einem unendlich traurigen Gesichtsausdruck geschildert – und in der Tat war das Leben der Elsbeth Binzenstock von Sorge und Leid geprägt. In erster Ehe mit einem Lohgerber verheiratet, wurde sie bereits mit zweiundzwanzig Jahren Witwe. 1515 heiratete sie dann den Maler Hans Holbein, dem sie noch vier Kinder schenken sollte.

Zu der Zeit, als das Gemälde entstand, waren erst zwei Kinder geboren: der Sohn Philipp, hier etwa sieben Jahre alt, und die zweijährige Tochter Katharina. Beide Kinder hält die Mutter sanft umfaßt.

Philipp, ganz im Profil gegeben, blickt andächtig-aufmerksam nach rechts oben. Der Gegenstand seines Interesses bleibt dem Betrachter verborgen. Für sein Alter scheint der Junge sehr erwachsen, aus seinem Gesicht spricht ein unkindlicher Ernst. Er trägt ein dunkelgrünes Gewand, aus dem am Halsausschnitt ein weißer Kragen hervorschaut. Die Mutter hat ihm fürsorglich die Hand auf die Schulter gelegt – eine Hand, die in der malerischen Ausführung nicht ganz vollendet ist.

Katharina, die kleine Tochter, sitzt auf dem Schoß der Mutter und wendet sich ebenfalls nach rechts. Ihr hellbraunes Trägerkleid mit dem weißen Hemdchen bildet kaum einen Kontrast zu dem hellen Inkarnat und dem blonden Haar.

Auch hier wieder der ernste, ja leidende Ausdruck in dem blassen Gesicht, der so gar nicht zu einem zweijährigen Kind passen will. Die Mundwinkel sind hinuntergezogen, die Augen schauen etwas müde in die Ferne.

Doch betrachten wir nun das Porträt der Mutter: aus dem tiefen Kleidausschnitt wächst die stattliche Büste, kein Schmuckstück ziert das Dekolleté. Den Kopf leicht nach unten geneigt, schaut die

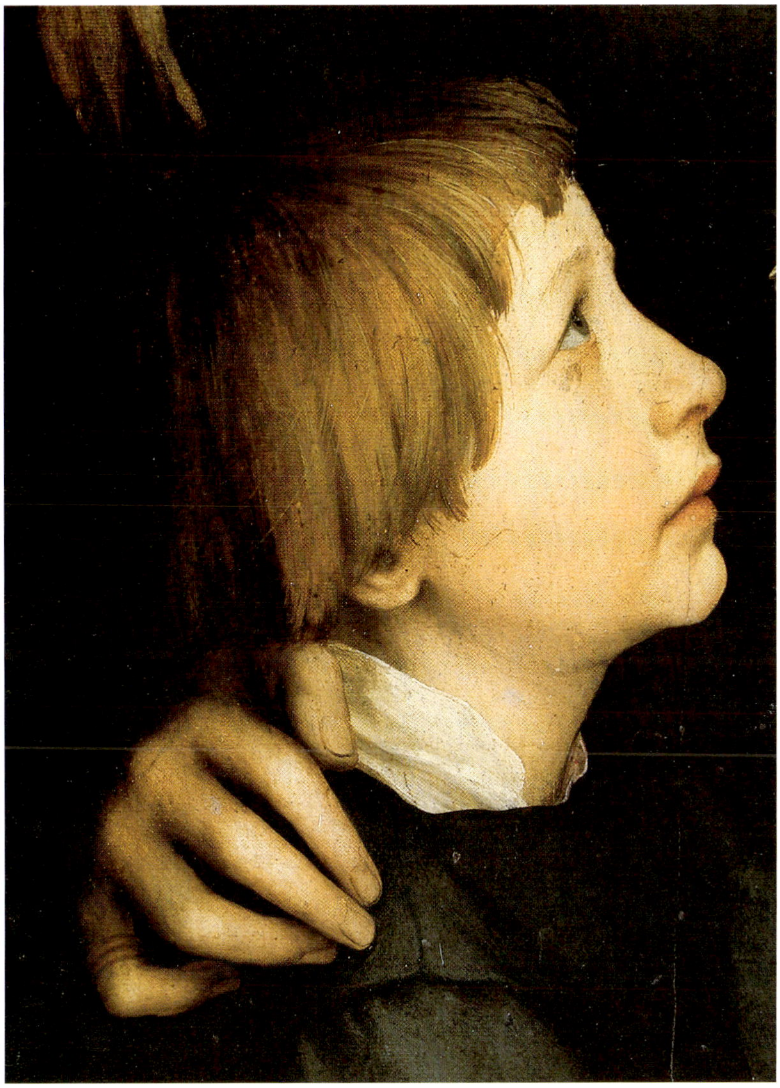

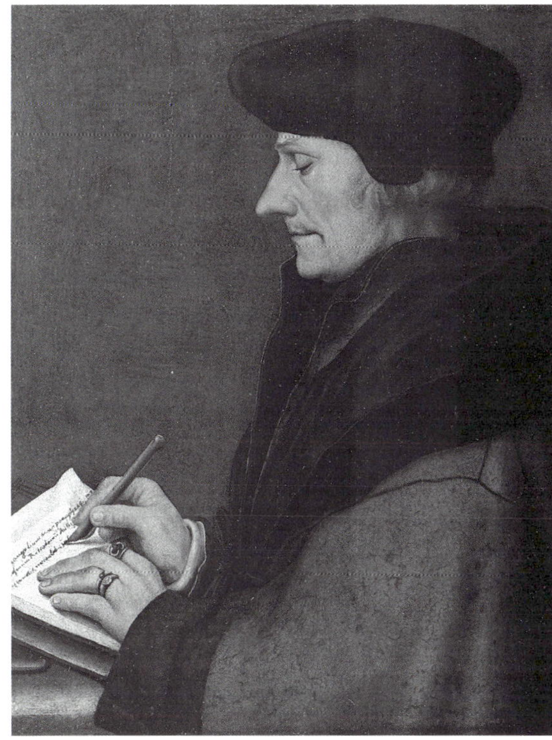

Links Philipp,
Ausschnitt aus *Bildnis der Frau Holbeins mit den Kindern Katharina und Philipp;*
oben Holbein, *Erasmus von Rotterdam*

Frau nicht etwa auf den Betrachter, vielmehr hat sie den Blick ganz nach innen gerichtet. Die Augen sind rot umrändert, verweint, was dem Gesicht einen kummervollen Zug verleiht. Kaum glaublich, daß hier eine erst zweiunddreißigjährige Frau dargestellt ist.

Der Kontur der drei Figuren bildet ein spitzes Dreieck, eine Kompositionsweise, die in der italienischen Renaissance sehr beliebt war. Die Farbigkeit ist zurückhaltend und tonig gebunden: braune und beige Töne dominieren, dazu das Schwarz des Kleides und das dunkle Grün im Gewand des Knaben. Auf den ersten Blick sieht man, daß es sich um kein repräsentatives Bildnis, sondern um ein privates Familienporträt handelt.

Doch zu der Familie gehört auch der Vater. Die Gattung des profanen Familienbildnisses ist noch neu im 16. Jahrhundert, sie leitet sich her von den Darstellungen der Heiligen Sippe. Lorenzo Lotto, ein Zeitgenosse Holbeins, hat eines der frühesten Familienporträts ohne Bezug zu einem sakralen Thema geschaffen. Die beiden Ehegatten sind einander zugewandt, jeder beschäftigt sich mit einem Kind. Harmonie und Familienglück sprechen aus diesem Bild.

Kunstmuseum, Basel

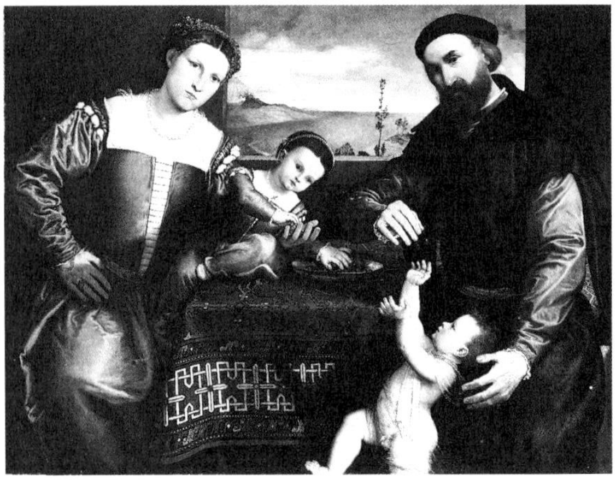

Lotto, Familienbildnis des Giovanni della Volta

Nicht so bei Holbein. Die Frau ist allein mit ihren beiden Kindern. Da alle Figuren sich nach rechts wenden – sei es in der Körperhaltung, oder bei der Mutter zumindest in der Kopfdrehung –, vermißt man um so mehr die ergänzende Gestalt des Vaters auf der rechten Seite. Diese Darstellung ist weniger ein Familienbild, sie erinnert eher an die geläufige Schilderung der Muttergottes mit Christus und dem Johannesknaben. Die florentinische Renaissancemalerei hatte diesen Typus herausgebildet.

Indem Holbein nun das religiöse Schema der Madonna mit Christus und Johannes auf sein Familienbild überträgt, hebt er zugleich seine Darstellung in eine sakrale Sphäre. Und wirklich fühlt man sich vor diesem Werk an ein Andachtsbild erinnert, besonders das gläubige Aufschauen des Jungen, aber auch die sanfte Trauer der Mutter bewirken diesen Eindruck.

In Holbeins Oeuvre verschwimmen öfter die Grenzen zwischen Profanem und Sakralem, zwischen einfachen Menschen, Heiligen oder Gestalten aus der antiken Mythologie. So porträtiert er z.B. die Baselerin Magdalena Offenburg – eine stadtbekannte Schönheit von lockerem Lebenswandel – einmal als Göttin *Venus mit dem Amorknaben,* dann wieder als käufliche Hetäre in Gestalt der *Laïs von Corinth.* Die Geldmünzen und die offene Hand sprechen eine deutliche Sprache. Um diese Frau aus vornehmstem Baseler Geschlecht und ihre Beziehung zu dem Maler ranken sich allerlei Legenden.

Und schließlich überträgt er ihre Gesichtszüge sogar auf das Antlitz seiner berühmten Madonna, die er um 1526 – kurz vor seiner Abreise nach London – für den Baseler Bürgermeister Jakob Meyer vom Hasen gemalt hat. Offenbar verkörperte diese Frau für Holbein die weibliche Schönheit schlechthin, und so scheute er sich nicht, sie selbst als Modell für die Gottesmutter zu nehmen.

Den Unterschied zwischen den repräsentativen Bildern der Offenburgerin – in welcher Verkleidung auch immer – und der Darstellung seiner Gemahlin hätte Holbein nicht deutlicher hervorheben können. Dieses Gesicht ist vom Leben gezeichnet, durch Sorge und Einsamkeit vorzeitig gealtert. Und doch erkennt man die Liebe und Fürsorge einer Frau, deren einziger Lebensinhalt ihre Kinder sind.

1529 bricht in Basel der Bildersturm los; Holbein muß die Zerstörung eigener Werke mitansehen. Dennoch bemüht sich die Stadtregierung, den berühmten Maler zu halten, indem sie ihn mit der Ausmalung des Rathauses beauftragt. Erhalten sind nur zwei Fragmente. Die Grundlage für Holbeins künstlerische Existenz ist in Basel jedoch zu schwach, 1532 verläßt er die Stadt endgültig und siedelt nach London über. Seine Familie bleibt in Basel.

Nur ein einziges Mal hat Holbein sich selbst porträtiert: kurz vor seinem Tod ist eine aquarellierte Kreidezeichnung entstanden. Sie trägt eine lateinische Inschrift, zu deutsch: „Johannes Holbein aus Basel hat sich selbst im Alter von 45 Jahren dargestellt." 1543 ist der inzwischen zum königlichen Hofmaler aufgestiegene Holbein in London an der Pest gestorben.

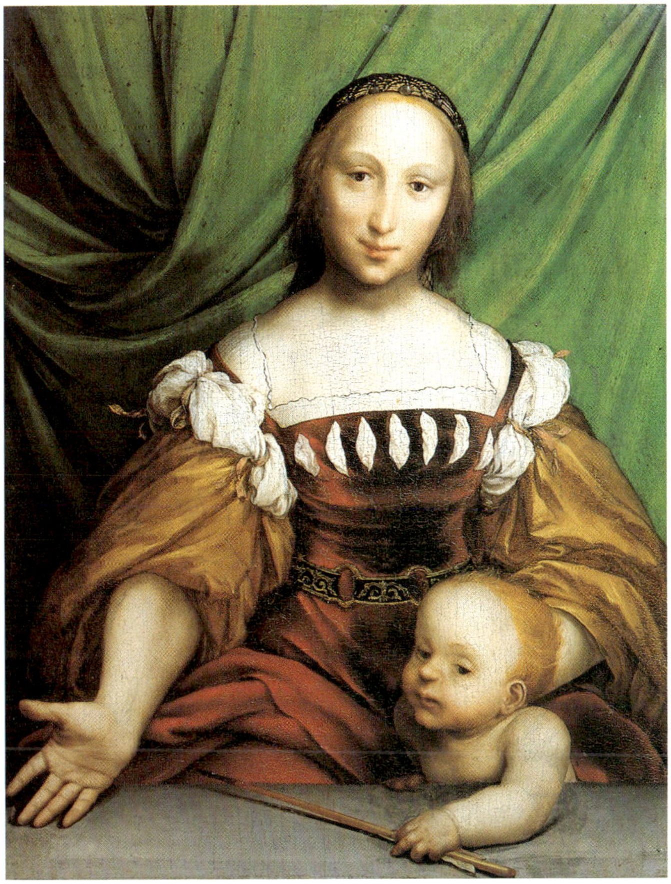

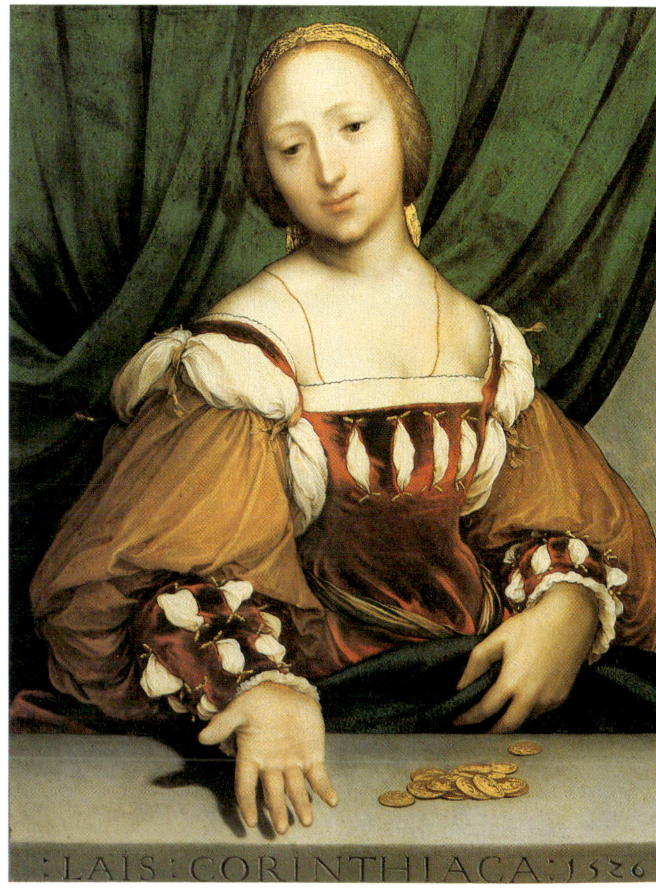

Nur noch einmal war er aus England nach Basel zurückgekehrt, und das nur für wenige Wochen. Seine Familie hat den Vater während seiner letzten elf Lebensjahre kaum gesehen. Noch zu Lebzeiten des Malers verkaufte die Frau dieses Bildnis – vermutlich aus Geldnot, vielleicht aber auch aus Enttäuschung.

Links Holbein, *Venus und Amor;*
rechts Holbein, *Laïs von Corinth*

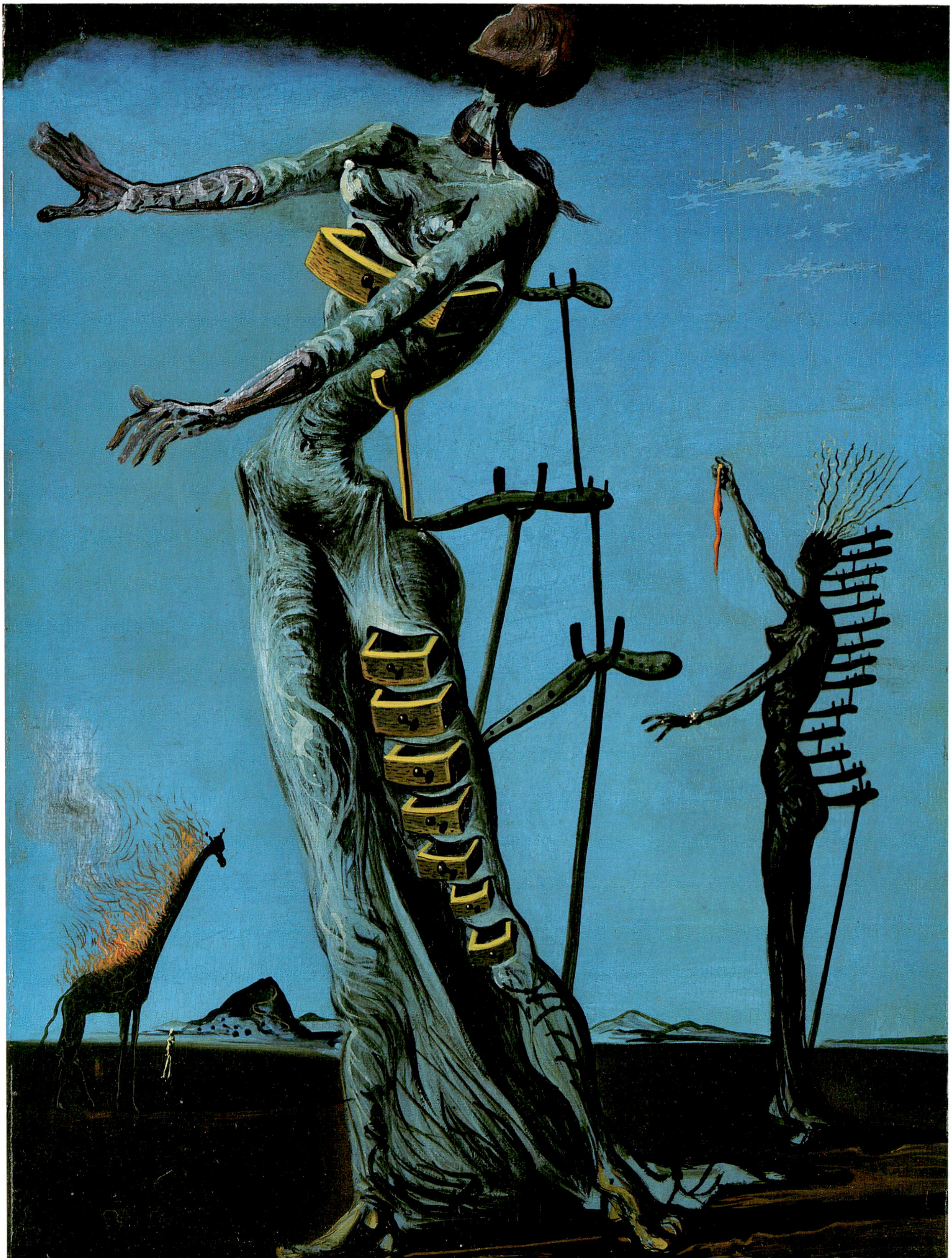

BASEL, KUNSTMUSEUM

KARIN VON MAUR

Salvador Dali (geb. 1904)

Die brennende Giraffe (1936)

Die 1936 gemalte Holztafel gehört zu den bekanntesten Gemälden von Salvador Dali. Mit seinen dominierenden Motiven – der Schubladen-Frau und der *brennenden Giraffe,* nach der das Bild benannt ist – verkörpert es eines jener faszinierenden Traumgesichter, die den Ruhm des Spaniers als Gallionsfigur der Surrealisten begründeten.

Wer das Original im Baseler Kunstmuseum zum erstenmal sieht, wird freilich erstaunt sein, wie klein es ist. Der Eindruck von Monumentalität und Weite, den es hervorruft, geht in erster Linie von der hohen, schlanken Frauengestalt aus, die nachtwandlerisch im Vordergrund einer nächtlichen Landschaft vorüberschreitet. Sie nimmt die ganze Bildhöhe ein und wirkt wie von überragender Größe im Verhältnis zu den übrigen Figuren und zu dem niedrigen Horizont, der den Raum in die Tiefe verlängert.

Ihre Hände in den langen violetten Handschuhen greifen tastend ins Leere, so als berührten sie die Saiten einer unsichtbaren Harfe. Die extrem langen Glieder, die elegante Biegung der Taille mit den hervortretenden Hüftknochen, das eng anliegende Gewand, das die weiblichen Formen umspielt und die Farbe des nächtlichen Himmels annimmt, haben etwas von den ausgezehrten Gestalten manieristischer Bilder von Magnasco oder El Greco, aber auch einen Touch vom raffinierten Chic moderner Mannequins.

Befremdlich jedoch, wie in diesem biegsamen Körper halb geöffnete, leere Schubladen stecken, so als habe jemand sie alle auf ihren Inhalt hin durchsucht. Befremdlich auch, wie aus dem Rückgrat der Dame lange Auswüchse hervortreten, die durch ein Krückensystem in der Waagerechten gehalten werden. Ein noch perfekteres Krückengebilde, fast wie eine Leiter, stützt die kleinere Frauenfigur im rechten Mittelgrund, die zwillingshaft die Hauptgestalt paraphrasiert. Statt der Schubladen aus Brust und Schenkel wachsen ihr Zweige aus dem Kopf, ein Motiv, das an den griechischen Daphne-Mythos erinnert. Während an ihrer linken Hand Schmuck glitzert, hält sie in ihrer rechten ein blutrotes Tuch, das sie wie eine Siegesbeute oder ein Fanal emporhält.

Ihr gegenüber, aber tiefer in der Landschaft, steht die Giraffe, deren Hals und Rücken lichterloh brennen – eine lodernde Mähne

Ausschnitt aus
Die brennende Giraffe

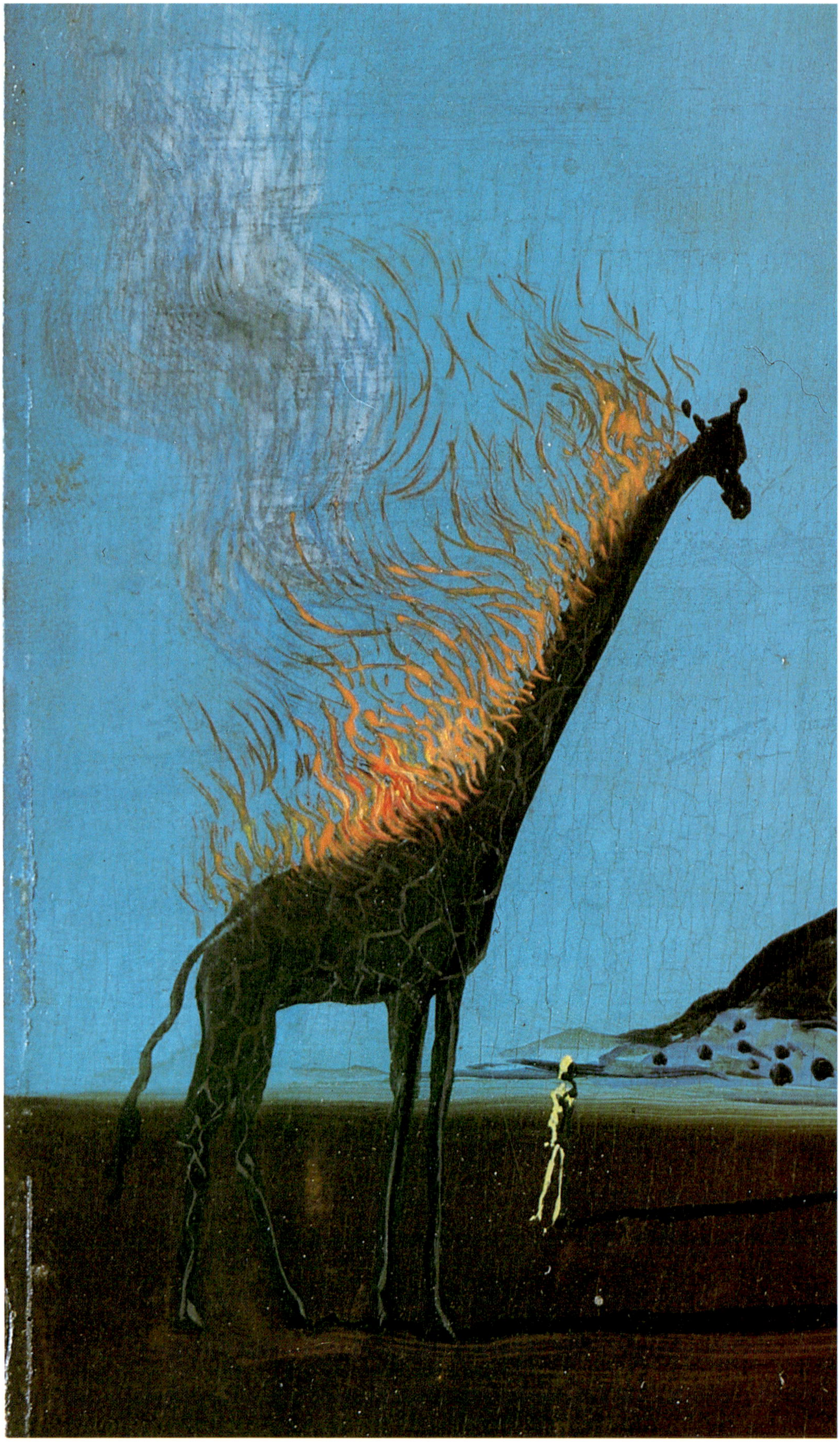

gegen den tiefblauen Nachthimmel. Der Schein der Flammen wirft ein flackerndes Licht auf die makabre Szenerie, so daß die Figuren lange Schlagschatten auf die kahle Ebene werfen. In der Nähe der Giraffe steht eine kleine, helle männliche Figur, die nach links aus dem Bildraum blickt. Sie erinnert an eine steinerne Statue und scheint die Flammen ebensowenig zu bemerken wie die Giraffe selbst, die keinerlei Anzeichen von Schmerz oder Schrecken erkennen läßt und so den Eindruck stillen Erduldens vermittelt.

Der Isoliertheit und Teilnahmslosigkeit der Gestalten entspricht die karge, vegetationslose Küstenlandschaft mit der felsigen Hügelkette im Hintergrund, wie sie ähnlich in vielen Bildern des Künstlers anzutreffen sind. So irreal die Figuren sind, so realistisch ist diese Landschaft, die ihr Vorbild in der Umgebung von Dalis Wohnsitz hat: die Ebene von Ampurdas, der Strand von Las Rosas und die Bucht von Port Lligat an der Nordostspitze der iberischen Halbinsel.

Die kleine Bucht von Port Lligat mit dem alten Fischerdorf, in dem sich der Künstler 1930 niederließ, hat durch ihre „planetarische Geologie“ eine halluzinatorische Ausstrahlung, der sich niemand entziehen kann. Dies gilt besonders für das naheliegende Cap Creus, das ihn durch seine bizarren Fels- und Höhlenformationen seit seiner Kindheit fesselte und zu malerischen Metamorphosen anregte.

So kehrt z. B. der „Felsen des Schlafes“ von Cap Creus verwandelt wieder in dem Krücken-Kopf des Gemäldes *Der Schlaf* von 1937. Nicht ohne intime Kenntnis der Schriften von Sigmund Freud, den Dali im selben Jahr in London besuchte und porträtierte, erklärt er dazu: „Der Schlaf ist ein in der Verpuppung befindliches wirkliches Ungeheuer...“[1] Und: „Um den Schlaf zu ermöglichen ist ein System von Krücken nötig, die sich in psychischem Gleichgewicht befinden. Wenn eine einzige versagt, erfolgt das Erwachen sofort...“[2]

Auch bei dem Baseler Bild *Die brennende Giraffe* spielt die Krücke eine im wahrsten Sinne tragende Rolle. Die Tatsache, daß diese mondänen Damen so kunstvoll abgestützt werden müssen, um aufrechtstehen zu können, läßt auf ihre Hohlheit und Hinfälligkeit schließen, betont aber auch ihren Montage-Charakter. Überdies formen die Krücken Instrumente, die bei der kleineren Figur an ein Xylophon, bei der größeren an die Umrisse einer Harfe denken lassen.

Belebung durch Berührung, aber auch das Warten auf die Berührung und die taktilen Anreize dazu, sowie das komplizierte Stützensystem und prekäre Gleichgewicht – alle diese versteckten Anspielungen der Krücken-, Phallus- und Instrumenten-symbolik – verdichten sich zu einem vielschichtigen Beziehungs-feld, das sich jeder eindeutigen Erklärung entzieht.

Schon in dem Bild *Unsichtbare Harfe* von 1934 wird aus dem Körper der Frau und einer Krücke als „Säule“, eine Harfe beschworen, deren Form und Metaphorik den Künstler immer wieder faszinierte. Hier erscheint aber auch zum ersten Mal das Motiv einer Schublade, die im Kopf der Frau steckt. Zwei Jahre später entsteht das Gemälde *Anthropomorpher Schrank mit*

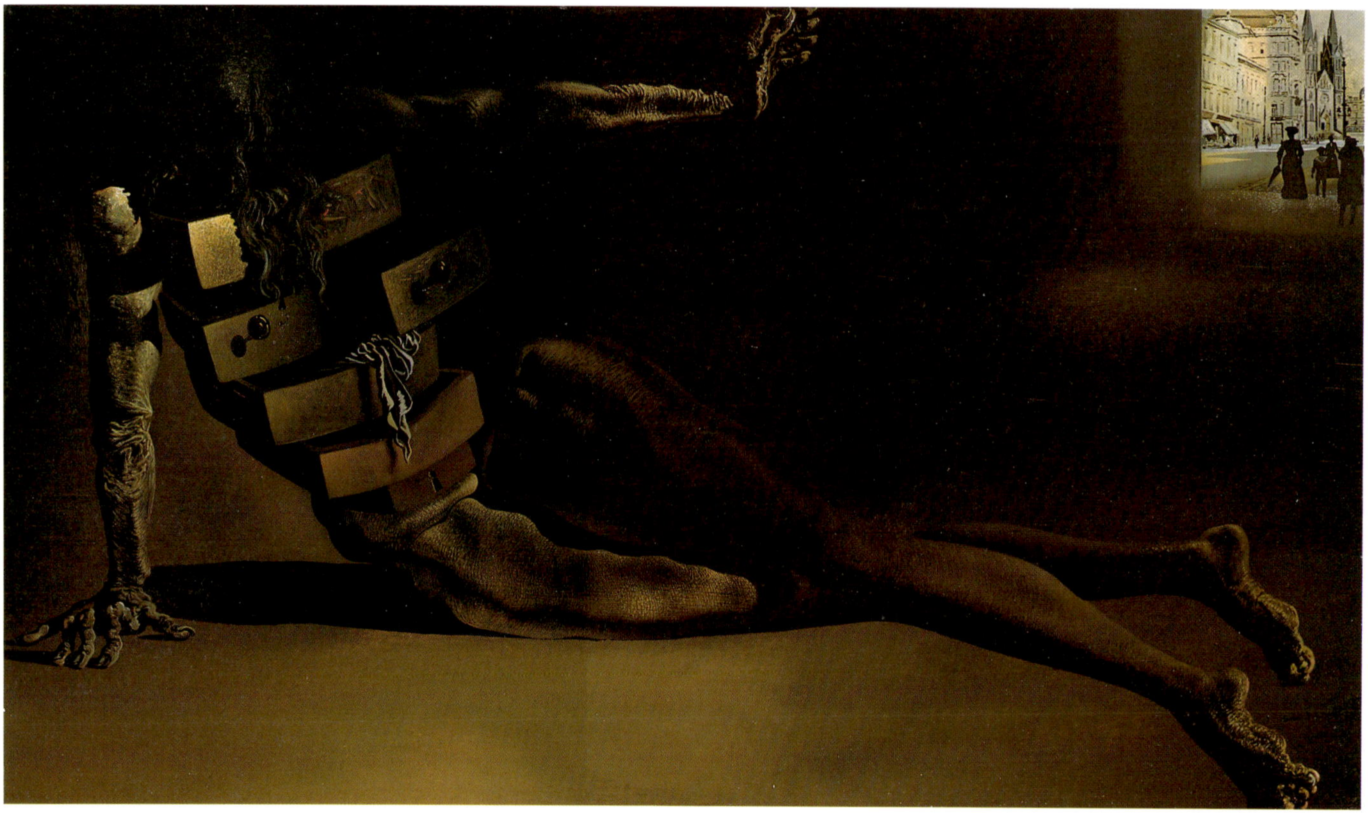

Dali, *Anthropomorpher Schrank mit Schubladen*

Schubladen der Kunstsammlung Nordrhein-Westfalen, ein Frauenakt, dessen Oberkörper aus sechs Schubladen besteht. Angeblich wurde das Motiv durch ein Mißverständnis angeregt: Dali hörte in London jemanden von einem „chest of drawers" reden und verstand das englische Wort „chest" als Brust und nicht in seiner zweiten Bedeutung als Kommode.

Diese blitzartige Vision genügte, um den Künstler zu einer ganzen Reihe von Schubladen-Frauen anzuregen. Für ihn waren dies aber nicht nur groteske Möbel-Figuren, sondern „Sinnbilder der Psychoanalyse", denn „der menschliche Körper ist voller Geheimfächer, die nur die Psychoanalyse aufzuschließen vermag".[3]

Während Dalis Zeitgenossen wie de Chirico, Léger oder auch die deutschen Maler der Neuen Sachlichkeit wie Grosz oder Schlichter den Typ des Manichino und der Gliederpuppe vor allem aufgriffen, um das Geschlechtslos-Roboterhafte und Seelenlos-Mechanische als Gleichnis des modernen Menschen darzustellen, wird das Künstliche und Objekthafte bei Dali verlebendigt. Möbelteile wie Schubfächer werden so in den weiblichen Organismus verpflanzt, daß sie anthropomorphe Züge annehmen und wesentlich zur erotischen Ausstrahlung der Figuren beitragen. In diesem Sinne spricht Dali von dem „gespenstischen Sex-Appeal" seiner „zerlegbaren Frauen".[4]

Um die spontan und zufällig auftretenden Erscheinungen in einen quasi-logischen Zusammenhang zu überführen und die vexierbildhafte Mehrdeutigkeit bestimmter Gestaltbildungen systematisch auszuwerten, entwickelte Dali seine „paranoisch-

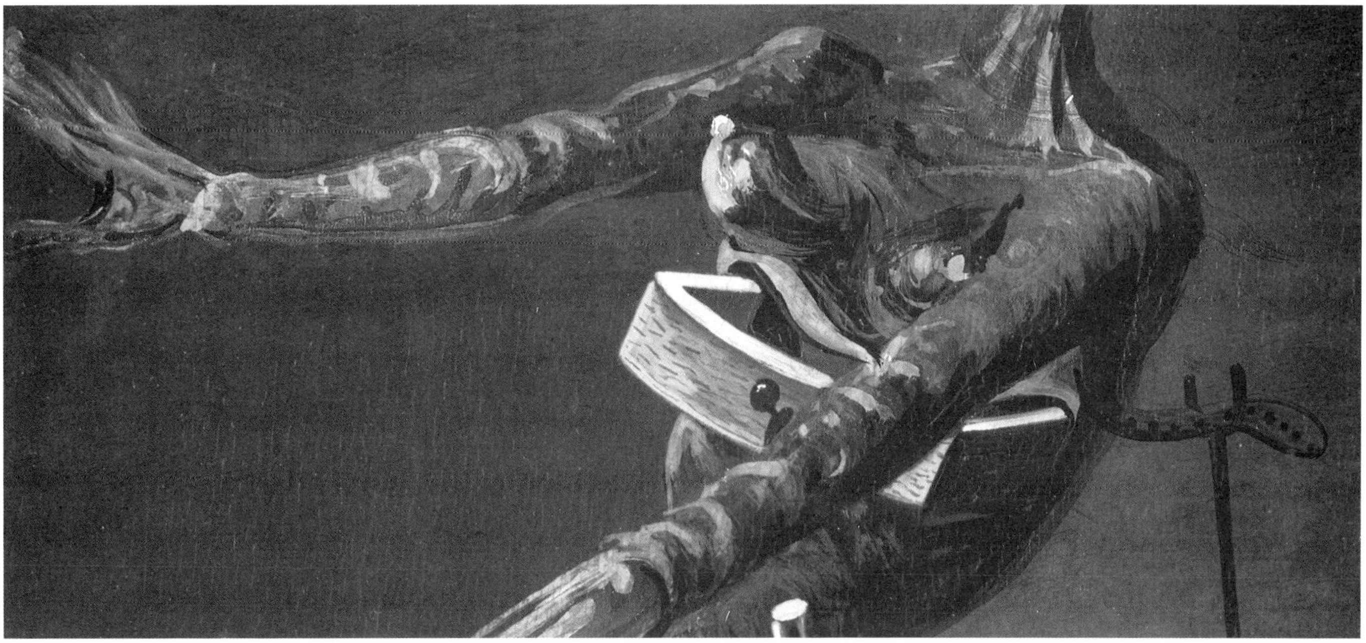

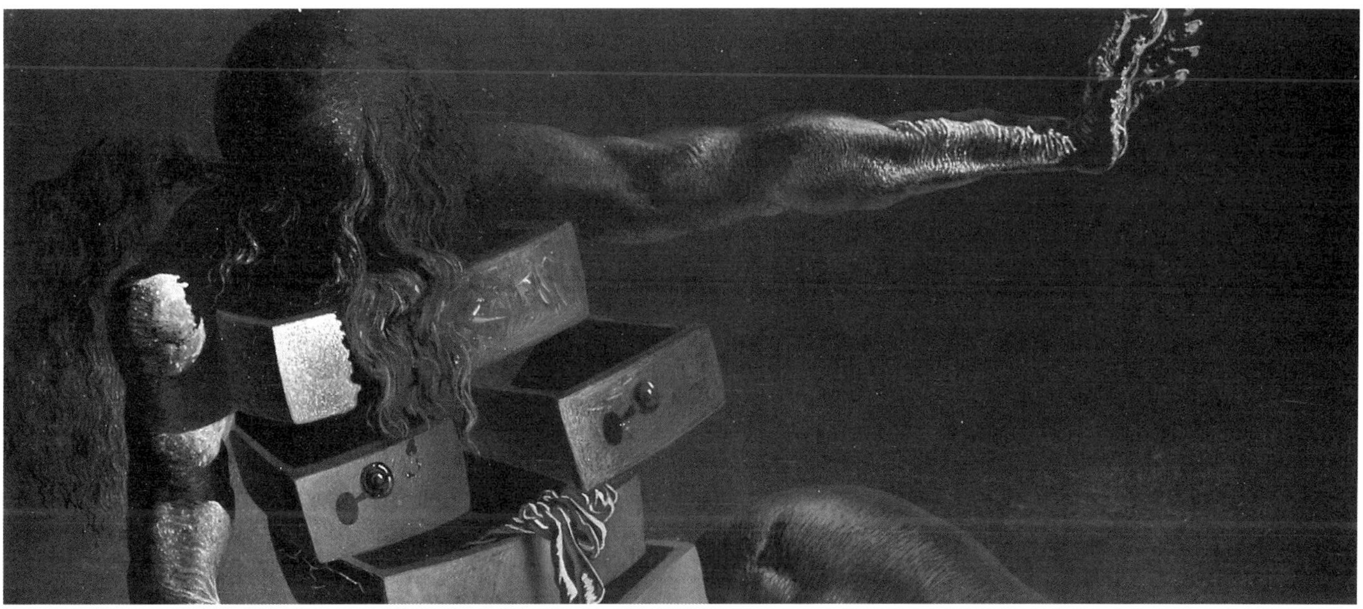

kritische Methode", eine Art Beziehungswahn, der die entlegensten Vorstellungen miteinander verknüpft und real erscheinen läßt. Dazu bedurfte es einer illusionistischen Darstellungsweise und altmeisterlichen Maltechnik, die sich der Spanier – nicht zuletzt durch das Studium von Bosch, Bruegel und Vermeer – methodisch aneignete.

Die Wirklichkeit, auf deren Ebene das scheinbar so traumverlorene Basler Bild entstand, war der Spanische Bürgerkrieg, den Dali ebenso distanziert wie indigniert verfolgte: „Aus dem ganzen gemarterten Spanien stieg ein Geruch von verbranntem Priesterfleisch, von gevierteiltem geistlichen Fleisch, mit dem sich der penetrante Gestank vom Schweiß der Massen vermengte, die miteinander und mit dem Tode hurten."[5]

Oben Brustkorb, Ausschnitt aus *Die brennende Giraffe; unten* Brustkorb, Ausschnitt aus *Anthropomorpher Schrank mit Schubladen*

Kunstmuseum, Basel

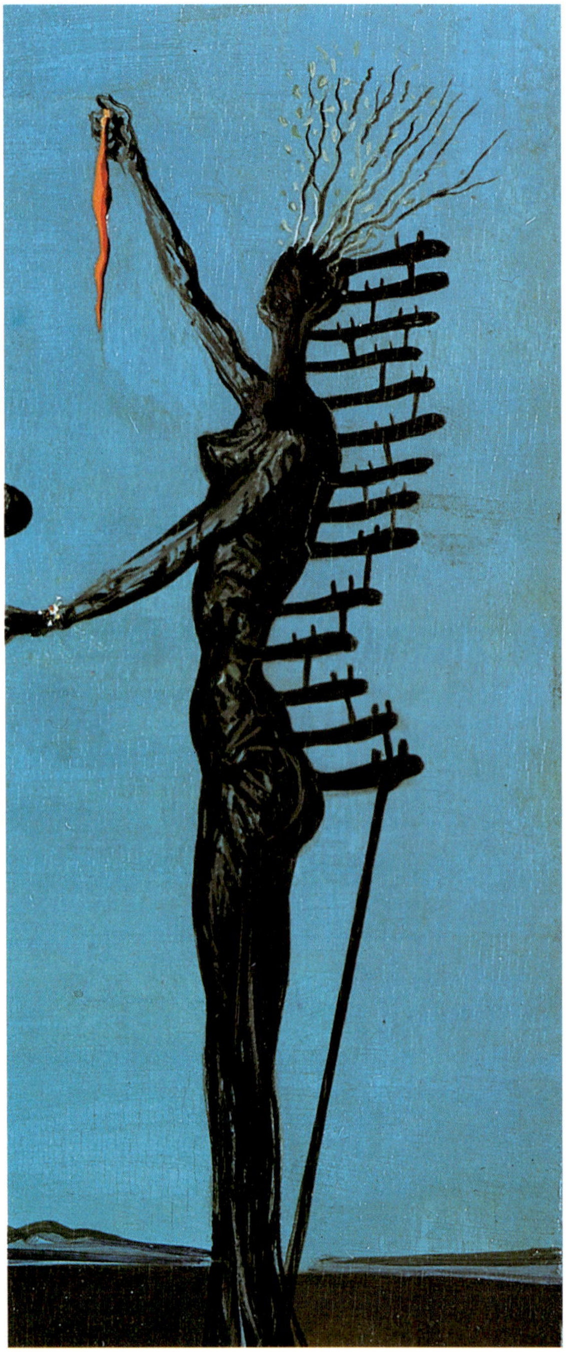

Weibliche Gestalt,
Ausschnitt aus *Die brennende Giraffe*

Das rote Tuch, das an blutendes Fleisch erinnert und von der weiblichen Gestalt wie eine Trophäe hochgezeigt wird, korrespondiert mit der lodernden Flammenmähne der Giraffe, die ja – obwohl klein und im Hintergrund – durch den Titel als Schlüsselfigur des Bildes ausgewiesen ist. Dali selbst hat sie als das „männliche kosmische Ungeheuer der Apokalypse" gedeutet, und so erscheint sie auch in dem gleichfalls mit dem Bürgerkrieg zusammenhängenden Gemälde *Die Erfindung der Ungeheuer* von 1937.

In dem Bewußtsein, daß auch gänzlich andere wie z. B. eine erotische Lesart möglich wäre, ließe sich ein Bedeutungskontext herstellen zwischen der Giraffe als Symbol der Apokalypse, der Frau mit dem roten Tuch als Allegorie des Bürgerkrieges und der Schubladen-Frau als Personifizierung von Spanien, das blind und taumelnd in sein Verderben geht, ohne die unheilvollen Vorboten zu bemerken.

Trotz zynischer Bemerkungen von seiten Dalis gegen jede Art von politischem Engagement bekunden seine Bilder der dreißiger Jahre, wie nachhaltig ihn das Kriegsgeschehen in seinem Lande und der drohende Weltkrieg beschäftigten und wie deutlich er das Kommende vorausahnte.

FELIX BAUMANN

Kunsthaus Zürich

Als 1910 die ältesten Bauteile des inzwischen stark erweiterten Kunsthauses am Heimplatz eröffnet wurden, waren die vom damals wohl bedeutendsten Schweizer Architekten, Karl Moser, entworfenen Säle zur Präsentation der eigenen Sammlung beinahe zu groß und zu pompös. Obwohl bereits 1887 die älteste Wurzel der Zürcher Kunstgesellschaft, die noch heute Trägerverein des Kunsthauses ist, gegründet worden war, konnte zu Beginn unseres Jahrhunderts noch kaum von einer kohärenten Museumssammlung gesprochen werden. Diese Tatsache ausschließlich mangelnder Effizienz jener Vereinigung von Künstlern und Kunstliebhabern zuzuschreiben, wäre sicher verfehlt. Zürich hat als Stadt des Reformators Ulrich Zwingli, für den bekanntlich das Wort im Mittelpunkt stand und der die Bilder aus den Kirchen entfernen ließ, bis an die Schwelle unseres Jahrhunderts keine Tradition im Umgang mit Bildender Kunst zu entwickeln vermocht. Finanzielle Engpässe legten auch noch 1910 eine Beschränkung auf die damals aktuelle schweizerische Kunst fest; die Ausweitung ins Internationale, die schließlich den Ruf des Kunsthauses begründet hat, setzte erst in den 20er Jahren ein, nicht zuletzt als intendierte Folge der Ausstellungstätigkeit, die ganz bewußt Lokales mit den damals führenden Tendenzen Europas konfrontierte.

Von den fünf Bildern, die in diesem Band die Sammlung des Kunsthauses vertreten, stammen vier von Schweizer Künstlern, die bis heute im Kunsthaus in besonderem Maße gepflegt wurden, wobei neben den Namen Füssli, Böcklin und Hodler in jüngerer Zeit vor allem die weltweit schönste Darstellung von Alberto Giacometti erwähnt werden muß. Während Arnold Böcklins *Frühlingserwachen* den Geschmack der Jahrhundertwende repräsentiert, so stand zum Zeitpunkt der Kunsthauseröffnung 1910 Ferdinand Hodler im Zentrum des öffentlichen Interesses. Das Kunsthaus besitzt heute von Hodler rund 100 Bilder und etwa 1000 Zeichnungen.

Es ist eine merkwürdige Tatsache, daß das Kunsthaus von Johann Heinrich Füssli im 19. Jahrhundert nur ein einziges Bild besaß. Die Füssli-Sammlung, die heute rund 15 Bilder umfaßt, ist in der Zwischenkriegszeit systematisch aufgebaut worden, wobei dies ganz bewußt in einem Akt kultureller Repatriierung geschehen ist.

In den letzten Jahrzehnten hat Zürich als Wirkungsstätte bedeutender Künstler der geometrisch/konstruktiven Richtung wie Richard Paul Lohse und Max Bill internationale Ausstrahlung erlangt. Die Sammlung des Kunsthauses trägt diesem Umstand insofern Rechnung, als versucht wird, das Schaffen dieser Künstler – Fritz Glarner müßte zudem erwähnt werden, dessen künstlerischer Nachlaß dem Kunsthaus vermacht wurde – im historischen Umfeld zu zeigen; von ausschlaggebender Bedeutung für die „Zürcher Konkreten" waren „de Stijl" und das Bauhaus. Als besonders frühes Beispiel geometrischen Schaffens ist die *Begegnung* von Johannes Itten zu erwähnen, während Moholy Nagys Bils *LIS* hier stellvertretend für die schöne Werkgruppe um Mondrian, Doesburg, Albers, Vantongerloo und anderen steht.

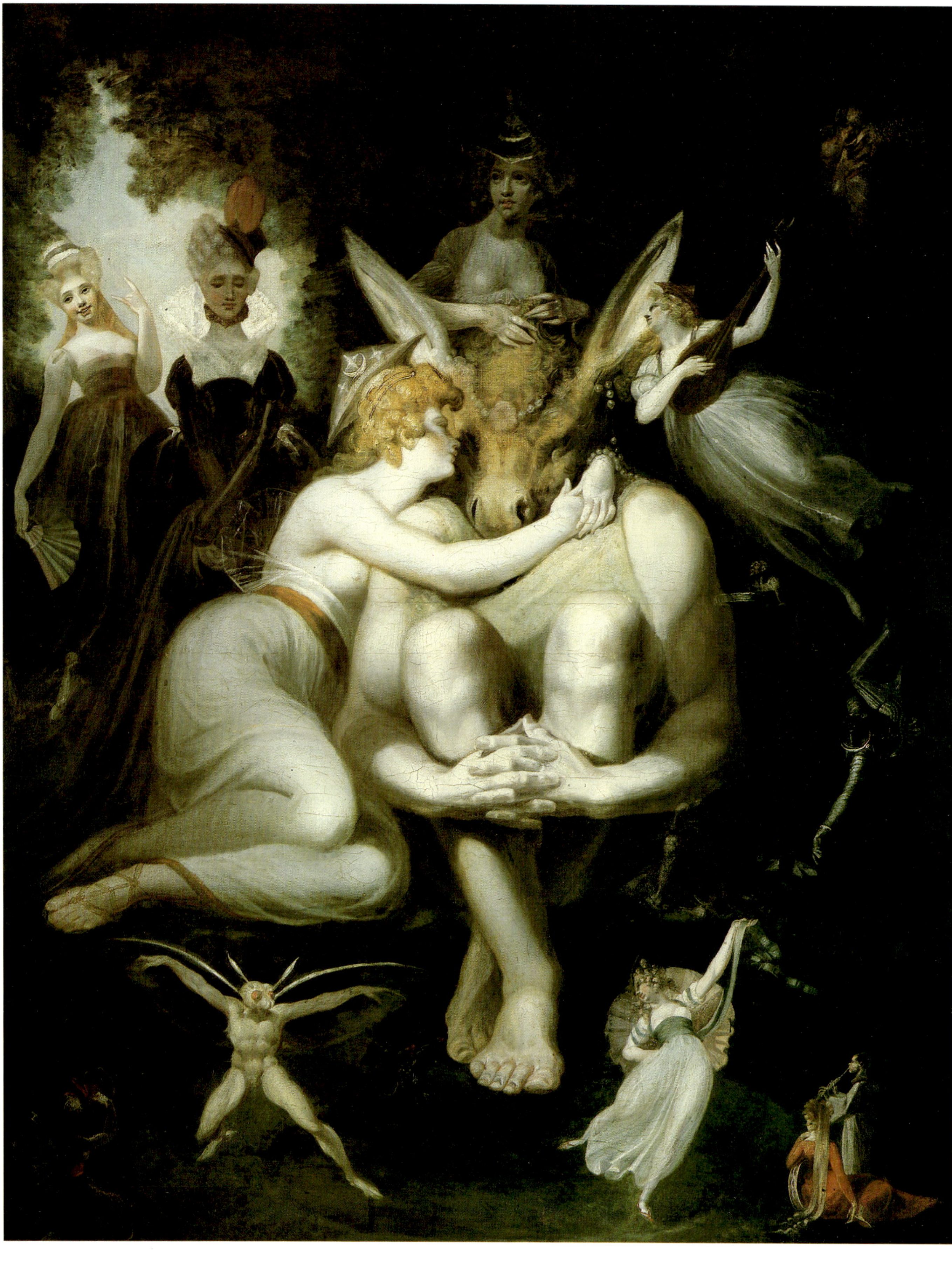

ZÜRICH, KUNSTHAUS

REINHART LOHMANN

Johann Heinrich Füssli (1741-1825)

Titania liebkost Zettel mit dem Eselskopf (1793)

Das Kunsthaus Zürich widmet einen seiner schönsten Museumssäle einem Sohn der Stadt, dem Maler und Dichter Johann Heinrich Füssli. Als Füssli in der Mitte des 18. Jahrhunderts in Zürich aufwuchs, war die Stadt ein geistiges Zentrum deutschsprachiger Länder. Besonders prägte sie das Wirken zweier Gelehrter, Johann Jakob Bodmer und Johann Jakob Breitinger. Beide waren Lehrer Füsslis. Der frühe Kontakt mit der Weltliteratur, mit Homers Odyssee, Dantes Göttlicher Komödie, den Nibelungen, mit Miltons Verlorenem Paradies und den Dramen Shakespeares weckten seine Phantasie und versahen ihn auf Lebzeiten mit Stoffen für seine Bilder.

Dies ist die Darstellung einer heiteren Szene aus Shakespeares Märchenwelt, dem Sommernachtstraum, die Füssli 1793 malte: *Titania liebkost Zettel mit dem Eselskopf*. Titania schmiegt sich schmachtend an den regungslos sitzenden Zettel. Ihre Arme hat sie um seinen großen Eselskopf geschlungen. Das ungleiche Paar beherrscht als große Mittelgruppe das Bild. Es wird umgeben von Elfen und Fabelwesen, die tanzend, fliegend und musizierend die Randzonen bevölkern. Ein Hoffräulein krault Zettels Kopf, zwei weitere erscheinen im oberen linken Bildteil und betrachten belustigt das Paar. Von allen unbemerkt beobachtet Puck die Szene.

Zwischen dem Feenkönig Oberon und seiner Königin Titania ist ein Streit entbrannt. Titania verhindert, daß ein indischer Knabe Oberons Page wird. Dafür will Oberon sich rächen: Unter seinem Zauberzwang muß sich Titania in das erste Lebewesen verlieben, auf das ihr erwachender Blick fällt. Sie erblickt Zettel, den Weber, dem Puck einen Eselskopf angehext hat. Titania verliebt sich auf der Stelle in den eselsköpfigen Tolpatsch. Um ihm gefällig zu sein, kommandiert sie vier Elfen zu seinem Dienst.

Mehrfach greift Füssli das Thema des Sommernachtstraums auf. Eine frühere Fassung zeigt die gleiche Szene: Titania fordert ihre Elfen, die in zeitgenössische Gewänder gekleidet sind, auf, Zettel zu Diensten zu sein. Dieser kauert in der Bildmitte und scheint zu überlegen, wie er die unerwartete Situation am angenehmsten auskosten kann. Proportional ist er weit größer als die ihn umgebende Feenwelt dargestellt. Titania schwingt einen Zauber-

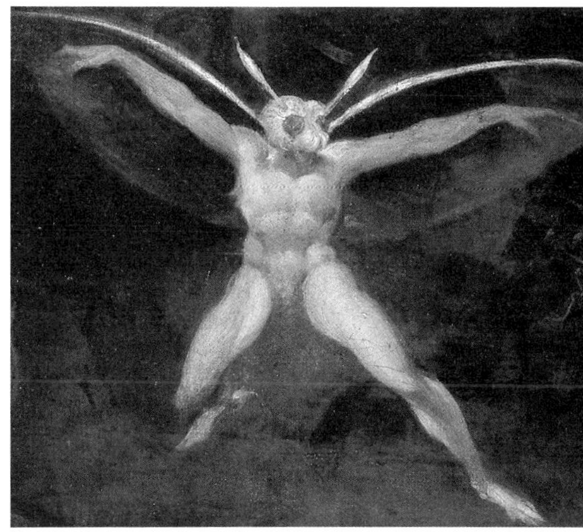

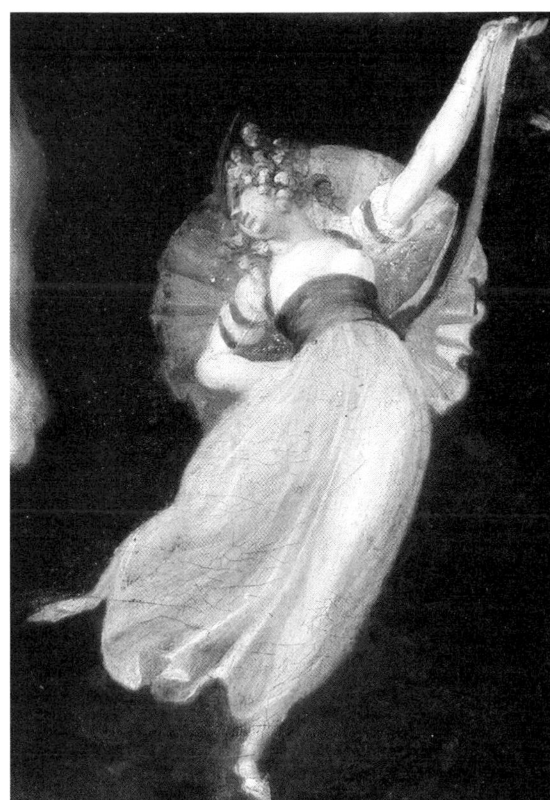

Füssli, *Elfe und Elf*

Kunsthaus, Zürich

stab, ihr Gestus versetzt die ganze Figurengruppe in eine kreisende Bewegung.

Füssli setzt das Shakespearesche Thema in Beziehung zu seiner eigenen Zeit. Er erweitert die Märchenwelt der Feen und Nymphen um dämonische Mischwesen und zeitgenössisch gekleidete Hexen.

In dem Bild *Titanias Erwachen* wählt Füssli einen anderen Moment: Titania erwacht durch einen Gegenzauber, den ihr ein Elf in die Augen träufelt. Fragend schaut sie Oberon an, der auf den eingeschlafenen Zettel deutet. Diesem hat Puck mittlerweile den angehexten Eselskopf abgenommen.

Wieder geht Füssli über Shakespeare hinaus und erfindet zu den gutartigen Feen und Elfen böse Traumdämonen, Kobolde und lasterhafte Hexen, die sich im Halbdunkel in der rechten Bildhälfte um den schlafenden Zettel versammeln. Über Zettels Kopf reitet der Alb auf der Nachtmahr. Der unfreiwillige Flirt mit der Feenkönigin zieht seine Schatten nach sich.

Füssli, *Titania liebkost Bottom*

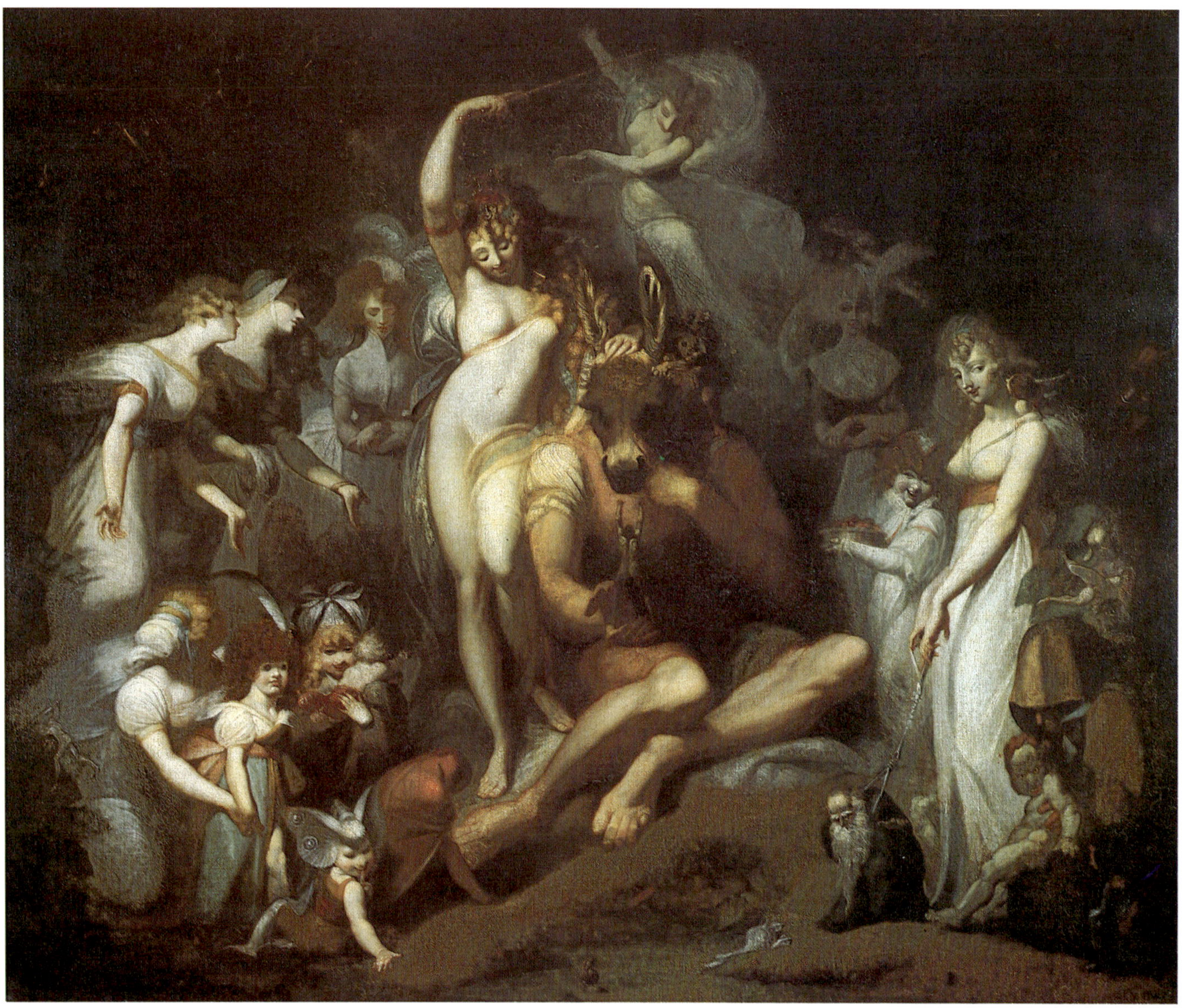

Kunsthaus, Zürich

Die letzte Version ist gegenüber den beiden Vorhergehenden weniger komplex. Im Format, in der Anzahl der agierenden Personen ist sie deutlich reduziert, das Paar wird zum beherrschenden Zentrum der Komposition. Jetzt treten Füsslis Miniaturdämonen und alle Shakespearefremden Einsprengsel aus dem Volksaberglauben zurück.

Füssli bedient sich des klassischen Formenkanons, doch auf eine sehr persönliche Art und Weise: Die Größenverhältnisse der Gestalten entsprechen nicht der gewohnten perspektivischen Wahrnehmung. Die Kontinuität des Bildraumes bricht auseinander. Nicht das Bild wird enträumlicht, sondern seine Akteure büßen ihre Bindung an die Dreidimensionalität ein. Sie bewegen sich im Bodenlosen. Form und Raum entziehen sich jeder anschaulichen Festlegung und sind nur noch durch die Phantasie faßbar. Die Verteilung von Licht und Schatten verstärkt den Charakter des Visionären. Der grüne Dunst, aus dem sich die Gestalten heben, vermittelt eine laue duftende Sommernacht.

Füssli, *Titanias Erwachen*

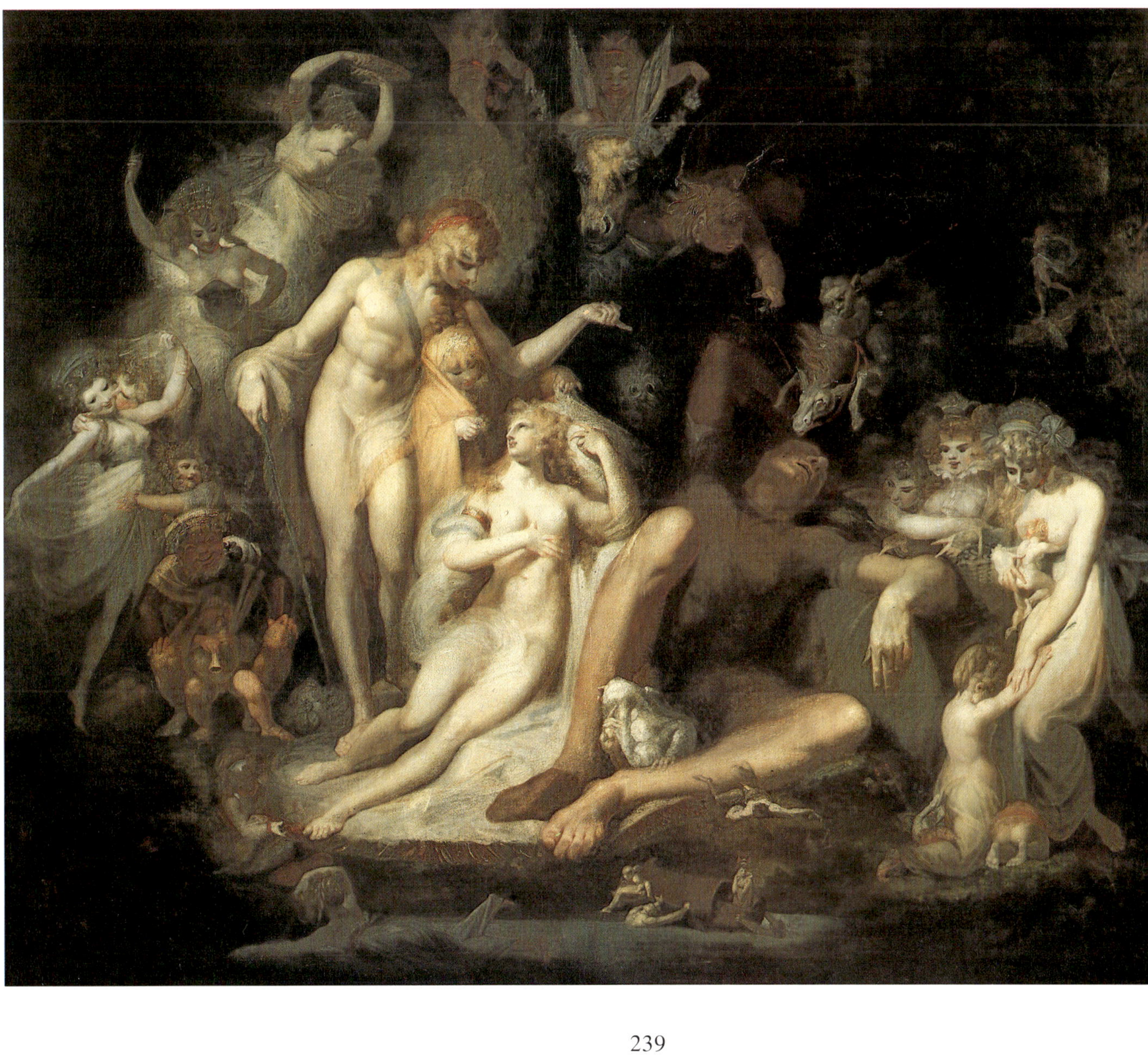

Kunsthaus, Zürich

Nun entscheidet Füssli, die Bildaussage auf ein leicht faßbares Gleichnis für zwei simple Wahrheiten zu begrenzen: Liebe macht blind, Gefühllosigkeit ist blind. Die Lustspielsituation, die diese Wahrheiten einkleidet, benutzt er nur noch als Dekor.

Titanias Zuneigung zum Eselskavalier ist der Inbegriff der Verblendung. Sie ist nicht mehr wie in früheren Versionen die bezauberte Feenkönigin, sondern einfach eine Frau, die in blinder Verliebtheit die Welt vergißt. Gegenstand ihrer verirrten Zuneigung ist der grobschlächtige Koloß Zettel.

Die Gestalt des Zettel, dessen geschlossene Kontur sich vom Umraum abhebt, drückt Isolierung und Traumverlorenheit aus. Füssli kontrastiert die in sich ruhende Gestalt mit dynamisch ausgreifenden Akteuren. Zettels statische, erdgebundene Schwere wird durch die ihn umkreisenden insektenförmigen Mischwesen aufgehoben. Der Träumer wird passiv in die fließende, ausschweifende Welt seiner Traumerfahrungen eingebunden.

Sichtbares und Unsichtbares gehören für Füssli zusammen. Psychische Kräfte nehmen daher physische Gestalt an. Die winzig kleinen Traumwesen tauchen teilweise nur halb aus den dunklen Bildteilen auf und wirken gerade deshalb um so beunruhigender.

„Zu den am wenigsten erforschten Bereichen der Kunst zählen die Träume…", hat Füssli gesagt. Durch sein gesamtes Werk zieht sich eine fortwährende Beschäftigung mit dem Unterbewußten. Er verbindet die literarischen Vorlagen seiner Bilder mit eigenen phantastischen Visionen zwischen Lust- und Angsttraum und einer Vorliebe für das Düstere und Dämonische. In dem Bild *Nachtmahr* beobachtet eine gespenstische Mähre mit glühenden Augen durch einen Vorhang, wie ein affenköpfiger Alb auf der Brust eines schlafenden Mädchens hockt. Die hingegossene Haltung der Schlafenden drückt aus, daß jede Kontrolle über das Ichbewußtsein aufgehört hat.

Auf einem Porträt hat sich Füssli im Gespräch mit seinem Lehrer, dem Züricher Professor Bodmer dargestellt. Ihm und seinem Kreis verdankt der Maler seine breite humanistische Bildung. Sie hat sich ihm in immer neuen Zusammenhängen verfügbar erwiesen. Als Zwanzigjähriger gerät er wegen seiner radikalen politischen Ansichten in Schwierigkeiten. Er verläßt die Schweiz für immer und geht nach London.

Von Sir Joshua Reynolds ermutigt, beschließt er, Maler zu werden, und geht für einige Jahre nach Rom. Michelangelo und die Antike werden seine bestimmenden Vorbilder. Nach London zurückgekehrt, verbindet er Michelangelos titanische Spannungen mit der Dramenwelt Shakespeares. Die Wirkung seiner Kunst ist am deutlichsten bei William Blake zu spüren.

Füssli war als Dichter, Denker und Maler ein Vertreter des „Sturm und Drang". Aufklärerische Skepsis galt als überlebt, der klassizistischen Ästhetik mangelte es an Gefühl und Phantasie. Die Wiederentdeckung Shakespeares als lebendige, in die Gegenwart wirkende Gestalt ist eine Tat des „Sturm und Drang". Hier hat Füssli als Maler Shakespeares seinen Platz. Doch er ist kein Illustrator. Es gelingt ihm, an großen literarischen Vorbildern eine visionäre Eigenständigkeit zu entwickeln.

Kunsthaus, Zürich

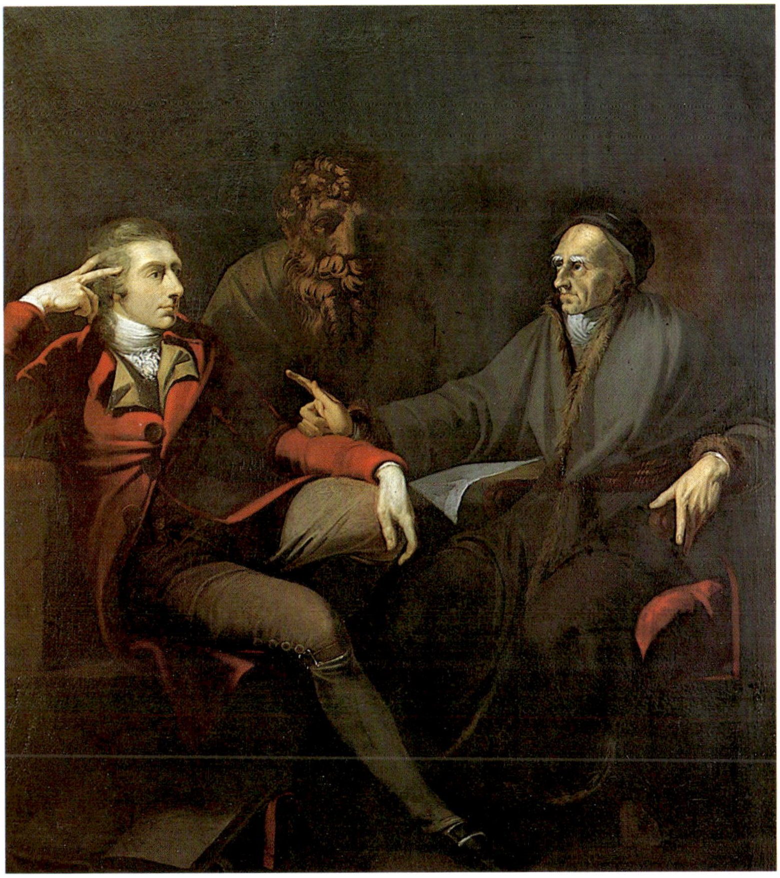

Füssli, *Selbstporträt mit Bodmer*

Der Füssli-Biograph Gert Schiff schreibt: „Titania und ihre Gefährtinnen stehen für eine Welt, die, als Füssli sie malte, genauso im Schwinden begriffen war wie der ganze Spuk des Sommernachtstraums. Der Abglanz des sinkenden Rokoko gibt dem Bild seinen bleibenden Zauber."[1]

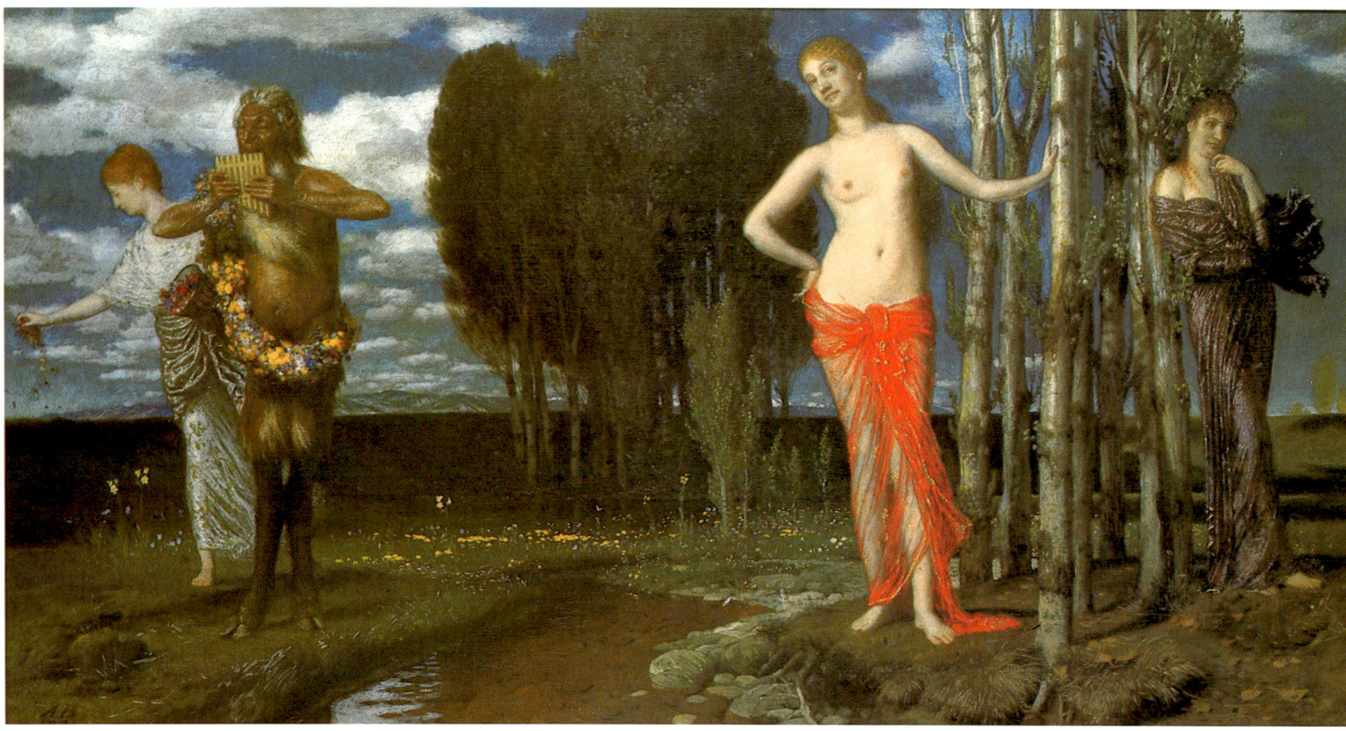
ZÜRICH, KUNSTHAUS

REINHART LOHMANN

Arnold Böcklin (1827-1901)

Frühlingserwachen (1880)

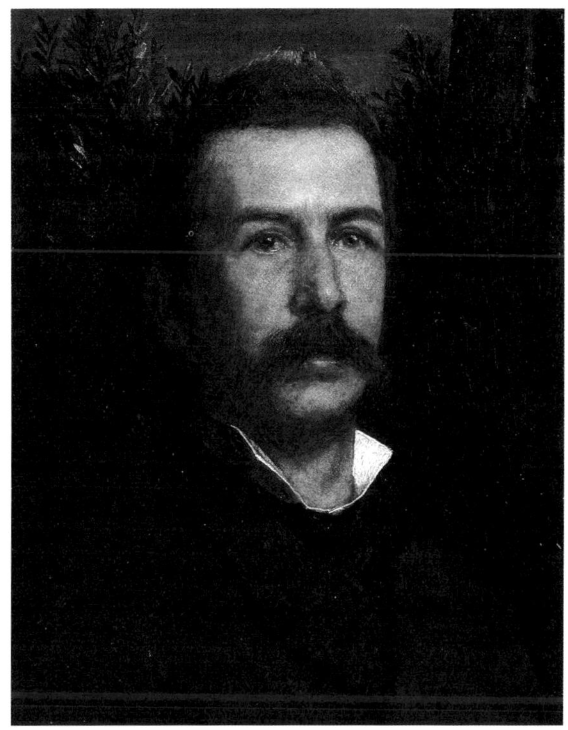

Böcklin, *Selbstporträt,* (1879)

Frühlingserwachen. Vor uns öffnet sich ein weiter Landschaftsraum. Er führt von einer flachen Wiese über eine leicht ansteigende Zone im Mittelgrund hin zu einer schmalen Gebirgskette, die in weiter Ferne liegt. Ein ruhig dahinfließender Bach windet sich in Mäandern durch den Wiesengrund und mündet bei der schattigen Pappelgruppe in einen Weiher.

Allegorische und mythologische Gestalten bevölkern die Natur. Im Zentrum des Bildes eine Baumnymphe, die Dryade der griechischen Mythologie. In ein grellrotes durchsichtiges Gewand gehüllt, steht sie mit entblößtem Oberkörper vor einer Baumgruppe. Ihr gedankenverlorener Blick richtet sich auf den Betrachter.

Rechts neben ihr lehnt eine weitere Nymphe versunken an einem Baumstamm. Sie ist in ein violettes Gewand gehüllt, zu ihren Füßen liegt Laub.

Links, am anderen Ufer des Baches, bläst Pan auf seiner Syrinx. Seine dunkle Gestalt kontrastiert deutlich zu den hellen Körpern der Dryaden. Erdgebundene Rot-Braun-Töne zeichnen Pan als naturhaftes Wesen aus. Seine Bocksbeine, die aus dem Boden zu wachsen scheinen, erinnern an die Pappelstämme. Das üppige Blumengebinde rückt ihn in die Nähe der Pflanzenwelt und ihrer Göttin. Flora schreitet in einem blumendurchwirkten Schleier neben Pan den Bach entlang und streut mit der Rechten Blumen. Die hinter ihr liegende Landschaft ist bereits zum Blumenteppich erblüht.

Böcklin hat diesem Frühlingsbild ein auffallend breites Querformat gegeben, das von Horizontalen und Vertikalen systematisch gegliedert wird. Der Horizont verläuft fast geradlinig über die gesamte Bildbreite. Ihm ordnen sich die weißen Wolkenbänder zu, die den blauen Himmel durchziehen. Pan, Flora, die Dryaden und die dunklen, hoch aufragenden Pappelgruppen durchbrechen rhythmisch die schwere Horizontalität. Da der Betrachter sie aus der Untersicht wahrnimmt, wird ihre Vertikalität noch gesteigert.

Das Bild lebt vom Hell-Dunkel-Kontrast. Die Grün-Töne sind bewußt dunkel gehalten, manchmal werden sie ins Braun übergeleitet. Dadurch kommen helle Akzente wie das Kleid der

Kunsthaus, Zürich

Flora, die Haut der Nymphen und die sich im Wasser spiegelnden Wolken effektvoll zum Leuchten.

Böcklins Darstellung der Natur ist von fast magischem Realismus. Von links nach rechts durchzieht ein frühlingshaftes Wehen die Landschaft. Es erfaßt die Blumen der Flora, spielt mit dem Bart des Pan und den Gewändern der Nymphen, es umfächelt das Laub der Pappeln und läßt stellenweise die Blätter hell glitzern. Der Windhauch trägt den Klang der Syrinx durch die klare Frühlingsluft; die Dryaden lauschen versunken und voller Sehnsucht.

In einem anderen Frühlingsbild, *Sieh, es lacht die Au,* hat Böcklin ein sehr ähnliches Kompositionsschema verwendet. Auch hier teilen ein Bach und eine Baumgruppe die Landschaft. Links pflücken zwei Mädchen Blumen, rechts steht eine Frauengruppe mit einer Lautenspielerin. Die Bildhälften werden durch formale und farbige Bezüge verbunden. Aber das anekdotische Thema erreicht nicht die geheimnisvolle Tiefe der von mythologischen Figuren bevölkerten Landschaft.

Böcklin, *Sieh, es lacht die Au*

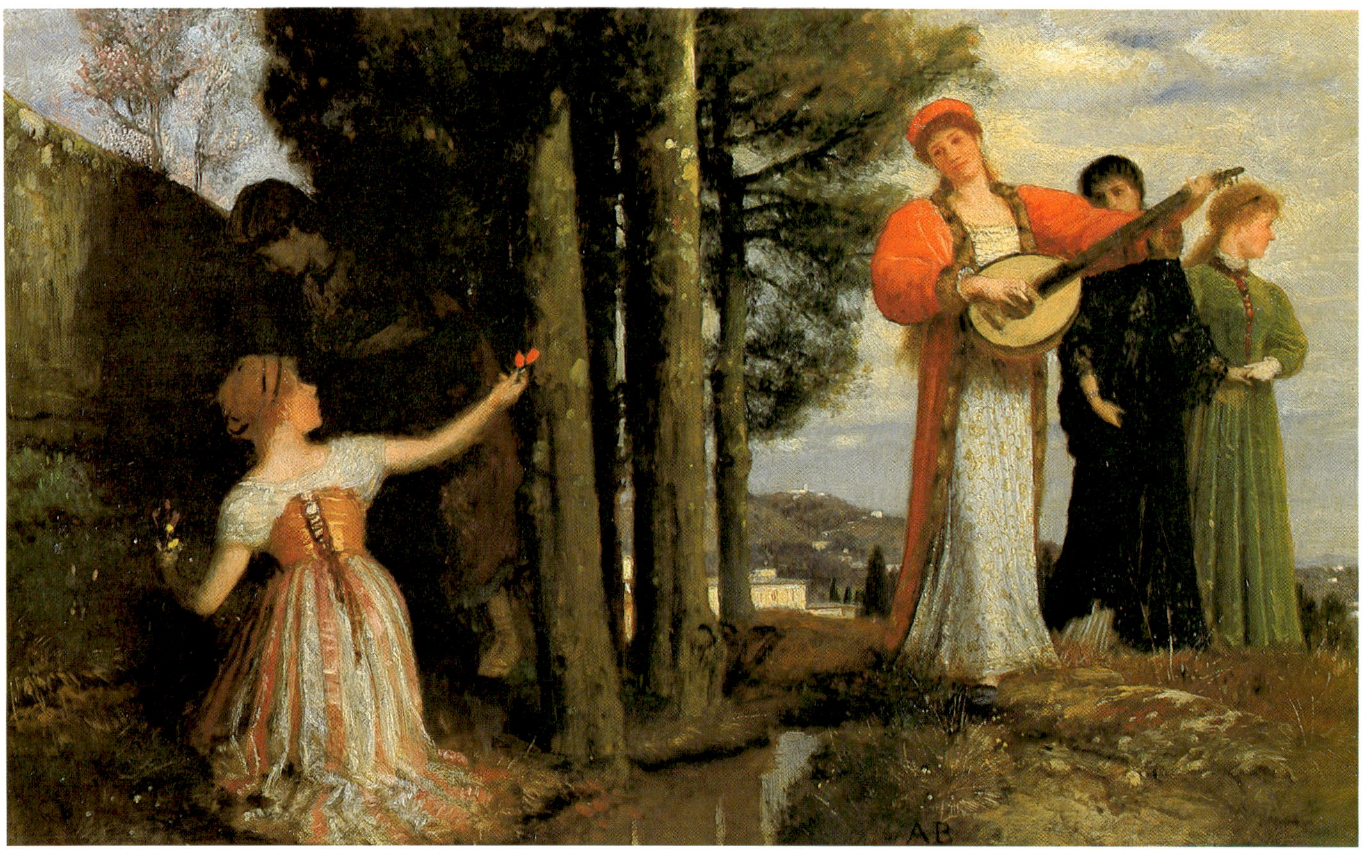

Viele Jahre seines Lebens verbrachte der Baseler Arnold Böcklin in Rom und Florenz. Italien verdankt er seinen besonderen Zugang zur Antike. 1880, als er sich selbst malt, lebt der über Fünfzigjährige seit einigen Jahren in Florenz. Viele Lebensstationen gingen voraus, unter anderem Weimar, wo er an der Kunstschule lehrte, und München, wo er Kontakt zu Lenbach und dem Leiblkreis hatte. Aus der Düsseldorfer Kunstakademie

Kunsthaus, Zürich

und der Landschaftsklasse Wilhelm Schirmers hervorgegangen, fühlte sich Böcklin zunächst als reiner Landschafter. Sehr bald jedoch bevölkern seine realistischen Naturdarstellungen Staffagefiguren, die in einer langen Entwicklung mehr und mehr von mythologischen Gestalten abgelöst werden.

Die florentinische Umgebung hat Böcklin geprägt, seine Kompositionen gewannen an Strenge und Konzentration. Mit Botticellis *Frühling* setzte er sich intensiv auseinander.

Bereits fünf Jahre vor dem *Frühlingserwachen* formulierte er das Thema der Flora auf einem Bild. Auch hier schreitet sie Blumen streuend an einem Bach entlang. Der hochgezogene Horizont bindet die fast schwebende Gestalt in die Landschaft ein. Die spannungsreiche Verteilung von Hell-Dunkel bereitet das *Frühlingserwachen* vor.

Böcklin kommt häufig zu Bildfindungen, indem er eigene Motive variiert und zu neuen Konstellationen zusammenfaßt. So ist auch Pan ein Motiv, mit dem er sich viele Male auseinandersetzte. Eine der frühen Fassungen zeigt ihn halb

Botticelli, *Frühling*

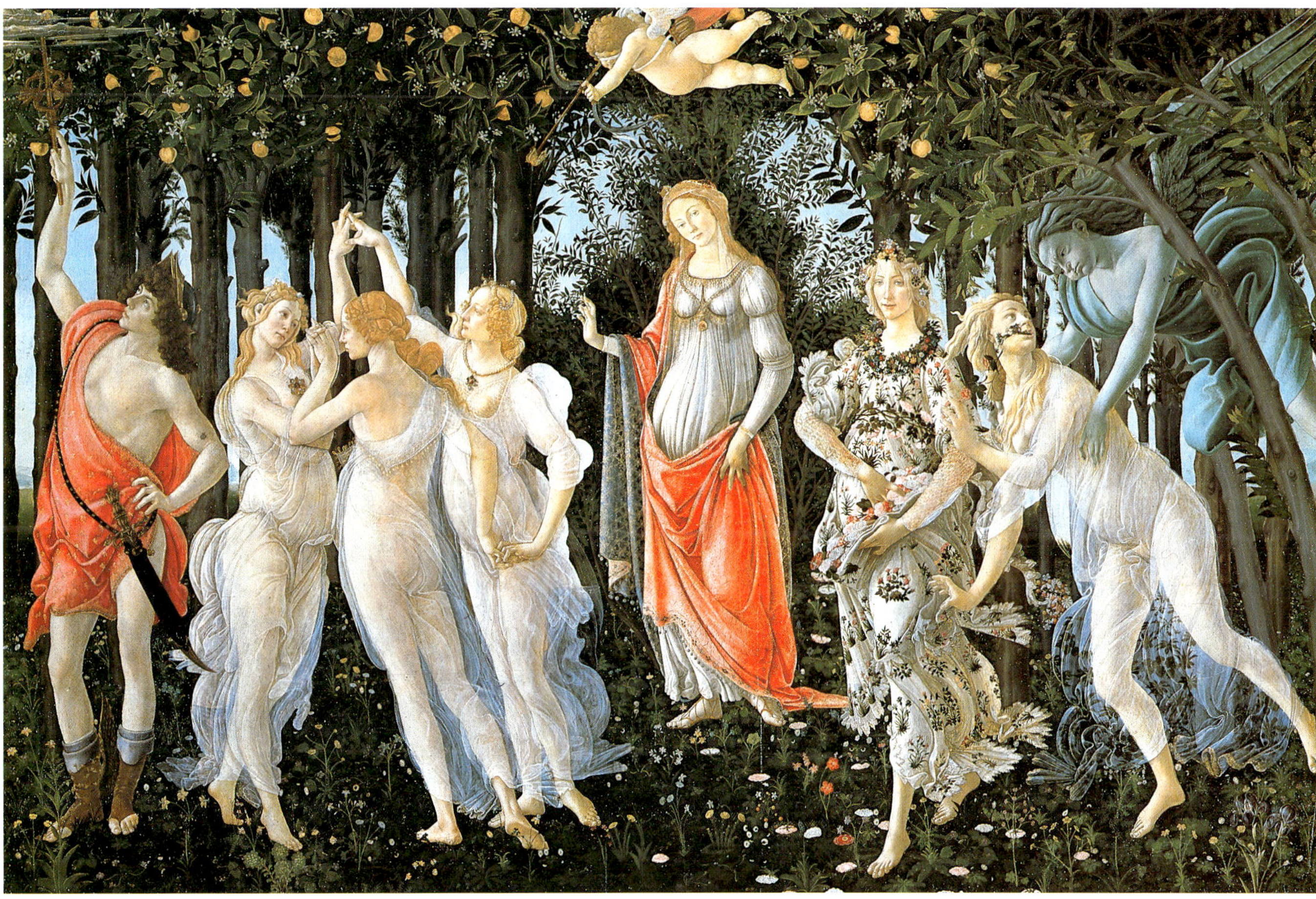

verborgen im Schilf, wo er sehnsuchtsvoll die Syrinx bläst. Im Halbdunkel des schattigen Ortes umfächelt ihn ein kühler Windhauch, das Flötenspiel korrespondiert mit dem Rauschen des Schilfs. Pan fühlt sich völlig unbeobachtet, doch hat Böcklin die Komposition so angelegt, daß der Betrachter ganz dicht hinter Pan

Kunsthaus, Zürich

Nymphe, Ausschnitt aus *Frühlingserwachen*

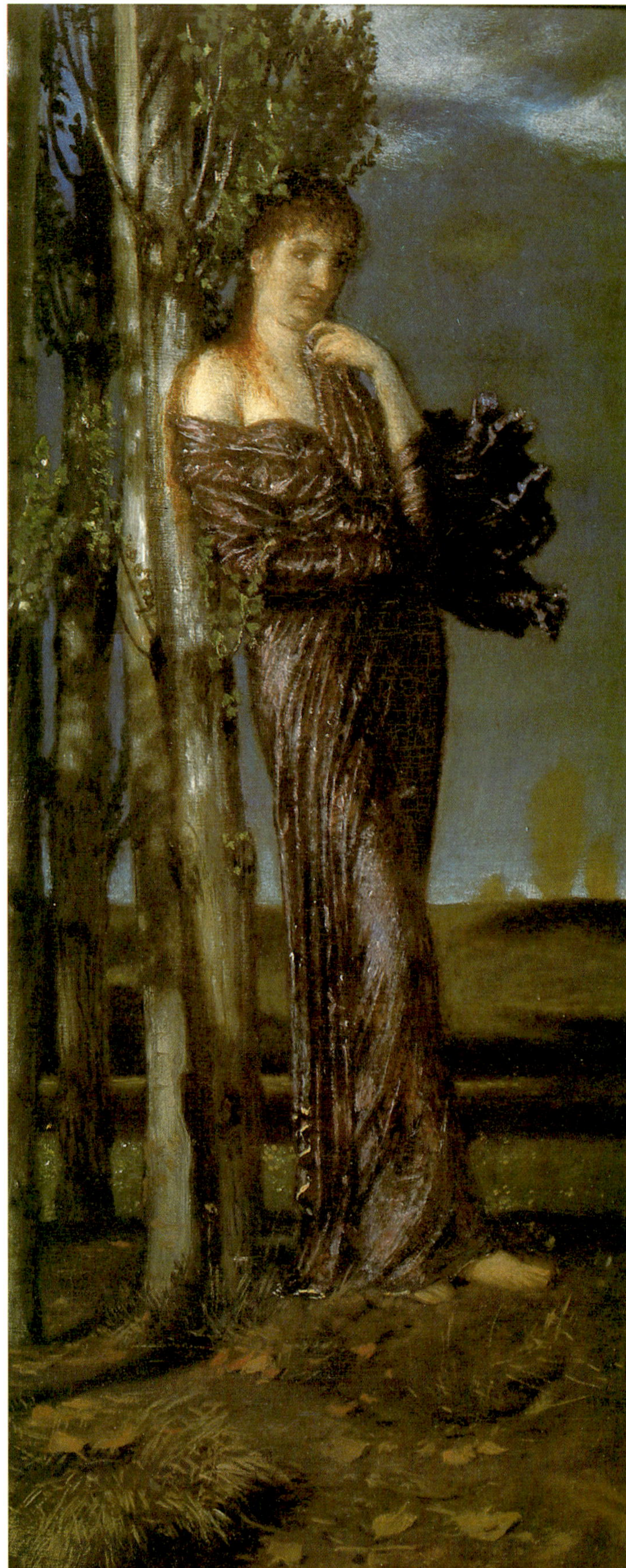

zu stehen vermeint. Er erfährt, aus der Position des verborgenen Beobachters, die Gegenwärtigkeit des Mythischen.

In der *Idylle* von 1875 nimmt Böcklin den Bildgedanken von Pan im Schilf erneut auf. In einer streng architektonisch in Horizontale und Vertikale gegliederten Komposition bläst Pan die Syrinx und fixiert hintergründig und durchtrieben den Betrachter. Er hockt zwischen antiken Säulenstümpfen, die von üppiger Vegetation überwuchert werden. Böcklin thematisiert hier der Rückfall von Kultur in Natur. Pan verkörpert die triumphierenden Naturkräfte.

Der Pan des Frühlingsbildes bläst mit geschlossenen Augen hingebungsvoll sein Instrument. Eigentümlicherweise liegt über dem Erwachen des Frühlings keine ausgelassene Heiterkeit. Im Bild dominieren dunkle Farbklänge. Beide Dryaden lauschen voller Melancholie dem Spiel des Pan. Die rechte verharrt in nachdenklicher Pose. Das herbstliche Laub zu ihren Füßen verweist auf Vergänglichkeit.

Böcklins zentrales Bildthema ist das Verhältnis von Mensch und Natur. Seine fast immer unberührten Landschaften belebt er mit bestechend naturalistisch gemalten Gestalten der Mythologie. Er löst sie jedoch aus ihrem ursprünglichen Zusammenhang heraus. Er zeigt Pan nicht, wie er die Nymphe Syrinx verfolgt. Er wählt den Moment nach der Verwandlung: Syrinx ist zu Schilfrohr geworden, aus dem Pan eine Flöte gemacht hat. In seinem Flötenspiel vereinen sich seine ungestillte Sehnsucht und die Klagen der Nymphe. Das Anekdotische und Ereignishafte tritt in den Hintergrund; Pan, Flora und die Dryaden stehen allein für ihr naturhaftes Dasein.

In Böcklins Weltverständnis stehen sich Natur und Geschichte entgegen. Für ihn ist in dieser unversöhnlichen Konfrontation die Natur die Stärkere, die Geschichte, hier in den Ruinen des Tempels dargestellt, schrumpft zur Episode.

Zu Lebzeiten Böcklins war es nicht mehr ganz einfach, die Ursprünglichkeit der Natur zu erleben und ihre Dauerhaftigkeit zu erfahren. Eisenbahntrassen durchzogen weite Landstriche, die Industrialisierung hatte in der Gründerzeit ein fortgeschrittenes Stadium erreicht. Böcklins Hinwendung zu einer mythischen Zivilisationsferne ist eine Verweigerung des Geschichtlichen, eine Absage an die Gegenwart, der die ursprüngliche elementare Einheit verlorengegangen ist. Trotz aller Sehnsucht nach einer zeitlosen, außergeschichtlichen Existenz, spricht aus Werken wie dem *Frühlingserwachen* auch Böcklins Lebensbejahung.

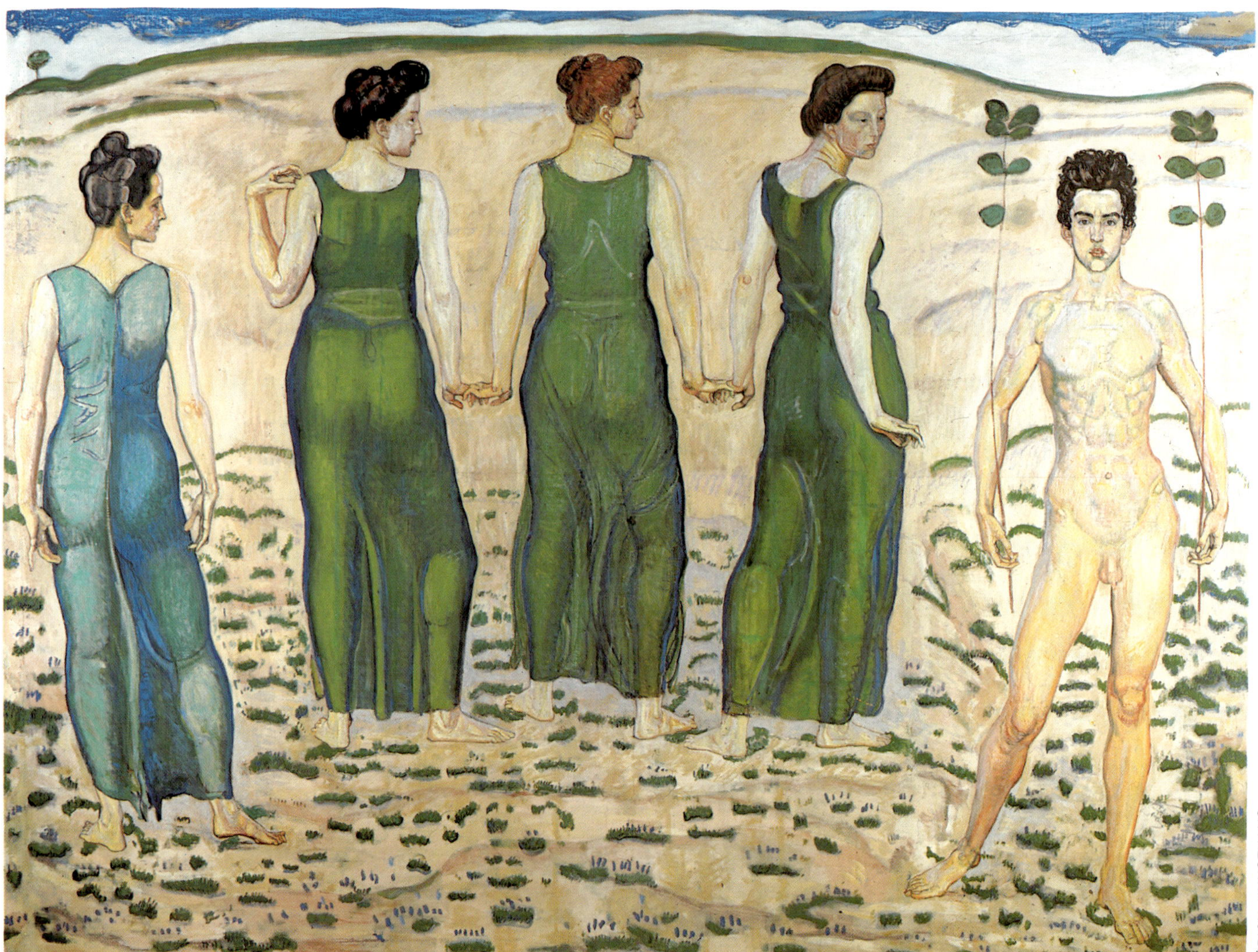

ZÜRICH, KUNSTHAUS

REINHART LOHMANN

Ferdinand Hodler (1853-1918)

Jüngling, vom Weibe bewundert (1903)

Mit monumentalen Werken wie diesem traf der Schweizer Ferdinand Hodler um die Jahrhundertwende thematisch und gefühlsmäßig den Nerv der Zeit: Die Beziehung zwischen Mann und Frau im Spannungsfeld von Symbolismus und Jugendstil. Rechtzeitig zur Wiener Sezessionsausstellung von 1904 wurde dieses Bild fertig.

1853 im Berner Armenviertel geboren, geht Hodler achtzehnjährig nach Genf. Dort gelingt es ihm, als Freischüler an der Kunstschule aufgenommen zu werden. Unter dem Einfluß seines Lehrers Barthelemy Menn wird er in die Richtung seiner späteren Malerei gelenkt. Jahrzehntelang verachtet, verkannt, von privatem Leid verfolgt, steht der fünfzigjährige Maler um 1900 auf dem Zenit seines Erfolges.

In fußlange grüne Gewänder gekleidet, schreiten vier Frauen in Rückenansicht gemessenen Schrittes in flachem Halbkreis bildeinwärts. Sie werfen den Blick begehrlich über die rechte Schulter auf einen nackten Jüngling. Die drei mittleren Frauen reichen sich die Hände. Die letzte der Dreiergruppe hat ihren linken Arm zur Schulter erhoben, die Reihe bricht ab und isoliert eine weitere Frauengestalt am linken Bildrand. Alle Bewegungen führen von links nach rechts zu dem Jüngling. Dieser schreitet in voller Frontalität auf den Betrachter zu. In jeder Hand hält er, einer Standarte gleich, einen langen Zweig, der kerzengerade über seinen Kopf hinaus ragt und seinen Körper parallel einrahmt.

Stolz stellt der Jüngling seinen makellosen Körper zur Schau. Als unberührtes und unberührbares Idealbild steht er da. Es verwundert nicht, daß Hodler gerade am Körper des Jünglings seine koloristische Brillanz zeigt: Er verwendet keinen ‚Fleischton', sondern verschiedene Farben wie Grün, Malve, Hellblau, Rosa, Gelb, Dunkelblau, ja sogar Violett. Im Zusammenklang bewirken die Töne eine atmosphärische Steigerung.

Die Figuren sind am Fuße eines grasbestandenen Hügels angeordnet. Seine doppelt geschwungene Horizontlinie am oberen Bildrand folgt der von den Körpern beschriebenen Kurve.

Für den Jüngling stand Hodlers Sohn Hektor Modell, den er von der Kindheit bis zur Reife immer wieder malte. Dabei geht es dem Maler nicht so sehr um Hektor selbst, als um allgemeine

Kunsthaus, Zürich

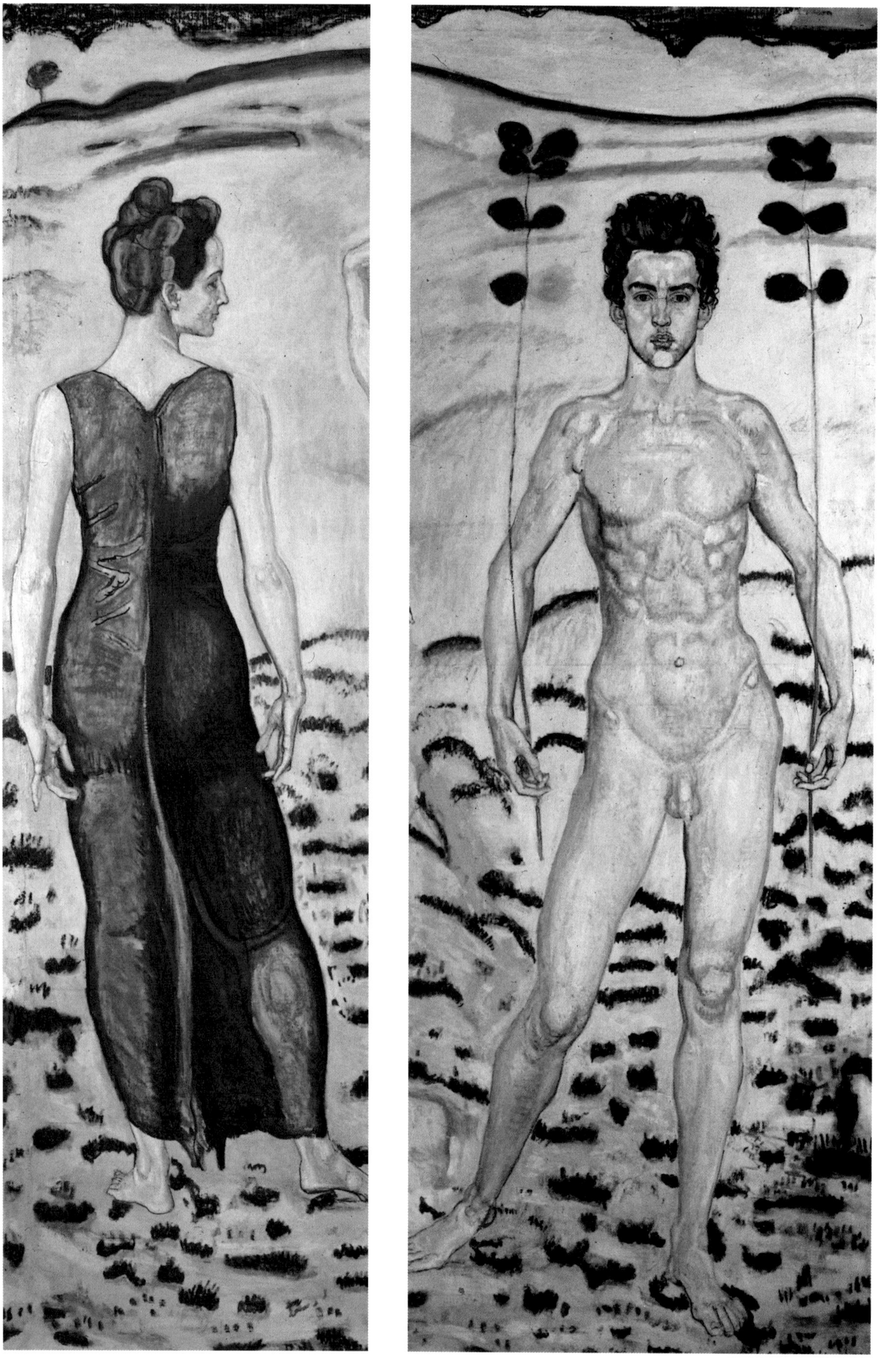

Lebenszusammenhänge wie Kindheit und Jugend, Werden und Vergehen. Der *bezauberte Jüngling* ist das kindliche Pendant des reifen jungen Mannes. Wie die zarten Blumenzweige in seinen Händen ist hier alles im Wachsen und Aufblühen begriffen. Haltung und Blick deuten auf das kindliche Staunen über den Zauber des Einklangs mit der Natur.

Nun sind die Blüten Blättern gewichen. Hektors Bewunderung gilt nicht mehr der Naturschönheit, sondern der eigenen, ins Egozentrische gesteigerten Vollkommenheit. Hodler versucht, wie er selbst sagt, das gefährliche Spiel, das Interesse rechts auf das Bild zu lenken, ohne das innere Gleichgewicht der Komposition zu stören. Die linke Frauengestalt wird wie der Jüngling isoliert. Sie bildet ein Gegengewicht, zwischen beiden entsteht eine Verbindung. Sie werden zu Hauptträgern der Bild-Idee, die Hodler bereits drei Jahre davor in einer zweifigurigen Komposition, *Frühling,* vorformuliert hatte.

Ein junges Mädchen kniet in Anbetung und voller Begehren neben einem halbwüchsigen Jungen. Dieser sitzt aufgerichtet, streng frontal, und schaut in unbestimmte Ferne aus dem Bild. Hodler illustriert hier weniger das Frühlingserwachen in einer Allegorie sinnlicher Verzückung, als vielmehr den Frühling seines eigenen Ruhms: Nach ersten Pariser Erfolgen wird er von Gustav Klimt zu Ausstellungen nach Wien, dem Zentrum des Jugendstils, eingeladen.

In rascher Folge entstehen nun viele großformatige Bilder, meist ornamentale choreographische Inszenierungen von weiblichen Akt- oder Gewandfiguren. Hodler befindet sich in einem Schaffensrausch, ausgelöst durch den plötzlichen Erfolg seines Programm-Bildes *Die Nacht.*

Dieses Werk ist Ausdruck Hodlers persönlicher Grundbefindlichkeit im Jahre 1890, geschaffen in äußerer und innerer Einsamkeit. Es ist das Doppel-Erlebnis von Schlaf und Tod, Todesabwehr und Todesangst.

In der Bildmitte ist ein Mann, der Hodlers Züge trägt, jäh erwacht: Eine schwarz verhüllte Gestalt hat sich auf ihm niedergelassen, um ihm das Leben abzupressen. Um ihn herum gruppieren sich schlafende Gestalten, die verschiedene Formen und Phasen des Schlafes verkörpern. Das Bild *Die Nacht* wird durch seinen Erfolg für Hodler zur Überwindung der dunklen Kräfte, die bis dahin sein Leben geprägt haben.

Auch der *Tag,* der 10 Jahre später entsteht, symbolisiert einen neuen Lebensabschnitt. Der Sonnenaufgang hat das Dunkel der *Nacht* ersetzt. Fünf nackte Frauen verkörpern die einzelnen Phasen des Tagesanbruchs. Indem sie ihre Körper zunehmend aufrichten und ihre Glieder mehr und mehr entfalten, steigert sich die Helligkeit, die in der Zentralfigur ihren Höhepunkt erreicht.

Alle Werke Hodlers beruhen auf demselben kompositorischen Gestaltungsprinzip, welches der Maler dreißig Jahre lang kaum variiert: Er nennt es „Parallelismus". Hodler war überzeugt, daß der Parallelismus seinen eigentlichen Beitrag, seine ureigene Bedeutung in der Kunst ausmachte.

Gegenüber
Ausschnitte aus *Jüngling vom Weibe bewundert*

Kunsthaus, Zürich

Ausgehend von Naturbeobachtungen wie dem parallelen Wuchs der Baumstämme eines Waldes oder der unendlichen Wiederholung gleicher Blumen in einer Wiese, schlußfolgert er, daß alles, was im Detail auch noch so verschieden ist, im Ganzen betrachtet, einem Ordnungsprinzip gehorcht: Der Wiederholung des Ähnlichen.

Dennoch sind die Frauengestalten individuell dargestellt, sowohl in ihren Gesichtszügen, als auch in ihrem Körperbau. Erst der parallele Gleichklang, zu dem sich die Bewegungen fügen, ist Ausdruck der Ordnung, die jede einzelne zum Glied eines größeren Zusammenhangs oder eines gemeinsamen Schicksals macht. Nicht der Sonderfall des Menschlichen wird ausgedrückt, sondern das Gemeinsame. Ob Akt oder Gewandfigur, Hodler beläßt die naturalistische Anatomie, entpersönlicht die Figuren

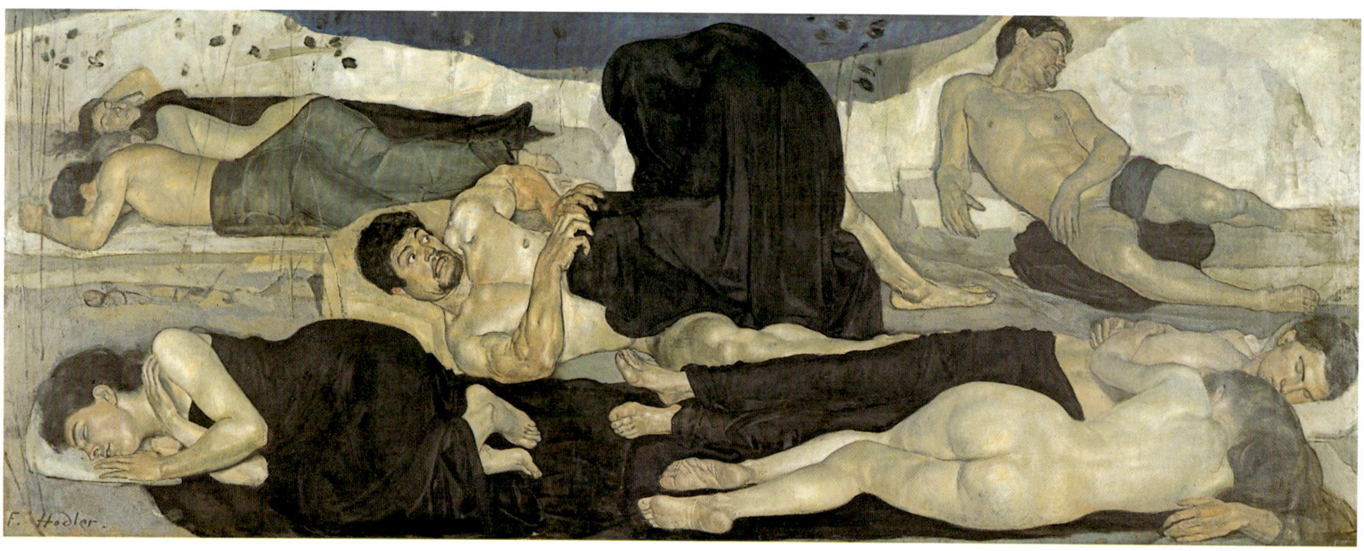

Hodler, *Die Nacht*

jedoch durch die stereotypen Ausdrucksgebärden und läßt sie auf diese Weise symbolträchtig erscheinen.

Hodler, der die Theorie des Parallelismus zu entdecken glaubte, knüpft an eine der ältesten Ausdrucksformen der Kunst an. Das Prinzip der Reihung findet sich bereits bei den Ägyptern, Griechen und Römern. Die Reihe und der Kreis sind archaische Formen des kultischen Tanzes, die Hodler ins Monumentale umsetzt.

Heute erscheinen uns gerade diese verzückten, hymnischen, idealen Gestalten in ihren tänzerischen Bewegungen und ausdrucksvoll gesteigerten Haltungen überschwenglich und befremdend. Doch waren solche weltanschaulich gemeinten Kompositionen zu Beginn des Jahrhunderts gerade die sehnsüchtig erwarteten Zeugnisse einer neuen zeitgemäßen Kunst.

So liegt die Bedeutung eines Gemäldes wie dieses *Vom Weibe bewunderten Jünglings* neben aller kompositorischen Kühnheit auch in seiner Aussage: Das traditionelle Verhältnis der Geschlechter wird umgekehrt. Der Mann, nicht die Frau, ist Objekt der Begierde.

Die Wiener Sezessionsausstellung von 1904 war der äußere Anlaß der Entstehung dieses Gemäldes. Erstmals sollte hier eine umfassende Übersicht von Hodlers Oeuvre gezeigt werden. Hodler, der hier bereits in den Vorjahren einiges Aufsehen erregt hatte, liebte Wien.

Der *vom Weibe Bewunderte* ist der Maler selbst. Unter den Bewundernden befinden sich seine Frau Berthe und sein Lieblingsmodell Jeanne Charles. Hektor wird zum Alter Ego des Künstlers, der hier selbstgefällig seinen Erfolg illustriert. Zugleich setzt er, mit Hektor als Bannerträger, seiner ureigensten Kunstform ein Denkmal. Dreißig Jahre hatte es den Maler gekostet, seine Auffassung des „Parallelismus" den Kritikern gegenüber durchzusetzen. Nun erkennt ihn die Wiener Sezession neben

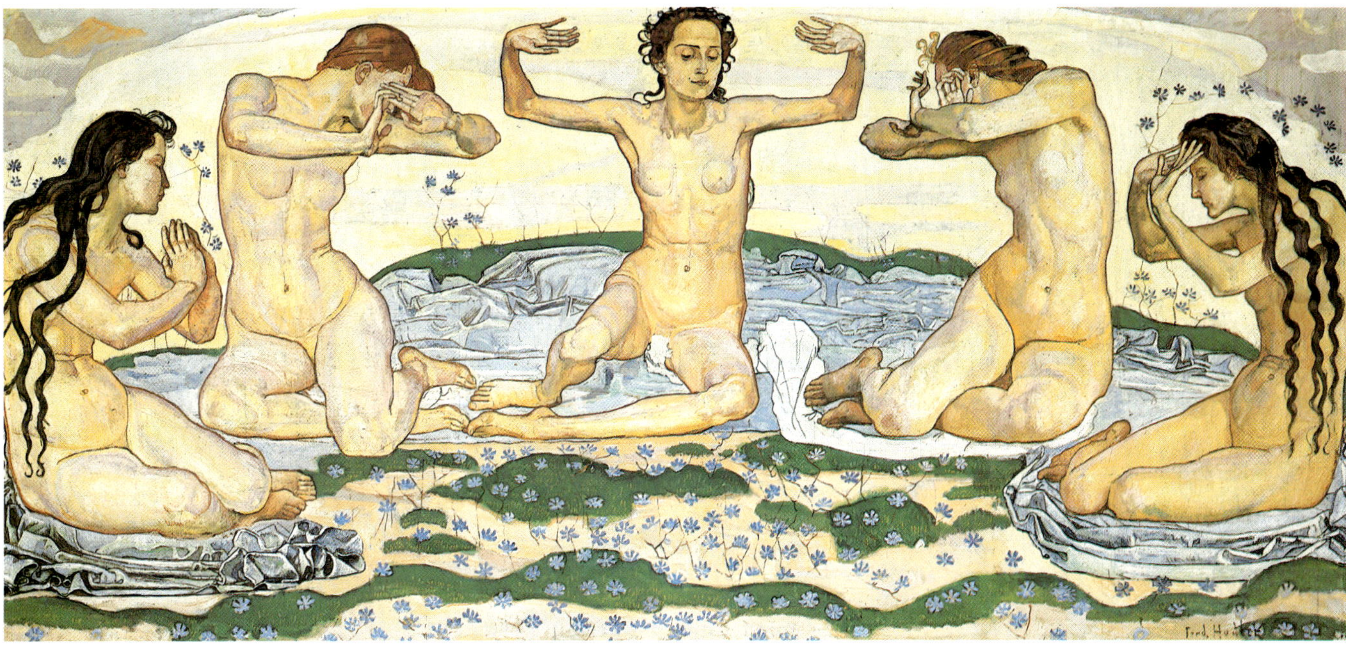

Edvard Munch und Gustav Klimt als einen ihrer wichtigsten Vertreter an.

Hodler, *Der Tag*

Sein ins Monumentale gesteigerter Jugendstil, seine Menschen- und Menschheitsbilder werden wichtige Anstöße für den Expressionismus geben und bis in die Zeit des Bauhauses nachwirken.

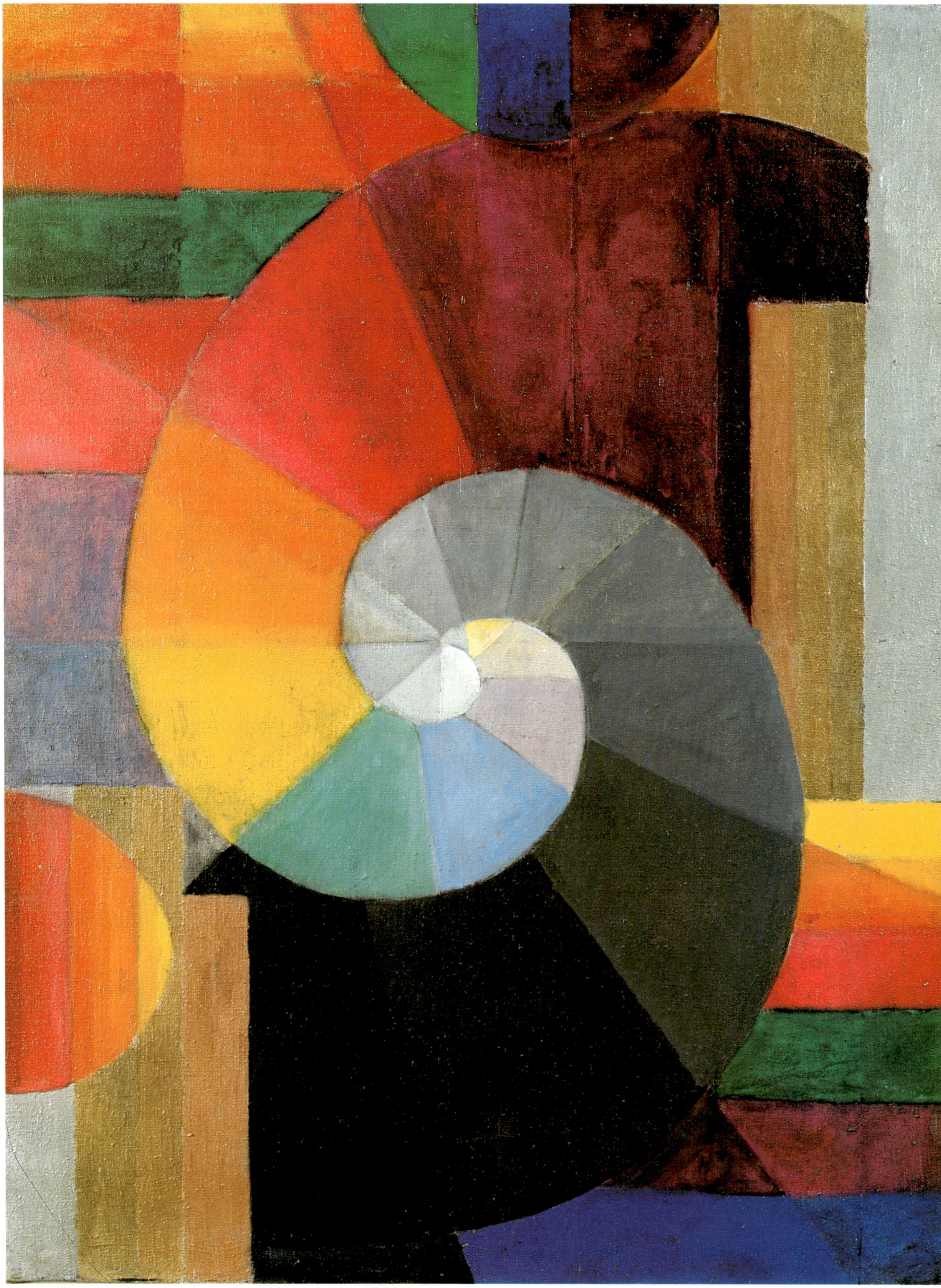

ZÜRICH, KUNSTHAUS

KARIN VON MAUR

Johannes Itten (1888-1967)

Die Begegnung (1916)

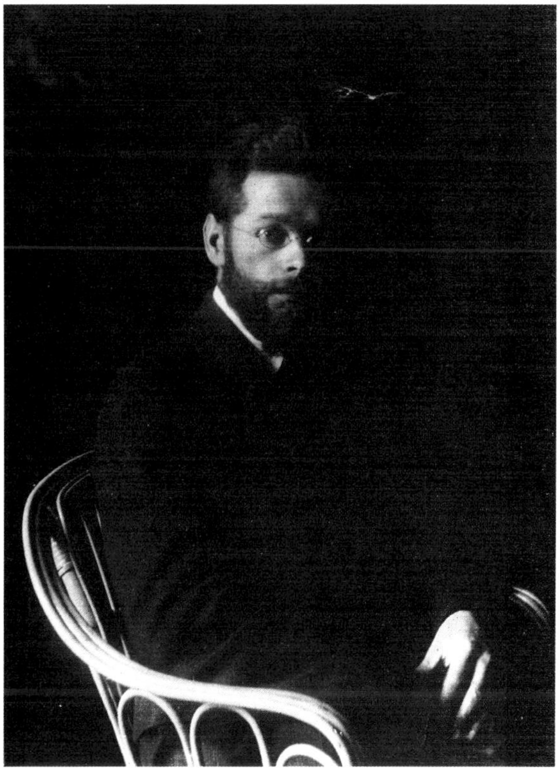

Johannes Itten, Foto, (1917)

Die Komposition *Begegnung* von Johannes Itten gehört zu den Werken, deren lapidare Einfachheit über ihren historischen Stellenwert hinwegtäuscht. Sie beschränkt sich auf zwei Spiralformen, die sich – aufeinander zustrebend – im Zentrum zu einer ineinandergreifenden Doppelspirale vereinigen. Diese geometrische Formfigur ist aus einem Gefüge von farbigen Streifen aufgebaut, die sich von Dunkel nach Hell und von Warm nach Kalt entfalten. Dem elementaren Spiralmotiv entspricht die reine Farbskala in den sieben Tönen des Spektrums, wie sie z. B. im Regenbogen sichtbar werden. Diese Spektralfarben von Violett über Blau, Grün und Gelb nach Orange und Rot sind mit einer Skala reiner Helligkeitswerte zwischen den Polen Schwarz und Weiß zusammengeführt. So wird hier mit gänzlich abstrakten Bildelementen die Idee der Vereinigung von Gegensätzen dargestellt, und man ahnt schon, daß mehr als das Zusammenspiel von Farben und Formen damit gemeint ist.

Das Bild entstand 1916 in Stuttgart, mitten im Ersten Weltkrieg. Doch nicht die Zeitereignisse werden reflektiert, sondern ein künstlerischer Kampf um die Eroberung einer neuen, von abbildlichen Verpflichtungen befreiten Malerei.

Vereinigung und Trennung sind also die beiden Pole, um die Ittens Denken und Fühlen kreisen. Ausgelöst wurden sie durch ein Ereignis, das den Künstler zutiefst erschütterte. Die schöne, heitere Schauspielerin Hilde Wendland, die zum Freundeskreis gehörte, hatte sich im April 1916 nach einer Aufführung der Oper „Salome" von Richard Strauß das Leben genommen, während Itten unschlüssig vor ihrem Hause auf und ab ging. Von da an reflektiert seine Malerei der Stuttgarter Zeit mehr oder weniger verschlüsselt diese hautnahe Begegnung mit dem Tod der Seelenfreundin. Aus Notizen und Skizzen im Tagebuch vom 20. Mai 1916 ist zu ersehen, daß unser Bild ursprünglich *Himmelskuss der Hilde* oder *Die Umarmung* heißen sollte. Nicht nur diese Überschrift, sondern auch die Synthese einer von unten nach oben strebenden Schwarz-Weiß-Skala und einer von oben kommenden Farbspirale, die überwiegend auf warmes Rot gestimmt ist, legt die Vermutung nahe, daß in dieser Gegenüberstellung von Farben und Nichtfarben eine Leben-Tod-Symbolik anklingt.

Kunsthaus, Zürich

Mit der Verbindung von strenger Horizontal-Vertikal-Tektonik und kreisender Rundung äußert sich aber auch der Grundgedanke, daß „jedes wahre Erkennen auf dem Gesetz der Polarität beruht".[1]

Der Kreis hatte sich geschlossen, denn mit seinem letzten Werk griff Itten sein Lieblingssymbol noch einmal auf, für das er ein halbes Jahrhundert zuvor die erste Formulierung gefunden und sich damit zugleich in die Vorhut der abstrakten Kunst eingereiht hatte. Trotz aller Pluralität von Stilansätzen, die Ittens Oeuvre so irritierend vielfältig erscheinen läßt, ist er im Grunde wie wenige sich selbst und dem einmal eingeschlagenen Weg treu geblieben. Daß bei ihm die Empfindung, das Erlebnis oder der Gedanke der Quellgrund seines Schaffens bleibt, macht die Besonderheit seiner Malerei aus und trennt ihn letztlich trotz formaler Ähnlichkeiten von den „Züricher Konkreten" um Max Bill, die einer jüngeren, nüchterneren Generation angehören. Ittens Credo lautete: „Ich will Ruhe in der Bewegung und innere Bewegung in der Ruhe, individuell Ekstatisches und logisch Objektives in einem Werk. Das Dionysische einzäunen und das Apollinische in Freiheit setzen."[2]

Drei Jahre zuvor war der Fünfundzwanzigjährige von Basel aus zu Fuß nach Stuttgart gekommen, um bei Adolf Hölzel zu studieren. Der bärtige Berner kam freilich nicht als Neuling an die Akademie, sondern hatte bereits eine abgeschlossene Lehrerausbildung und zwei Semester Studium an der Genfer Ecole des Beaux-Arts hinter sich. Angeregt durch die Bilder seines früh verstorbenen Landsmanns Hans Brühlmann, eines Schülers von Adolf Hölzel, entschloß er sich für diesen Lehrer, der mit seiner Analyse der bildnerischen Mittel damals in Deutschland den fortschrittlichsten Unterricht erteilte und einen Kreis begabter Schüler wie Willi Baumeister, Oskar Schlemmer oder Otto Meyer-Amden um sich scharte.

Da Hölzel als Akademieprofessor keine Privatschüler nehmen durfte und Itten nach den Statuten erst die vorgeschriebene Zeichen- und Malklasse hätte absolvieren müssen, weihte ihn die Schülerin Ida Kerkovius in die Grundsätze seiner Lehre ein. Itten, der schon wenige Monate später zum Unterrichtsvertreter von Hölzel avancierte, war nicht nur von der Konstruktionslehre, wie z. B. der Gliederung des Bildes nach dem Goldenen Schnitt, fasziniert, sondern vor allem von den Farbtheorien. Er wollte die gesetzmäßigen Beziehungen der Spektralfarben und ihre Festlegung in einer Akkordik noch tiefer ergründen.

Über Hölzel hinausgehend beschäftigte er sich speziell mit den Gleichgewichtswirkungen der Farben, aber auch mit ihren Licht- und Raumwirkungen. „Ich hatte durch viele genaue Versuche festgestellt, daß die Tiefenwirkungen der sechs Hauptfarben (Farben erster und zweiter Ordnung) in der Proportion der Goldenen Schnitt-Reihe stehen, daß aber alle räumlichen Farbwirkungen auf relativen Wirkungen beruhen, also auf Kontrastwirkungen, die ich auf unendliche Weise verändern und variieren konnte."[3] Von dieser Plattform aus entwickelte Itten seine erweiterte und differenzierte Farbenlehre, die er später in den Grundkurs am Bauhaus einbrachte.

Im Jahr der Schlacht von Verdun freilich stand Itten noch am Beginn seiner farbanalytischen Erkundungen, die das Züricher Bild geprägt haben. Damals schloß er Freundschaft mit Oskar Schlemmer, der während eines Genesungsaufenthaltes längere Zeit in seiner Vaterstadt weilte. Man traf sich im Atelier oder beim Mittagstisch im Kunstgebäude, den begüterte Familien für die notleidenden Künstler eingerichtet hatten. Dritter im Bunde war der finnische Sänger Helge Lindberg, der bald ein gefeierter Konzertbariton wurde. Die Freundschaft mit Lindberg vertiefte Ittens Interesse für Musik. „Ich spielte in dieser Zeit Bachsche zweistimmige Fugen und Inventionen jeden Tag vor Beginn des Arbeitens an den Bildern.“[4] Auf den Spuren von Hölzel und Kandinsky strebte er nach einer absoluten Malerei, die ohne gegenständliche Bindungen ihren eigenen Harmoniegesetzen folgte und den „inneren Klang“ der Seele zum Ausdruck bringen sollte. Das ganzfigurige Porträt, das der Schweizer von dem Finnen Lindberg malte, markiert einen wichtigen Durchbruch auf diesem Weg.

Dabei interessierte den Malerfreund nicht so sehr die äußere Porträtähnlichkeit, sondern: „Räumliche und farbklangliche Wirkungen, aus der Totalität des Farbkreises entwickelt, sollten das großartig objektive und kosmisch abstrakte Bachsche Musizieren zum Erleben bringen.“[5] Die Gestalt des Sängers wird gleichnishaft eingesetzt, um sie in eine vielstimmige Farb-Form-Struktur zu übertragen, als malerische Analogie zur polyphonen Fugengesetzlichkeit Bachscher Musik. Doch die Kombination von figürlichem Bildnis und abstrakter Gestaltung erwies sich als schwierig. Bald ging Itten dazu über, aus den geometrischen Grundformen wie Kreisen oder sich kreuzenden Diagonalen anschauliche Bildformeln abzuleiten, die das Erlebnishafte begriffsbildend ins Allgemeingültige heben.

So entsteht z. B. aus der Kombination von zwei auseinanderstrebenden und durch einen keilförmigen Lichtstrahl getrennten Spiralen die verschollene Komposition *Das Entzweite,* gleichsam als Pendant zu *Begegnung,* bei der die Bewegung und ihre Symbolik genau umgekehrt verlaufen.

Wie die Kontraste einerseits und die Suche nach Ausgleich andererseits gerade dieser Komposition zugrundeliegen, enthüllt die aquarellierte Vorstudie, bei der das rechtwinklige Farbraster mit der Spirale in Konkurrenz tritt. Das Aquarell ist denn auch die Keimzelle für zwei gegensätzliche Konstanten im Werk des Künstlers: Zum einen die streng tektonischen Kompositionen, die von dem Bild *Horizontal-Vertikal* des Jahres 1916 bis hin zu der *Jahreszeitenfolge* von 1963 zu verfolgen sind. Zum anderen die häufige Wiederkehr der Spirale als Sinnbild der zyklischen Bewegung allen Lebens und Wachsens, aber auch des Strebens nach Aufhebung der Polaritäten in einem Höheren, Geistigen, Absoluten. In diesem Sinne errichtete Itten 1919 das Modell für einen *Turm des Feuers,* bei dem in spiralförmiger Drehung und Verjüngung runde Glassegmente auf Würfelquadern aufgereiht sind. Das am Weimarer Bauhaus entstandene, 3,60 m hohe Modell für ein wesentlich höher gedachtes Stadtmonument ist zerstört.

Kunsthaus, Zürich

Die Rekonstruktion gibt nur eine schwache Ahnung dessen, was Itten geplant hatte: einen in den Primärfarben und ihren Schattierungen leuchtenden Turm. Nicht von ungefähr entstand die Idee zu dem Turm wiederum nach dem plötzlichen Tod einer Freundin, der Wienerin Emmy Anbelang, die Itten heiraten wollte. Der Turm wurde Symbol einer sich in den Himmel schraubenden Verbindung mit der Verstorbenen.

So nimmt es denn auch nicht wunder, daß das Spiralmotiv im Todesjahr des Künstlers noch einmal und geradezu triumphal in Erscheinung tritt. Nicht nur in der *Viererspirale,* die wie eine Windrose nach allen Himmelsrichtungen ausgreift, sondern vor allem in der monumentalen Vereinfachung der Komposition *Spirale* von 1967. Es ist, als sei Itten mit diesem letzten Gemälde die ersehnte Harmonisierung aller Gegensätze gelungen, als seien sie aufgehoben unter dem dachförmigen Firmament aus lichten Blautönen.

Wie sehr Itten damit eine letztgültige Lösung gefunden hatte, bekundet seine Entdeckung, daß das Bild vier verschiedene Aufhängestellen haben kann. „Jede Seite kann einmal oben sein. Der Ausdruck ist in jeder der vier Stellungen völlig anders und trotzdem (herrscht) Gleichgewicht jedesmal."[6]

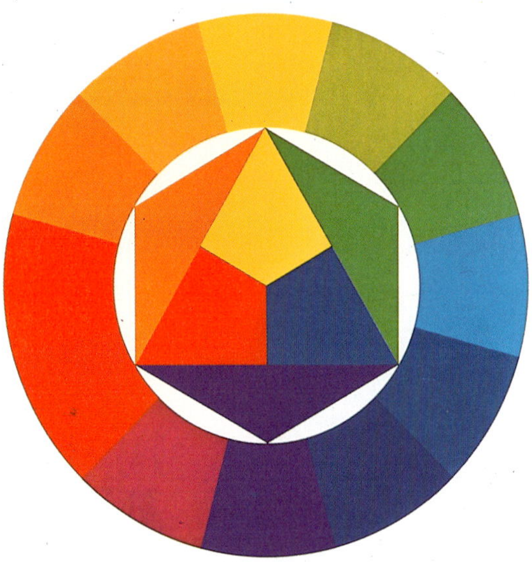

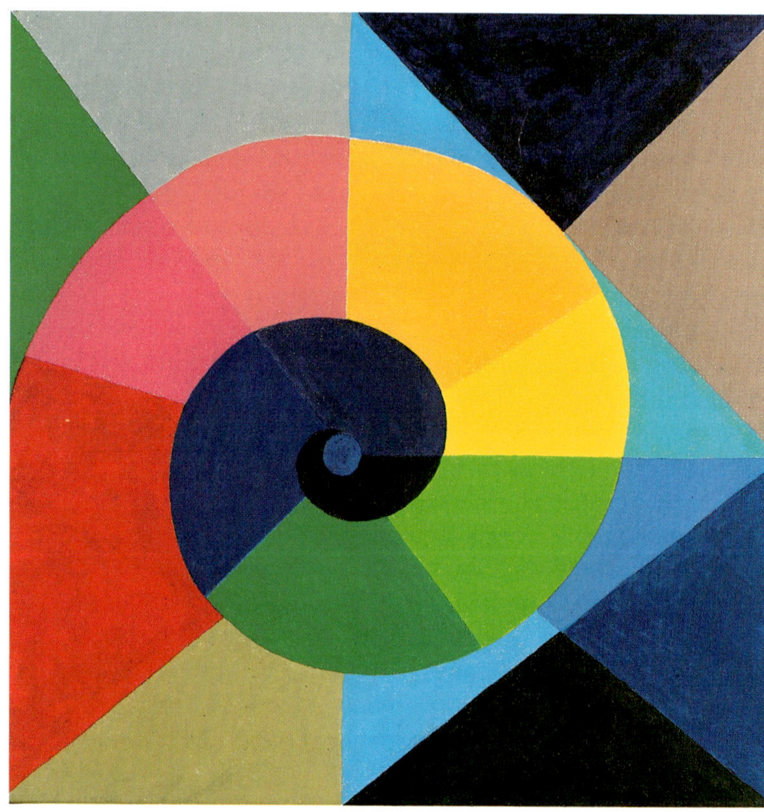

Links Itten, *Farbkreis;*
rechts Itten, *Spirale* (1967);
gegenüber Itten, *Vier Spiralen 1967*

Kunsthaus, Zürich

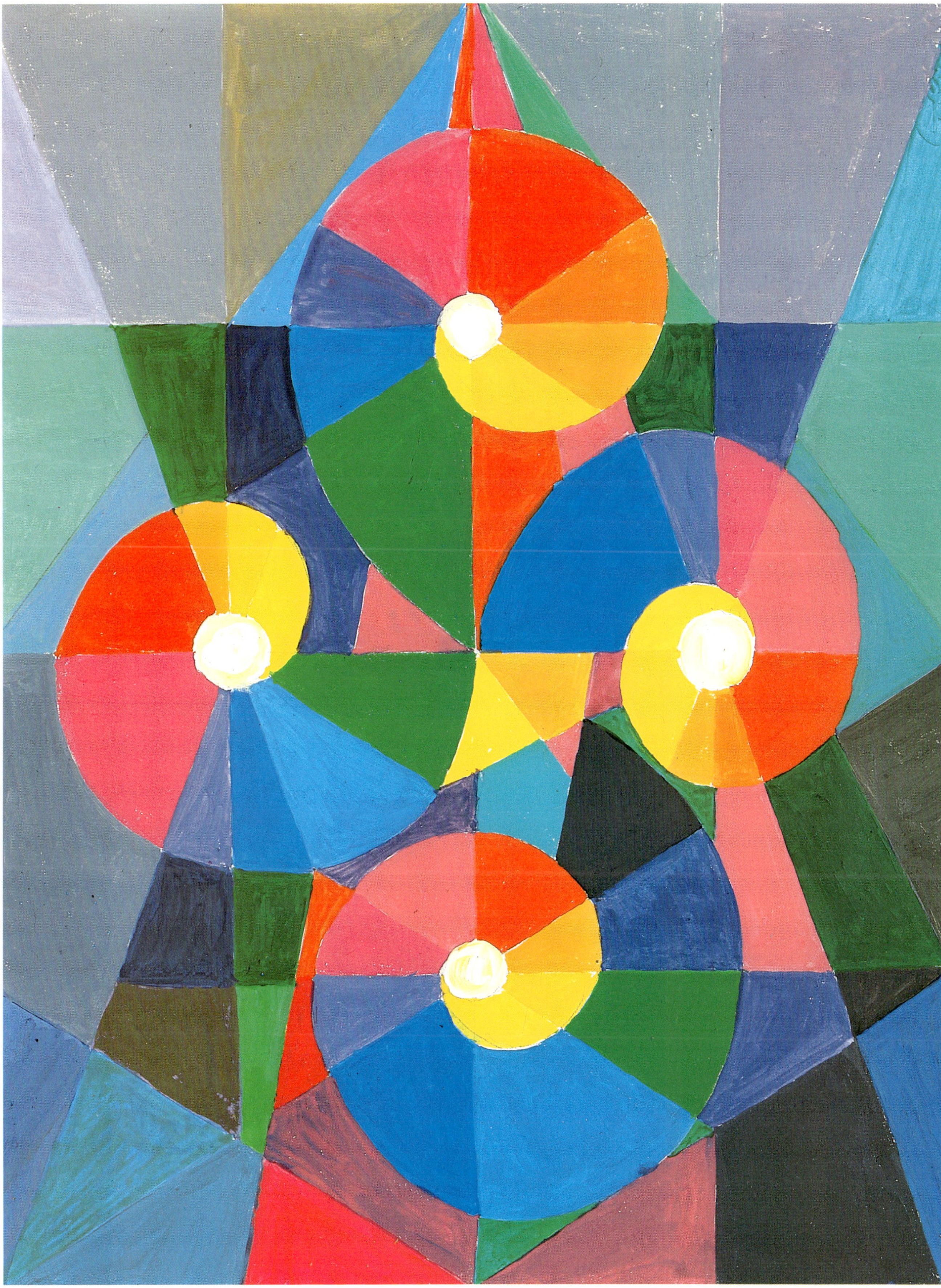

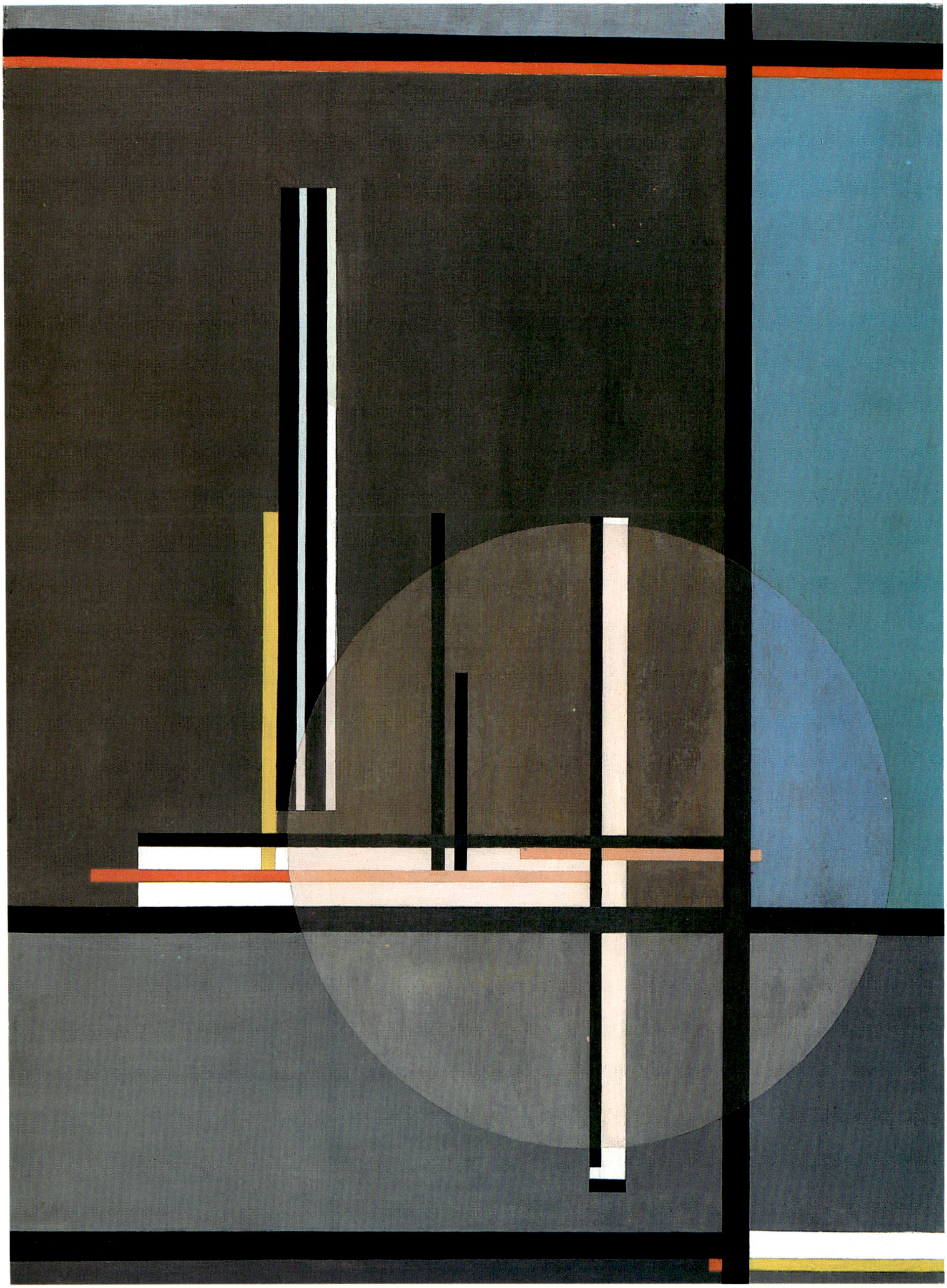

ZÜRICH, KUNSTHAUS

JOACHIM HEUSINGER VON WALDEGG

László Moholy-Nagy (1895-1946)

LIS (1922)

In kaum einem andern europäischen Museum gewinnt man einen ähnlich umfassenden Überblick über die ungegenständliche Malerei wie im Kunsthaus Zürich. Hier läßt sich ihr Zusammenhang mit ähnlichen Bestrebungen innerhalb der Kunst unseres Jahrhunderts verfolgen. In auffallender Harmonie mit dem Gebäude erscheinen die Bilder selbst architektonisch. Es sind gemalte Bildarchitekturen. Am Ende des Raumes fällt der Blick auf ein bedeutendes Werk des Ungarn László Moholy-Nagy.

1922 malte er das Bild *LIS*. Der Titel, ein Phantasiename, läßt an einen technischen Serienartikel denken. Ebenso technisch-kühl stellt sich der Aufbau des Bildes aus rein geometrischen Formen dar: man erkennt Kreuz, Rechteck, Kreis, die sich in rechtwinkliger Anordnung fügen. Die Farbformen sind plakativflächig angelegt, schwarz umrandet. Schmale Farbstreifen in Rot und Gelb durchlaufen die Farbfelder. Dadurch wirken sie belebend auf die vorwiegend grauen Farbtöne des Bildes.

Um 1925 entstand ein Porträtfoto des Malers. Es läßt etwas vom Geist seiner Malerei spüren: sachlich präzis grenzt sich die Figur des etwa Dreißigjährigen gegen den weißen Grund ab. Den Blick am Betrachter vorbei zur Seite gewandt, bekleidet mit einem Arbeitsanzug, vermittelt sie eher die Vorstellung eines Ingenieurs als eines Malers, fernab jeder gesuchten Originalität.

Das Foto zeigt im Hintergrund das Bauhaus, jene Kunstschule modernen Typs, die alle Bereiche der optischen Gestaltung umfaßte. Entsprechend organisierte Moholy seine eigene Wohnzimmereinrichtung nach der gleichen strengen Anordnung wie seine Bilder. Hier am Bauhaus, wo er als Lehrer den Grundkurs übernommen hatte, experimentierte er gemeinsam mit seinen Studenten an den Materialien Glas, Metall und Fotografie. Er verfolgte das Ziel, über den Umgang mit modernen Werkstoffen neue Formen und Strukturen zu entwickeln, die dem technischen Zeitalter angemessen sind.

Experiment, Zertrümmerung der Gegenstandswelt und ihre Neuordnung im Bild stehen am Beginn seiner Karriere als Maler. 1920 malt Moholy *Die große Gefühlsmaschine*. Nach seiner Übersiedlung von Budapest über Wien nach Berlin gibt das Bild

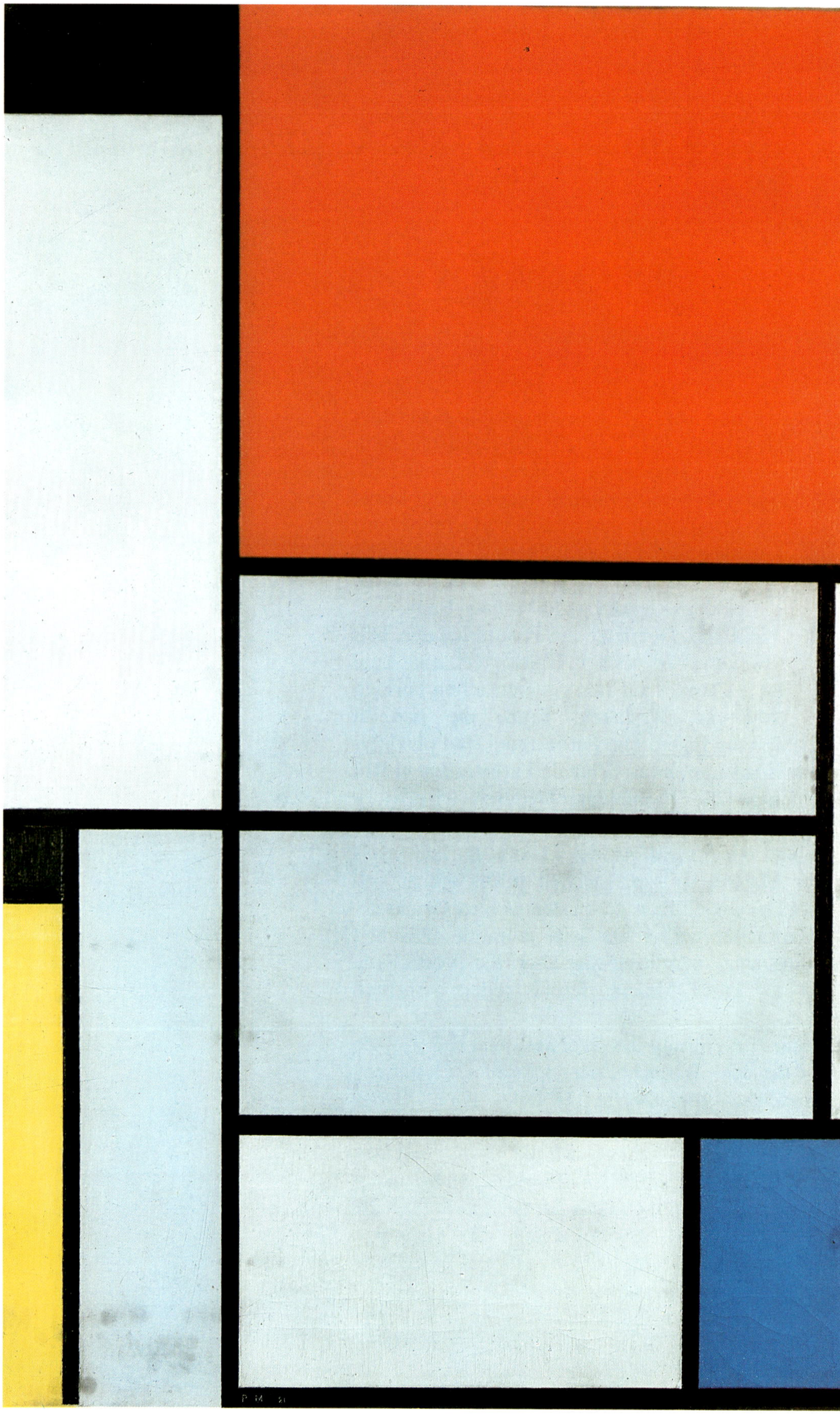

Mondrian,
Tableau I

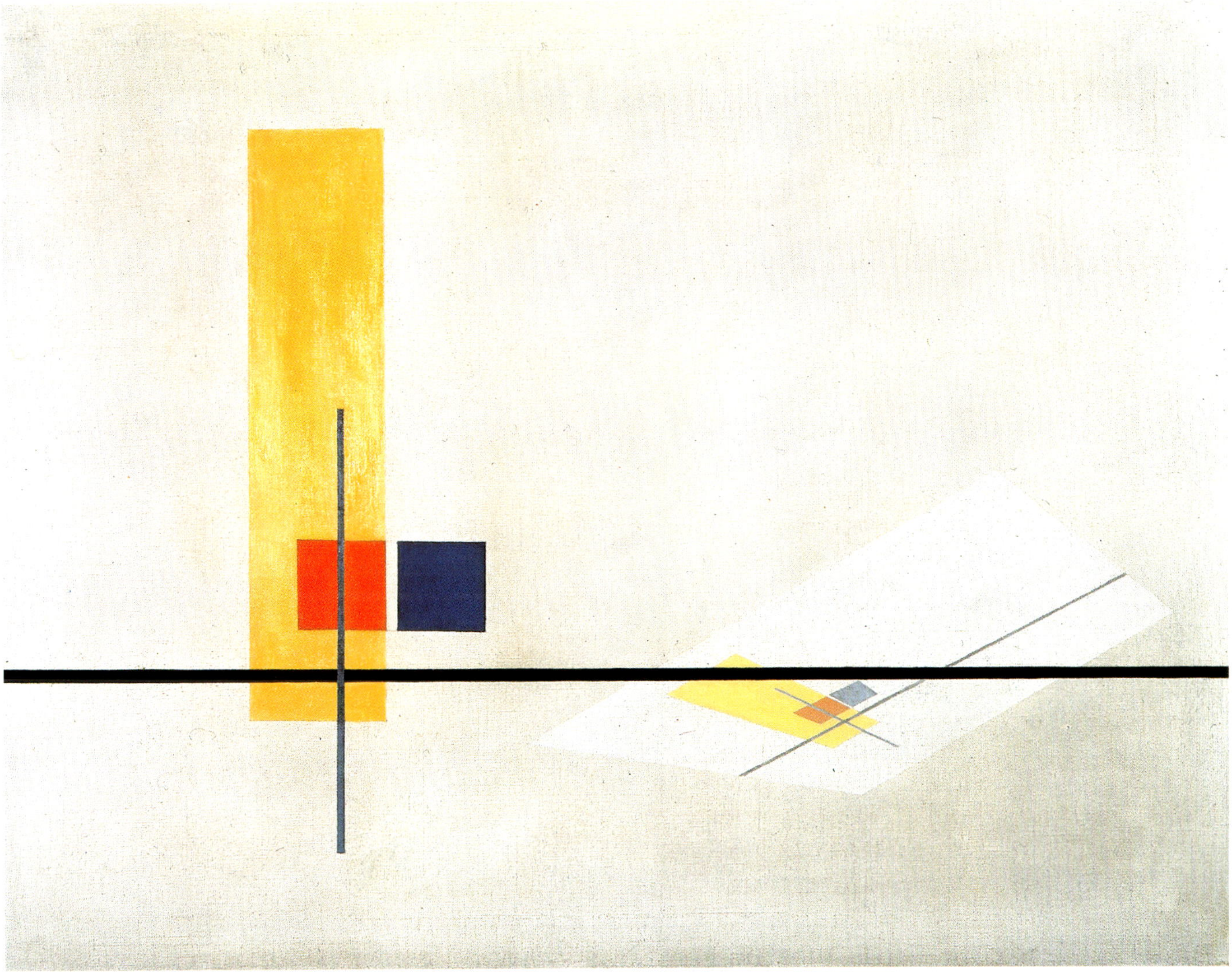

Moholy-Nagy, *Z 1*

Auskunft über seine Großstadtbegeisterung, seine Faszination durch technische Formen. Um eine feuerrote Kreisscheibe wirbeln die Signale der Industriestadt – Buchstaben, Zahlen, Räderwerk. Sie überlagern, sie durchdringen sich.

Das Bild mit dem Serientitel *Komposition Q VIII* entstand zwei Jahre später. Die Erinnerung an gegenständliche Motive ist völlig aufgegeben. Das Beziehungsspiel der Formen wird allein von den geometrischen Elementen ausgeführt: Farbiges Rechteck, Quadrat und Kreuz überschneiden sich. Räumliche Wirkung entsteht durch Transparenz der Farbe, Bewegung aus der Standortveränderung der Form.

Zur Mitte hin verdichten sich die Formen und werden kleinteiliger. Sie wechseln ihr Tempo, ihren Rhythmus. Zusammengehalten werden sie durch eine durchsichtig gemalte Scheibenform. Hier überschneiden sich die Formen, wirken räumlich. Dieses kreisförmige Bildelement wirkt störend, aber auch belebend. Darunter verwandeln sich die Farben, werden aufgehellt; sie verändern sich. Es entsteht Bewegung. Farbe wird zum farbigen Licht.

Kunsthaus, Zürich

Damit hat der Künstler sein eigentliches Thema gefunden: die Darstellung des Lichts mit den Mitteln der Malerei. Auf der *Komposition Z 1*, im gleichen Jahr entstanden, wird die Anlage der farbigen Formen des Bildes spiegelbildlich so wiederholt, daß sie wie eine Lichtprojektion über dem Bildgrund erscheint, die in der Verzerrung den Eindruck räumlicher Tiefe vermittelt.

Immer neue Abwandlungen des Themas farbiger Durchstrahlungen und kaleidoskopartiger Lichtbrechungen erfindet Moholy. Licht und Bewegung, ihre Entfaltung und Verwandlung in Zeit und Raum werden zum experimentellen Untersuchungsgegenstand seiner Malerei. Seine Fragestellung kreist um das Problem: wie kann man das Licht als Thema der Malerei sinnlich erfahrbar machen; wie kann man „mit Licht malen"?

Moholy-Nagy, *Z VIII*

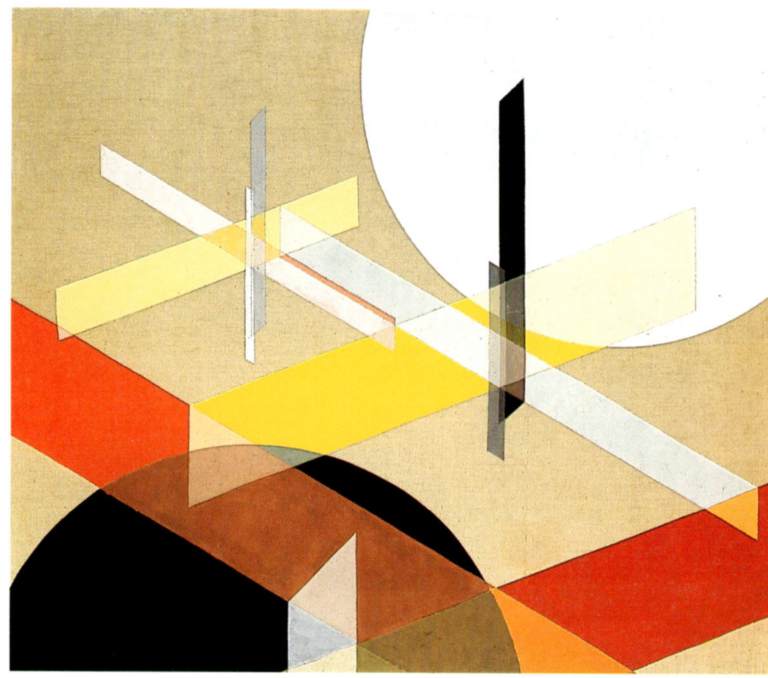

Ständig darum bemüht, die Grenzen der Malerei zu erweitern bzw. in direkte Lichtgestaltung zu überführen, entdeckt Moholy als Medien für seine „Licht-Spiele" den Film, die Fotomontage, das Fotogramm – die „kameralose Fotografie"[1]. Verschiedene Gegenstände werden auf eine lichtempfindliche Schicht gelegt und direkt belichtet. Eine glatte, strukturlose, weich verschwommene Oberfläche suggeriert fließende Lichterscheinungen. Alle Gegenstände wirken entstofflicht: „Es ist Schreiben mit Licht", sagt Moholy, „reiner Selbstausdruck durch die polarisierten Beziehungen von schwärzestem Schwarz und lichtestem Weiß mit Übergangsmodulation in feinstem Grau."[2]

Kunst, das war Moholy nicht zuletzt durch leidvolle Erfahrungen im Ersten Weltkrieg bewußt geworden, sollte nicht Selbstzweck sein, sondern sich ihrer gesellschaftlichen Verantwortung bewußt werden. Wie andere konstruktivistische Maler der Zeit, etwa der Holländer Piet Mondrian, glaubte er, daß nur eine abstrakte überpersönliche Kunst den Zielen einer neu zu

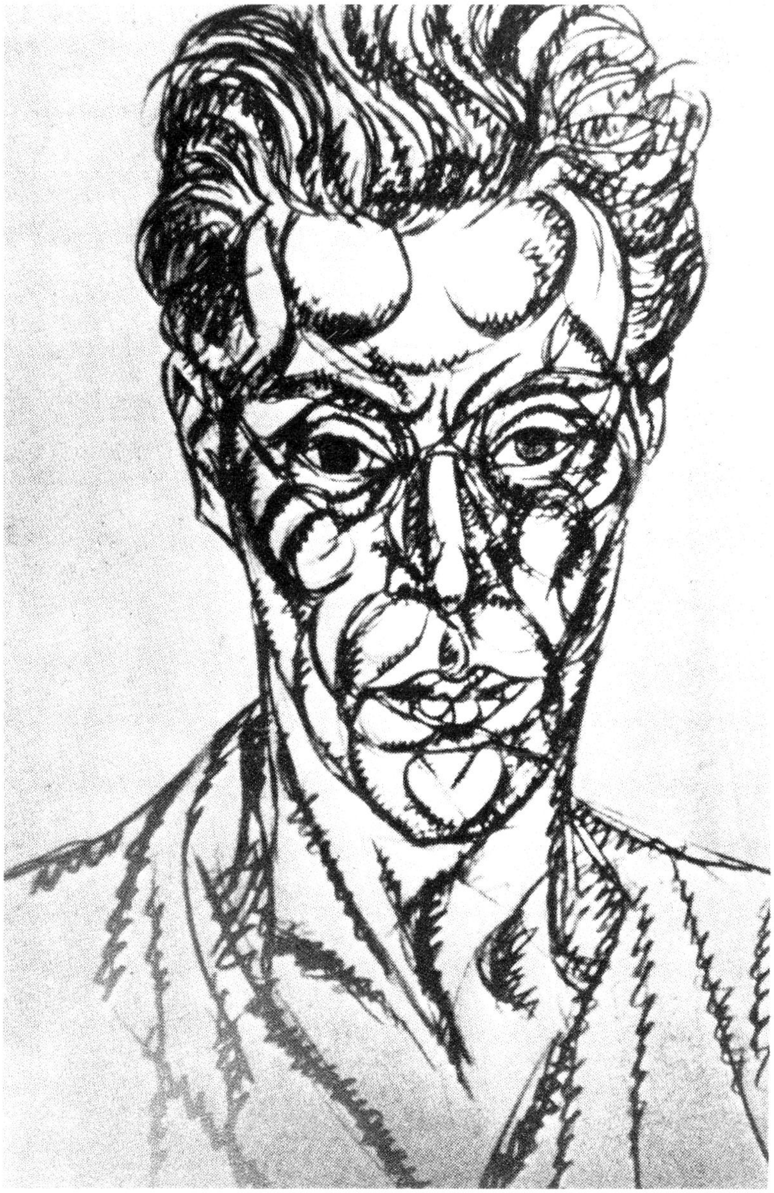

Moholy-Nagy, *Selbstporträt*

schaffenden klassenlosen Gesellschaft dienlich sein könnte. „Konstruktivismus ist weder proletarisch noch kapitalistisch", schrieb Moholy 1922, „Konstruktivismus steht ganz am Anfang, ohne Klasse, ohne Vorläufer".[3] Doch unterschied er sich von Mondrians idealistischer Einstellung, die sich in Bildern von vollendeter Harmonie ausdrückte, durch die Nähe zu den Formen der Industriewelt und Technik sowie durch größere Vielseitigkeit. Moholys Kreativität reichte von der Malerei über die Produktgestaltung, das Bühnenbild, die Werbung, den Film bis zur Typografie. Letztlich wollte er mit seiner Arbeit nicht so sehr der Kunst, sondern dem Leben dienen.

Nach der gewaltsamen Schließung des Bauhauses durch die Nazis und den Erschütterungen der Weltwirtschaftskrise sieht Moholy keine Möglichkeiten der Weiterarbeit in Deutschland. Er emigriert von Berlin aus über Holland und England nach Amerika. Dort wird ihm 1937 durch Walter Gropius die Leitung des „New

Kunsthaus, Zürich

Bauhaus" in Chicago angeboten. Als Lehrer überaus erfolgreich, kehrt er nach Experimenten mit unmittelbarer Lichtgestaltung immer wieder zur Malerei zurück.

Von ungebrochenem Optimismus gegenüber den neuen Möglichkeiten der Technik sieht er seine Arbeit in enger Abstimmung mit den Bedürfnissen der modernen Zivilisation. Gegen eine „gedankenlose Spezialisierung" im Industriezeitalter will er mit seiner Kunst alle Sinne aktivieren, tritt er dafür ein, neue Möglichkeiten des Sehens zu erproben. Von hohem ästhetischem Reiz, haben seine Werke den unschätzbaren Vorzug, in unsere technische Zeit zu passen.

Moholy-Nagy, *Die große Gefühlsmaschine*

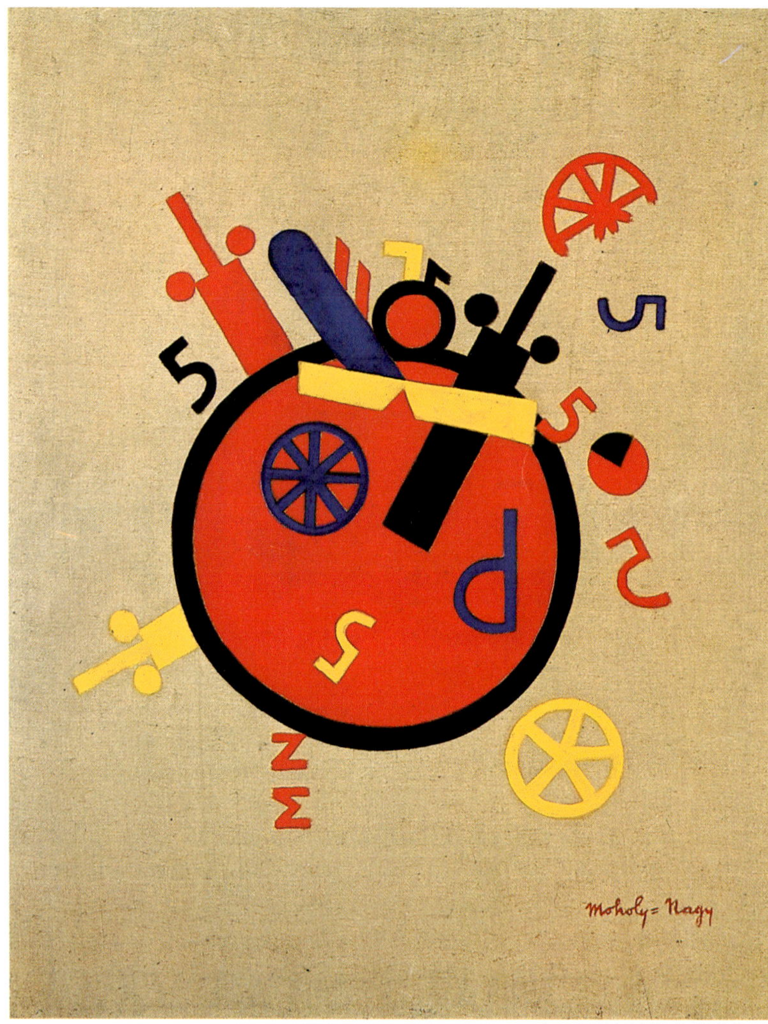

ISABELLE MONOD-FONTAINE

Centre Georges Pompidou Musée national d'art moderne

Die Sammlung des Musée national d'art moderne umfaßt zahlreiche Meisterwerke der Kunst des 20. Jahrhunderts. Es ist eine sehr reichhaltige Sammlung (etwa 18000 Werke aller Techniken), die die Hauptströmungen der Kunst dieses Jahrhunderts vom Kubismus (1905) bis heute umfaßt. Der Akzent liegt selbstverständlich bei den wichtigsten Künstlern, die dieses Jahrhundert speziell in Frankreich geprägt haben. So findet man Juan Gris, einen der ersten Kubisten neben Picasso, Braque und Léger. Er war unter den Kubisten der einzige, der den engen Raum des kubistischen Stillebens einem frischen Luftzug von außen geöffnet hat. Den von anderen Kubisten bereits erprobten Techniken fügt er seine eigenen hinzu und schafft so einen synthetischen Raum. In dem Bild *Der Frühstückstisch* (1915) begegnen sich die Helle eines blauen Himmels, der durch das Fenster dringt, mit der Intimität eines Innenraums.

Um 1912 befinden sich viele Künstler auf dem Weg in die Abstraktion; Robert Delaunay und seine Frau Sonia experimentieren mit einer Malerei, in der die Farbe das eigentliche Bildthema wird. Das Musée national d'art moderne besitzt dank einer großzügigen Schenkung eine besonders reichhaltige Sammlung von Ölbildern, Zeichnungen und dekorativen Arbeiten dieser Künstler, die die verschiedenen Etappen ihrer Arbeit widerspiegeln. Eins der wesentlichen Werke ist *Prismes électriques* (1914).

André Breton hat den Surrealismus als „reinen psychischen Automatismus" definiert, und Ives Tanguy war zweifellos der surrealistischste aller Maler, die sich zu dieser Gruppe zusammenfanden. Er war Autodidakt, doch in weniger als zwei Jahren entdeckte und definierte er seine Bildwelt, eine Thematik, die er sein Leben lang erforschen und variieren sollte: Landschaften – halb Wasser, halb Luft, wo gewichtlose Wesen herumirren, schweben oder schwimmen. Zumeist nur ein lebhafter Farbfleck wie das wundersame Gelb in dem Bild *Um vier Uhr im Sommer, die Hoffnung* (1929).

1944 stellte Jean Dubuffet das erstemal Arbeiten aus, die Begeisterung und Skandal hervorrufen. Von Anfang an schafft er eine neue Art zu sehen, zu denken, indem er alle bestätigten kulturellen Werte über Bord wirft und sich dem ganz widmet, was er selbst „l'art brut" nennt, der Kunst der Autodidakten, der Geisteskranken, deren ganz eigene Logik ihn fasziniert. Den großen traditionellen Bildthemen zieht er das banale Schauspiel des Alltags vor, wie in dem Bild *Glückliches Land* (1944), das zu der Serie *Marionetten aus Stadt und Land* gehört.

Während dieser Zeit befragt auch der Bildhauer Giacometti die menschliche Gestalt, unermüdlich läßt er in seinem Atelier seine Mutter, seine Frau, seinen Bruder Diego für sich Modell sitzen. So entsteht auch das Porträt des Schriftstellers *Jean Genêt* (1955), der über diese einzigartige Erfahrung in einem schönen Buch berichtet: „Das Atelier Alberto Giacomettis". Die ganze Intensität der Gestalt ist im Kopf konzentriert und vor allem in dem Blick – der den Toten vom Lebenden unterscheidet –, wie Giacometti sagte.

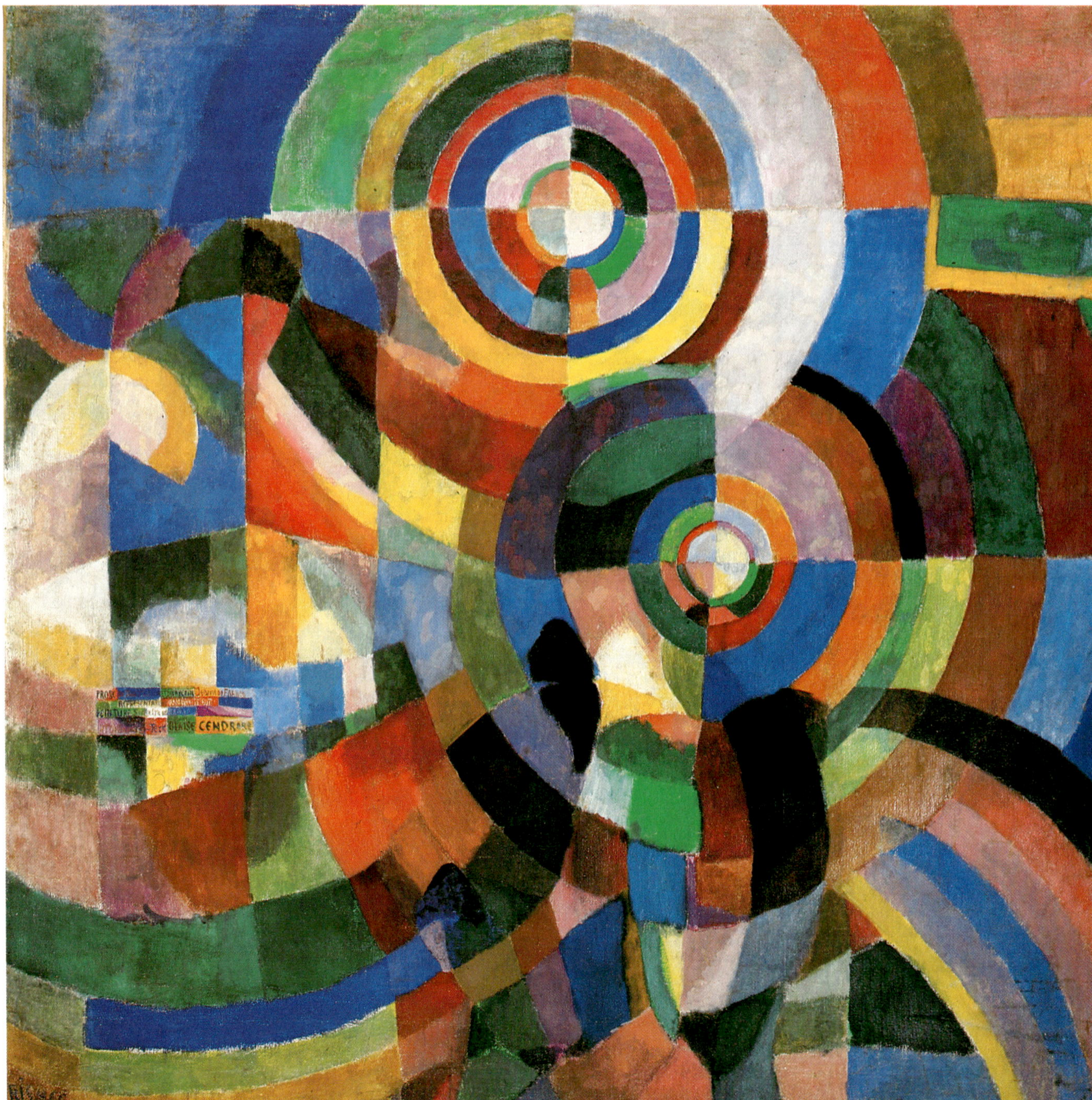

PARIS, CENTRE POMPIDOU

MARINA SCHNEEDE

Sonia Delaunay (1885-1979)

„Prismes électriques“ (1914)

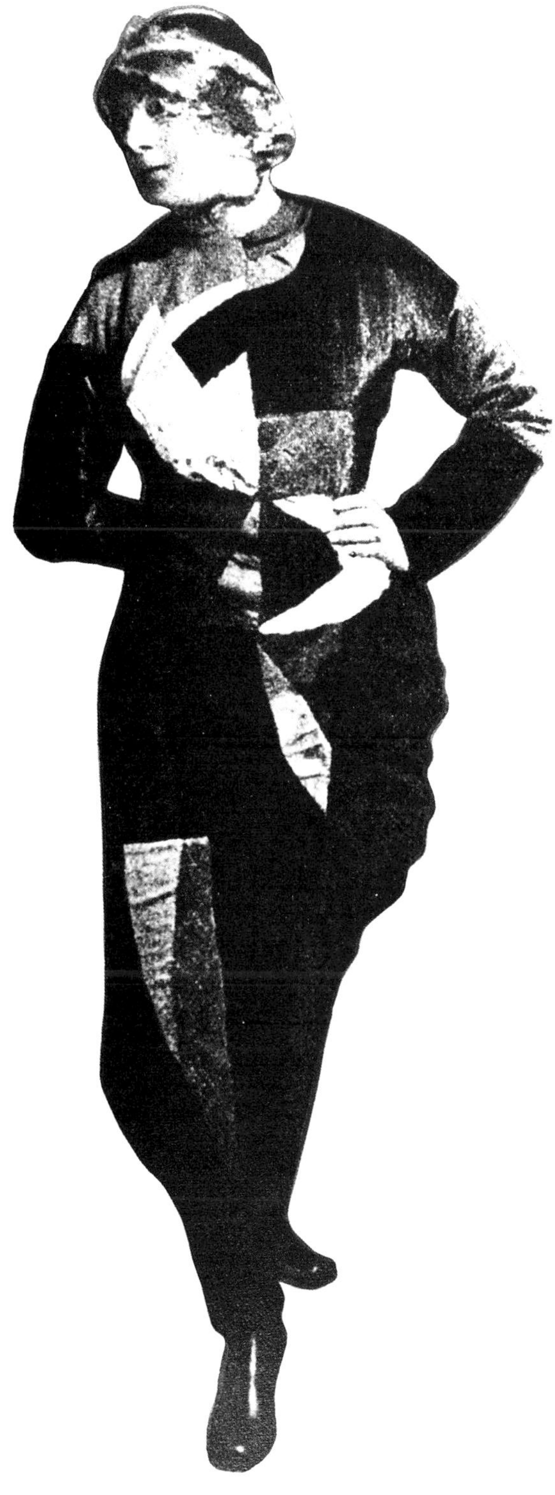

Sonia Delaunay im Simultankleid, Foto 1914

Neunundzwanzig Jahre alt ist Sonia Delaunay, als sie 1914, kurz vor Ausbruch des Ersten Weltkriegs, dieses sehr großformatige, quadratische Bild malt (2,50 x 2,50 m).

Zwei konzentrische Kreise beherrschen das Bild, der eine steht auf der senkrechten, der andere auf der waagerechten Mittelachse. Jedes Ringsegment hat eine andere Farbe als das benachbarte.

Prismes électriques – Elektrische Prismen – heißt das Bild. Und auch: *Elektrisierende Prismen.* Die konzentrischen Farbkreise – das sind die Lichthöfe zweier Lichtquellen, prismatisch zerlegt. Die drei Grundfarben bestimmen das Bild: Rot, Blau, Gelb – unteilbare Farben, Primärfarben. Ihnen sind die komplementären Mischungen – aus je zwei der Grundfarben – zugeordnet: Orange, Violett, Grün.

Komplementäre Kontraste empfindet das Auge als harmonisch; Rot und Grün, Blau und Orange, Gelb und Violett nebeneinander gehen dem Auge ein. Das Aufeinanderprallen von Rot und Violett hingegen an dieser zentralen Stelle wird als Disharmonie empfunden. Sonia Delaunay markiert auf diese Weise eine Gelenkstelle im Bild, macht sie dem Betrachter bewußt: Im Schnittpunkt der Kreise rastet die Farbharmonie plötzlich aus, eine Spirale entsteht, die ins Bildinnere federt.

Sonia Delaunay geht von Seherfahrungen aus, die bereits im 19. Jahrhundert formuliert worden sind. Sie weiß, daß Farben durch andere, benachbarte, ihren Ton und ihren Charakter verändern: „Simultankontrast“ nannte man das; und sie trägt ihn auch als Kleid auf dem Leib. Sie theoretisiert nicht, sie operiert intuitiv, wenn sie die Farbflächen mal weich, mal hart – ohne trennende Konturen – aufeinanderstoßen läßt. Im Kleid wie im Bild erzeugt das Nebeneinander unterschiedlicher Farbkontraste ein heiteres, zugleich vibrierendes Leuchten.

Elektrisierende Prismen. Zu Beginn dieses Jahrhunderts ist die Elektrizität der Inbegriff modernen Großstadtlebens. „Tod dem Mondschein,“ hatte der Futurist Marinetti 1909 herausgebrüllt und damit eine Hymne auf das elektrische Licht verbunden.

Prismes électriques. Auf den ersten Blick wirkt das Bild wie ein abstraktes: Farben um ihrer selbst willen. Doch es gibt einen konkreten Anlaß für Sonia Delaunay, diese Art Licht zu studieren:

Centre Georges Pompidou Musée national d'art moderne, Paris

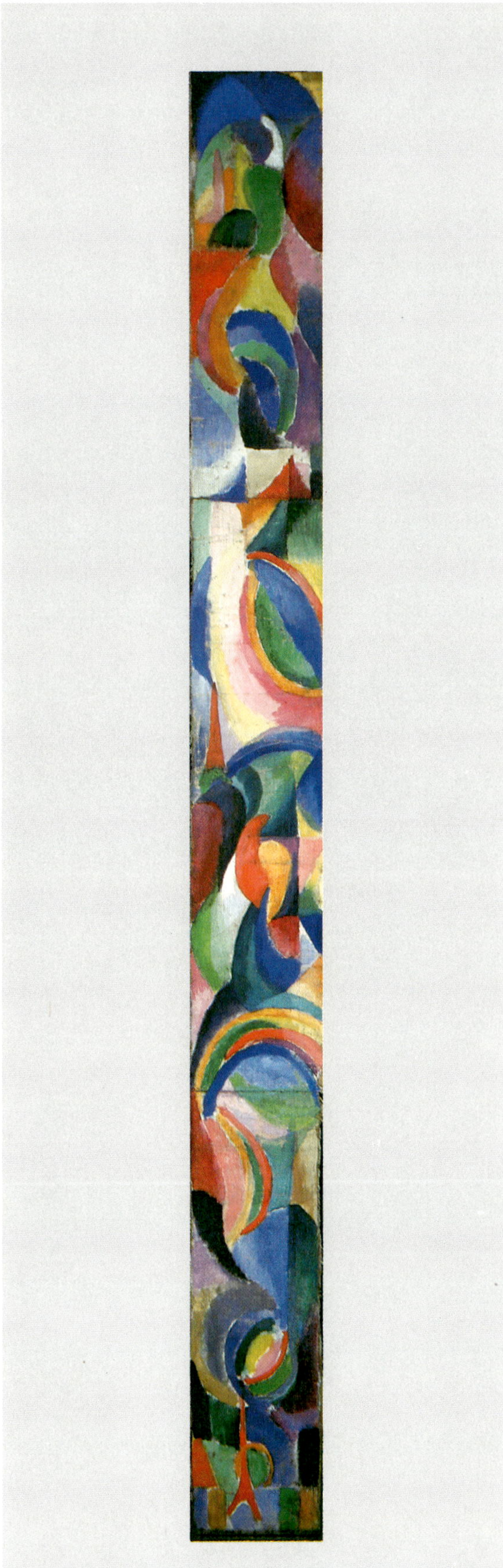

1913 bekommt der Pariser Boulevard Saint-Michel elektrische Beleuchtung. Noch im selben Jahr nimmt sie sich die neuen optischen Phänomene in ihrer unmittelbaren Nachbarschaft vor: In mehreren Skizzen und Ölbildern hält sie ihre Beobachtungen der Lichtbrechungen fest. Noch ganz deutlich ist auf einem Bild gleichen Titels von 1913 der Ausgangspunkt, eine Figur unter den Lampen, zu erkennen.

Prismes électriques – das ist ein abstraktes Bild, das Farb- und Wahrnehmungsprobleme behandelt, ebenso wie eine Straßenszene, die – hier neu gesehen, mit den gerade zur Verfügung gestellten Mitteln des Kubismus – in die farbige Fläche des Bildes übertragen ist, ohne Perspektive, ohne Illusion von Raumtiefe.

Dann ist da noch ein auffälliges, ganz anders strukturiertes Nebenmotiv. Wie hineingeklebt, wie ein papier collé, wirkt die Schrift links im Bild. Unvermittelt wird hier eine neue inhaltliche Ebene einbezogen, die sprachlich an Architektur erinnert und die literarische Präsenz in der Großstadt Paris behauptet. Der Text-

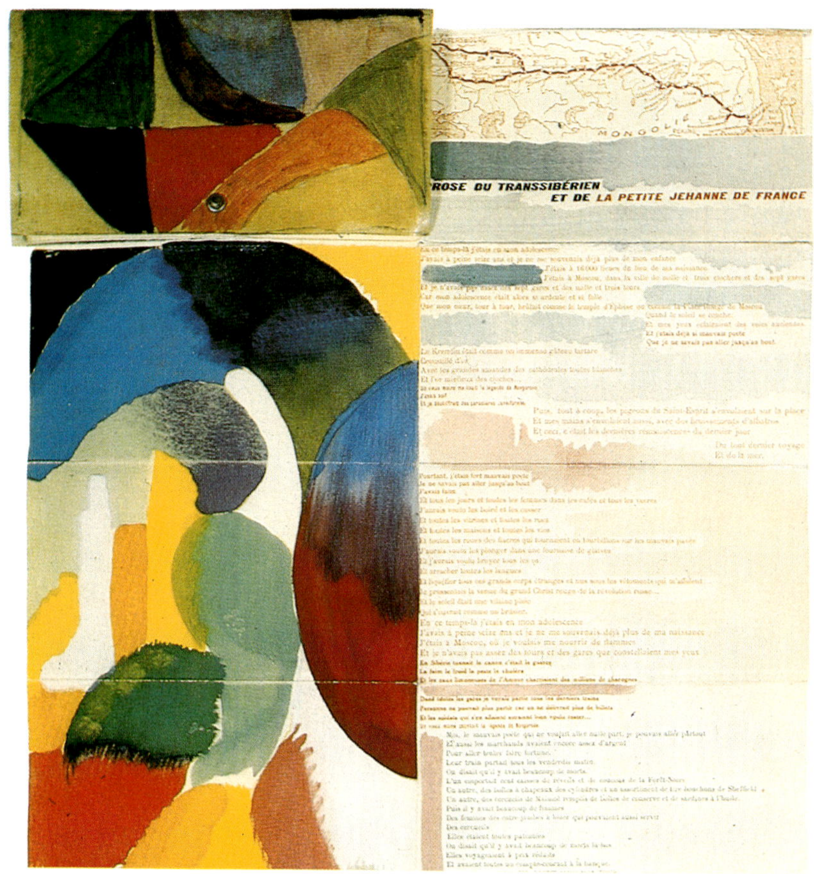

block, in dem sich der Namenszug „Cendrars" auf hellgelbem Grund besonders abhebt, ist ein Selbstzitat. Sonia Delaunay wiederholt hier einen Reklamezettel, den sie im Jahr zuvor, im Herbst 1913, entworfen hat und verweist damit nachdrücklich auf ihre Zusammenarbeit mit dem Dichter Blaise Cendrars. Schon die Schriftmalerei der Ankündigung signalisiert das gemeinsame Ziel: die synchrone Darbietung von Text und Farbe, die Gleichzeitigkeit

Centre Georges Pompidou Musée national d'art moderne, Paris

und den Gleichklang zweier Medien; die Buchstaben werden zu Farbe, die Farbe folgt den Buchstaben.

Was von Sonia Delaunay angekündigt und auf dem zwei Meter langen Faltblatt farbig begleitet wird, ist einer der merkwürdigsten und einflußreichsten Texte der neueren französischen Literaturgeschichte. „Prose du Transsibérien et de la petite Jehanne de France“ – „Prosa vom Transsibirienexpress und von der kleinen Jehanne de France,“ nennt Cendrars diese dichterisch-ausschweifende Schilderung der endlosen Reise eines jungen Poeten und einer Prostituierten von Moskau nach Paris. „Sag, Blaise, sind wir sehr weit vom Montmartre?“ ist darin die immer wiederkehrende Frage. Sonia Delaunay arbeitet den wechselnden Rhythmen des Gedichts mit klaren Farbkontrasten zu, bisweilen in die Schriftzeilen eindringend.

Guillaume Apollinaire schreibt im Juni 1914: „Blaise Cendrars und Madame Sonia Delaunay-Terk haben einen ersten Versuch der geschriebenen und farbbewegten Simultaneität geschaffen: das Auge daran zu gewöhnen, auf einen Blick die Gesamtheit eines Gedichts zu erfassen, wie ein Dirigent auf einen Schlag die übereinandergesetzten Noten einer Partitur liest.“[1]

Madame Sonia Delaunay-Terk. Terk ist der Name der Adoptiveltern, die die in der Ukraine geborene Sonia als Fünfjährige zu sich nach St. Petersburg holen. Sie wächst in einem bildungsbürgerlichen Haus auf – auf einem Foto sieht man sie als Siebzehnjährige ägyptisch kostümiert, sie darf in Deutschland an der Karlsruher Kunstakademie studieren und 1905 als Zwanzigjährige nach Paris reisen, wo sie 1910 den Maler Robert Delaunay heiratet. Die Jahre 1910 bis 1914 sind ein Höhepunkt in der künstlerischen Entwicklung beider. Sie sind sich eins, sie leben in ihrer Kunst – sie tragen die Kunst ins Leben. Von einem Bild mit dem Titel *Bal Bullier,* das Sonia Delaunay 1913 gemalt hat, ist das Lebensgefühl dieser Jahre abzulesen: In Phantasiegewändern – in den Kontrastfarben ihrer Bilder – besuchen die Delaunays allwöchentlich den Bal Bullier auf dem Montparnasse. Tango tanzend führen sie die Kunst unters Volk – frappierend, mobilisierend, animierend. Der Dichterfreund Blaise Cendrars schreibt im Februar 1914 das Gedicht „Sur la robe elle a un corps“ – „Auf dem Kleid trägt sie einen Leib“ für Sonia Delaunay im Simultankleid.

Nach dem Ersten Weltkrieg hat sie die Kunst auf andere Weise ins Leben eingeführt. Sonia Delaunay arbeitet für die

Gegenüber links Cendrars und Delaunay, *Prose du Transsibérien et de la petite Jehanne de France; gegenüber Mitte* Detail *Prospect du Transibérien et de la petite Jehanne de France; unten* Delaunay, *Bal Bullier*

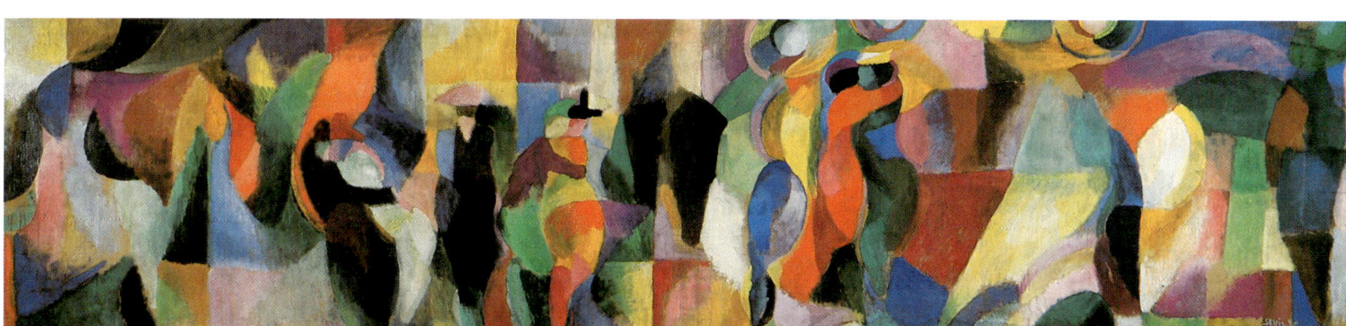

Centre Georges Pompidou Musée national d'art moderne, Paris

Mode-Industrie und eine reiche Pariser Klientel; sie entwirft Stoffe und Kleider-Kollektionen, Accessoires und Inneneinrichtungen, ja sogar den Dekor einer Autokarosserie. Im Bereich der Mode wird sie mit einem gleichbleibend konstruktivistischen Design enorm erfolgreich: Der Mode drückt sie einen neuen Stempel auf – und der Kunst verhilft sie zu einem Ausflug in die Mode. Noch als Achtzigjährige ist sie künstlerisch tätig, eine Frau, die mitten im Leben steht.

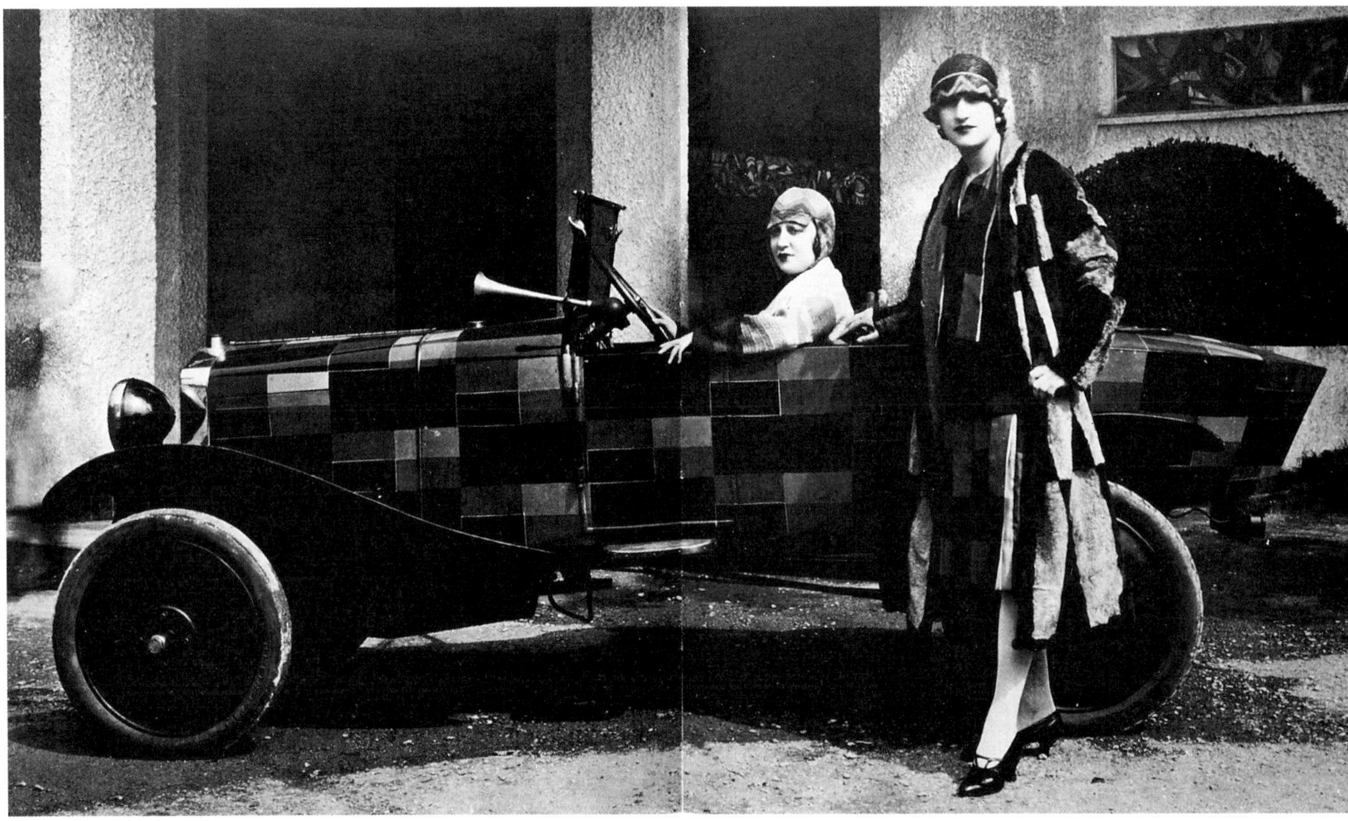

Mannequins mit Auto, Entwurf Delaunay, Foto

Der Anfang war ein revolutionärer Akt: die konkrete Verbindung von Kunst und Leben. So hat Robert Delaunay Sonia 1914 in ihrem simultanistischen Kleid gemalt – das Bild hängt heute in der Bielefelder Kunsthalle – eine Figur, die nicht nur die Künstlerin meint, sondern ebenso in einem ihrer eigenen Bilder auftauchen könnte. Die Absichten und Arbeiten beider verschmelzen in diesem Jahr 1914.

Sonia Delaunay hat die Kunst an das Leben herangeführt. Ihre Arbeit kündet – in strahlend-heiterem Ton – von weiblichem Selbstbewußtsein.

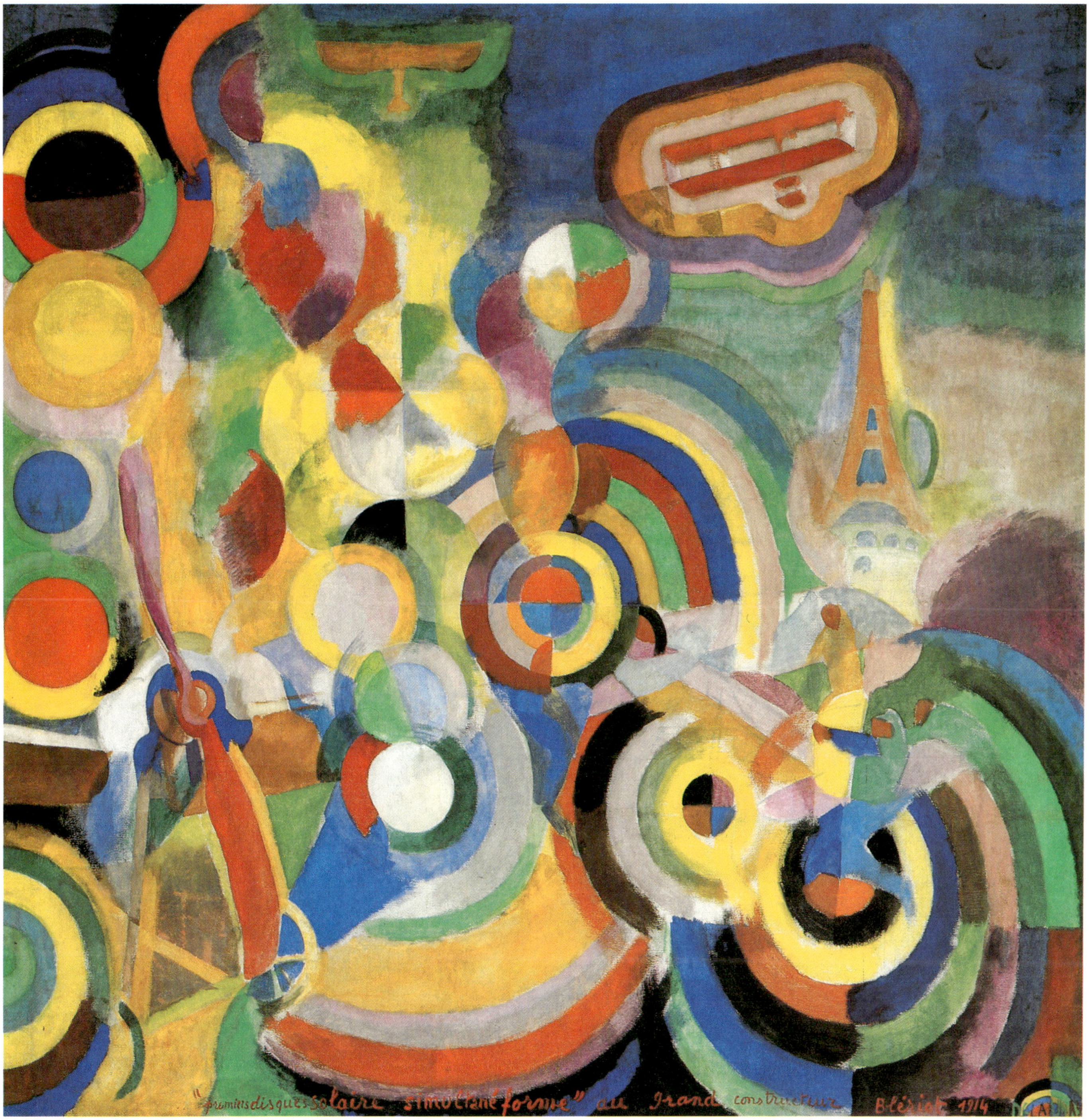

Robert Delaunay, *Hommage à Blériot*

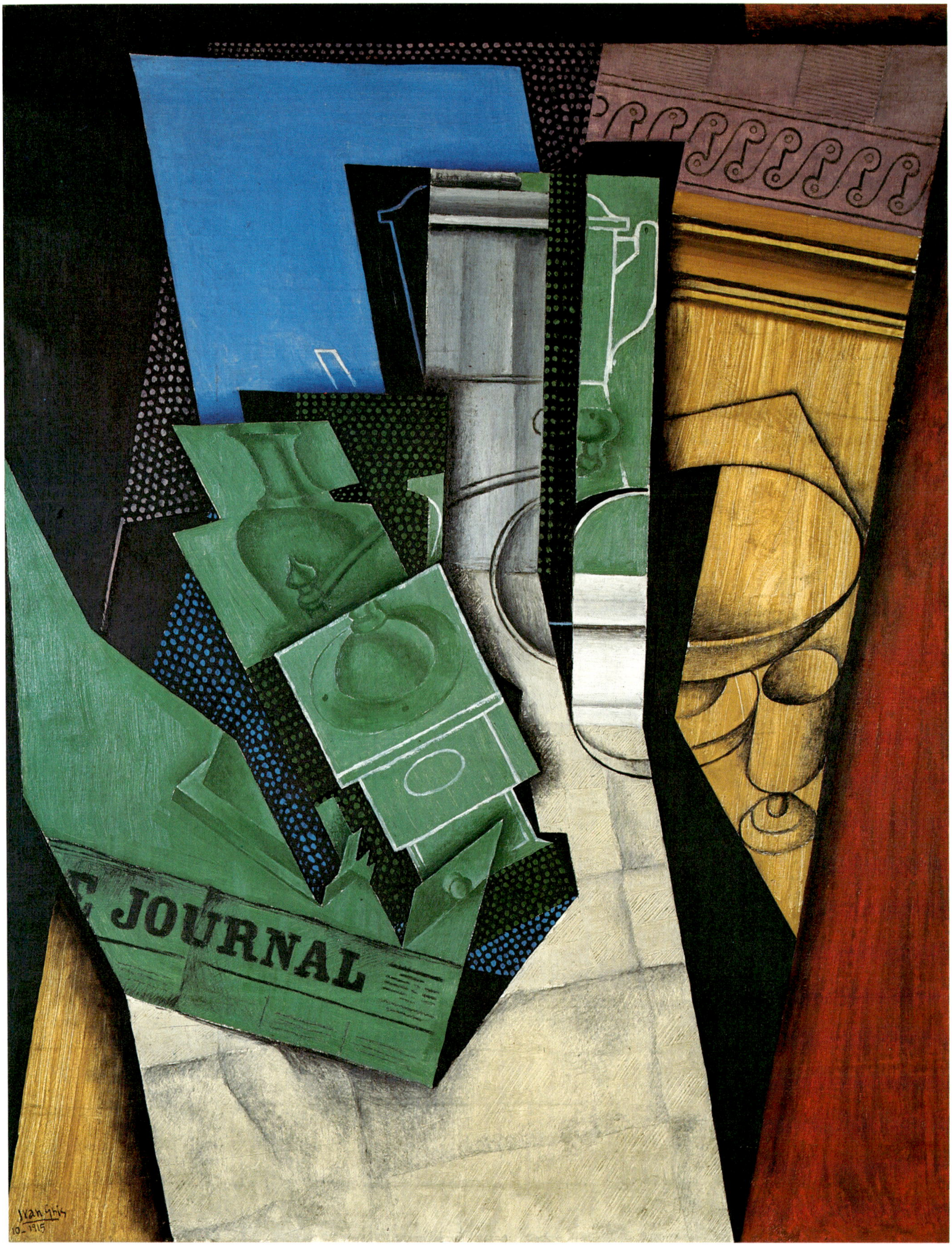

PARIS, CENTRE POMPIDOU

KARIN VON MAUR

Juan Gris (1887-1927)

Der Frühstückstisch (1915)

Einen *Frühstückstisch* hatte man sich – auch gemalt – eigentlich anders vorgestellt. Etwa so, wie ihn Claude Monet 1868 in seiner *Frühstücksszene* des Städel geschildert hat. Meisterlich gemalt, geradezu appetitanregend, ist vom Brot über das Obst und die Marmelade bis zu den Frühstückseiern neben der Zeitung alles angerichtet, was die Familie des Künstlers am späten Morgen auf dem Frühstückstisch vorfindet. Fast ein halbes Jahrhundert später serviert uns der Spanier Juan Gris ein Frühstück, das gänzlich darauf verzichtet, unseren Gaumen anzuregen. Statt dessen breitet er einen Fächer ineinander verzahnter Farbformen aus und deutet nur durch karge Konturen eine Kaffeemühle sowie eine Kanne, Flasche und Schale, einen Becher und eine Zeitung an, die auf einen Frühstückstisch schließen lassen. Sobald wir uns aber in diese zeichenhafte Kurzschrift eingelesen haben, entdecken wir weitere Beziehungen wie die gemalte Holzmaserung, die rosa Tapete oder die weiße Fläche, die auf ein Interieur mit weiß gedecktem Tisch verweisen. Doch im wesentlichen lebt das Bild, ungeachtet seines kulinarischen Sujets, aus dem spannungsvollen Gegeneinander von kontrastierenden Farbflächen und räumlichen Schichtungen von fragmentarischen Ausschnitten und gemusterten Plänen in einer collagehaften Zuordnung und raffinierten Skala von warmen und kühlen Farbtönen.

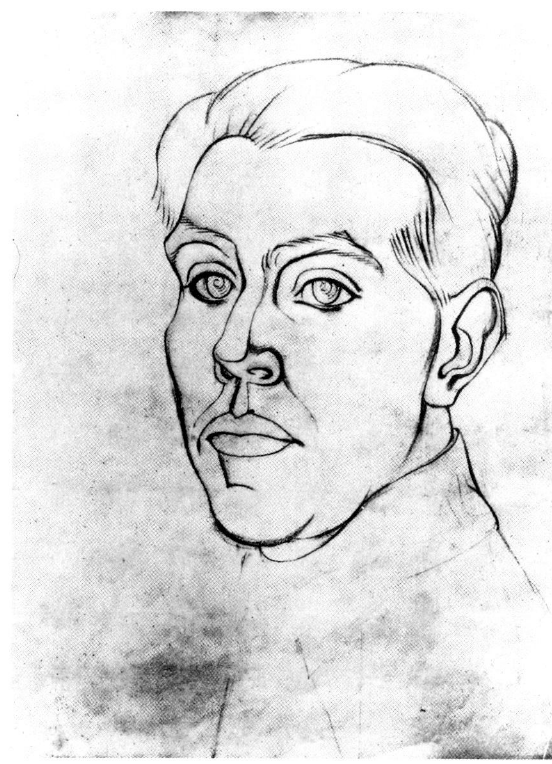

Gris, *Selbstporträt,* (1921)

Die Anklänge an Gegenständliches haben bei Gris nur noch die Funktion von Stützpunkten und Orientierungshilfen für den Betrachter, spielen aber beim Entstehungsvorgang eine sekundäre Rolle. Denn das Bild ist ein Gefüge, das eigenen Gesetzen unterliegt. Und was den Künstler dabei vor allem interessiert, ist das orchestrale Zusammenspiel von Formen und Farben, Licht und Schatten, Vertikalen und Diagonalen, Fläche und Volumen, die in eine dynamische Wechselbeziehung treten. „Cézanne macht aus einer Flasche einen Zylinder…, ich mache aus einem Zylinder eine Flasche“[1], mit dieser Formel hat Gris seine deduktive Methode umschrieben, die nicht mehr von der Analyse des Gegenstandes ausgeht, sondern umgekehrt. „Ich arbeite mit den Elementen des Geistes, mit der Imagination, ich versuche das Abstrakte zu konkretisieren, ich schreite vom Allgemeinen zum

Centre Georges Pompidou Musée national d'art moderne, Paris

Besonderen, das heißt, ich gehe von einer Abstraktion aus, um zu einer wirklichen Tatsache zu gelangen."[2]

Der Benjamin unter den Pionieren des Kubismus konnte freilich auf den Errungenschaften seiner älteren Kollegen aufbauen. Seit 1906, als der neunzehnjährige Spanier nach Paris kam und mit viel Glück ein Atelier im „Bateau Lavoir" auf dem Montmartre fand, konnte er die Entstehung des Kubismus aus nächster Nähe verfolgen. Denn im selben Haus Nr. 13 an der Rue Ravignan wohnte sein sechs Jahre älterer Landsmann Picasso, der gerade seine epochale Komposition *Les Demoiselles d'Avignon* in Angriff nahm. Hier lernte Juan Gris auch die literarischen Wegbereiter Guillaume Apollinaire, Max Jacob, André Salmon, Maurice Raynal, Gertrude Stein und vor allem Daniel-Henry Kahnweiler kennen, der nicht nur sein Galerist, sondern auch sein Freund und

Picasso, *Les Demoiselles d'Avignon*

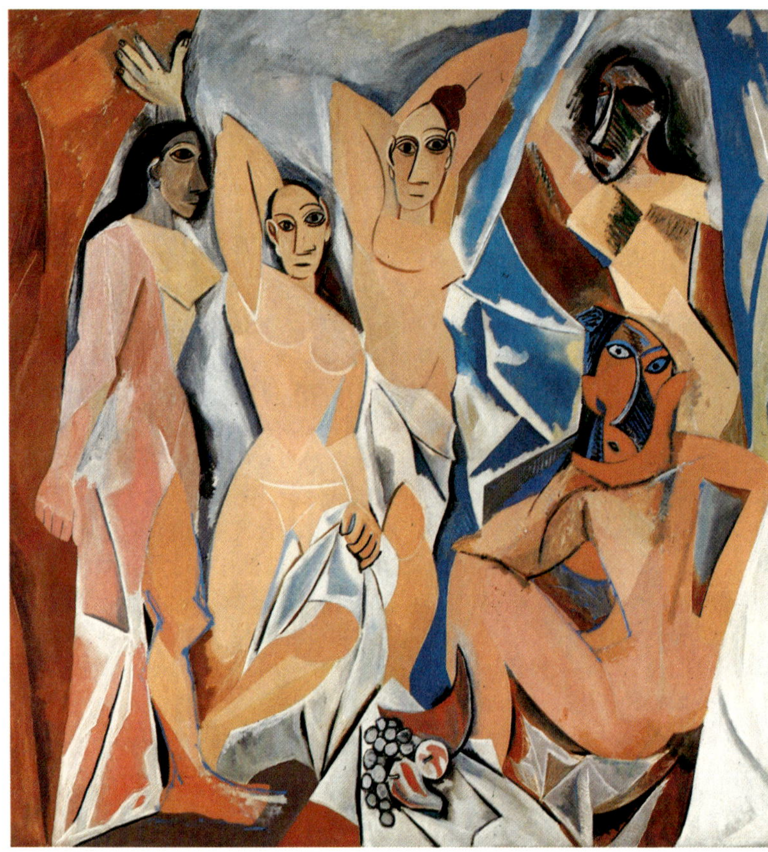

Biograph werden sollte. Bevor sich Gris aber ganz der Malerei verschrieb, arbeitete er noch einige Jahre als Karikaturist. Der junge Adept findet aber schon 1912 zu einer sehr persönlichen Version des Kubismus hin. Eines seiner ersten Bilder, das diesen erstaunlich souveränen Umgang mit der kubistischen Konzeption aufweist, ist bezeichnenderweise ein *Hommage à Picasso*. Dieses Bildnis des bewunderten Kollegen zeichnet sich dadurch aus, daß die Gestalt durchgehend kenntlich bleibt, obwohl sie in rhythmische Licht-Schatten-Brechungen aufgelöst und in eine schimmernde Textur aus bläulichen und bräunlichen Strichen überführt ist. Im gleichen Jahr beginnt Gris auch bereits

Centre Georges Pompidou Musée national d'art moderne, Paris

Collageteile in seine Kompositionen einzubeziehen, womit er unmittelbar zum synthetischen Kubismus übergeht. Ohne daß er je die im eigentlichen Sinne analytische Phase von Braque und Picasso nachvollzogen hätte, ordnet er unabhängig vom gegenständlichen Vorwurf elementare Farbformen nach tektonischen Bildgesetzen auf der Fläche an.

An alten Meistern wie Zurbarán, Philippe de Champaigne oder Chardin orientiert, ist Gris nicht mehr auf die Revolutionierung der Malerei bedacht, sondern auf die Rückgewinnung einer klassischen Ausgewogenheit und Farbkultur mit neuen Mitteln. So kommt es, daß sich seine Bilder im Gegensatz zu den vielfach sehr komplexen, schwer zu entziffernden Kompositionen seiner kubistischen Weggenossen durch ihre abgeklärte, strenge, großflächige Bildarchitektur unterscheiden. Dabei

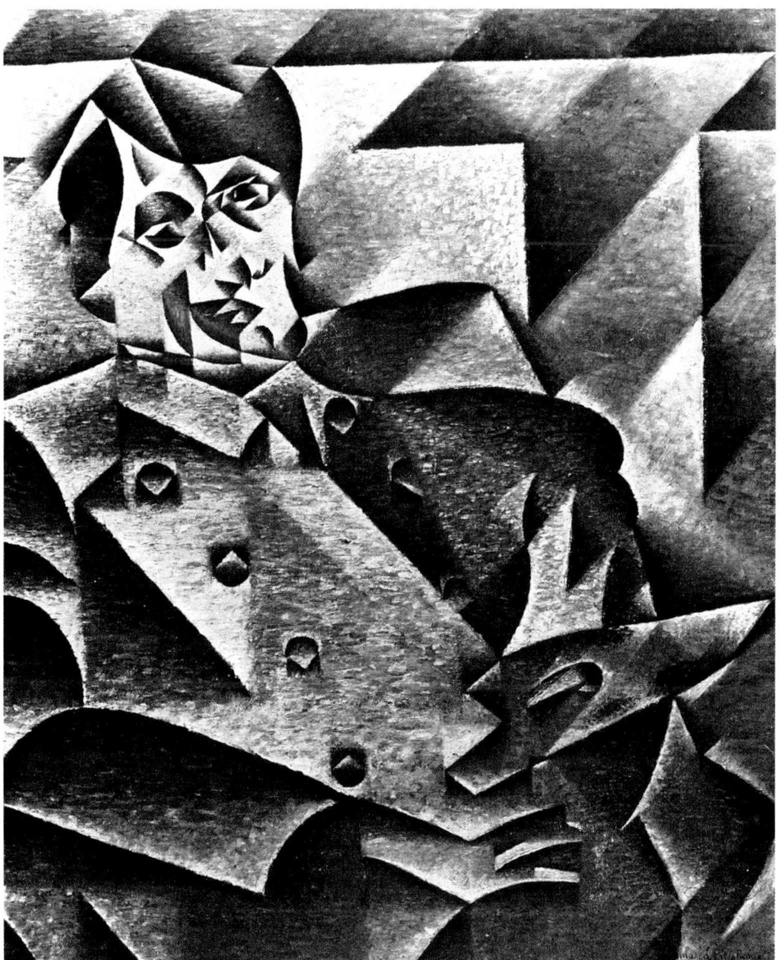

Gris, *Hommage à Picasso*

verbindet ihn die Neigung zu dunklen Erdfarben ebenso mit der spanischen Tradition wie seine Vorliebe für das Stilleben. Nicht barocke Überfülle wie bei den Flamen, vielmehr asketische Genügsamkeit und Hingabe an die einfachsten Gegenstände und Gefäße waren von jeher – wie z. B. in Zurbaráns *Stilleben* des Prado (vgl. Bd. I S. 19) charakteristisch für die spanische Malerei.

Centre Georges Pompidou Musée national d'art moderne, Paris

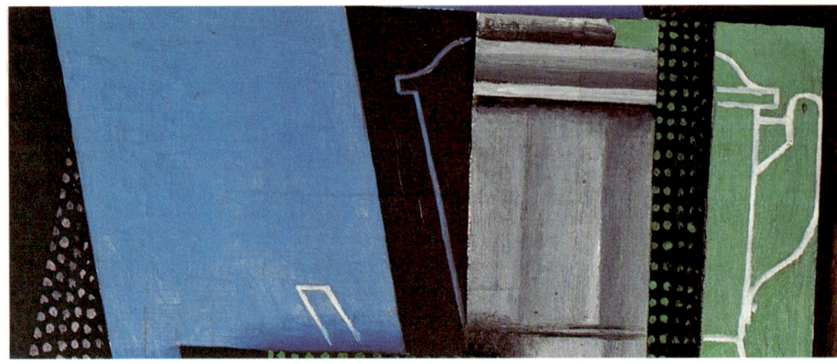

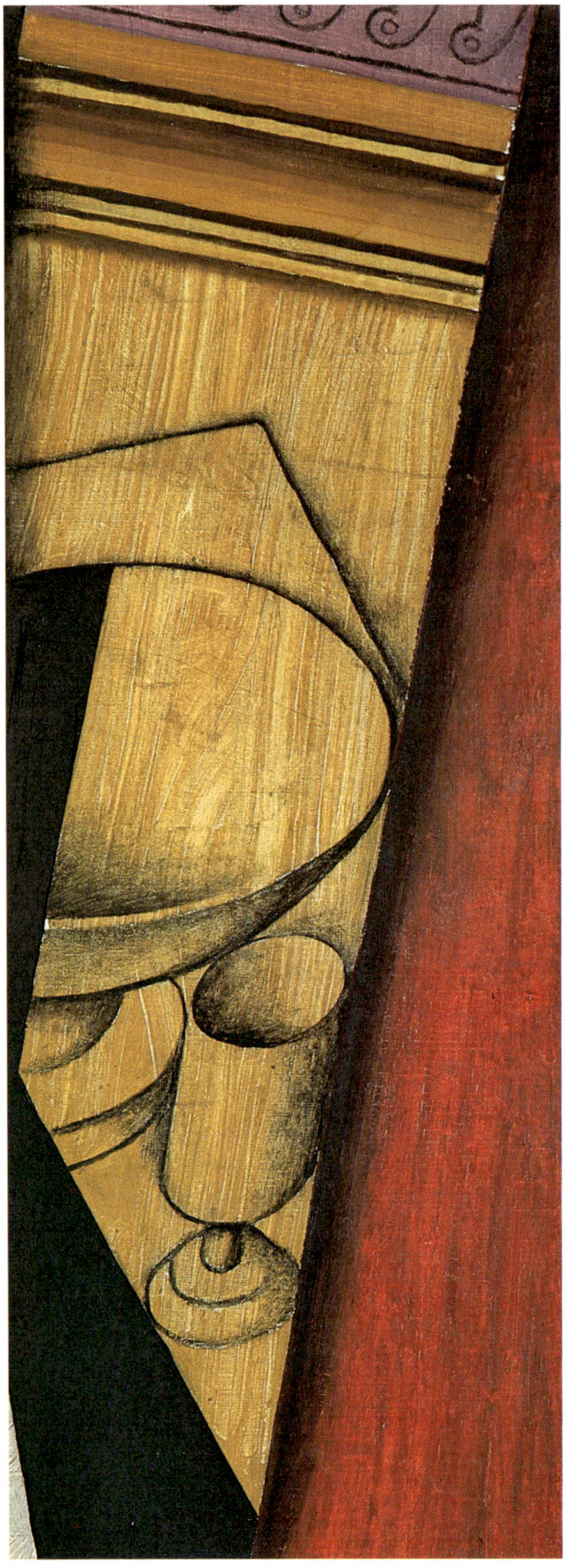

Oben Schale und Becher,
Ausschnitt aus *Der Frühstückstisch;*
rechts oben Kanne, Ausschnitt aus *Der Frühstückstisch*

Auch der dunkelgründige Farbakkord von Schwarz, Grau und Rotbraun rings um ein helles Zentrum, wie er in dem Gemälde *Die Geige* von 1916 angeschlagen wird, mutet ungemein spanisch an und zeigt den Weg zu einer immer klareren Bildarchitektur. Die Violine, ohnehin ein Lieblingsmotiv der Kubisten, wird von Gris nicht wegen ihrer dem weiblichen Torso verwandten Form ausgesucht, obwohl er natürlich auch den Gegensatz von runden und rechtwinkligen Formen ausspielt. Mit dem Bogen und Notenblatt bildet die Geige aber ein emblematisches Ensemble, wie es in den Stilleben der Barockzeit häufig vorkommt. Es soll einerseits auf die Harmonie als ethische und ästhetische Kategorie verweisen, andererseits aber auch eine Klangvorstellung erwecken, um anzudeuten, daß auch die Malerei musikalisch konzipiert sein kann.

Diese spannungsvolle Überlagerung und Verzahnung der Formen und Motive läßt ein vielschichtiges Gefüge entstehen, das mit dem musikalischen Begriff der Polyphonie gleichgesetzt werden kann. „Wenn ich die Bezeichnung ‚Polyphonie' benutze, um den Aufbau von Gris' Werken in dieser Periode zu definieren" – schreibt Kahnweiler in seiner Monographie über Gris –, „so bin ich überzeugt, daß sie mehr bedeutet als ein Schlagwort. Wer seine ‚Architekturen' betrachtet, die ‚doppelten Kompositionen', die Gris schon früher in seine Bilder eingeführt hatte, vermag ohne weiteres ‚unabhängige Stimmen' zu erkennen. So läßt sich zweifellos auch Gris' Verfahren als ‚kontrapunktisch' bezeichnen."[3]

Doch kehren wir zu Gris' *Frühstückstisch* zurück, der sich nicht in kubistischen Exerzitien oder musikalischen Analogien erschöpft.

Darauf verweist eine verwandte Studie von 1915, die als Titelblatt zu einem Gedichtband von Pierre Reverdy entstanden ist. Diese Gouache ist nicht nur motivisch und kompositionell ähnlich, sondern vor allem hat bei ihr die Kaffeemühle (die ja eigentlich nicht auf den gedeckten Frühstückstisch gehört) denselben Stellenwert wie in unserem Gemälde. Was es mit ihr auf sich hat, vermag ein Text von Reverdy zu klären, der in gedruckter Form unter die Studie geklebt ist. Die entsprechende Stelle in dem Prosagedicht von Reverdy, auf die sich das Motiv der Kaffeemühle bezieht, lautet in deutscher Übersetzung: „Auf dem Tisch lagen einige Körner von Puder oder Kaffee. Krieg oder Ruhe, aber warum alles zusammen? Der Geruch war es, der uns am Abend führte, mehr als unsere Augen, und die Mühle mahlte Schwarzes in unsere Köpfe ..."[4] Von einem Sinnbild genießerischer Mußestunden verwandelt sich die

Centre Georges Pompidou Musée national d'art moderne, Paris

Kaffeemühle in ein Symbol des Krieges und der Bedrohung. Unter diesem Aspekt erhält das Bild von Gris eine unerwartet zeithistorische Dimension. Plötzlich wird auch die Zeitung bedeutsam, die mit ihren täglichen Frontmeldungen in die Frühstücksruhe einbricht wie das Schwarz zwischen die Spalten der zerschnittenen und aufgeklappten Kompositionselemente.

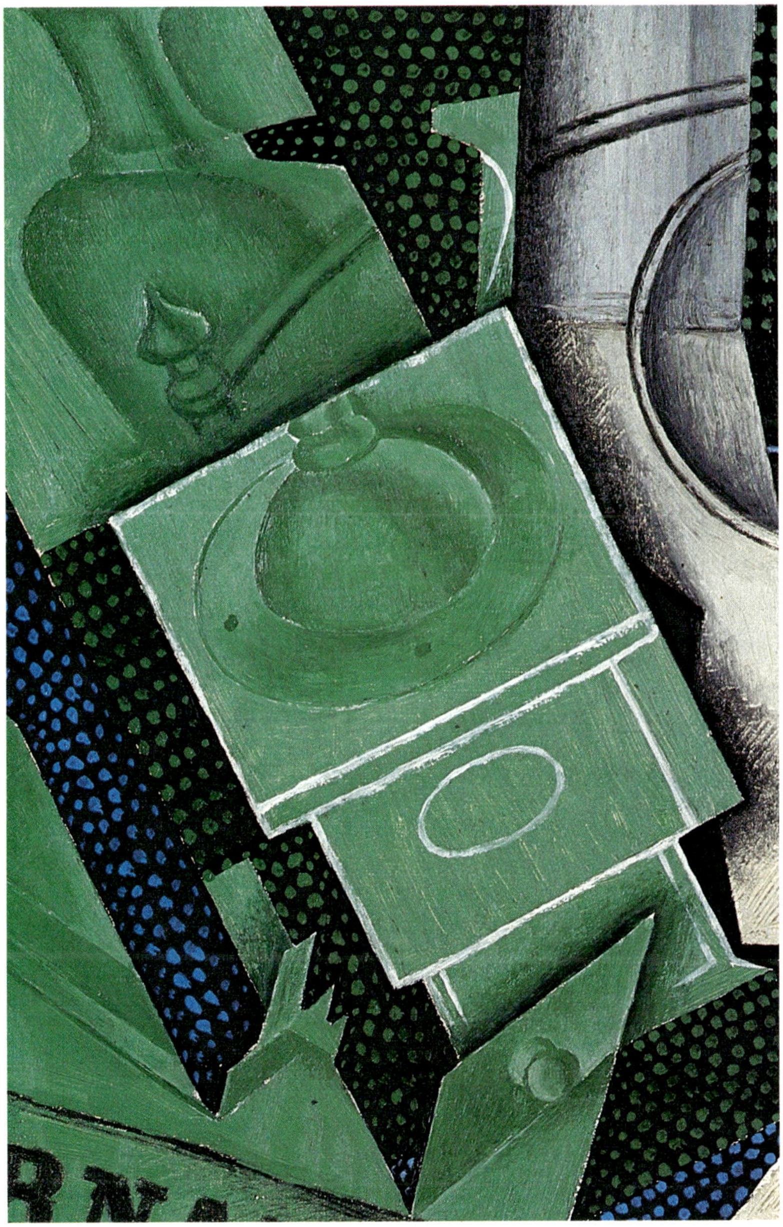

Kaffeemühle, Ausschnitt aus *Der Frühstückstisch*

Drei Jahre bevor Juan Gris 1927 im Alter von erst vierzig Jahren starb, resümierte er in einem Vortrag an der Sorbonne über die „Möglichkeiten der Malerei" sein Credo, das so einfach klingt, aber doch so schwer zu erfüllen ist: „Die einzige Möglichkeit der Malerei besteht darin, bestimmte Beziehungen des Malers mit der Außenwelt auszudrücken, so daß das Bild die intime Verbindung dieser Beziehungen untereinander und mit der begrenzten Bildfläche darstellt."[5]

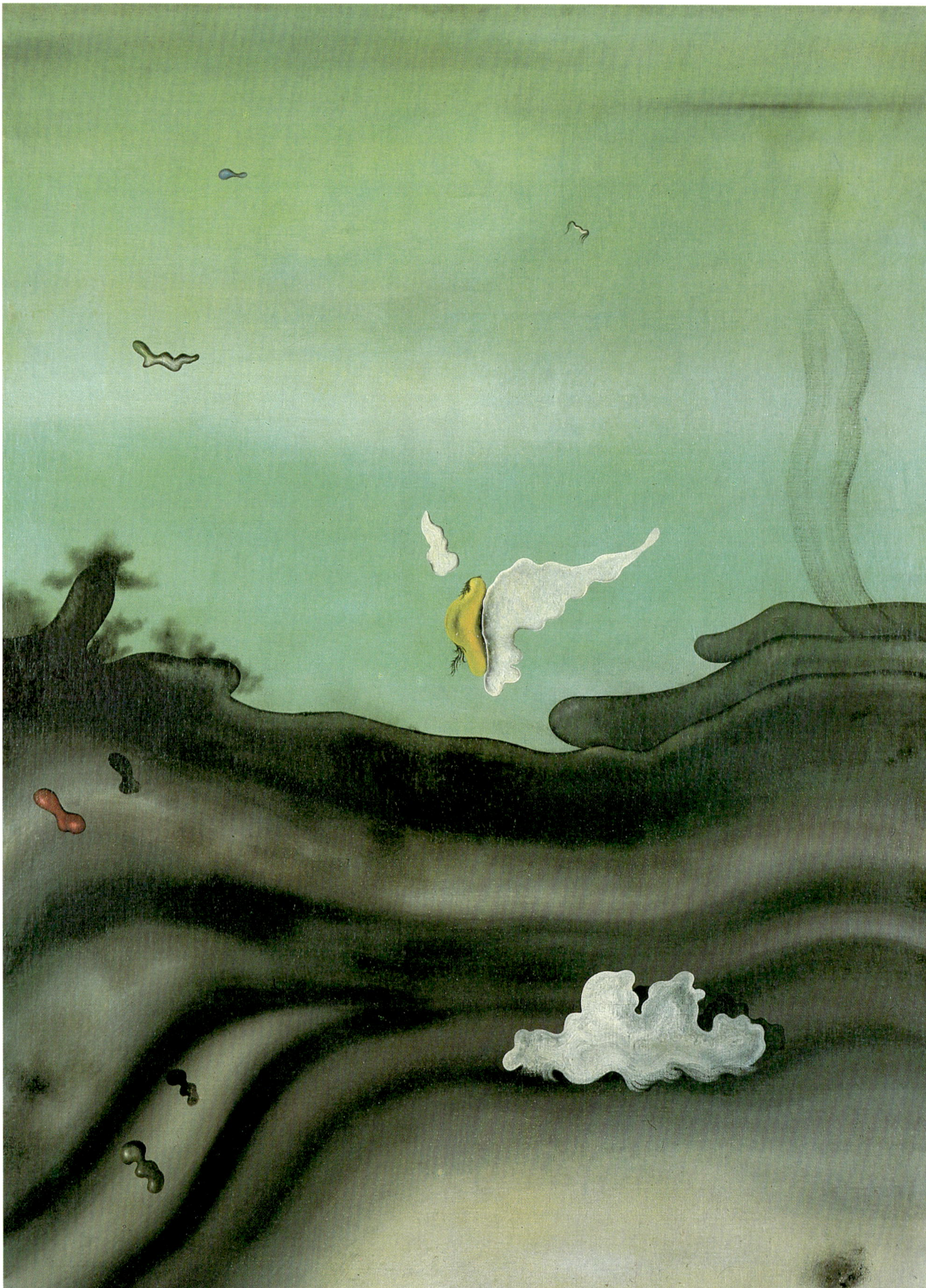

PARIS, CENTRE POMPIDOU

KARIN VON MAUR

Yves Tanguy (1900-1955)

Um vier Uhr im Sommer, die Hoffnung (1929)

Das Bild scheint uns in die geheimnisvolle Welt der Tiefsee zu versetzen: Grünes Gewässer, schlammiger Meeresgrund mit phallischen Seerosen und einem schleierartigen Quallengebilde. Da und dort gleiten biomorphe Larven vorüber, und im Zentrum schwebt eine gelbweiße Muschel, deren rechte Hälfte an einen Flügel erinnert. Die Assoziation „Vogel" liegt nahe und bewirkt in unserer Vorstellung ein sofortiges Auftauchen: nicht Unterwasser-Fauna, sondern Erde und Himmel, der Horizont einer Lavalandschaft mit ersten Zellansiedlungen zum Beispiel oder eine planetarische Urlandschaft jenseits aller menschlichen Existenz.

Der Titel freilich führt uns in eine durchaus menschliche Welt: *Um vier Uhr im Sommer, die Hoffnung* – ein fragmentarischer Satz, der keinen rechten Sinn ergibt. Er beginnt mit einer präzisen Zeitangabe und dem Hinweis auf die regelmäßige Wiederkehr zur Sommerzeit, die ein bestimmtes Ereignis erwarten lassen. Statt dessen folgt die ebenso vage wie vielsagende Andeutung dessen, was sich ereignet: „die Hoffnung". Alles ist offen. Die Phantasie beginnt zu arbeiten. Der Unsinn schlägt um in einen neuen Sinn.

Um vier Uhr im Sommer, die Hoffnung – dieser unvollständige Satz ist vermutlich aus einem jener bei den Surrealisten so beliebten Schreibspiele hervorgegangen, die durch ihren weitgehend automatischen, der Verstandeskontrolle entzogenen Entstehungsvorgang neue Inspirationsquellen erschließen sollten. Die „Cadavres exquis" (Köstliche Leichname) – so benannt nach dem Anfang des ersten Wortspiels der Surrealisten – wurden ähnlich wie das auch bei uns bekannte Kinderspiel mit gefalteten Papieren in der Gruppe gespielt, so daß jeder mit einem Wort des Satzes an die Reihe kam. Das Produkt dieser kollektiven Autorschaft waren Sätze oder auch Zeichnungen, die durch ihre Aneinanderreihung zusammenhanglos scheinender Teilstücke oft wieder einen verblüffend bedeutungsvollen Hintersinn ergaben.

Die Wahl des auf solche Weise zufällig entstandenen Titels verleiht dem Gemälde eine poetische Wendung und metaphorische Dimension, die sich unmittelbar auf das Bildgeschehen auswirkt. Plötzlich verwandelt sich das schemenhafte Geschöpf zur

Centre Georges Pompidou Musée national d'art moderne, Paris

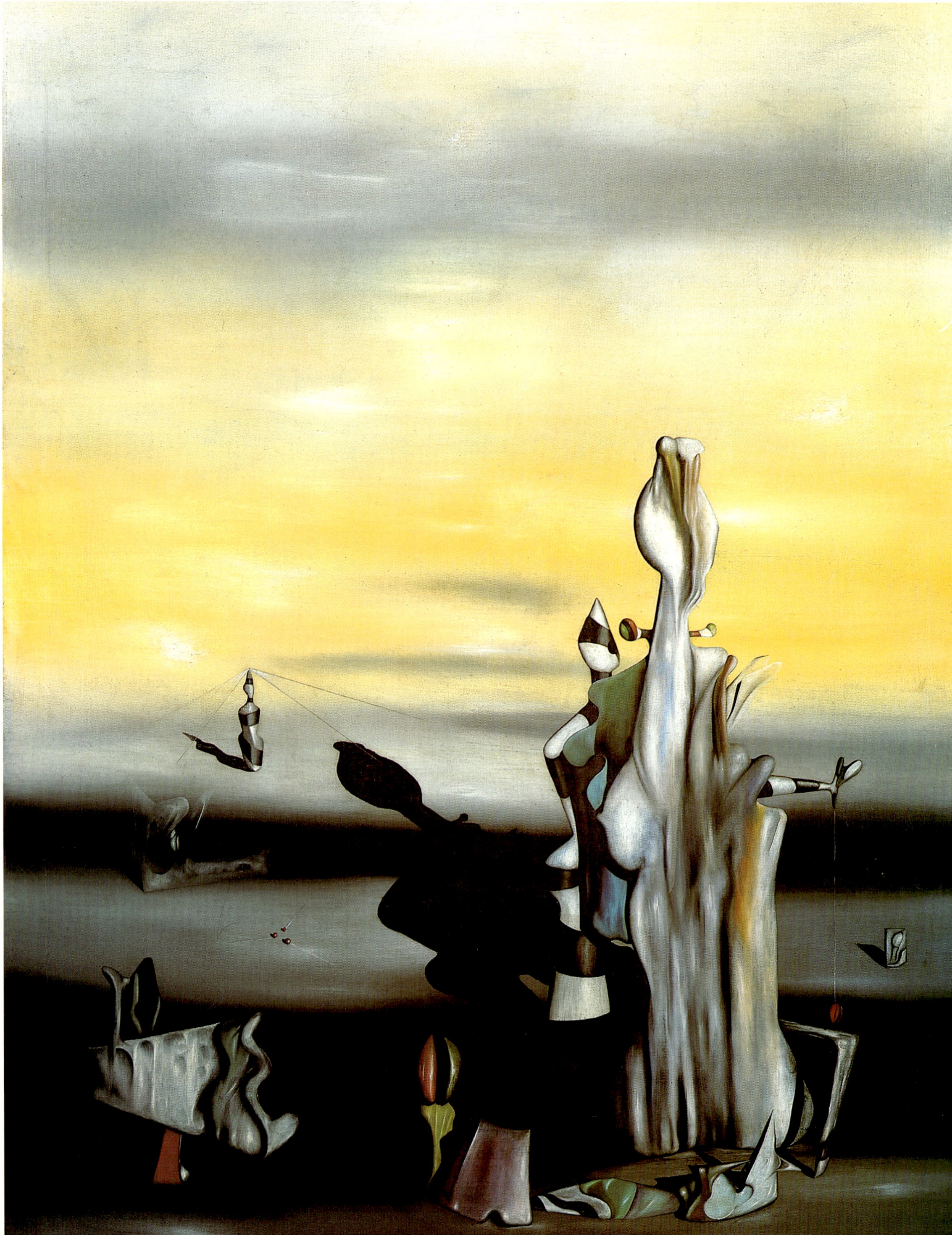

Centre Georges Pompidou Musée national d'art moderne, Paris

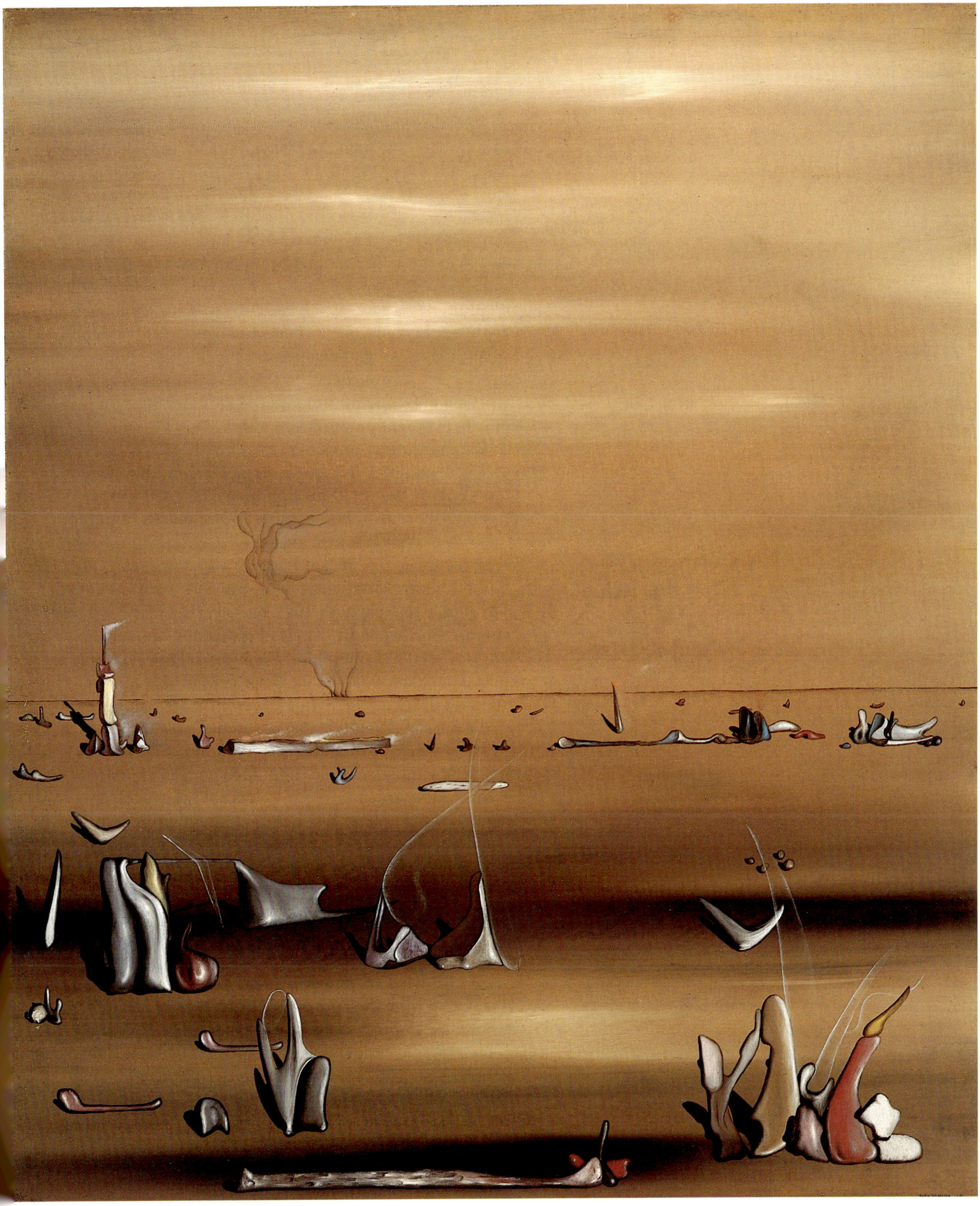

Centre Georges Pompidou Musée national d'art moderne, Paris

Seite 282 Tanguy, *Dame in Abwesenheit;*
Seite 283 Tanguy, *Landschaft*

Rechten in eine Frauengestalt, die jene durch den Titel beschworene „Hoffnung“ verkörpert. Alle anderen Motive, besonders die Vogel-Muschel treten zu ihr in eine unterschwellige, aber intensive Beziehung.

Obwohl verhalten und verschlüsselt, ist das keimende Leben dieser Unterwasserlandschaft von einer erotischen Strömung durchtränkt. Die fließenden Zonen, von denen sich einzelne nukleare Formlinge absondern, bilden ein flüssiges Magma, das (mit den Worten des Künstlers) „zu allen Verwandlungen fähig“ ist. Tanguys menschenleere Landschaften sind Spiegel seelischer Gestimmtheit. Das 1929 entstandene Bild drückt Erwartung, Bereitschaft, Sehnsucht aus. Der Mensch ist zwar als körperhafte Gestalt ausgespart, aber alle diese scheinbar unbelebten Wüsten warten auf sein Erscheinen. *Ich erwarte Sie* heißt denn auch eine jener Katastrophenlandschaften der dreißiger Jahre, in denen die toten Gebeine ein gespenstisches Eigenleben führen. Die Herkunft dieser bizarren Stein- und Bein-Formationen in Tanguys Malerei ist auf die Bretagne mit ihrer zerklüfteten Küste und ihren steinzeitlichen Menhiren zurückzuführen. Das Finistère war die Heimat seiner Mutter, in der Yves nach dem Tod des Vaters aufwuchs und wohin es ihn später immer wieder zog. Doch spät erst fand Tanguy, der 1900 als Sohn eines ehemaligen Kapitäns im Marineministerium geboren wurde, zu seiner Berufung. Nach einem unsteten Wanderleben, das er – der Seefahrer-Tradition seiner Familie folgend – zunächst bei der Handelsmarine, ab 1920 beim Militärdienst verbrachte, und das ihn nach Afrika und Südamerika führte, kehrte er 1922 nach Paris zurück, wo er mit den späteren Schriftstellern Jacques Prévert und Marcel Duhamel einen engen Freundeskreis bildet. Ende des Jahres 1923 entdeckt er zufällig vom Autobus aus im Schaufenster der Galerie Paul Guillaume an der Rue de la Boétie zwei Bilder von Giorgio de Chirico, die ihn so faszinieren, daß er spontan beschließt, Maler zu werden. Die ersten Produkte des Autodidakten reflektieren natürlich dieses Initialerlebnis, und doch zeugen sie bereits von ausgeprägter Eigenart.

Wenig später hat er aber schon sein „Milieu“ gefunden, das ihn von de Chirico wegführt: Statt bedrängender Straßenschluchten die endlose Weite einer ausgestorbenen Landschaft, in der sich der Mensch verliert. *Ich bin gekommen, wie ich versprochen hatte, adieu,* lautet denn auch ein programmatischer Bildtitel von 1926, in dem ein letztes Mal, schon ferngerückt am Horizont, ein menschliches Wesen erscheint, jedoch nur, um sich ein für allemal aus Tanguys Bildwelt zu verabschieden. Auch hier schon, ähnlich wie bei unserem Bild, die Unbestimmbarkeit einer Landschaft, in der ein Fisch im Himmel schwebt. In seiner Malerei wird die See und mit ihr nicht nur die submarine Fauna, sondern allgemein das fluktuierend Amorphe, Undefinierbare der Gewächse nach und nach abgelöst von trockenen Steppen, in denen – wie etwa in dem Gemälde *Alter Horizont* – vereinzelte Kakteen und dürre Grasbüschel (in die nasse Malschicht eingeritzt) nur noch entfernt an Vegetation erinnert. Ab 1930, unter dem Eindruck einer Afrikareise, dominiert in Tanguys Malerei der Ton verbrannter Erde und

Centre Georges Pompidou Musée national d'art moderne, Paris

eine menschenfeindliche Wüstenstimmung. Nur noch ausgebleichte Knochenreste, die sich zu grotesken, zuweilen menschlich gestalteten Figurationen zusammenschließen, und sporadisch aufsteigende Rauchfahnen zeugen von einstigem Leben und menschlicher Präsenz. So spiegeln Visionen wie *Metaphysische Landschaft* von 1935 den apokalyptischen Angsttraum einer Menschheit am Vorabend des „Totalen" Krieges.

Am 1. November 1939, wenige Wochen nach der Kriegserklärung, verläßt Tanguy Europa und schifft sich nach New York ein. Dort trifft er die Malerin Kay Sage wieder, die wenig später seine Frau werden wird. Der Kunsthändler Pierre Matisse, Sohn des Malers und Schulfreund von Tanguy, nimmt ihn unter Vertrag und veranstaltet kurz nach seiner Ankunft die erste Ausstellung.

Das letzte Lebensjahrzehnt steht im Zeichen wachsender Anerkennung sowohl in Europa als auch in den Vereinigten Staaten, deren Staatsbürgerschaft Tanguy 1948 annimmt. Nachdem er 1951 auf Einladung von Max Ernst einige Zeit in Arizona weilte und 1953 anläßlich diverser Ausstellungen in Paris, Rom und Mailand noch einmal nach Europa reiste, verschlechtert sich sein Gesundheitszustand, was ihn jedoch nicht davon abhält, sich intensiv seiner Malerei zu widmen, die eine weitere Wandlung durchmacht. Am 15. Januar 1955, während seine Freunde ihn und Kay Sage vergebens zum Dinner erwarten, stirbt Tanguy plötzlich an einer Hirnblutung. Als ob er es ahnte, hatte er kurz zuvor in fieberhafter Arbeit sein letztes Werk *Vervielfältigung der Bögen* vollendet, das sofort zu einem hohen Preis vom Museum of Modern Art angekauft worden war.

Obwohl der Künstler selber den Einfluß realer Natureindrücke auf seine Malerei immer von sich wies, haben gerade seine letzten Steinwüsten-Bilder mit ihrer trostlosen Endzeitstimmung, die freilich zugleich auch die Möglichkeit eines Neuanfangs in sich birgt, frappierende Ähnlichkeit mit Aufnahmen der Marsoberfläche, wie sie erst in jüngster Zeit durch Satelliten übermittelt wurden. Weit zurück liegt jene grünschimmernde Tiefsee-Vision des *Pariser Gemäldes* von 1929, in dem es noch Hoffnung gab, weil alles noch im Werden war.

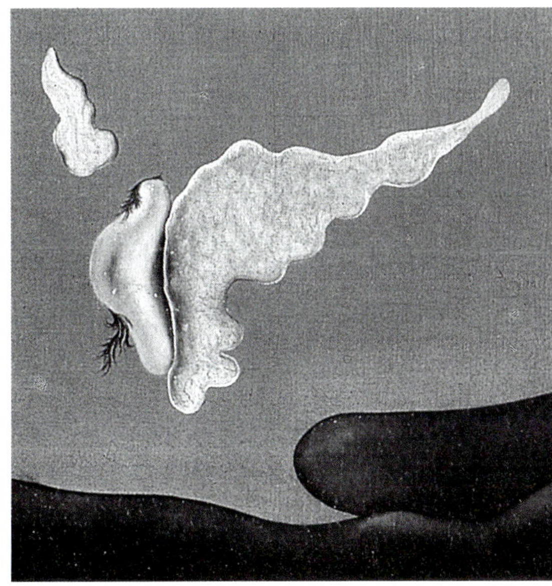

Ausschnitt aus *Um vier Uhr im Sommer, die Hoffnung*

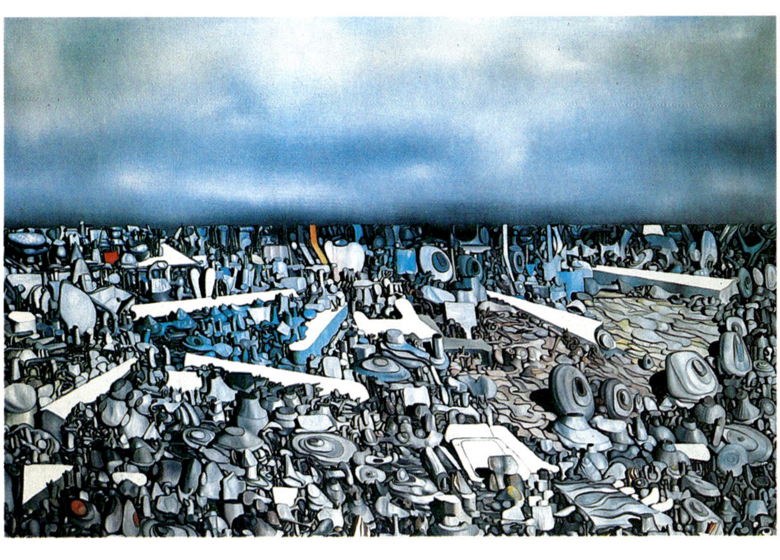

Tanguy, *Vervielfältigung der Bögen*

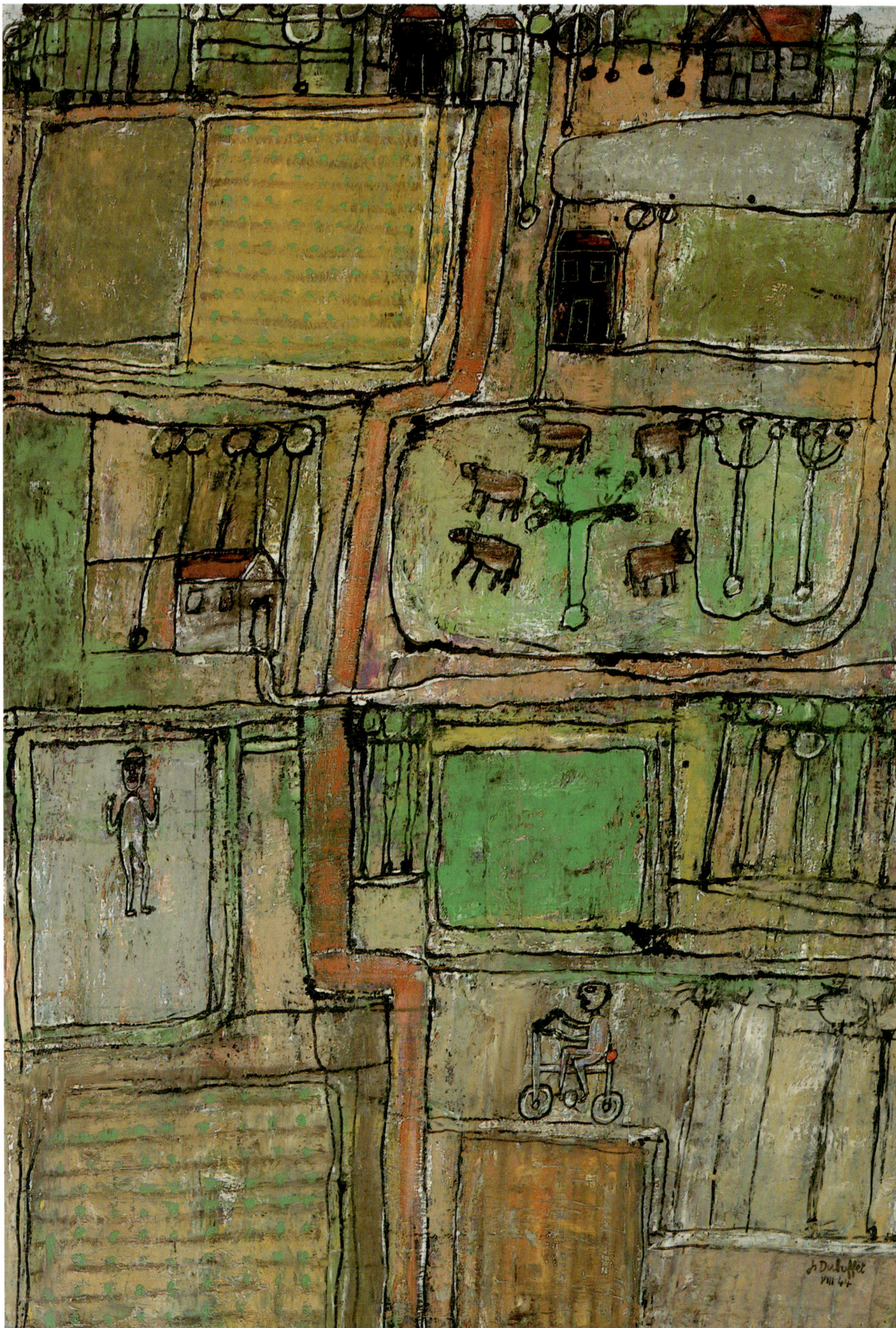
J. Dubuffet
VIII 44

UWE M. SCHNEEDE

Jean Dubuffet (1901-1985)

Glückliches Land (1944)

In einem schmalen Hochformat türmen sich rechteckige Formen, darin eingebettet Menschen, Häuser, Tiere, Bäume. Am oberen Rand ein kleines Stück Himmel. Dargestellt ist ein Ausschnitt aus einer ländlichen Szenerie; nach den Seiten und nach unten könnte sie sich unendlich fortsetzen. *Campagne heureuse* hat der Künstler das Bild genannt, *Glückliches Land.*

Die Felder sind in Aufsicht gezeigt, die Figuren und die Häuser und die Bäume in Seitenansicht. Das Motiv ist ein traditionelles, doch das Bild gibt eine umgeklappte, eine verkehrte Welt wieder: mit anderen Größenverhältnissen und ohne Perspektive.

1944 hat Jean Dubuffet das Bild gemalt; ein Jahr zuvor war er von Paris aus in den Süden geradelt, bis an die Saône, hatte Felder, Häuser, Kühe gezeichnet. In Erinnerung an diese Tour entsteht das *Glückliche Land.*

„Ich will", sagt Dubuffet, „den Garten darstellen, der hinter dem Häuschen liegt und der dem Blick entzogen ist; doch gerade von vorn will ich es malen, und so werde ich den Garten eben darüber darstellen. Jedenfalls so, daß der Garten hinter dem Haus liegt und daß man auch die Verwirrung des Malers versteht, in die ihn dieses Problem gestürzt hat und mit welcher Improvisation er es gelöst hat."[1]

Und: Er liebe Bilder, in denen man große und immer wieder andere Spaziergänge machen könne, er könne es nicht leiden, wenn der Gärtner ihm Kurven und Wege vorschreibe, man müsse sich nach Lust und Laune ergehen können.

Spaziergänge durch Dubuffets Bilder sind Spaziergänge aus der Normalität heraus. Den Geist will Dubuffet aus den eingefahrenen Gleisen herausreißen, will ihn, so sagt er, „in eine Welt entführen, in der die Mechanismen der Gewohnheiten nicht mehr funktionieren, wo die blinden Routinen zerstört werden, so daß alles mit neuem Sinn geladen erscheint".[2]

So wird der scheinbare Primitivismus der Bildanlage verständlich. Die andere, einfache, fast kindliche Sicht aufs Motiv will neu sehen lehren, will neu empfinden lehren. Und zwar, wie hier, gerade am vertrauten und ganz alltäglichen Motiv.

„Ich bin", sagt Dubuffet, „ein sehr spezieller Tourist: was pittoresk ist, stört mich. Wo das Pittoreske abwesend ist, befinde ich mich in einem Zustand ständigen Staunens."[3]

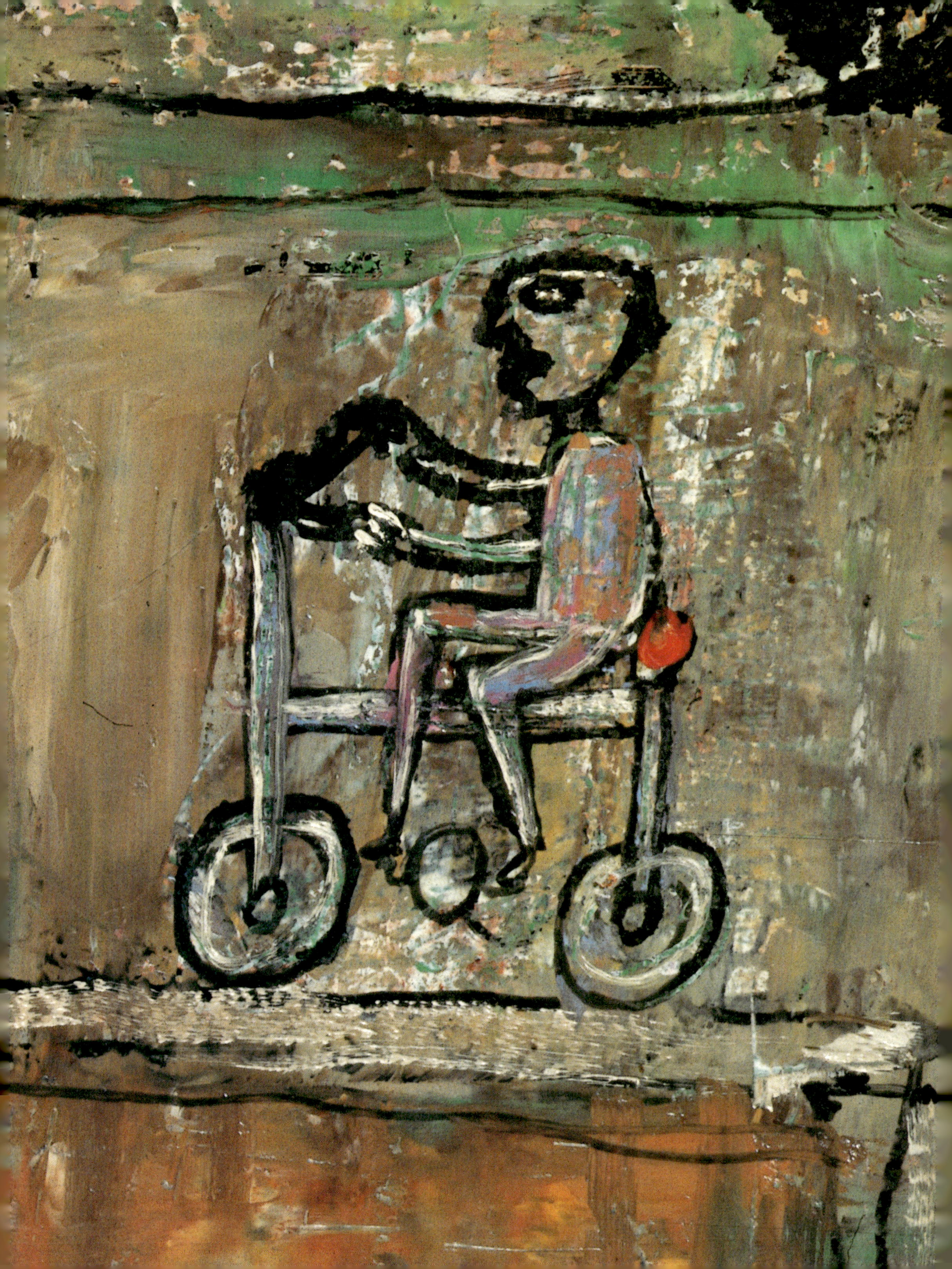

Centre Georges Pompidou Musée national d'art moderne, Paris

Gegenüber Radfahrer,
Ausschnitt aus *Glückliches Land*

Dieses Bestaunen eines Erlebnisses, das wie ein erstes wirkt, vermittelt das Bild. –

Gestaunt haben auch die Besucher seiner ersten Ausstellung vor solchen Bildern, aber eher aus Entrüstung. Denn 1944 herrschte in Paris die gepflegte, farbenreiche Peinture, und Bilder wie diese wurden so empfunden, wie sie auch gedacht waren: als polemische Reaktion auf Schönmalerei. Und auf die Polemik verstand sich Dubuffet, vor allem in Reden und Aufsätzen. Er meinte, die Kultur werde dem Leben immer fremder, sie habe ihre lebendigen Wurzeln verloren.

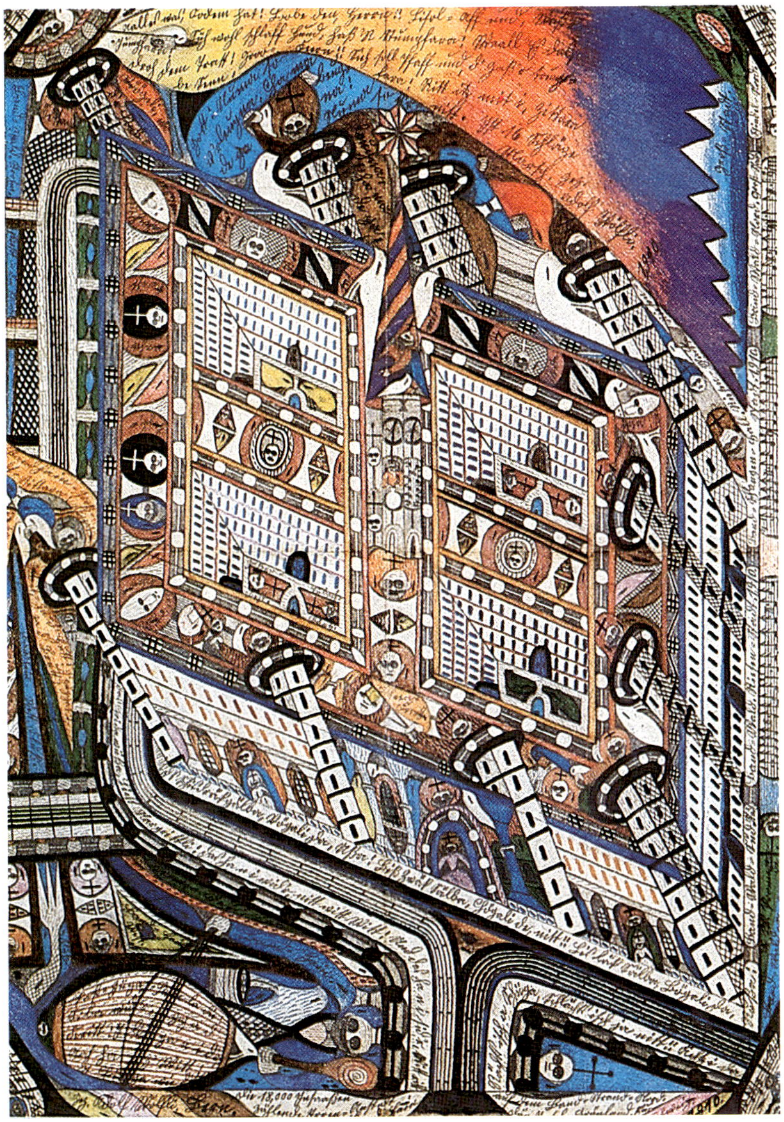

Wölfli, *Irren-Anstalt Band-Hain*

Im Überdruß an der abendländischen Hochkultur findet Dubuffet seine Vorbilder bei den sogenannten Primitiven, bei den Zeichnungen von Kindern und der Bildnerei von Geisteskranken. Die Entfremdung von Mensch und Natur sieht er darin aufgehoben. Seine eigenen Bilder sollen die Einheit symbolisch wiederherstellen.

Centre Georges Pompidou Musée national d'art moderne, Paris

Zu solchen Vorbildern gehört der geisteskranke Schweizer Künstler Adolf Wölfli. Dessen Zeichnung *Irren-Anstalt Band-Hain* von 1910 ist ebenfalls eine Überlagerung von Grundriß und Aufriß.

An diesen Arbeiten schätzt Dubuffet, daß sie sich von allen sozialen und allen ästhetischen Konventionen befreien.

Dubuffet beginnt solche Blätter von Asylanten, von Gefangenen, Außenseitern, Verfemten, Geisteskranken zu sammeln. Über 5000 Werke hat er im Lauf der Jahrzehnte zusammengebracht. „L'art brut" nennt er sie: direkte Kunst. Heute wird diese bedeutendste Sammlung ihrer Art in Lausanne verwahrt.

Mit diesem Interesse steht Dubuffet in der Tradition des Surrealismus. Daß er damit in der Mitte der vierziger Jahre nicht allein ist, zeigt ein Bild von Victor Brauner aus dem Jahr 1945, einem rumänischen, damals in Paris lebenden Künstler. Brauners und Dubuffets Werke nannte man „L'art autre", die andere Kunst, die gegen den offiziellen Geschmack gerichtete Kunst.

Als das *Glückliche Land* entsteht, ist Dubuffet 43 Jahre alt. Aber Künstler ist er erst seit zwei Jahren. Zwar hatte er vorübergehend Malerei studiert, war dann aber erfolgreicher

Dubuffet, *Dhotel nuancé d'abricot*

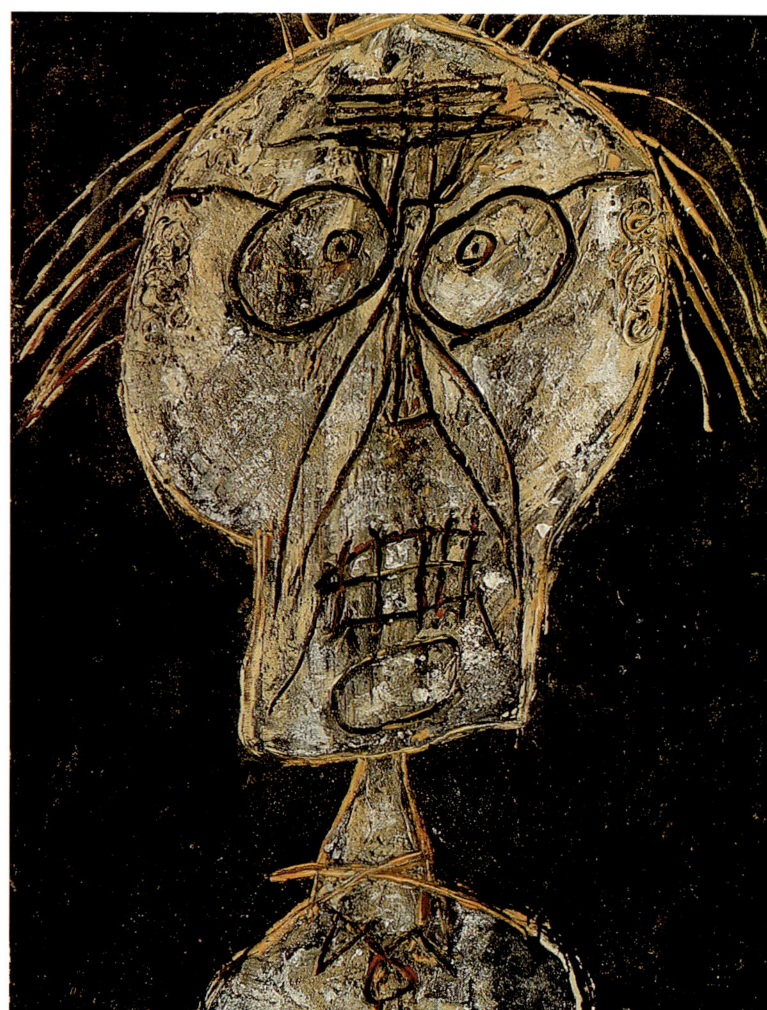

Centre Georges Pompidou Musée national d'art moderne, Paris

Geschäftsmann, Weingroßhändler, geworden. 1942 gibt er den Beruf auf, um mit der Malerei ganz bei Null anzufangen. Nicht als Dilettant, sondern als einer, der mit reifem Bewußtsein auf die Ursprünge zurückgeht.

Glückliches Land? Ist der Mann mit den angstvoll erhobenen Armen nicht auch ein Gefangener? Als das Bild entsteht, ist Frankreich von den Deutschen besetzt. In die hellen Farben mischt sich dunkle Ahnung, die Felder wollen wie Einzäunungen erscheinen.

Wenig später malt Dubuffet das Bild *Metafysix.* Der ausladende Körper, ganz auf die Fläche gepreßt, gleicht einer Landschaft mit labyrinthischen Wegen. Die Farbe ist als plastische Masse behandelt, in die die Körperteile wie Furchen und Klüfte tief eingeritzt sind. Und es entsteht wenig später ein Porträt; dem Mann ist die Angst ins Gesicht geschrieben, in ein Gesicht, das wiederum einer wegereichen Landschaft ähnelt.

Von hier aus, von der angstvollen Brutalität aus, die in den wenig späteren Bildern sich ausdrückt, erscheint das Frühwerk *Glückliches Land* wie ein heiteres Paradies, in dem Labyrinthik und Eingezwängtsein schon angekündigt sind, ein gestörtes Paradies.

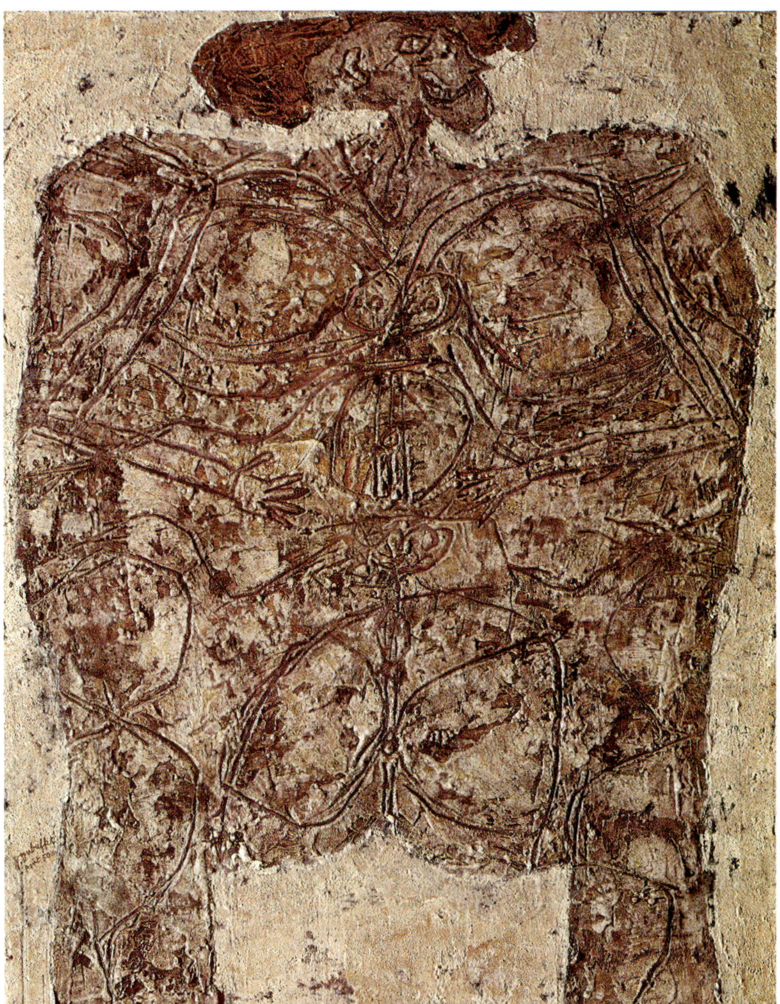

Dubuffet, *Metafysix*

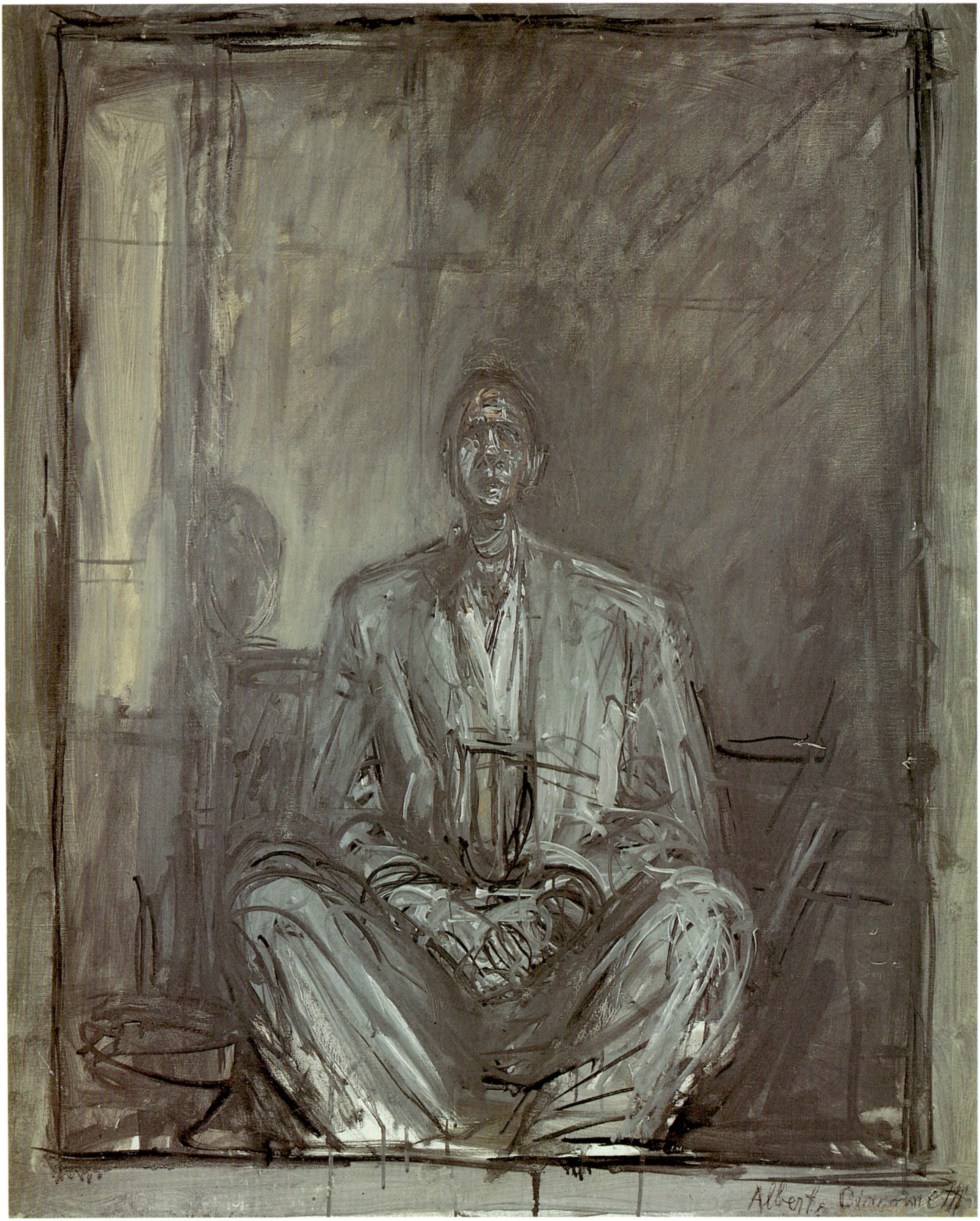

PARIS, CENTRE POMPIDOU

HERMANN WIESLER

Alberto Giacometti (1901-1966)

Porträt Jean Genet (1955)

1955 vollendet der Schweizer Maler und Bildhauer Alberto Giacometti das Bildnis des damals fünfundvierzigjährigen französischen Schriftstellers Jean Genet.

Seit Mitte der zwanziger Jahre lebte und arbeitete der kurz nach der Jahrhundertwende geborene Schweizer Künstler Giacometti in Paris. Dort starb er 1966.

Giacometti ist einer der großen Menschendarsteller unseres Jahrhunderts. Die menschliche Figur ist sein Thema. Zeichnungen, Gemälde, Plastiken zeigen, wie Menschen nicht als Abbilder, sondern als Sinnbilder ihrer selbst künstlerisch definiert werden.

Die Figur des Schriftstellers ist individuell aufgefaßt. Die bekannten äußeren Erscheinungsmerkmale des Dargestellten sind erkennbar. Doch das Bild ist eigentümlich objektiviert. Giacometti geht es nicht um einfache Wiedererkennbarkeit. Aus dem Individuum Genet, der als Schriftsteller wie kaum ein zweiter vor ihm menschliches Verhalten schreibend bewußt gemacht hat, zieht Giacometti Typisches.

Im Kopf versammelt sich für Giacometti dieses für den Menschen Typische. Er ist darum das Zentrum des Bildes. Der Genet-Kopf ist im Bild eine Fläche gesteigerter Konzentration. Sei es, daß in ihm vielerlei Außeneinflüsse drängend zusammenstrudeln; sei es, daß das Kopfumfeld von dem intensiven blicklosen Blick durchdrungen und beherrscht wird.

Der Kopf ist durchsichtig, beinah eine gemalte Drahtplastik. In ihm versammeln sich alle sichtbaren und unsichtbaren Kraftlinien des Bildes. Er ist der optische Schwerpunkt.

Die Figur ist ruhig aufgefaßt. Es gibt keine ausfahrenden Gesten. Genet wird mit keiner dem Bild unmittelbar ablesbaren Bedeutung ausgestattet. Giacometti war kein Porträtmaler. Er malte wieder und wieder Menschen seiner vertrauten Umgebung. Menschen, aus denen er Vor-Bilder seiner Bilder machen konnte. Ein solches anziehendes Vor-Bild ist Genet – in seiner schriftstellerischen Weise ähnlich radikal und künstlerisch monoman wie Giacometti. Am Ende wird es unwichtig, daß Genet im Bilde ist. Es genügt, wenn seine Erscheinung die Menschendeutung des Malers trägt.

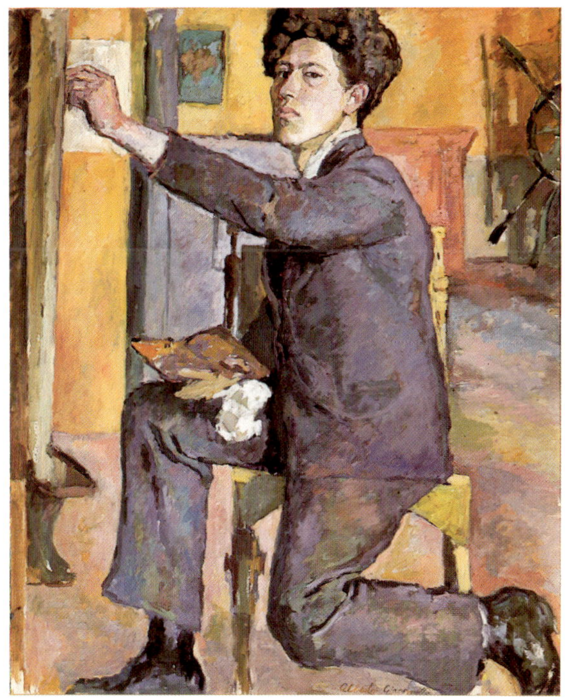

Alberto Giacometti, *Selbstporträt* (1921)

Centre Georges Pompidou Musée national d'art moderne, Paris

Graue Farblinien verdichten sich zu einem Kopfknäuel. Bildraum und Bildstimmung bleiben eigentümlich offen. Es ist nicht möglich, Ort (draußen, drinnen) und Zeit (nachts, tags) festzustellen. Natürliches wird künstlich, Künstliches natürlich. Giacometti ist ein großer Vereinfacher. Nicht, daß er über den Löffel balbiert. Er konzentriert. Farbe zieht sich zurück auf Abstufungen von Grauwerten. In sich lassen diese die Fülle des Lichtes aufbrechen.

Das Porträt erscheint als Bild im Bild. Um die dargestellte Person ist ein Wirkungsbereich abgefedert von einem sparsam den Bildrand entlanggeführten Linienwerk. Der Kopf lebt aus seinen Augen. „Wär' nicht das Auge sonnenhaft, die Sonne könnt' es nie erblicken"[1]. In der Intensität der Augen ist kein entzückender göttlicher Strahlenglanz. Der Wirklichkeit erfassende und schaffende Augen-Blick ist auf seltsame Weise starr, erschrocken und gleichzeitig wiederum gelassen.

Giacometti, *Der Vater des Künstlers*

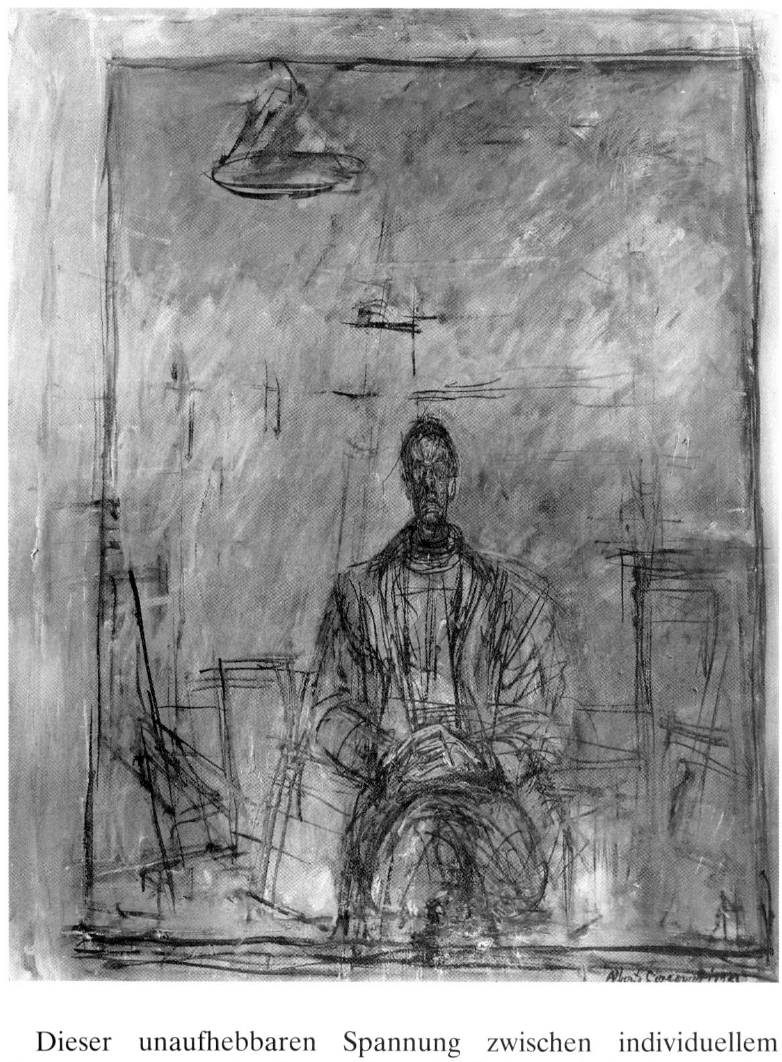

Dieser unaufhebbaren Spannung zwischen individuellem Dasein, unverwechselbarer Ichhaftigkeit und bedrängenden Außeneinflüssen gibt Giacometti bildhaft Ausdruck. Das Bild sammelt verschiedene und entgegengesetzte Aus- und Eindrücke zu einer Bildformel, die durch keine anderen Mittel gleichwertig

Centre Georges Pompidou Musée national d'art moderne, Paris

ersetzt werden könnte. Es ist die Formel einer präzisen „gewollten Unbestimmtheit“. Darum interessiert sich der Maler für Jean Genet, der seit seinem 1942 im Gefängnis geschriebenen ersten Roman *Notre Dame des Fleurs* als „Outcast“ sein Selbstverständnis schreibend sucht und findet...

Das von Giacometti gemalte *Porträt* ist verallgemeinerungsfähig. Es zeigt Selbstbewußtsein und Ausgesetztsein des Menschen, und es zeigt einen charakteristischen Punkt in der Entwicklungsgeschichte der Figurenmalerei.

Ein Kopf, wie ihn der Zeichner Goethe zu Beginn des 19. Jahrhunderts aus der Tradition europäischer Charakterisierungskunst entwirft, ist Giacometti fern. Sein existentieller, aus Erfahrung gelebter Leidensdruck drängt auf entschiedene und stille Darstellung. Jean-Paul Sartre beschreibt 1954 – ein Jahr bevor Giacometti das hier gezeigte *Porträt* malt – das Malen des ihm nahestehenden Künstlers. Giacometti „möchte, daß wir den

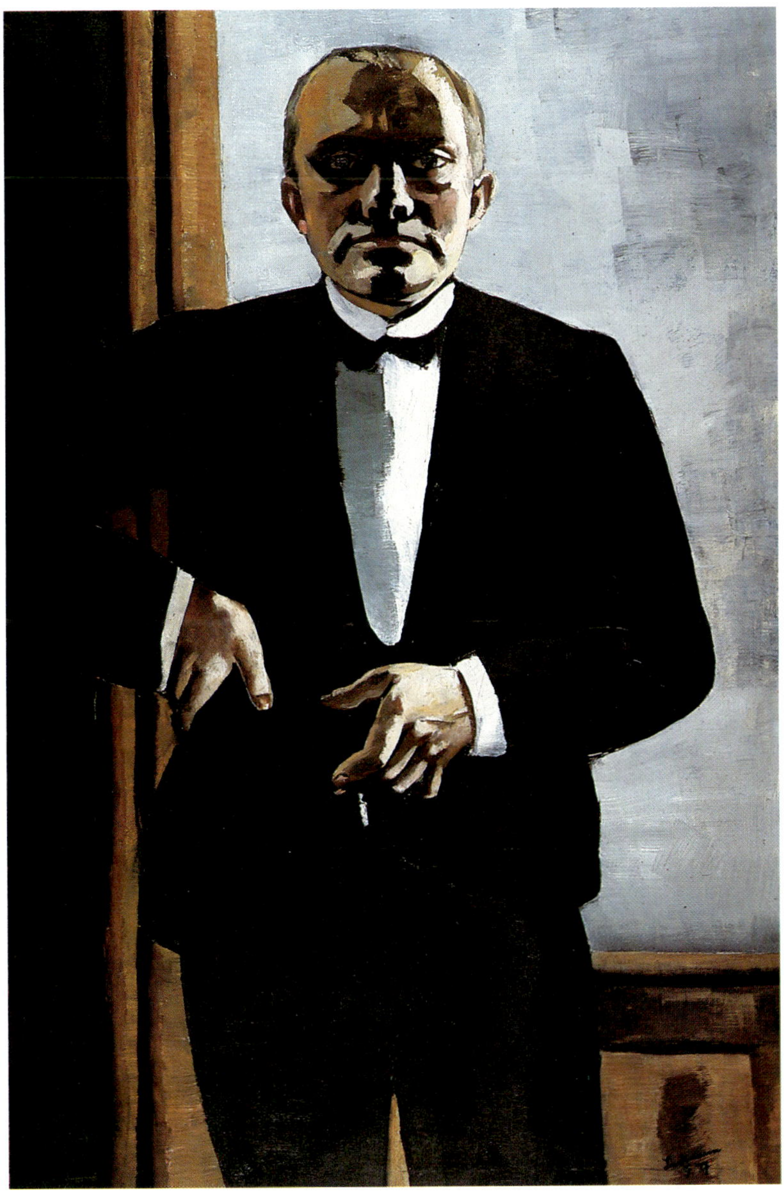

Beckmann, *Selbstbildnis im Smoking*

Centre Georges Pompidou Musée national d'art moderne, Paris

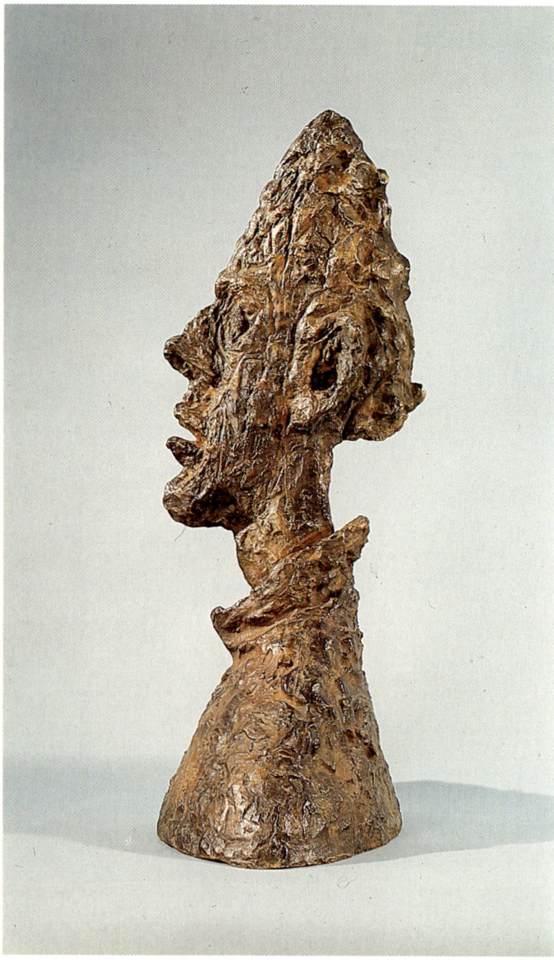

Giacometti, *Großer Kopf Diego*

imaginären Raum, den der Rahmen umschließt, als eine wirkliche Leere fühlen. Er ist ein Maler, der Menschen und Dinge wieder in die Welt, das heißt, in die große, umfassende Leere stellt."[2]

Das tut auf seine Weise in unserem Jahrhundert jeder große Menschendarsteller. Indem sie in ihre Bilder Schrecken und Gewalt aufnehmen, stellen sie diese Bilder als Gegenbilder in ihre Zeit.

Max Beckmann malt 1927 sein *Selbstbildnis im Smoking:* „straffe, klare, disziplinierte Romantik unserer eigenen, im äußersten Maße unwirklichen Existenz"[3], so formuliert der Maler den Inhalt seines Selbstbildnisses, das aus dem Besitz der Nationalgalerie Berlin 1937 als „entartet" beschlagnahmt, nun im amerikanischen Museumsbesitz ist.

1959 malt der Engländer Francis Bacon Miss Muriel Belcher. Im Gegensatz zu der Variation beinahe eines Farbtons bei Giacometti zeigt Bacon vor intensivem Schwarz-Grün eine gepreßte Farbkonzentration, die noch als Schemen Lebensgewalt und unaufhebbare Körperlichkeit dokumentiert.

Die Bilder sind durchaus verschieden. Verbunden sind sie, weil sie nicht anbiedernd-frohgemut und selbstverständlich-mühelos daherkommen. Unsichtbar wie sichtbar zeigen diese Köpfe die Spuren und Wunden unseres Jahrhunderts. Ohne selbstquälerischen Eifer. Den Malern gelingt es, sich noch in Grenzsituationen ernstnehmend, für sich und ihre Betrachter Bilddokumente menschlicher Existenz zu sichern.

Noch einmal Giacometti, noch einmal Sartre: „In jedem seiner Bilder läßt uns Giacometti den Augenblick der Schöpfung ex nihilo miterleben; jedes wirft erneut die alte metaphysische Frage auf: Warum existiert überhaupt etwas und nicht vielmehr nichts? Dennoch existiert etwas: eben diese störrische, ungerechtfertigte und überflüssige Erscheinung. Diese gemalte Person wirkt wie eine Halluzination, denn sie steht vor uns als fragende Erscheinung."[4]

ALAN BOWNESS

Tate Gallery, London

Die Tate Gallery beherbergt zwei Staatliche Sammlungen: britische Malerei von der Mitte des 16. Jahrhunderts an und moderne internationale Kunst, einschließlich neuester zeitgenössischer Arbeiten. Die Sammlung wurde 1897 begründet, als der Zuckerfabrikant Sir Henry Tate 70 Gemälde und Skulpturen stiftete und sich anbot, die Kosten für ein Gebäude zu tragen, in dem sie unterzubringen wären. Heute umfaßt die Sammlung berühmte Werke von Turner, Blake, Constable, Gainsborough, Picasso, van Gogh, Whistler, Rodin, Henry Moore und vielen anderen. Durch Neuerwerbungen und Vermächtnisse wächst die Sammlung ständig weiter an.

Das Bild *Experiment mit einer Luftpumpe* (1768) von Joseph Wright of Derby gelangte 1929 aus der National Gallery, London, in die Tate Gallery und bildet innerhalb der historischen britischen Sammlung ein sehr wichtiges, fast einzigartiges Beispiel dafür, daß ein Künstler ein komplexes, wissenschaftliches und philosophisches Thema in kraftvoll realistischer Manier behandelt. Wright war einer der ersten Maler, die der Begeisterung seines Zeitalters für die Wissenschaft Ausdruck gaben.

Ein bedeutender viktorianischer Künstler der historischen Sammlung der Tate Gallery ist Sir John Everett Millais. In seinem Bild *Ophelia* (1851-52) illustriert er in überwältigend naturalistischen Details ein berühmtes Motiv aus Shakespeares „Hamlet", wobei er Anspielungen auf zeitgenössische Moralvorstellungen und Haltungen gegenüber der Frau einbringt.

Eines der Hauptwerke der internationalen modernen Sammlung ist *Die Auferstehung, Cookham* (1923-27) von dem englischen Künstler Sir Stanley Spencer. Das Bild ist wahrscheinlich der vollkommenste Ausdruck von Spencers Vision seines Heimatdorfes Cookham als Himmel auf Erden. Er folgt damit einer Tradition, die bis zu William Blake zurückreicht. Die Kirchhofszene zeigt Gottvater und Christus mit Kindern unter dem Kirchenportal, der Künstler hat sich selbst und seine erste Frau Hilda in der Menge der Gestalten mehrmals dargestellt.

Die Sammlung surrealistischer Kunst der Tate Gallery ist eine der wichtigsten in der Welt. *Traumlandschaft* (1936-38) von Paul Nash ist ein klassisches Beispiel für englische surrealistische Malerei. In dieser Arbeit wird die südenglische Küstenlandschaft durch vieldeutige Traummotive magisch verwandelt. Die Szene mit dem seltsamen Spiegel, einem durchsichtigen Schirm und Kugeln hat eine starke Ausstrahlung und einen ganz eigenen Charakter. Nash war einer der ersten Künstler, die sich für das „Objet trouvé" interessierten, und wurde von René Magritte als „Der Meister des Objekts" beschrieben.

Victor Pasmore beschloß 1948, sich einem Vokabular aus Grundformen wie Kreis, Quadrat und Spirale zuzuwenden. Damit setzte er einen Wendepunkt in der englischen Nachkriegsmalerei. *Spiralmotiv in Grün, Violett, Blau und Gold: Innere Küstenlandschaft* entstand 1950. Das Bild ist ein bedeutendes Beispiel einer Entwicklung in der englischen Malerei, die zugleich Landschaftskunst und lyrische Abstraktion ist.

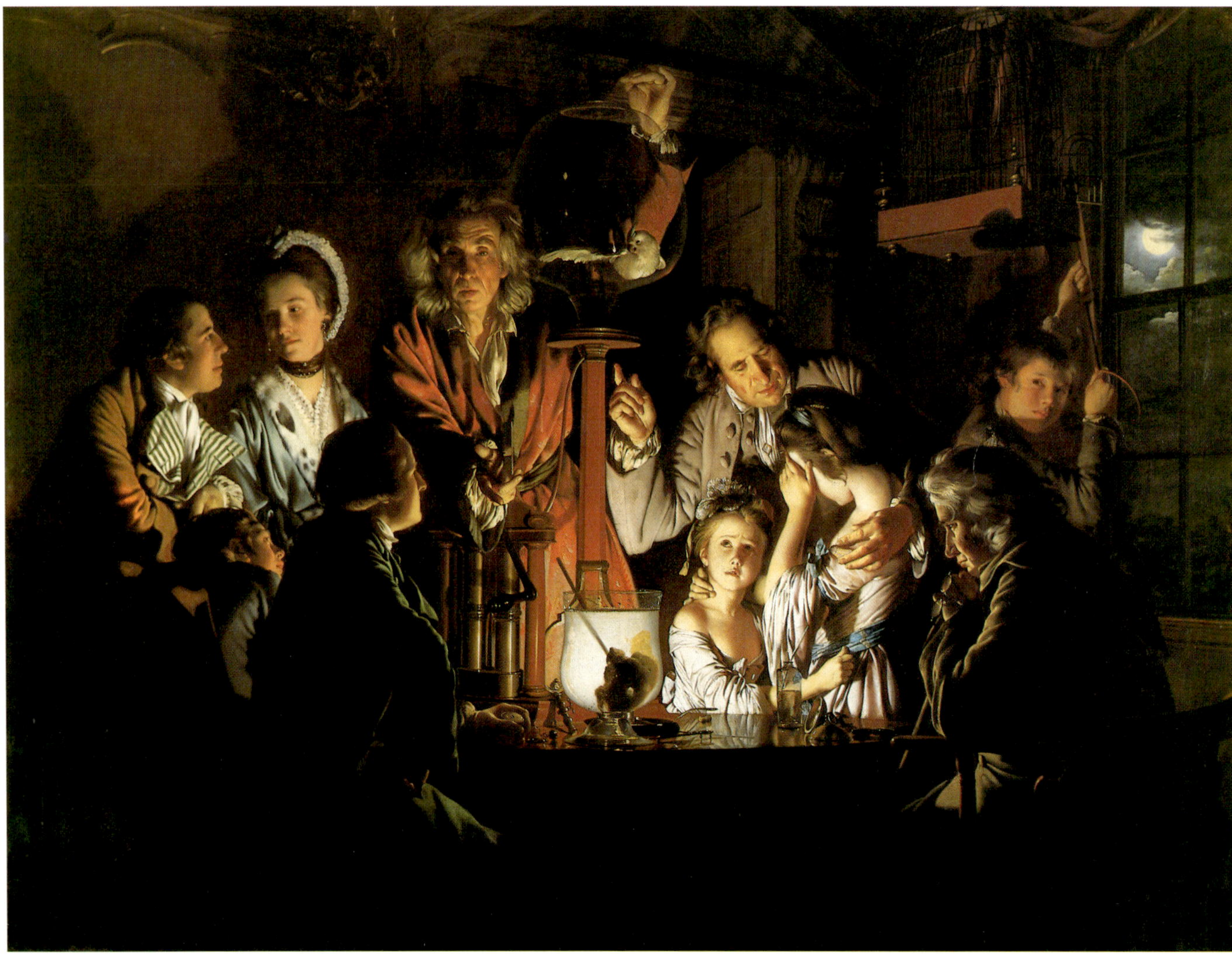

LONDON, TATE GALLERY

EDWIN MULLINS

Joseph Wright of Derby (1734-1797)

Das Experiment mit dem Vogel in der Luftpumpe (1767/68)

Nicht viele wirklich große Bilder beschäftigen sich mit der Industriellen Revolution, aber es gibt eine bemerkenswerte Ausnahme – unser Bild. Es hat einen Ehrenplatz in einem der Malerei des 18. Jahrhunderts gewidmeten Raum der Londoner Tate Gallery, doch auch erst seit etwa fünfundzwanzig Jahren, denn bis dahin betrachtete man den Künstler als einen etwas seltsamen provinziellen Kleinmeister.

Sein Name verweist darauf, daß er in Derby, weit weg von London lebte, dort nämlich, wo einige der ersten Wissenschaftler und Industriellen lebten und arbeiteten. Viele von ihnen waren Freunde des Künstlers.

Das Bild erzählt die Geschichte eines einfachen wissenschaftlichen Experiments: Der recht furchterregend dreinschauende Herr ist der Wissenschaftler. Er pumpt die Luft aus einer Glaskugel in der Mitte des Bildes, so daß die weiße Taube darin an Sauerstoffmangel zu ersticken droht. Doch es ist nur halb so schlimm: mit der linken Hand wird er gleich durch die Öffnung oben an der Kugel wieder Luft hineinlassen.

Ein Junge, der ihm assistiert, holt den Vogelkäfig herab, so daß der Vogel sicher in ihn zurückkehren kann. Gleichzeitig beobachtet ein anderer junger Assistent die Zeit des Experiments auf einer Uhr.

Es ist klar, daß die drei dieses Experiment schon viele Male vorgeführt haben – sie kennen den Trick. Doch die Zuschauer haben es noch nie gesehen, und das Thema des Bildes ist denn auch die Darstellung der verschiedenartigen Reaktionen in dem Moment, da der Vogel zu sterben droht, wenn der Wissenschaftler ihm nicht schnell genug wieder Luft zukommen läßt.

Das elegante junge Paar zur Linken ist kühl distanziert. Wäre es nicht draußen dunkel, so könnte man sich auch vorstellen, daß sie einen Spaziergang auf ihrem Landgut machten.

Vor ihnen der kleine Junge schaut gebannt und verwundert, wie jeder andere kleine Junge es bei der Gelegenheit tun würde. Doch auf der rechten Seite des Bildes gibt es dramatische Reaktionen: Zwei junge Mädchen sind betroffen, erschrocken. Über ihnen versucht ein Mann – vielleicht ihr Vater – sie zu beruhigen, als sagte er: „Schaut doch, es ist nichts passiert."

Tate Gallery, London

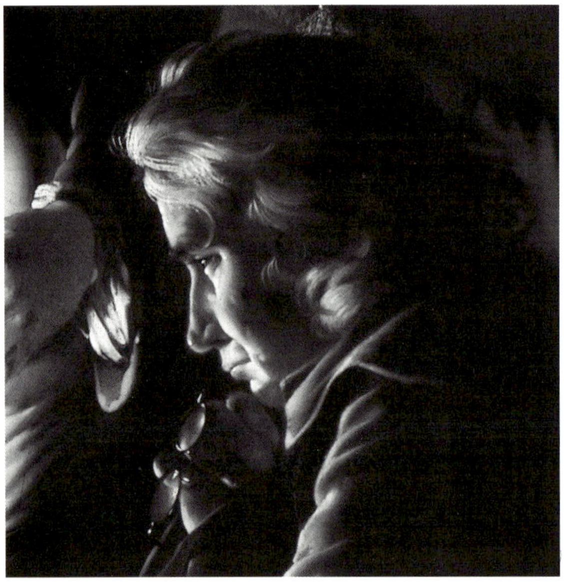

Und dann sitzt da im Halbschatten eine nachdenkliche Gestalt, ein Skeptiker, der vielleicht abwägt, wohin das alles führen wird. Er und der Wissenschaftler – das sind die Männer der Zukunft, die den Geist der Industriellen Revolution verkörpern und die allein wissen, wie sehr sie die Welt verändern wird.

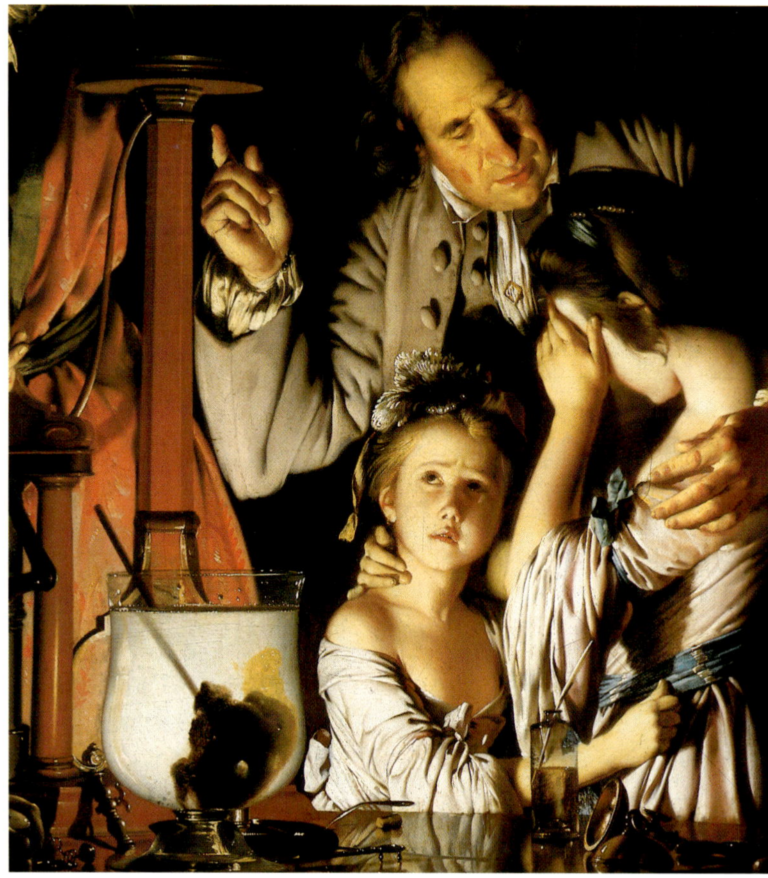

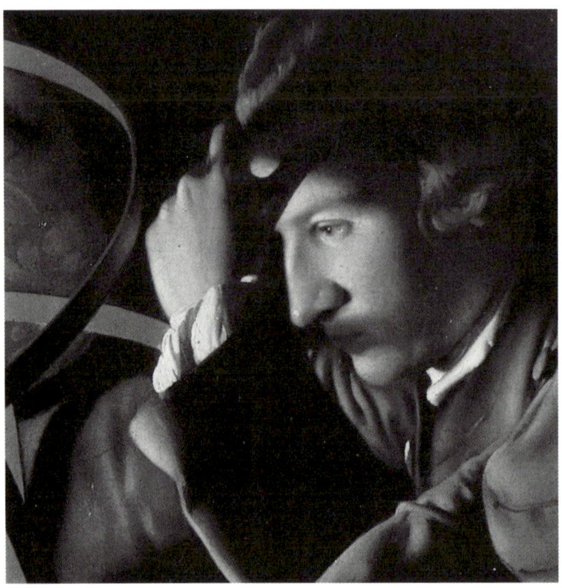

Oben, Skeptiker, Ausschnitt aus
Das Experiment mit dem Vogel in der Luftpumpe;
links Zuhörer, Ausschnitt aus
Ein Philosoph hält einen Vortrag über das Planetarium;
rechts Mädchen mit Vater, Ausschnitt aus
Das Experiment mit dem Vogel in der Luftpumpe

Das Bild ist ein Spektrum der englischen Gesellschaft des 18. Jahrhunderts zur Zeit ihrer Entwicklung von einer alten zu einer neuen Ordnung. Wright hat diesen Wandel in einem dramatischen Augenblick im Schein einer Lampe dargestellt.

Diese Thematik bewegte Wrights Vorstellungskraft weit mehr als die Porträts, die er malen mußte, um seinen Lebensunterhalt zu verdienen. Sogar eins seiner besten Bildnisse, das *Sir Brooke Boothby* darstellt, einen selbstgefälligen Landedelmann, strahlt eine große Eleganz aus, jedoch keineswegs die Erregtheit und Dramatik der Gruppe, die sich für das Schicksal einer Taube interessiert.

Ein Jahr zuvor hatte Wright ein ähnliches Bild über ein wissenschaftliches Thema gemalt – es hängt heute in der Kunstgalerie seiner Heimatstadt Derby: *Ein Philosoph hält einen Vortrag über das Planetarium.* Auch hier drängen sich die Gestalten um ein wissenschaftliches Instrument, das von einer unsichtbaren Lampe beleuchtet wird. Doch diesmal ist alles ruhig. Die Gestalt im Mittelpunkt ist der Philosoph, der das Modell eines Planetariums erklärt.

Tate Gallery, London

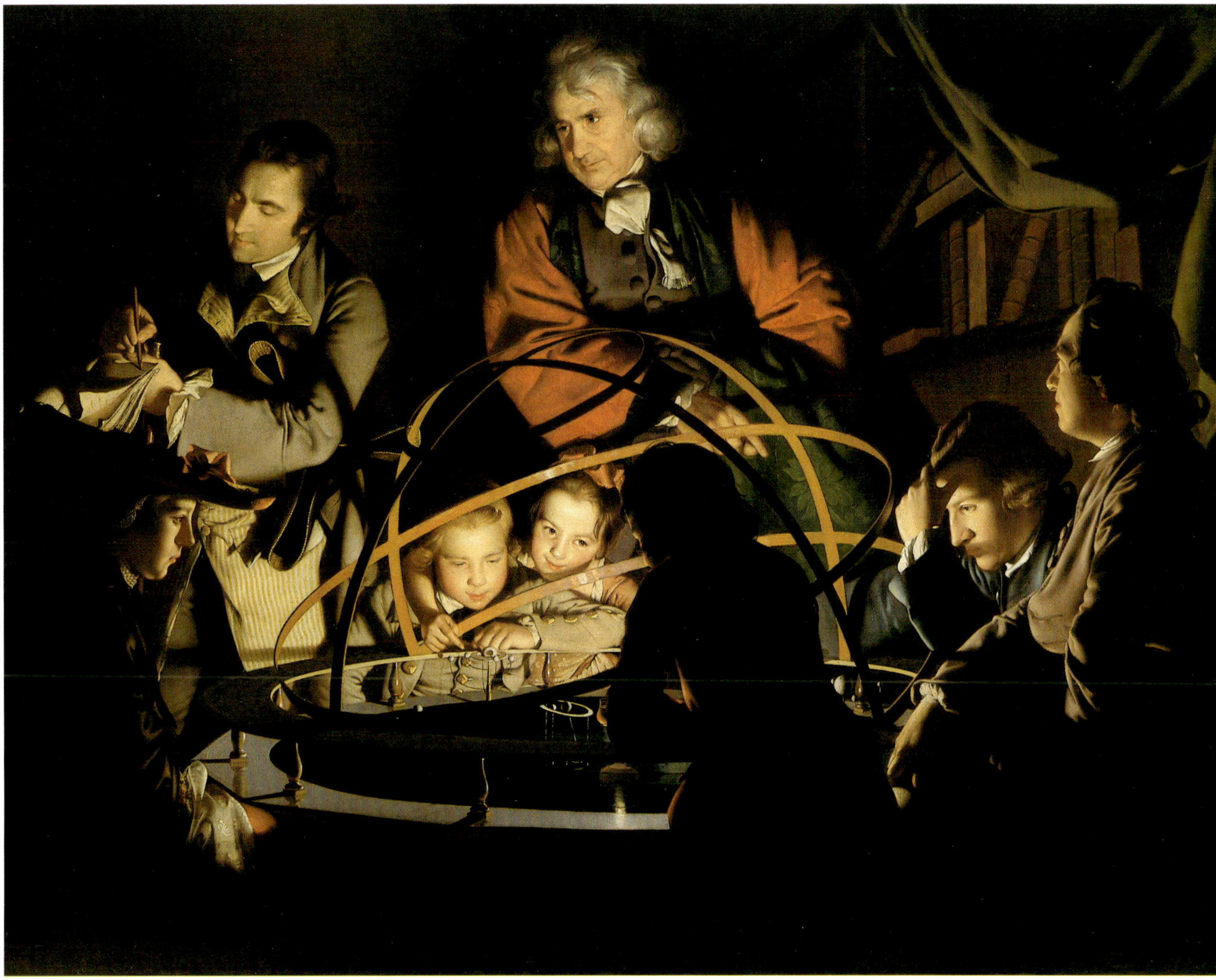

Wright of Derby,
Ein Philosoph hält einen Vortrag über das Planetarium

Ein Mann zur Linken macht sich Notizen. Vor ihm ist eine Frau ganz gefangen, ihr Gesicht zeigt ihre Konzentration. Und auch auf der anderen Seite des Planetariums sieht man jemand, der sich konzentriert. Und neben ihm eine weitere jener skeptischen Gestalten: Verwirrt, aber nicht ganz überzeugt von dem Wert, den dies alles haben soll.

Für die Kinder ist es nur ein Spaß. Hier stellt der Maler die Freude seines Jahrhunderts an jungen Leuten dar, an ihrem Charme, an ihrer Unschuld, ihrer Fähigkeit, sich ganz hinzugeben.

Und genau darin liegt Wrights Stärke. Er malt am besten Menschen, die auf Ereignisse reagieren, Leute, die sich von dem Zauber und dem Geheimnis der Wissenschaft gefangennehmen lassen.

Dieses Geheimnis überträgt er auf den Betrachter seiner Bilder durch Beleuchtungseffekte, wie auf einer Bühne. Hier ist die Lampe von einer im Profil dargestellten Figur verdeckt; in der Demonstration stellt sie die Sonne im Zentrum des planetarischen Systems dar. Sie beleuchtet das Planetarium mit seinen glänzenden

Tate Gallery, London

Metallreifen. Doch vor allem gibt das Licht den Gesichtern der Menschen eine außergewöhnliche Intensität.

Mehr als ein Jahrhundert zuvor hatte der französische Maler Georges de la Tour genau dieselbe Technik verwendet, um seinen Bildern religiöser Thematik ihre Intensität zu geben. Ein Beispiel ist *Der Traum des Heiligen Joseph* im Museum von Nantes (Vgl. Band 1, S. 250).

Und noch fünfzig Jahre früher hatte der Italiener Caravaggio diesen dramatisierenden Effekt von Licht und Schatten entwickelt. Auch seine Themen waren religiös wie z. B. die *Salome* mit dem

Caravaggio, *Salome*

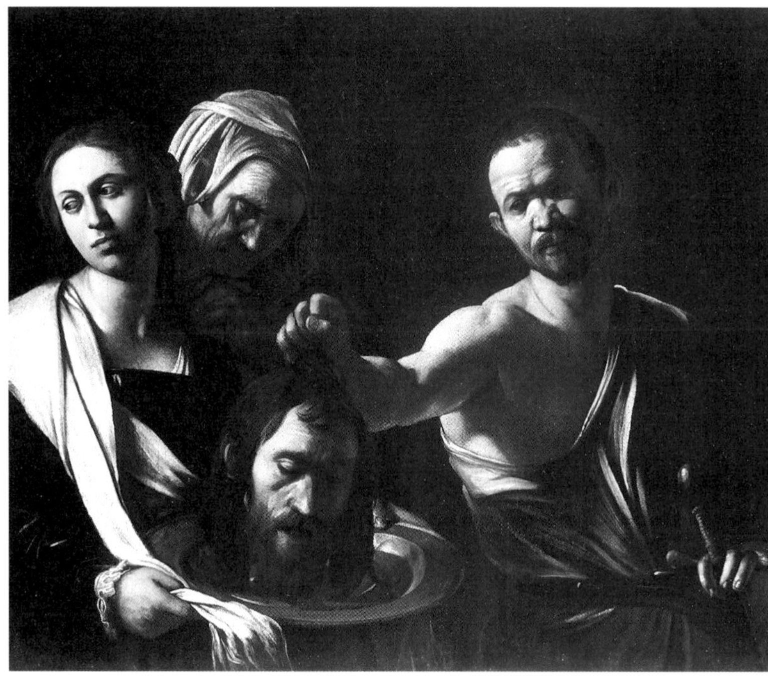

Haupt Johannes des Täufers; das Bild hängt heute in der Londoner National Gallery.

Wright of Derby kannte wahrscheinlich weder Caravaggio noch das Werk von Georges de la Tour. Er lernte diese Tradition wohl über die niederländischen Nachahmer Caravaggios kennen, die zeitweise in England arbeiteten. Doch die Anwendung dieser Technik von Licht und Schatten ist Wrights absolut selbständiger Beitrag zur Kunst seiner Zeit: Er behandelt ein wissenschaftliches Thema mit der dramatischen Spannung einer religiösen Erfahrung.

Mit ein wenig Vorstellungskraft wird der flatternde Vogel im Zentrum des Bildes in der Tate Gallery zur Taube des Heiligen Geistes, und der wild dreinschauende Wissenschaftler wird ein Jünger, der einem Wunder beiwohnt.

Geheimnisvoll ist auch die Schale mit Flüssigkeit, die die Lichtquelle verbirgt und verunklärt. Was ist darin? Ein Schwamm? Es sieht sehr unheimlich aus.

Und es gibt noch andere dramatische Akzente. Die Gegenstände auf dem Tisch haben alle mit dem Thema Pneumatik zu tun: Die zwei runden Messinggegenstände sind zusammen die

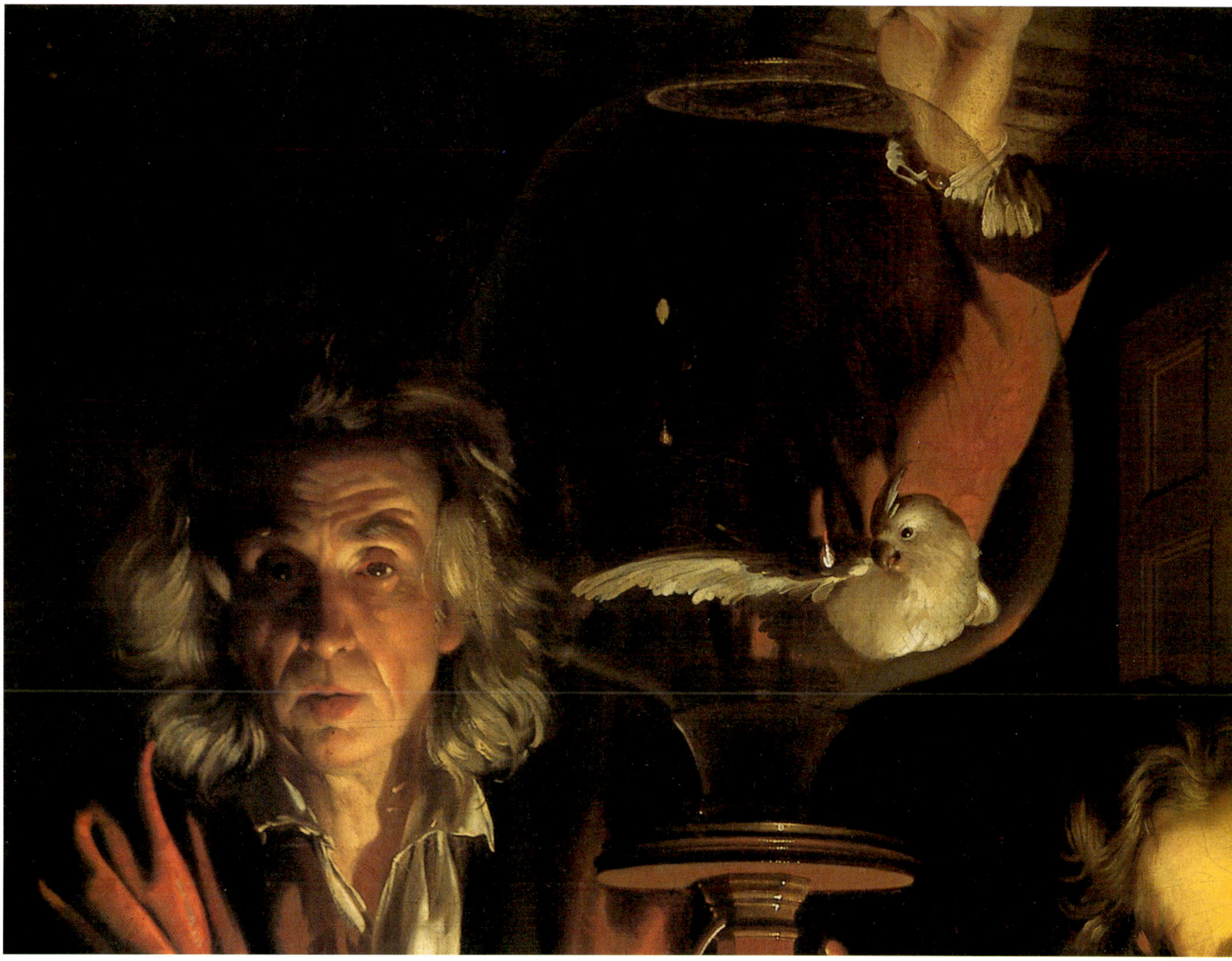

sogenannten „Magdeburger Halbkugeln“. Durch ein Ventil konnte die Luft aus der Kugel herausgepumpt werden, und dann war es unmöglich, die beiden Halbkugeln voneinander zu trennen.

Auch der Mond, der durchs Fenster schaut, trägt zur geheimnisvollen Atmosphäre bei: Es ist, als ob hier etwas Geheimnisvolles und Unheimliches im Dunkel der Nacht geschähe.

Wir Heutigen mit all unserer Kenntnis dessen, was die Industrielle Revolution für die Umgebung und das Leben der Menschen bedeutete, mögen uns wundern, welche Bedeutungsfülle Joseph Wright of Derby letztlich in ein so einfaches Thema wie das Experiment mit einem Vogel und einer Luftpumpe in einem verdunkelten Raum hat legen können.

Wissenschaftler, Ausschnitt aus
Das Experiment mit dem Vogel in der Luftpumpe

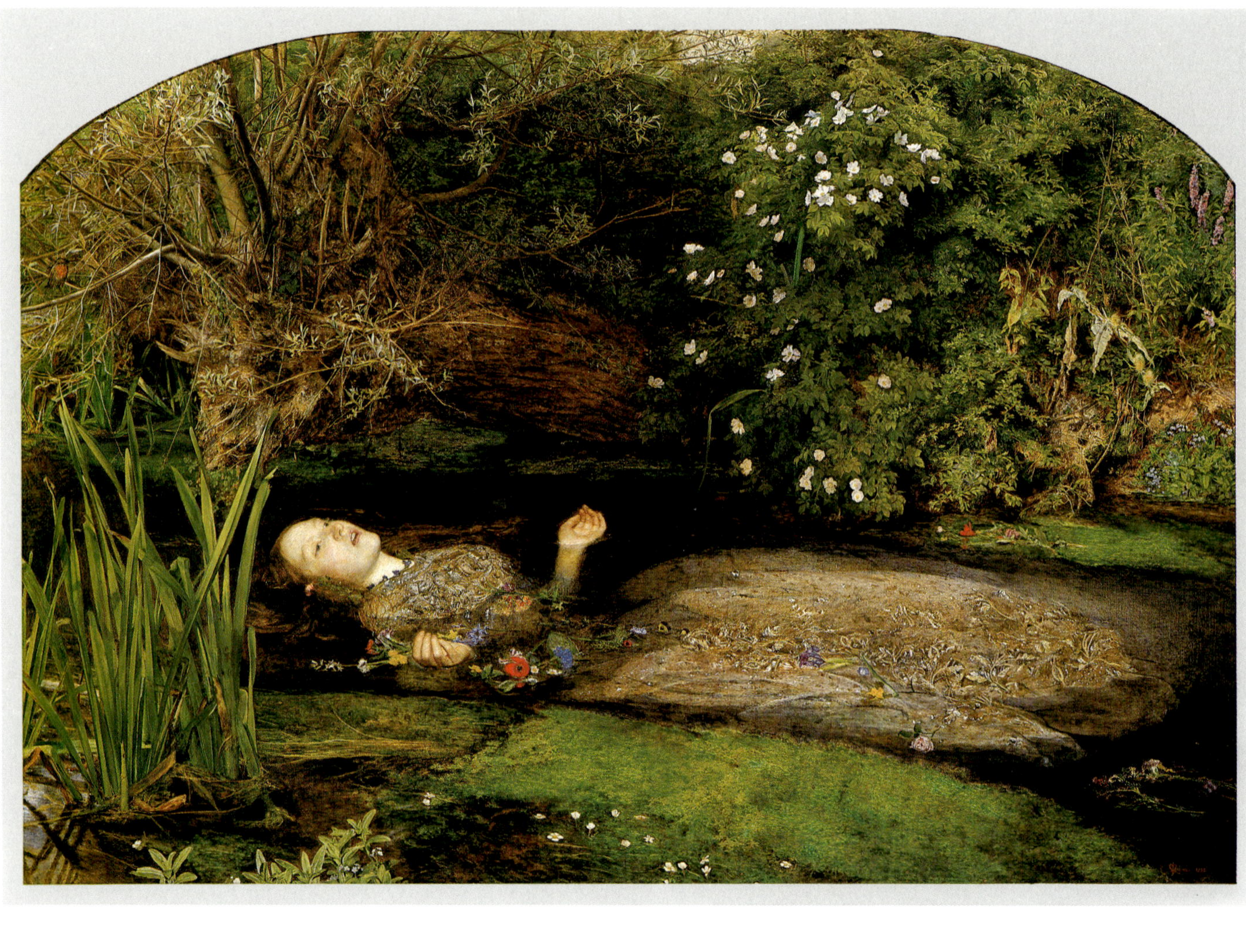

LONDON, TATE GALLERY

EDWIN MULLINS

John Everett Millais (1829-1896)

Ophelia (1851/52)

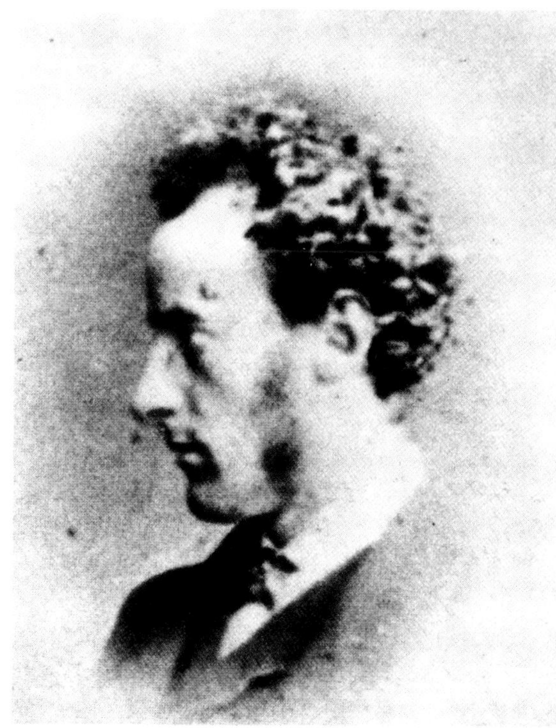

John Everett Millais, Fotoporträt

Um die Mitte des 19. Jahrhunderts sah die englische Kunst – wie die Kunst in den meisten Ländern zu jener Zeit – recht alt und müde aus. Und wie es in solchen Augenblicken häufig geschieht, tat sich eine Gruppe junger Maler – sehr junger Maler in diesem Fall – zusammen und beschloß, etwas zu unternehmen.

Sie nannten sich Praeraffaeliten. Im Zentrum standen drei Kunststudenten: Dante Gabriel Rossetti, William Holman Hunt und der jüngste und frühreifeste der drei: John Everett Millais. Sehr wenige englische Maler haben so viele unvergeßliche Bilder so früh in ihrem Leben geschaffen, noch vor dem 30. Lebensjahr. Und dieses ist das berühmteste: *Ophelia*.

Shakespeare war eine beliebte Quelle für die Künstler des 19. Jahrhunderts, und als junger Mann mit Sinn für romantische Melancholie ließ auch Millais sich verständlicherweise vom Tod der Ophelia anziehen, der so schön im 4. Akt des Dramas *Hamlet* beschrieben ist:

„Es neigt ein Weidenbaum sich übern Bach
Und zeigt im klaren Strom sein graues Laub,
Mit welchem sie phantastisch Kränze wand
Von Hahnfuß, Nesseln, Maßlieb, Purpurblumen,
Die dreiste Schäfer gröblicher benennen,
Doch unsre zücht'gen Mädchen Totenfinger.
Dort, als sie aufklomm, um ihr Laubgewinde
An den gesenkten Ästen aufzuhängen,
Zerbrach ein falscher Zweig, und niederfielen
Die rankenden Trophäen und sie selbst
Ins weinende Gewässer…"

Millais hat dies wirklich Wort für Wort oder eher Bild für Wort gemalt: Die Weide, von Nesseln umstanden; den spiegelnden Fluß; den Hahnenfuß, Wasserhahnenfuß; die langen Purpurblumen.

Er hat noch Heckenrosen hinzugefügt, vielleicht, weil ihr Bruder Laertes sie eine Rose nannte, außerdem ein Rotkehlchen, von dem sie zuvor im Stück gesungen hat.

In ihre bunten Girlanden hat sie auch Mohn geflochten, der den Tod symbolisiert, dem sie entgegenschwimmt, während sie wie freudig singt, mit ausgestreckten Armen, als wartete sie darauf, ihren Geliebten zu umfangen.

Tate Gallery, London

Millais hatte auch Narzissen gemalt, um etwas mehr Gelb in sein Bild zu bekommen, doch der Dichter Lord Alfred Tennyson riet ihm, sie zu übermalen – aus Gründen der Botanik; ebenso eine Ratte, die er ebenfalls übermalte, weil sie wie ein Löwe ausgesehen hatte.

Die Praeraffaelitische Bruderschaft war drei Jahre zuvor, 1848, gegründet worden. Millais war neunzehn, und als erstes Bild hatte er *Isabella* nach John Keats' Gedicht über die unglückliche Liebe gemalt.

Das Ziel der Bruderschaft bestand darin, den Malern vor Raffael nachzueifern, bei denen sie Ernsthaftigkeit und Wahrhaftigkeit der Natur gegenüber zu finden meinten. Mit Raffael hatte ihrer Ansicht nach ein Verfall eingesetzt. Doch Raffael war der göttliche Maler des 19. Jahrhunderts, und so hielten sie den Namen ihrer Bruderschaft geheim.

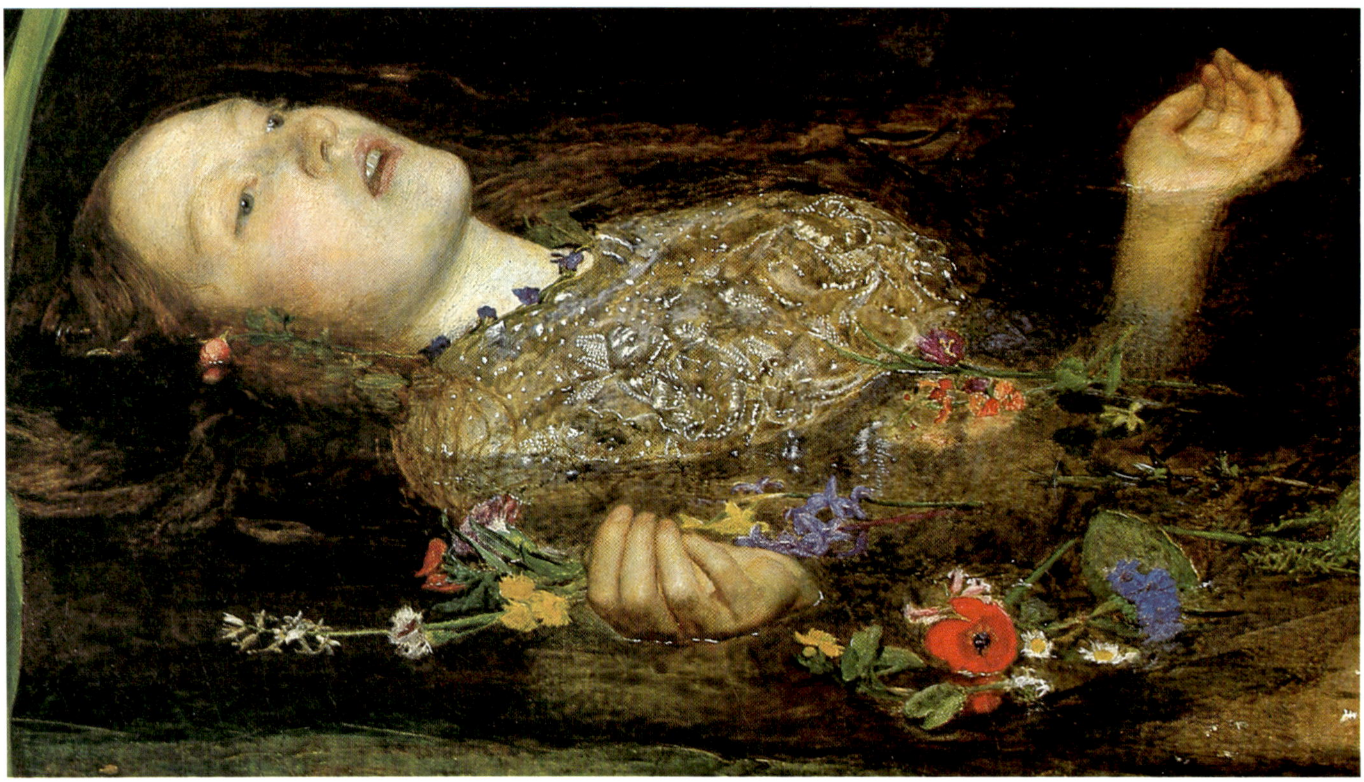

Ausschnitt aus *Ophelia*

Sie signierten ihre Bilder mit PRB, das rief Neugierde und auch nicht ganz witzige Scherze hervor, wie etwa die Frage, ob die Initialen für „Please ring bell" – bitte klingeln – ständen.

Das nächste Bild, das Millais ausstellte (es befindet sich ebenfalls in der Tate Gallery), demonstrierte noch stärker den Glauben der Praeraffaeliten an Wahrhaftigkeit und an Tiefsinn. Sein *Christus im Haus seiner Eltern* ist wirklich symbolgeladen.

Der junge Christus hat sich an einem Nagel verletzt. Ein Blutstropfen ist auf seinen Fuß gefallen. Seine Mutter ist schon die trauernde Jungfrau Maria.

Das Bild fiel bei der Kritik durch, doch nicht wegen dieser eher schüchternen Anspielung, sondern weil es zu lebensnah war: Josef

Tate Gallery, London

barfüßig und mit schmutzigen Fingernägeln. Armselige Kleider. Dreck auf dem Fußboden. Das ging zu weit. Raffael hätte das alles weggeputzt!

Millais nahm sich in acht, die öffentliche Meinung nicht noch einmal zu verletzen – dafür war er zu ehrgeizig. Doch seine Realitätstreue behielt er bei. Noch bevor er *Ophelia* malte, kehrte er zu dem Thema der tragischen Liebe zurück, und zwar nach dem Gedicht *Mariana* von Tennyson, das von einer einsamen Frau spricht, die ihr Leben als trostlos empfindet, die lebensüberdrüssig ist und sich den Tod wünscht.

Die *Mariana* von Millais ist weit sinnlicher als die Tennysons. Sie ist noch gesteigert durch das intensive Blau, das so lebhaft ist wie das der Glasfenster, die Mariana anschaut. Hier ist die Farbgebung der Praeraffaeliten auf ihrem glanzvollsten Punkt angelangt.

Keine traurigen Halbtöne mehr, wie sie im 19. Jahrhundert üblich waren.

Diesen Leuchteffekt erreichten die Maler, indem sie reine Farben auf weißen Grund aufbrachten, während er noch naß war, und so Stück für Stück des Bildes wie ein Fresko malten.

Auf diese Weise entstanden auch die strahlenden Grüntöne und die leuchtenden Blumen bei *Ophelia.* Das kostete aber natürlich den Maler auch unendlich viel Zeit. Er brauchte Wochen und Wochen an einem Fluß in Surrey, während derer er täglich elf Stunden lang

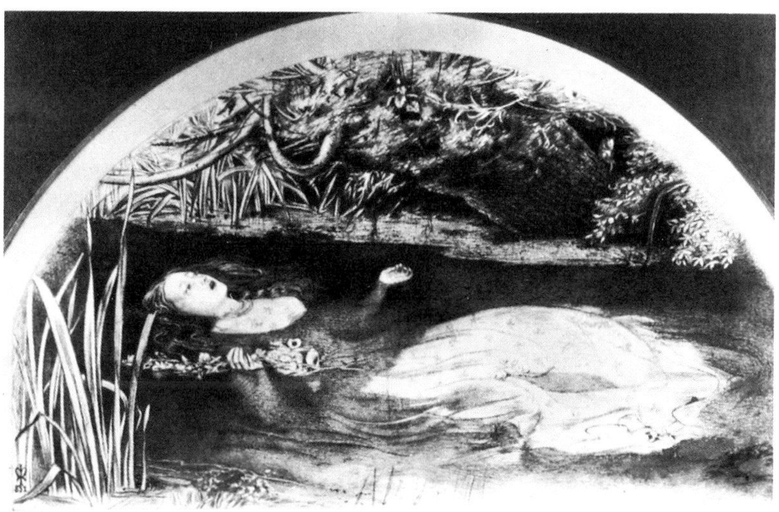

Millais, *Ophelia* (Vorzeichnung)

hintereinander malte. Er beklagte sich in seinen Briefen über die Rinder auf dem Feld und ein paar Schwäne, die die Wasserpflanzen durchschwammen, als er sie gerade malen wollte.

Die Gestalt der Ophelia bereitete ihm weitere Probleme. Das Modell war Elizabeth Siddal, die später Rossetti heiratete. Millais malte sie nicht im Fluß, sondern in einer Badewanne in seinem Atelier während des folgenden Winters. Er bemühte sich, das Wasser von unten mit Lampen zu erwärmen, doch war es nie warm genug, und die arme Miss Siddal war wochenlang krank.

Überraschend ist allerdings, wie es Millais gelang, den sommerlichen Fluß und das Badewasser des Winters überzeugend in einem Bild zu vereinen.

Tate Gallery, London

Millais widmete sich noch viele Jahre lang dem reichen Themenstrom der Melancholie. 1856 malte er *Das blinde Mädchen.* Auch hier gewinnt die Poesie der Trauer an Schärfe durch die Leuchtkraft der Farbe und durch eine minuziöse Wiedergabe der Naturdetails.

Millais, *Das blinde Mädchen*

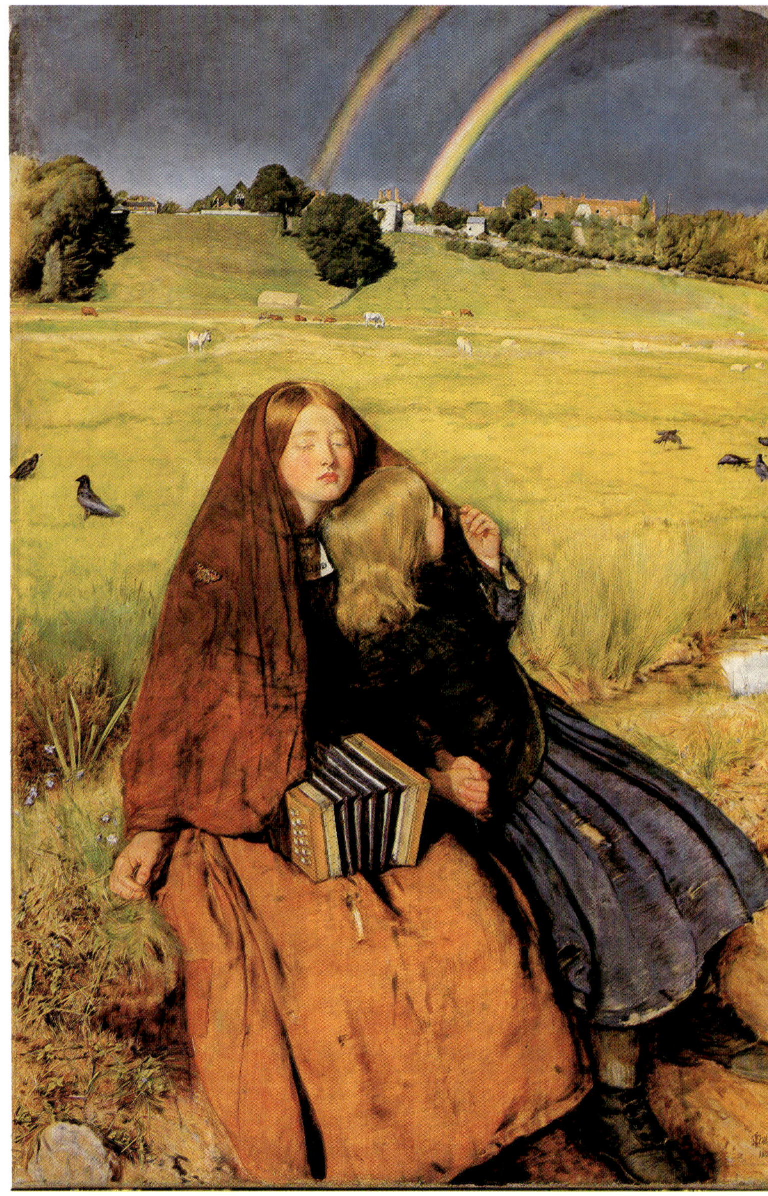

Im gleichen Jahr malte Millais noch ein Stimmungsbild: *Herbstblätter.* Das Ende des Tages... Das Ende des Sommers... Die wehmütigen Gesichter von Kindern, die das Ende ihrer Kindheit zu beklagen scheinen und damit den Abschied von der Unschuld.

Doch der Künstler selbst entwuchs diesen jugendlichen Visionen. Er äußerte der Frau eines Sammlers gegenüber: „Die Leute sollten meine Bilder lieber jetzt kaufen, während ich noch aus Ehrgeiz male, als in ein paar Jahren, wenn ich für Weib und Kinder male."

Tate Gallery, London

In Fotografien ist der Wandel festgehalten: Millais wurde reich, berühmt und von der Gesellschaft hofiert. 1885 wurde er als erster britischer Künstler in den Adelsstand erhoben.

Sein späterer Ruhm bezog sich auf Bilder, die der viktorianischen Gesellschaft nicht nur zu Herzen gingen, sondern auch an ihren Geldbeutel – das Bild *Blasen* kaufte z. B. der Seifenfabrikant Pears und benutzte es als Reklame. Millais war wütend;

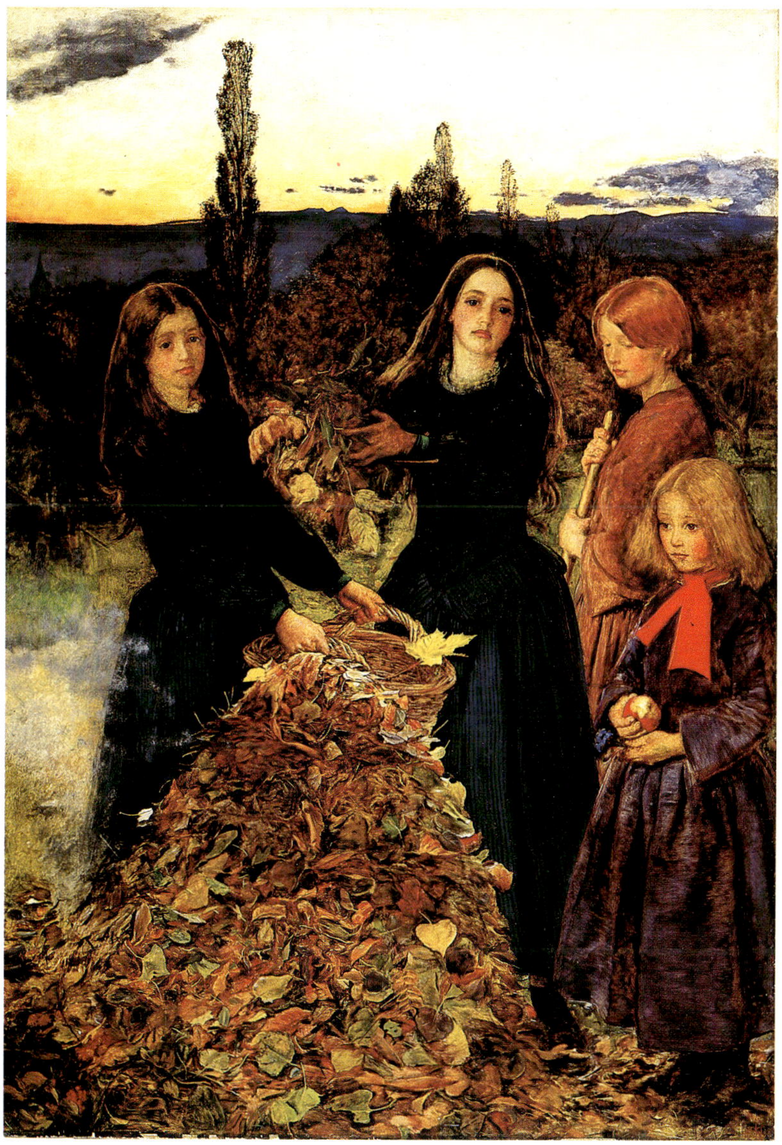

Millais, *Herbstblätter*

Pears hatte das gleiche kommerzielle Prinzip angewandt, das den Künstler in seiner späteren Karriere leitete.

So wird der klagende Ton im Werk des jüngeren Millais zugleich auch unsere Klage über den Hingang eines so großen Talents. Und dennoch hat, wenn man es so sehen will, Millais der Nachwelt in den ersten zehn Jahren mehr gegeben als manch anderer Künstler in seinem ganzen Leben.

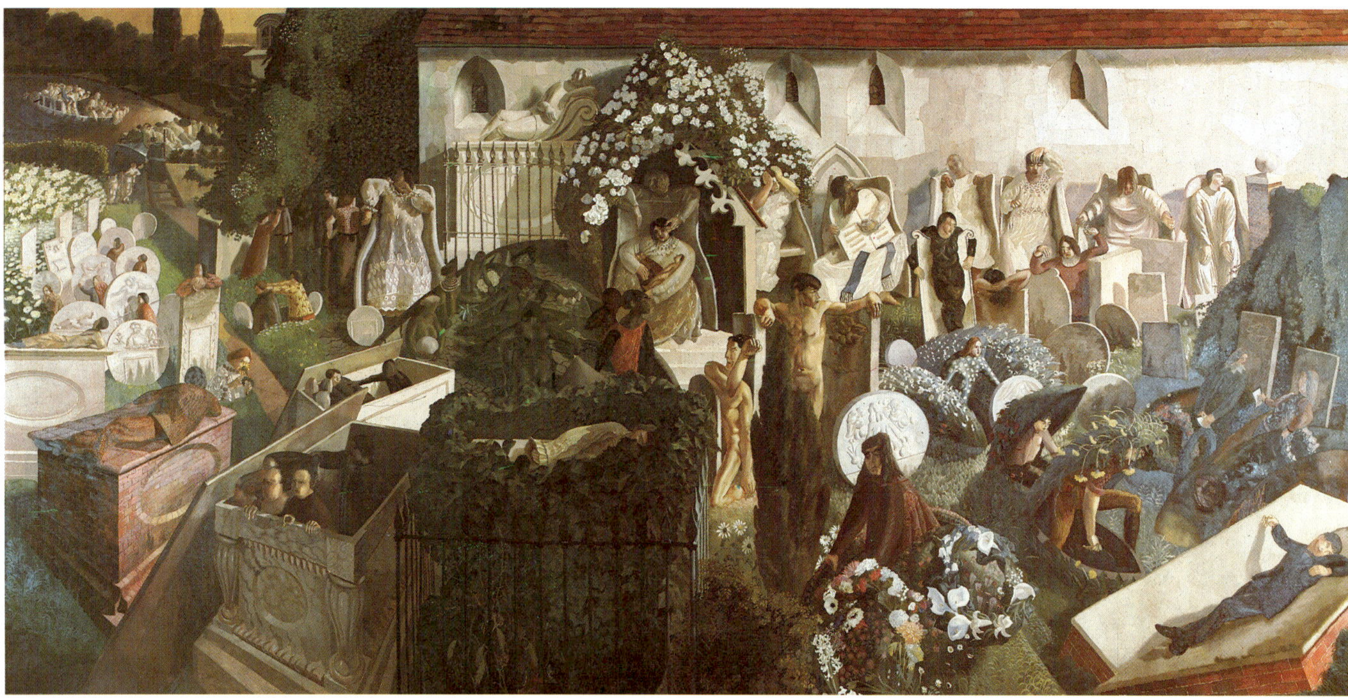

LONDON, TATE GALLERY

EDWIN MULLINS

Stanley Spencer (1891-1959)

Die Auferstehung, Cookham (1924-27)

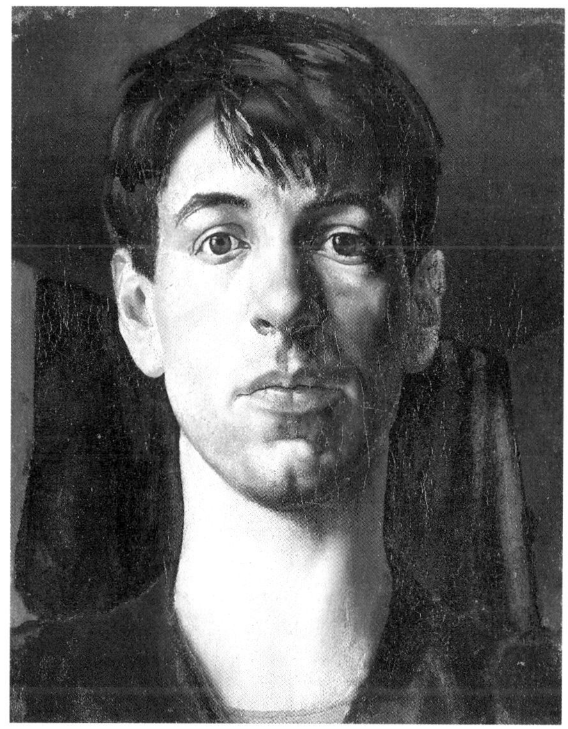

Spencer, *Selbstporträt,* (1913)

Nach dem Ersten Weltkrieg wandte die englische Malerei Europa den Rücken und ging ihren eigenen recht seltsamen Weg. Die moderne Malerei war spät nach England gekommen und war dort abgelehnt worden.

Der Künstler, dessen Werk am deutlichsten diese Isolation widerspiegelt, ist eine der seltsamsten Figuren in der gesamten englischen Malerei: Stanley Spencer.

Es ist schwer zu ahnen, was die Nachwelt einmal mit diesem riesigen, 6 Meter langen Bild machen wird. Heute hängt es in der Londoner Tate Gallery an einem sehr ungünstigen, schlecht beleuchteten Platz über einer Treppe, wo der Betrachter nicht einmal genügend weit zurücktreten kann. Es ist zweifellos ein seltsames Bild, doch wenn Spencers Ruhm überlebt, so ist dieses Bild gewiß sein Meisterwerk.

Es stellt die *Auferstehung* dar. Spencer begann es 1924 zu malen, und erst nach drei Jahren war es vollendet. Die Szene spielt auf einem Kirchhof, der hier, wie in einer Dichtung von John Donne beschrieben, als heiliger Vorort des Himmels aufgefaßt ist. Auf der Erde also ist man Zeuge himmlischer Geschehnisse. Der Kirchhof ist sogar der von Cookham, etwa 45 km flußaufwärts von London, wo Spencer sein ganzes Leben verbrachte.

Man sieht auch die Themse, sie ist der Lebensfluß, über den die Seelen transportiert werden – ähnlich wie der Styx in der griechischen Mythologie, über den die Toten zum Hades gelangen –, in diesem Fall in einem Themse-Vergnügungsboot.

Es ist also nicht die Auferstehung Christi, sondern die Auferstehung der Menschheit, ein gütiges Jüngstes Gericht: es gibt nur eine Handvoll „Böser", sie sind eher ungezogen als verdammt, wie sie da in ihren offenen Gräbern liegen. Für die anderen ist es ein freudiges Ereignis. Unter dem rosenumkränzten Portal lehnt Gottvater und zu seinen Füßen ein ziemlich femininer Christus mit Kindern in seinen Armen. Auf steinernen Sitzen entlang der Kirchenwand sitzen die Propheten des Alten Testaments, unter ihnen Moses mit den Gesetzestafeln. Andere wiedergeborene Seelen steigen aus ihren blumenüberwachsenen Gräbern.

Sie lesen einander die Inschriften ihrer Grabsteine vor, als sei es Dorfgeschwätz. Oder sie studieren ihr eigenes Epitaph fasziniert

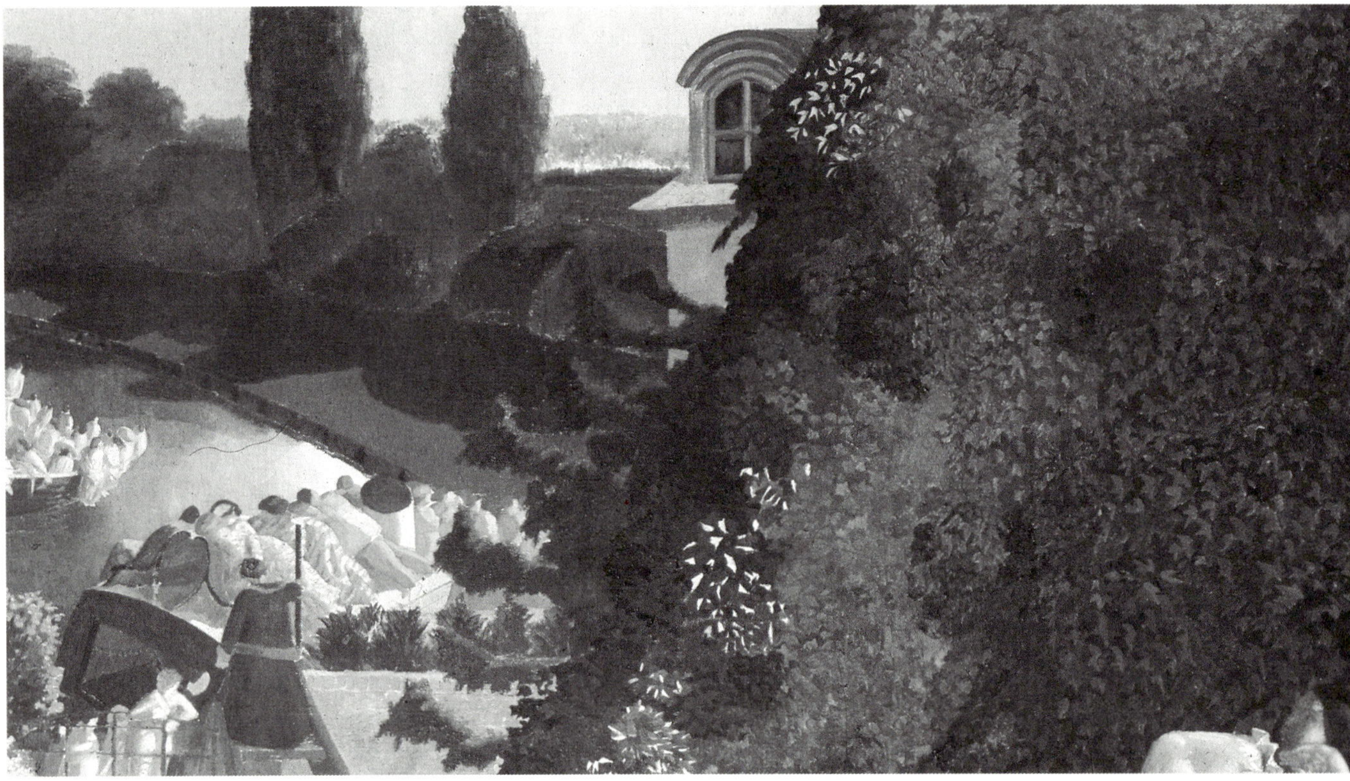

Themse – Vergnügungsboot,
Ausschnitt aus *Die Auferstehung, Cookham;*
rechts Ausschnitt aus *Die Auferstehung, Cookham*

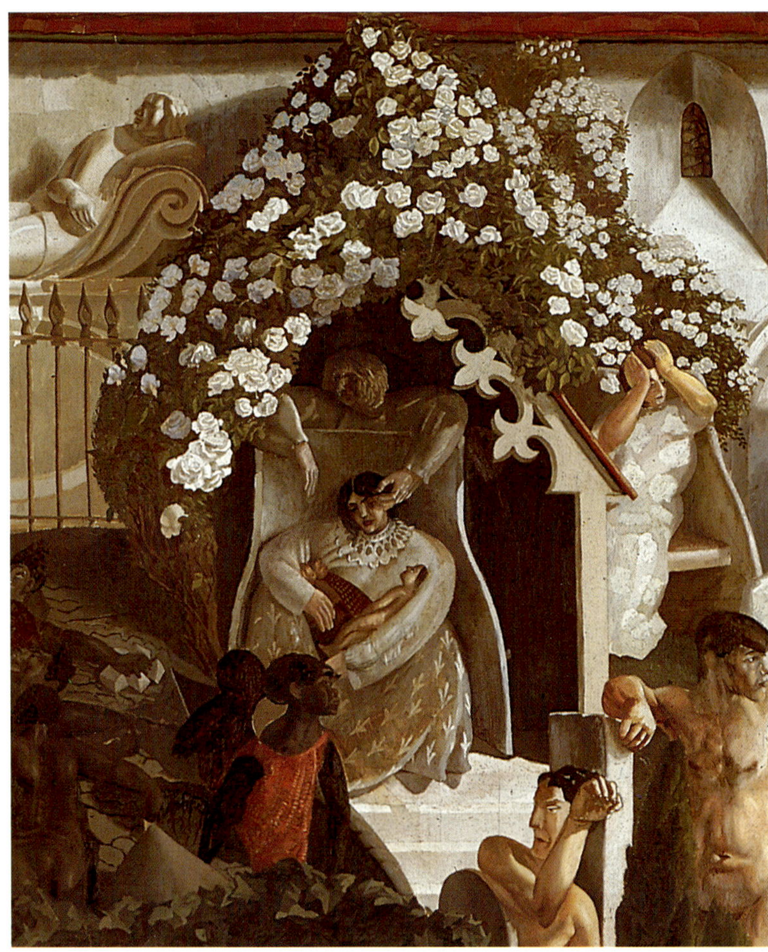

von dem, was ihre Lieben über sie zu sagen wußten. Andere scheinen ganz einfach glücklich zu sein, das Sonnenlicht wiederzusehen.

Eine Gruppe ist schwarz, die Figuren kommen aus einem getrockneten Schlammbad, das ihr tropisches Klima darstellen soll. Spencer gab seinem Bild deshalb auch den Untertitel „Eine Allegorie der Errettung der schwarzen wie der weißen Rasse".

Die müßigste aller Seelen ist Stanley Spencer selbst. Er schlummert zwischen zwei Gräbern. Und er taucht ein zweites Mal auf, nackt, aber diskret hinter einer Zypresse. Spencers erste Frau Hilda erscheint nicht weniger als dreimal: Sie liegt auf einem efeubewachsenen Grab in der Mitte des Vordergrundes; sie riecht an einer Sonnenblume, und sie klettert auf das Deck eines Flußbootes.

Und es gibt noch eine andere persönliche Anspielung: eine Frau bürstet eine Männerjacke, genauso wie Spencers Mutter es jeden Morgen tat, wenn ihr Mann, ein Baumeister, zur Arbeit ging.

Spencer äußerte, daß er gern ein gutes Stück seines eigenen Lebens in seine Bilder einbrachte. „Ich liebe mein Leben so sehr", sagte er, „daß ich gerne jedes leere Stück Wand damit bedecken würde."

Sein Vater pflegte abends seiner großen Familie aus der Bibel vorzulesen. Spencer schrieb später: „Die Religion hatte irgendwie mit mir zu tun oder ich mit Religion. Sie erschien mir ganz natürlich, wie der Himmel und der Regen."

Spencer lebte wie ein Eremit fern seiner eigenen Zeit und fern der Kunst seiner Zeit. Er versteckte sich gleichsam in den Kissen des englischen Provinzialismus, aber dieser stützte ihn zugleich. Cookham gab ihm alles, was er brauchte. Paris oder Berlin hätten das nicht gekonnt.

1914 hatte er ein Bild mit Schwänen zu malen begonnen. Dann brach der Krieg aus, und Spencer wurde mit einer Sanitätseinheit nach Makedonien geschickt. Vier Jahre später kehrte er nach Cookham zurück und malte das Bild fertig, als wäre nichts geschehen.

Ein Jahr später, 1920, malte er *Christus trägt das Kreuz.* Wieder spielt die Szene in Cookham. Man erkennt das Haus, in dem Spencer geboren wurde. Er hatte oft die Bauleute mit ihren Leitern an dem Haus vorbeigehen sehen, diese Szene wurde für ihn der Weg zum Kalvarienberg.

Diese ganz intensiv persönliche Sicht der Dinge rührt bei Spencer so sehr an. Er gleicht darin dem Zöllner Rousseau. Seine eigene Umgebung wird ihm zur Bühne für seine dörflichen Theaterstücke.

Eine private Bühne, auf der er auch große Ereignisse darstellt wie den *Heiligen Franziskus und die Vögel:* Den Heiligen, so erklärte er, malte er in Erinnerung an seinen Vater, dessen Hose eines Tages gestohlen wurde, so daß er eine Weile in seinem Hausmantel durch das Dorf ging. Spencers Phantasie glich ein wenig der von mittelalterlichen Bildhauern, die groteske Kapitelle und Konsolen für ihre heimatlichen Kirchen erdachten.

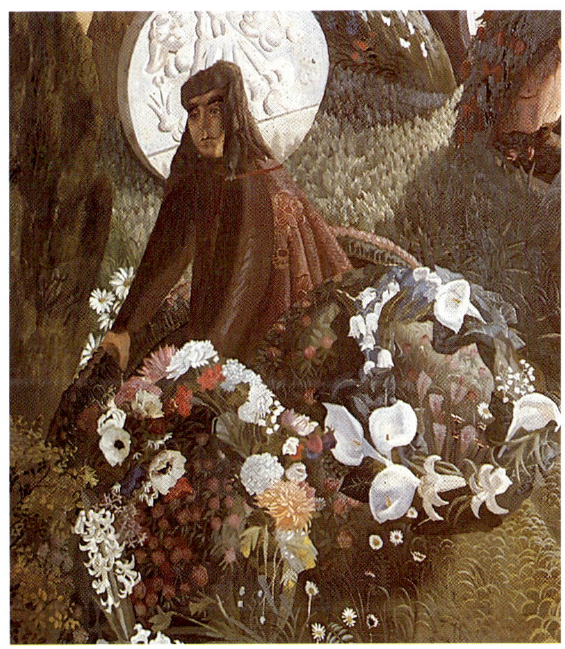

Ausschnitt aus *Die Auferstehung, Cookham*

Tate Gallery, London

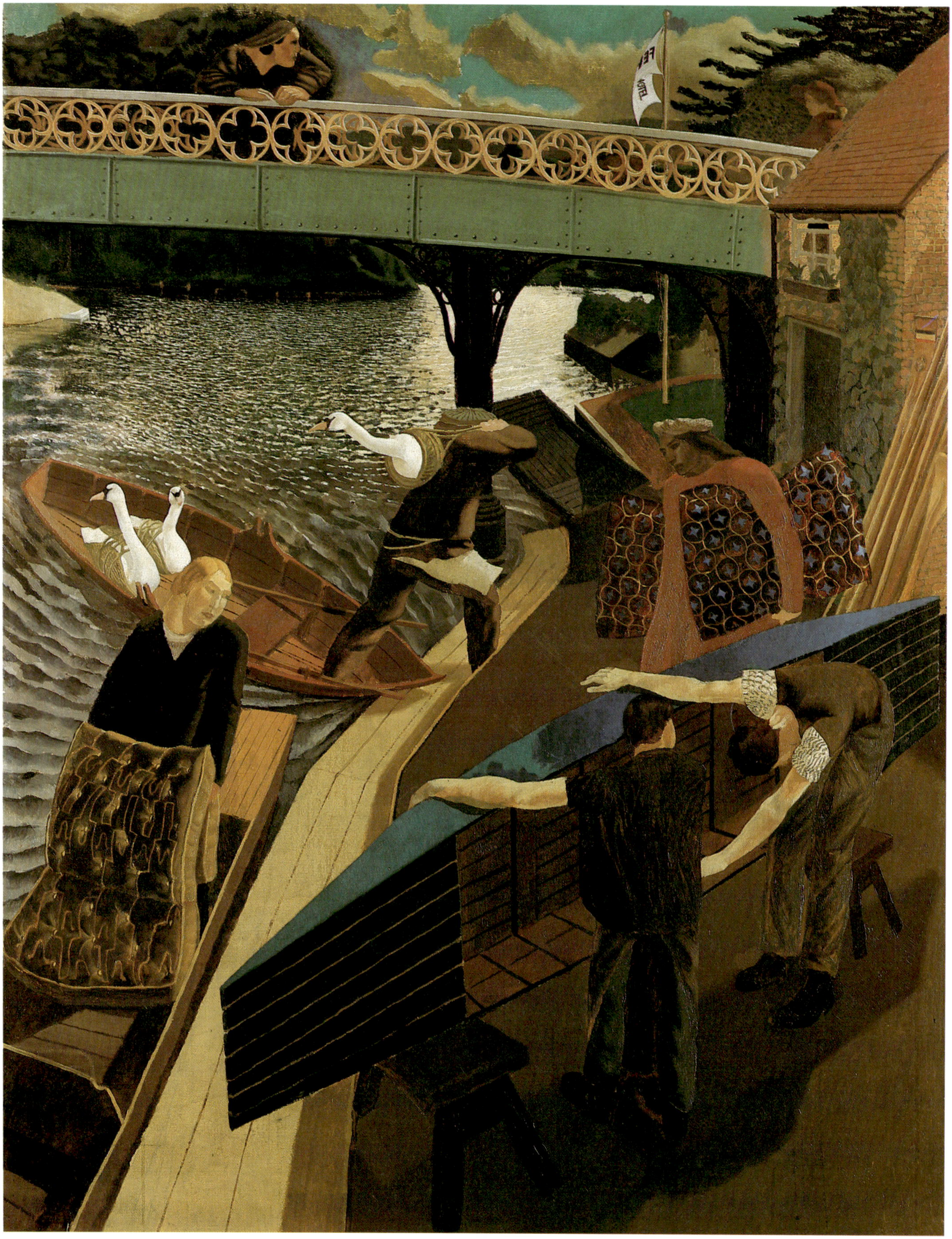

Gegenüber Spencer, *Schwäne in Cookham*

Sein ganzes Leben lang waren private Obsessionen die Quelle für Spencers Kunst, auch sexuelle Obsessionen wie etwa für ein außerordentliches Doppelporträt, das er von sich und seiner zweiten Frau Patricia, einer Lesbierin, malte. Er hatte nie mit ihr gelebt. Eine Hammelkeule auf diesem Bild schockierte. Das England zwischen den Kriegen war für solch freie Behandlung der Themen Sex und Fleisch wenig vorbereitet – und dennoch fand dieses Bild schließlich seinen Weg in den Spencer-Raum der Tate Gallery.

Genau genommen, handelt Spencers ganzes Werk von Körpern. Seine *Auferstehung* ist die Auferstehung des Fleisches: Große Stücke seines eigenen Lebens sind hier auf die Leinwand gebracht, und so hatte er ja sein Werk definiert.

Dieses große Bild mit dem Schein des Naiven geht weit über die Einfachheit hinaus, von der der Künstler selbst wußte. Es erinnert ständig an eine Art von Malerei, die Spencer auch besonders liebte: die großen Freskenzyklen der sogenannten italienischen Primitiven, vor allem Giottos, die Spencer allerdings nie anders als in Büchern gesehen hat. Doch in den gekippten Perspektiven und der marionettenartigen Erzählweise liegt Spencers Versuch, den Geist der frühen christlichen Kunst wieder zu entfachen, in der seiner Meinung nach noch eine Harmonie zwischen Visionen und Realität möglich war.

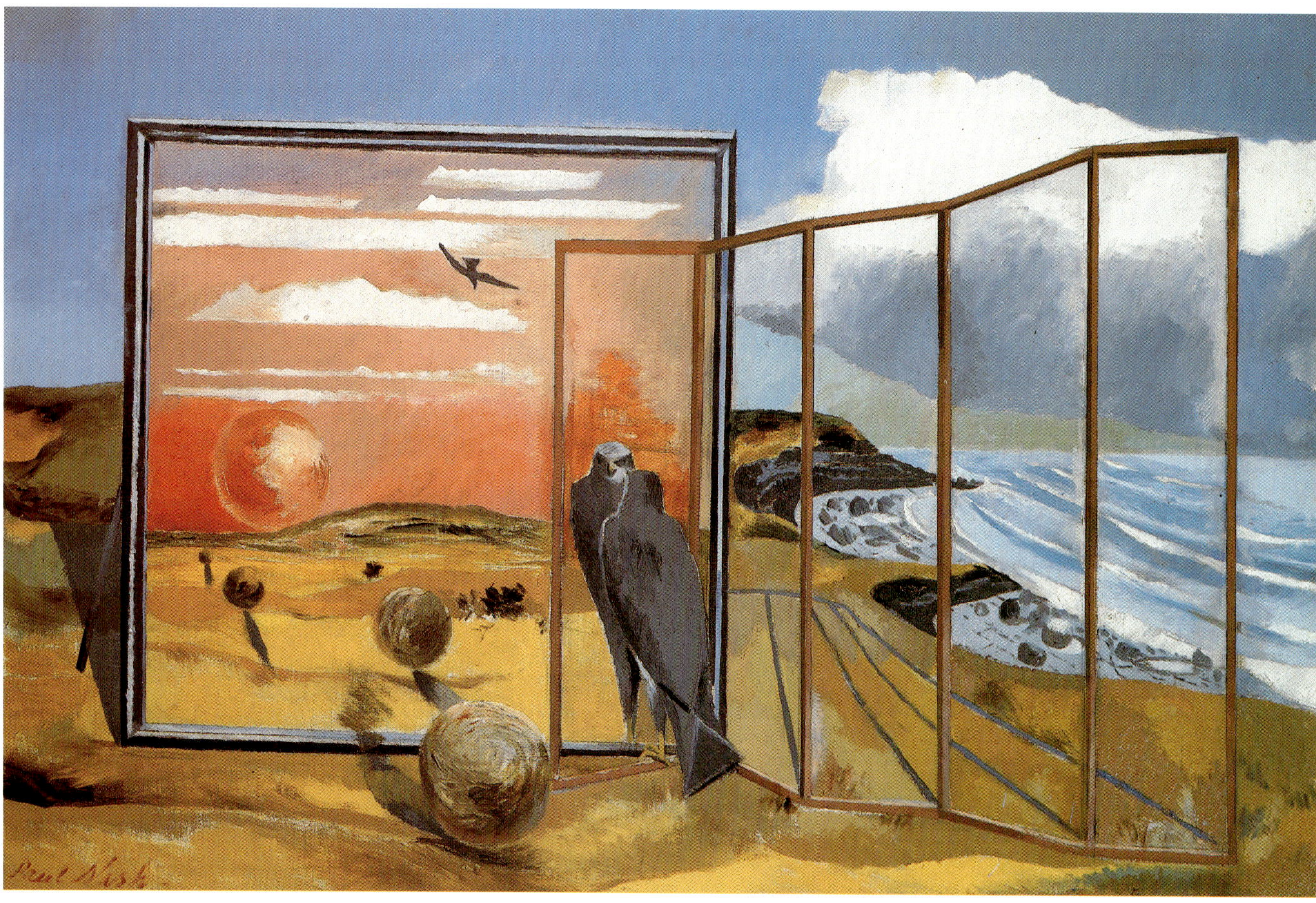

LONDON, TATE GALLERY

EDWIN MULLINS

Paul Nash (1889-1946)

Traumlandschaft (1936/38)

Eine riesige Sonne geht hinter den Hügeln unter. Im Vordergrund bevölkern die Felder seltsame Kugeln, als wären es Satelliten der Sonne. Doch alles geschieht in einem Spiegel. Ein Falke betrachtet sein eigenes Bild. Im Vordergrund liegt eine weitere Kugel.

Ein Spiegel – und daneben ein durchsichtiger Schirm. So schauen wir mit Hilfe zweier Bildflächen auf zwei verschiedene Weisen eine Landschaft an – vor uns und hinter uns. Die Schatten fallen in zwei Richtungen. Es gibt zwei Arten Himmel, einen roten und einen blauen. Und noch ein Falke fliegt irgendwo über und hinter uns.

Der Maler Paul Nash nannte sein Bild *Traumlandschaft.* Und es überrascht nicht, zu erfahren, daß er es zu malen begann, als in London die erste große Surrealistenausstellung stattfand: im Jahr 1936.

Träume, der Schock des Widersinnigen. Gegenstände erhalten unerwartete Bedeutung durch überraschende Assoziationen. Das gehört zur Grammatik des Surrealismus, besonders für den Maler, der Nash am meisten beeinflußte, den Belgier René Magritte.

Auch in unserem Bild erinnert manches an Magritte. Der Spiegel selbst und die Spiegelspiele. Der Falke, der sich darin spiegelt, während der Rahmen des Schirms es nicht tut.

Realistische Wolken neben künstlichen. Und wie groß ist der Spiegel? Im Vergleich zum Falken könnte man ihn für ziemlich klein halten. Wie groß ist ein Falke? Doch der Spiegel wirft einen Schatten bis hin zu den fernen Bergen.

Bei Paul Nash ist der Surrealismus nie wichtiger als seine Vorliebe für die reale Landschaft. Die Küste ist deutlich als die von Dorset zu erkennen, wo die Hügel sich zu einem Vorgebirge zwischen zwei felsigen Buchten formieren und die See unter schweren Cumuluswolken silbern leuchtet.

Es ist Abend, die Sonne geht mächtig am Horizont unter. Die Schatten sind lang. Das Gras ist golden wie im Spätsommer. Und die Kugeln sind in Wirklichkeit runde Heuhaufen. Nash hatte sie in einem Film über die amerikanische Prärie gesehen und sie in sein Bild aufgenommen. Auch der Falke ist übernommen – von den alten Ägyptern.

Tate Gallery, London

„Ich habe mich der Landschaft zugewandt", schrieb Nash, „nicht um der Landschaft willen, sondern weil etwas hinter den Dingen ist."

Die Wurzeln seiner Kunst lagen in einer romantischen und sehr englischen Sicht der Landschaft, die man auch in den Gemälden von Samuel Palmer, in der Dichtung von Wordsworth und den Romanen von Thomas Hardy findet.

Im Bild *Säule und Mond* ist die Landschaft erfüllt von symbolischen Bedeutungen, von Kräften, die wir nicht verstehen. Kräften über uns. Durch seltsame Entsprechungen zwischen natürlichen und von Menschen gemachten Bildern versuchte Nash die Intensität des Gefühls festzuhalten, die uns manchmal aus der Landschaft entgegenkommt.

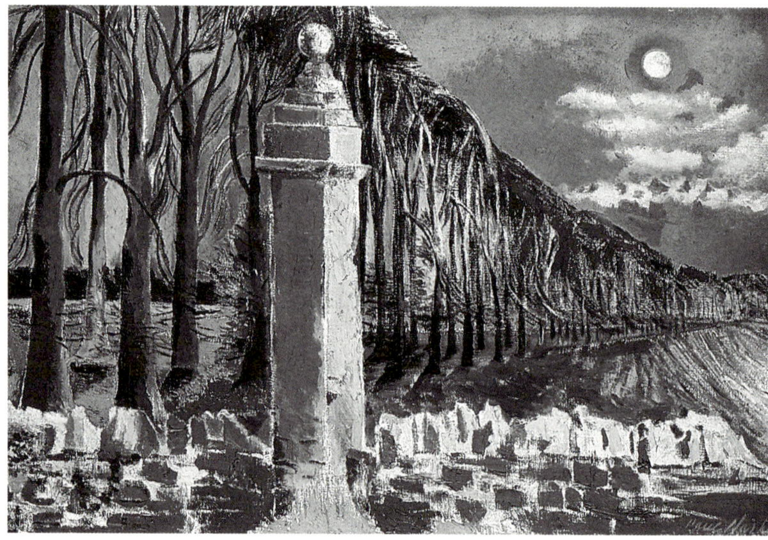

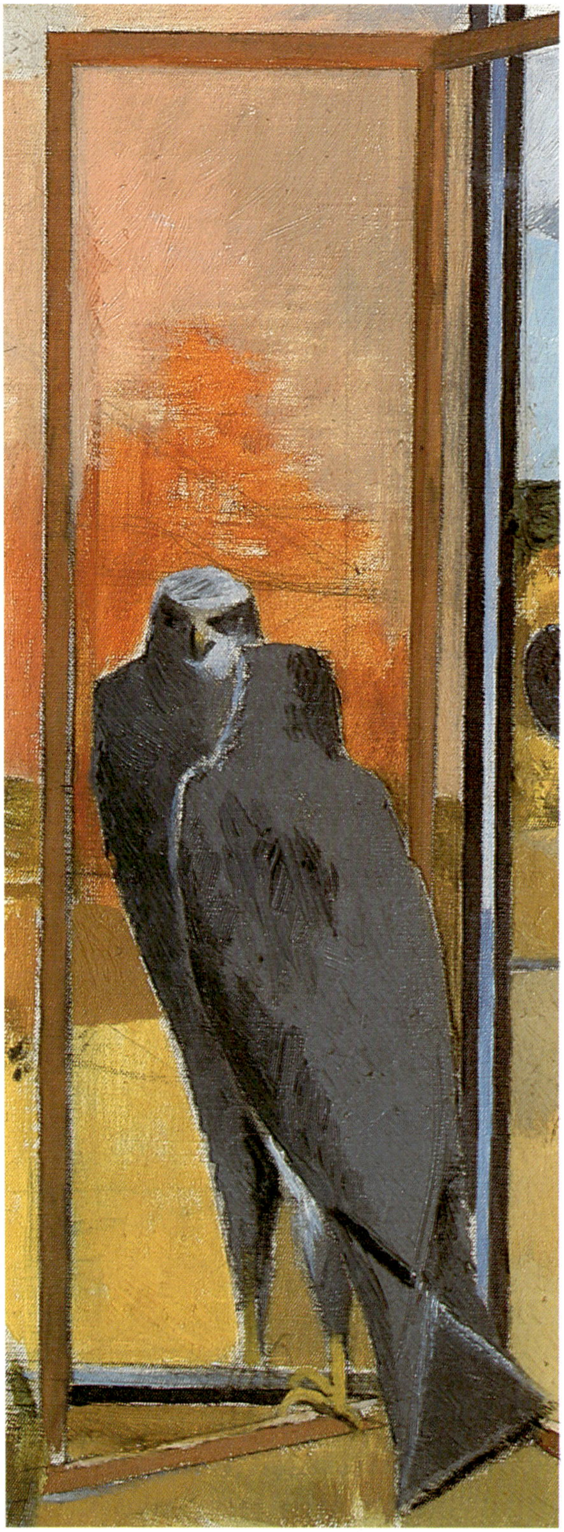

Oben Falke, Ausschnitt aus *Traumlandschaft; rechts* Nash, *Säule und Mond*

Nash fotografierte sein Motiv, und es ist ganz banal. Doch Nash sah es anders. Er schnitt die Gebäude aus, er brachte die Bäume in eine Linie, versetzte alles in ein magisches Zwielicht und ließ den Mond gleichsam in ein Gespräch mit der klassischen Säule eintreten.

Bei Nash bedeuten die Bilder immer mehr, als sie im einzelnen darstellen, obgleich es nicht immer klar wird, was sie bedeuten. In einer frühen Zeichnung, die sich in der Tate Gallery befindet, erscheinen die Pyramiden halb von riesigen Wellen verschlungen, und darüber verfinstert sich der Mond. Die Macht des Mondes über die Gezeiten bedroht hier die ältesten und dauerhaftesten Bauten von Menschenhand.

Fünf Jahre später, 1917, malt er einen *Kirschgarten* in Gloucestershire, er hat weder Blätter noch Leben und wird von einem Stacheldrahtzaun umschlossen, so daß man darin ein Echo der Landschaft der Schützengräben erkennt, in denen Nash als Infanterist gekämpft hatte.

In den zwanziger und frühen dreißiger Jahren nahm seine Arbeit eine Wende. In seiner Vorliebe für Geheimnisvolles traf er auf die Kunst des italienischen Malers Giorgio de Chirico, dessen Werk 1928 in London ausgestellt wurde. Ein Jahr danach malte Nash das

Tate Gallery, London

Bild *Blaues Haus an der Küste.* Einem ganz gewöhnlichen Haus gibt er etwas Unheimliches durch einen stark betonten Schatten und die Finsternis im Inneren.

Im selben Jahr entstand eins seiner bedeutendsten Bilder, *Landschaft bei Iden.* Man sieht die Rückseite des kleinen Hauses in Sussex, wo der Künstler jetzt wohnte. Wieder erhalten die Gegenstände ein unheimliches Eigenleben. Ein einfacher Korb, ein Pfahl, ein Weidenzaun, ein Haufen Holz und dahinter ein Garten. Alle Gegenstände sehen künstlich aus, weil zugleich dieser hohe Schirm da ist, der dort überhaupt nicht hinzugehören scheint.

Ein paar Jahre später malt er *Mondreisen.* Hier beginnt das Geheimnis der Spiegelungen seine Phantasie zu beschäftigen. Der Speisesaal eines Hotels mit Spiegeln an einander gegenüber-

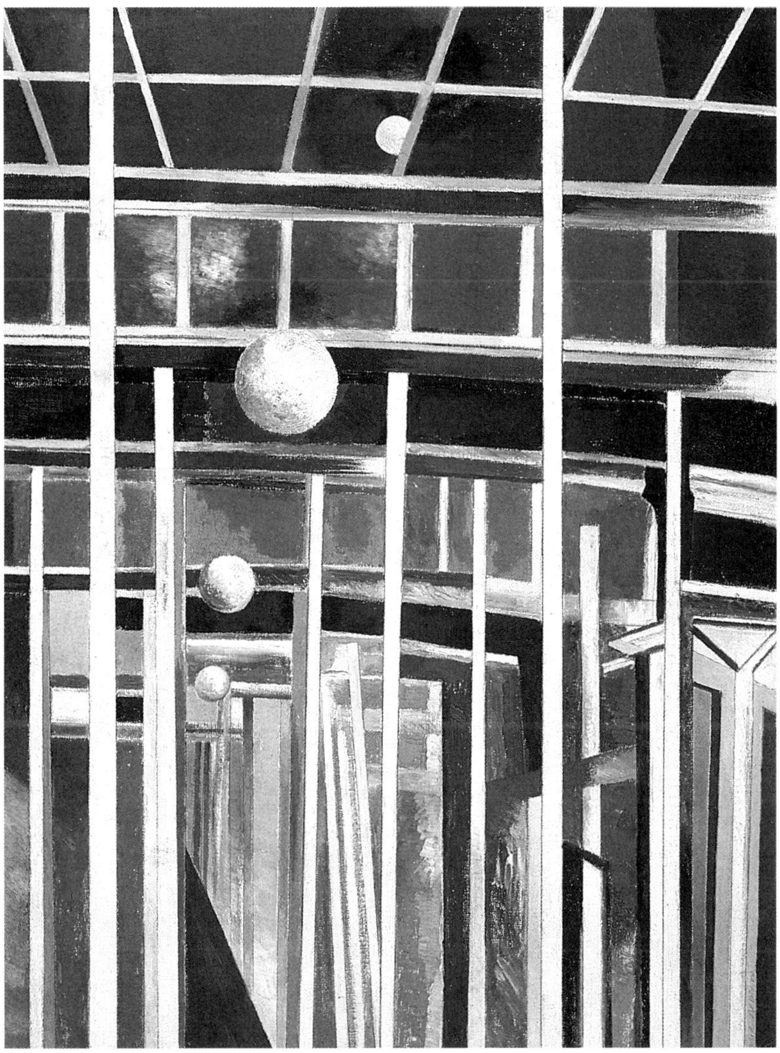

Nash, *Mondreisen*

liegenden Wänden und von der Decke herabhängenden Kugellampen wird ihm zum Traumlabyrinth.

Sehr bald fand Nash ein neues Motiv, gleichsam vor der Haustür. Als der Zweite Weltkrieg ausbrach, zog er nach Oxford, und dort machte er außerhalb der Stadt ein Foto von Trümmern eines abgeschossenen deutschen Kriegsflugzeuges. Die verdrehten

Tate Gallery, London

Formen waren genau das richtige für Nashs Einbildung. Weder de Chirico noch Magritte hatten Bilder wie diese als Ausgangsmaterial.

Und Nash reagierte darauf mit dem Bild *Totes Meer.* Zusammen mit Henry Moores *shelter drawings,* den Zeichnungen aus den Bunkern der U-Bahnschächte, ist dies das Bild, das in der englischen Kunst am klarsten den Zweiten Weltkrieg wiedergibt. Ein Trümmerhaufen deutscher Flugzeugteile im Mondenschein. Die bei Nash so beliebten zwielichtigen Farben fördern den Eindruck eines durchdringend Geheimnisvollen.

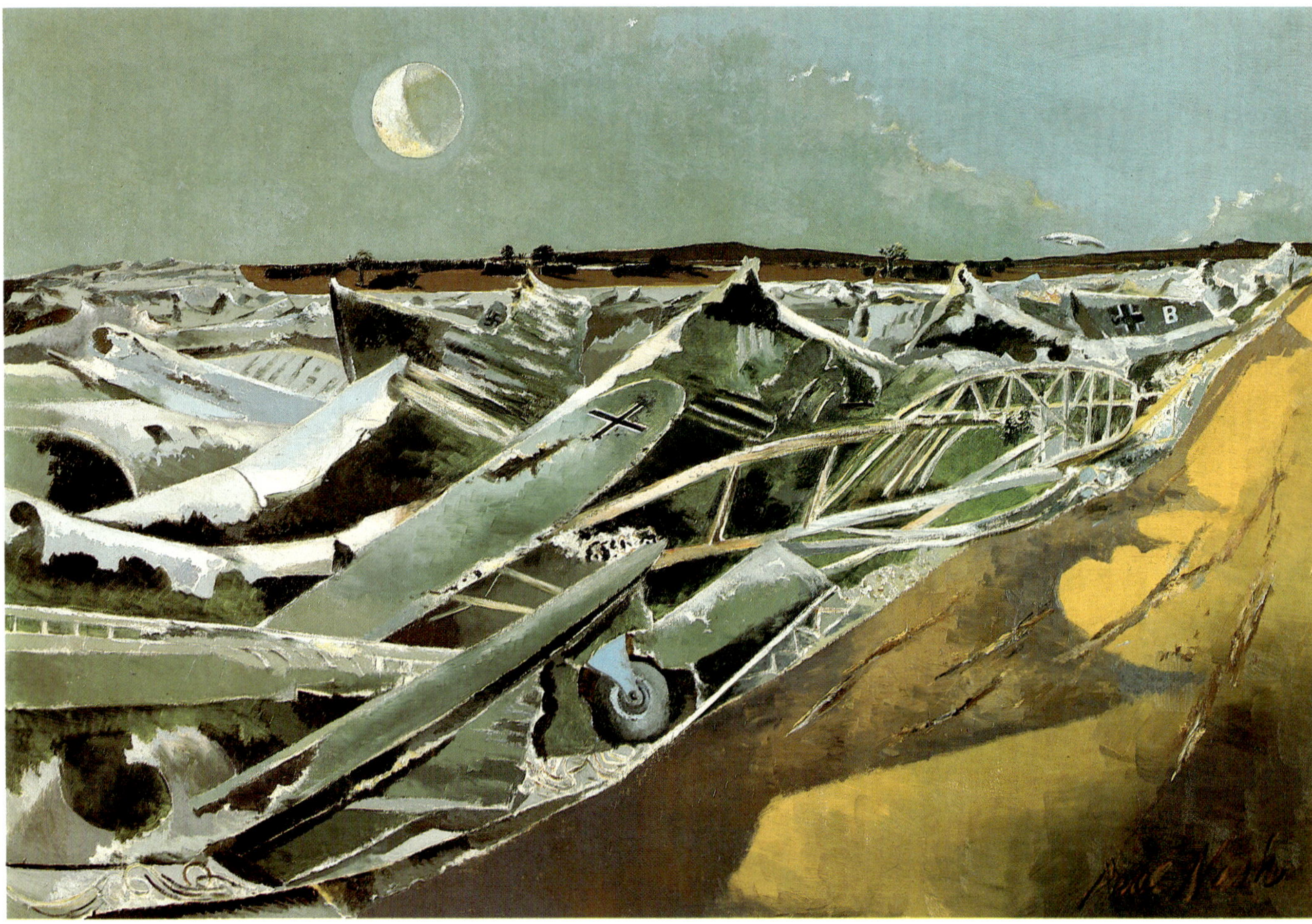

Nash, *Totes Meer*

„Mir erschien das Ding plötzlich wie eine alles überschwemmende See", schrieb er. „Man hat das Gefühl, als wäre dies eine Flut, die sich über die Felder ergießt, mit Brechern, die sich in der Ebene zerschlagen."

Das einzige Lebewesen ist ein fliegender Vogel: eine Eule, die Mäuse jagt. Diese immer wieder auftauchenden Bilder setzen sich im Gedächtnis fest.

Vögel. Wolken. Sonne und Mond. Die See. Spiegel. Schirme. Schatten. Mehrdeutige Formen. So viele Elemente seiner anderen Bilder kommen in der *Traumlandschaft* zusammen. Und wie Bilder eines Traumes wollen sie interpretiert sein – und verlieren durch die Interpretation das, was sie in der Erinnerung festsetzt.

Tate Gallery, London

Wie in den besten Bildern von Paul Nash ist in unserem Bild eine natürliche Landschaft der Hintergrund für das Unnatürliche – Nash bewegt sich auf der Kante der Klippe zwischen äußerer Wahrnehmung und Innenschau.

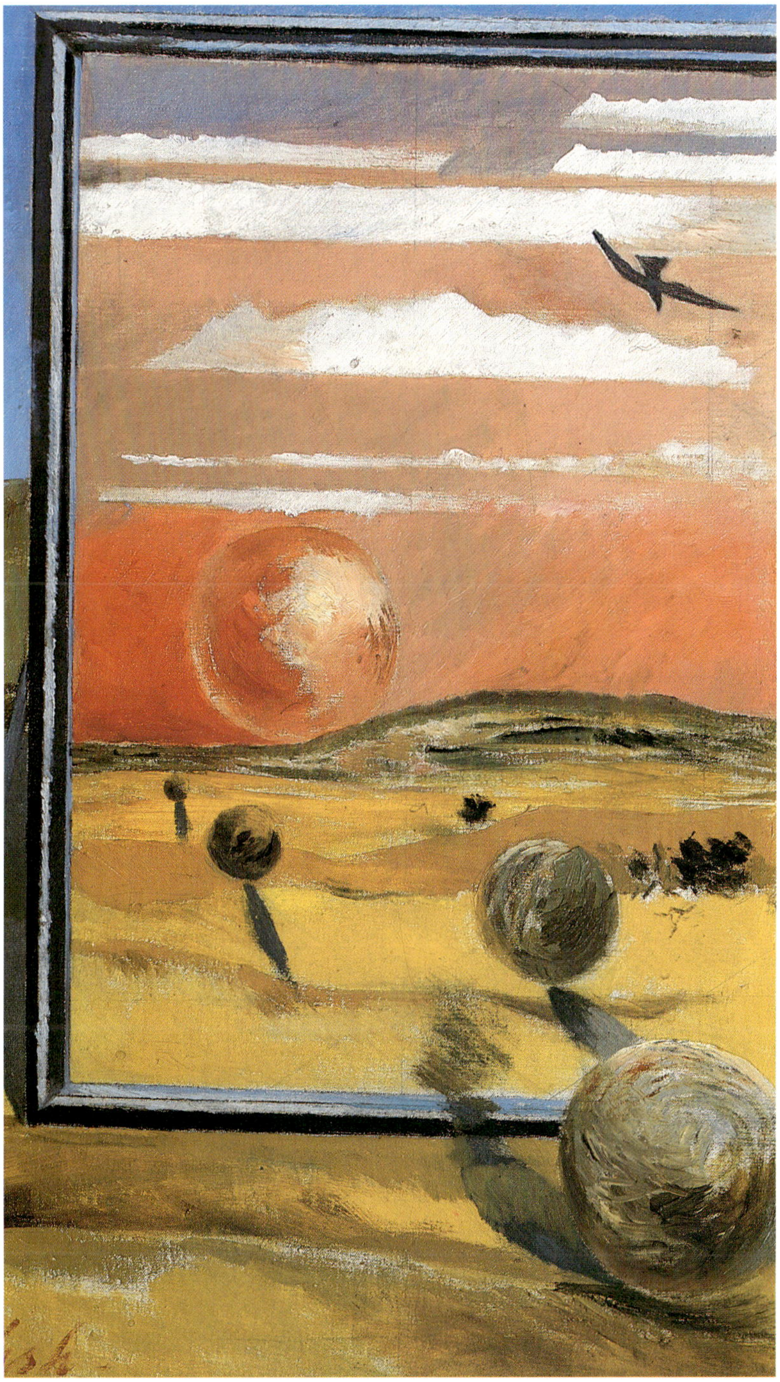

Bild im Bild, Ausschnitt aus *Traumlandschaft*

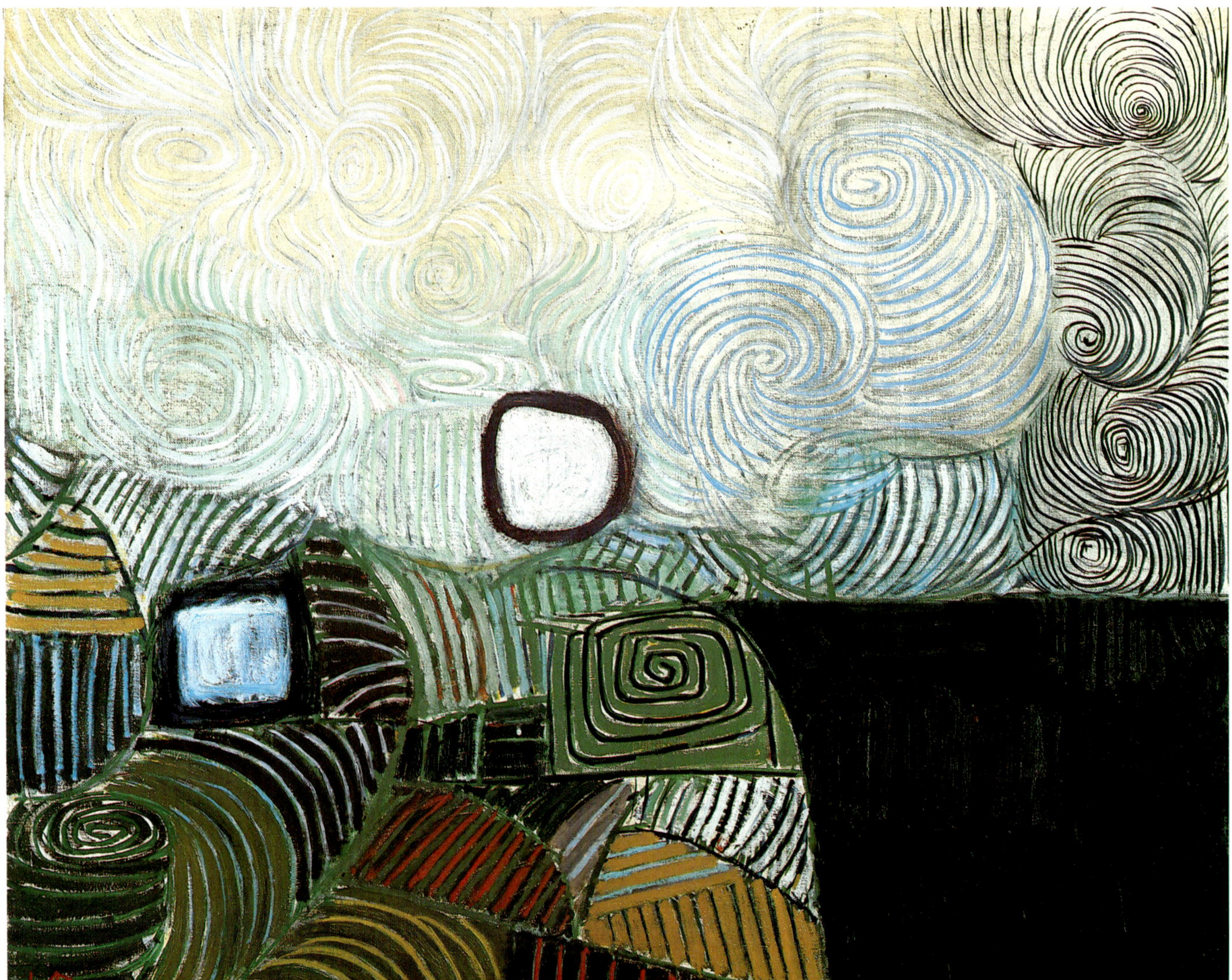

LONDON, TATE GALLERY

EDWIN MULLINS

Victor Pasmore (geb. 1908)

Innere Küstenlandschaft (1950)

Dieses Bild des englischen Malers Victor Pasmore hat zwei Titel, der eine ist romantisch, und der andere könnte nicht prosaischer sein. *Innere Küstenlandschaft* ist der, unter dem es allgemein bekannt ist. Der Künstler fügte noch einen anderen Titel hinzu: *Spiralmotiv in Grün, Violett, Blau und Gold.*

Zunächst irren die Augen auf dem Bild herum. Kritiker haben betont, daß die Spirale ein beliebtes Motiv in der neolithischen Kunst ist, wo sie das Universum symbolisiert. Auch Leonardo da Vinci benutzte Spiralen, um Wasser darzustellen, Turner hingegen meinte Stürme. Van Gogh malte so seine Nachthimmel, und in japanischen Drucken werden Wellen spiralig wiedergegeben. Auch bei Paul Klee finden sich viele Spiralen und natürlich bei Kindern – die Naiven freuen sich an Spiralen.

Pasmores Antwort auf diese Kritik war nüchtern: „In meinen frühen Arbeiten entwickelte ich die Spirale als ein Zeichen auf dem Papier unter anderen." Und er fügte hinzu: „*Die innere Küstenlandschaft* ist auf diesem Bild eine Küste der Erfahrung des Unterbewußten. Es ist keine Küste wiedergegeben, die der Maler kennt oder gesehen hat."

In Pasmores Malerei hat es immer zwei Komponenten gegeben: Er ist ein wunderbarer Lyriker und ein streng Intellektueller. Zusammengebracht werden beide durch eine natürliche Eleganz in all seinen Werken und eine große Begabung für Farbe und Linie.

Pasmore malte die *Innere Küstenlandschaft* 1950. Das Bild markiert den Übergang zwischen seinen naturalistischen Darstellungen und der Abstraktion.

In den dreißiger und frühen vierziger Jahren setzte Pasmore seine große Begabung ein, um Atmosphäre und Licht darzustellen. Seine Meister waren die Impressionisten und Postimpressionisten: Er malte von Lampen erleuchtete Innenräume mit menschlichen Silhouetten und Stilleben in glühenden Farben. Oder aber sanfte Interieurs mit Akten, Bilder, in denen er sich an Degas anlehnte und seine junge Frau Wendy als Modell benutzte.

1942 zog Pasmore von der Themse am Rande Londons zunächst nach Chiswick und dann nach Hammersmith. Seine Bilder wurden in ihrer Stimmung sehr englisch und knüpften an die Tradition Turners an.

Pasmore, *Der Schneesturm*

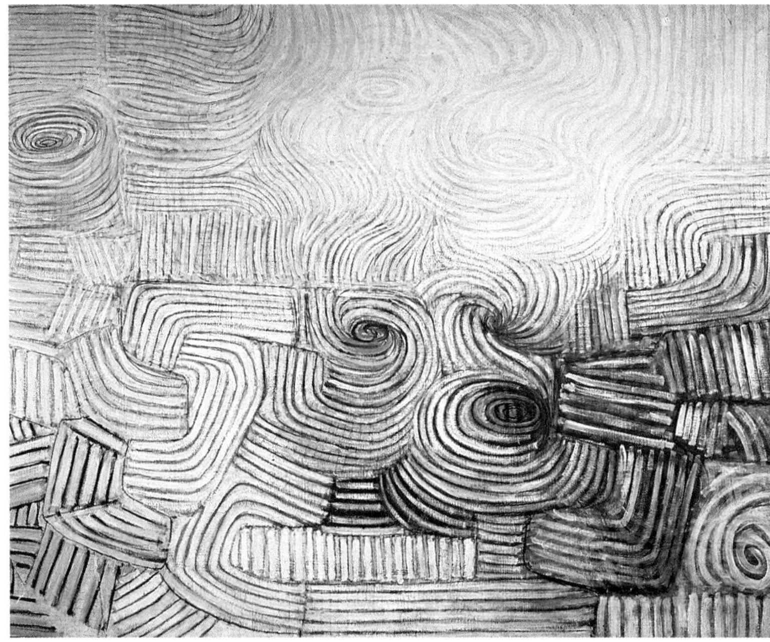

Ausschnitt aus *Innere Küstenlandschaft*

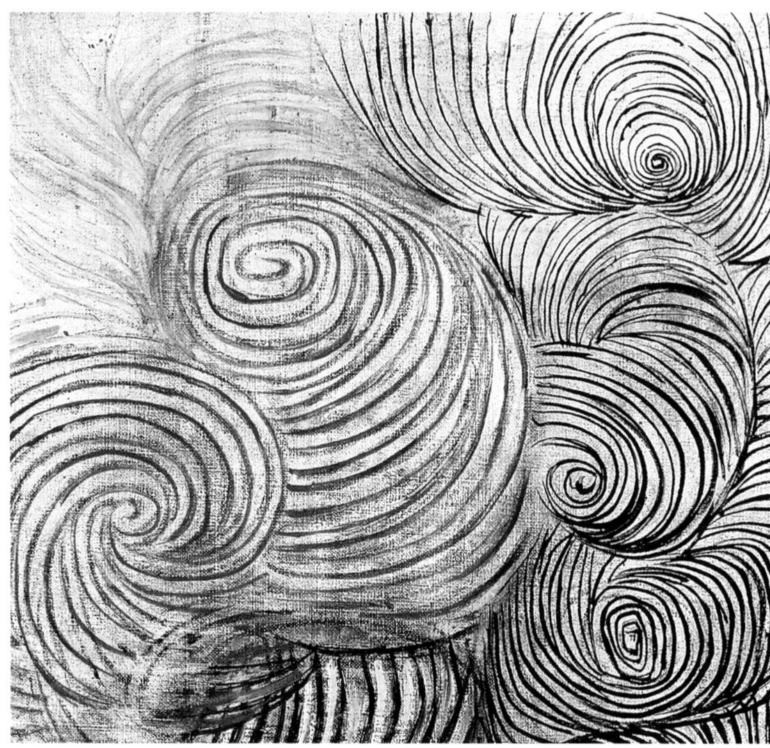

Doch das englische Kunstpublikum, das diese traditionelle romantische Haltung auf der Höhe des Zweiten Weltkriegs begrüßte, mag auch bemerkt haben, daß Pasmore sich mit anderem beschäftigte. Die Geometrie der Küste ist besonders betont. Pfahl, Anschlagbrett, Wellenbrecher – das sind starke Bildelemente, und alles rundum verschwimmt im Nebel.

In den späten vierziger Jahren gewann diese Faszination für die Muster der Landschaft die Vorherrschaft. In dem Bild *Garten Hammersmith Nr. 2* scheinen kräftige Linien einen eigenen

Tate Gallery, London

Rhythmus aufzubauen. Sie beginnen sich von ihrer Aufgabe, Äste von Bäumen darzustellen, loszulösen. Die anderen Farben sind getüpfelt. Manchmal stellen sie Blätter dar. Und immer öfter scheinen sich aus der Vorstellung des Malers mehrdeutige Bilder loszulösen – er beginnt die Landschaft zu vergessen.

Dann entwickelt er eine Reihe von Bildern und kolorierten Zeichnungen, in denen die Abbilder der natürlichen Welt

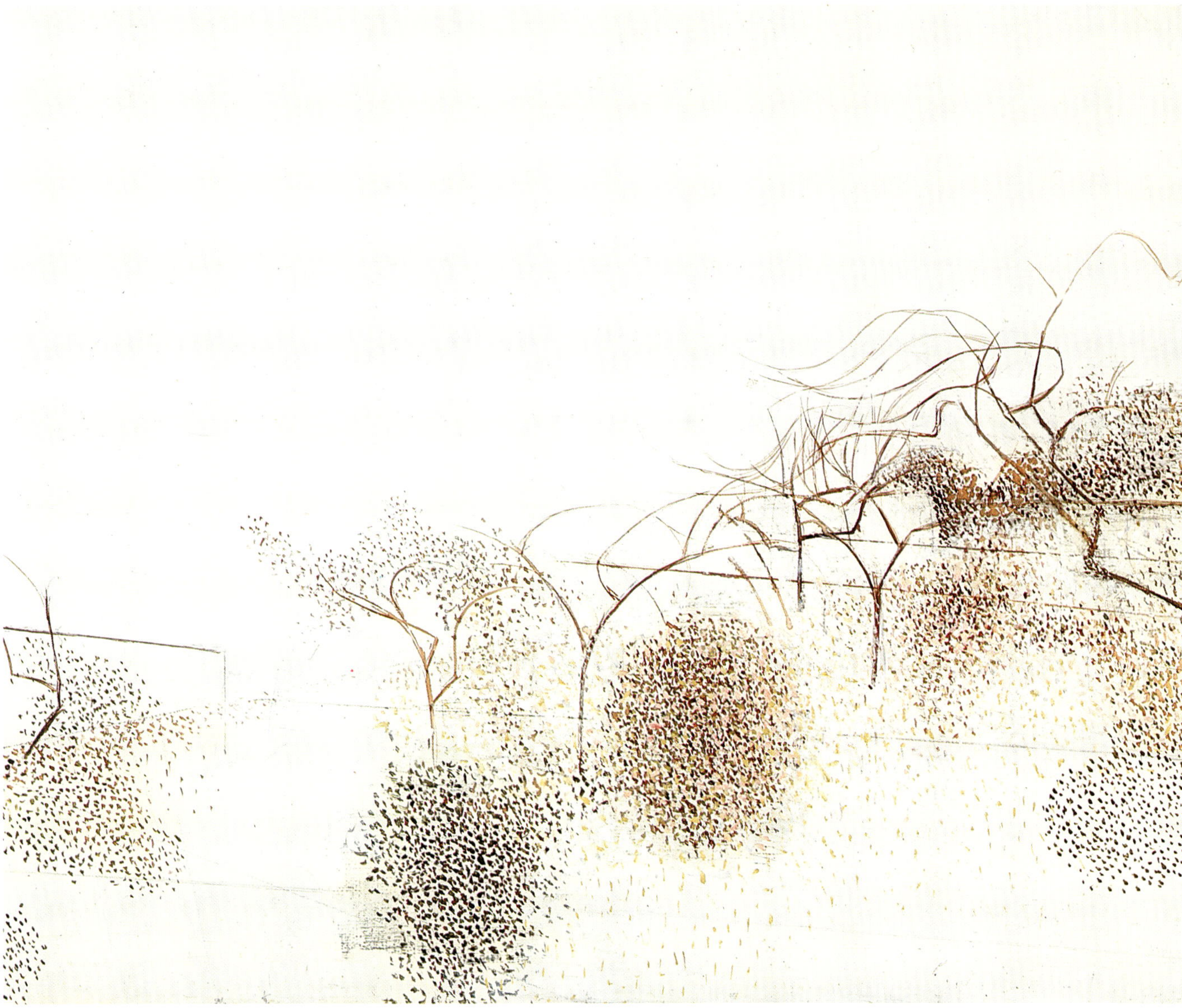

Pasmore, *Garten Hammersmith Nr. 2*

allmählich durch rhythmische Muster ersetzt werden. Manchmal sind sie noch als Bäume erkennbar oder als Wellen oder als Wolken. Doch in Pasmores Phantasie scheinen sich die Spiralen breitzumachen, sie sind bald Formen, die wenig oder gar keinen Bezug zur natürlichen Welt mehr haben.

Eine Aussage von Vincent van Gogh beschäftigte den Maler zu dieser Zeit: „Die Farbe drückt etwas in sich selbst aus. Es ist etwas ganz anderes, ob man mit seiner Palette beginnt oder ob man der Natur mechanisch folgt.“

Tate Gallery, London

Pasmore erklärte: „Meine Malerei ist nicht das Ergebnis eines Abstraktionsprozesses vor der Natur, sondern eine Konstruktionsmethode, die von innen herkam."

Es ist typisch, daß auch andere Bilder zwei Titel haben, also z. B. *Die Verfinsterung* und *Abstrakt in Blau, Gold, Rosa und Karmesinrot.* Oder *Der Schneesturm* von 1951 heißt außerdem *Spiralige Entwicklung.*

In diese Periode gehört auch unser Bild, *Innere Küstenlandschaft,* sowie eine zweite Version, die kurz danach entstand, heißer in den Farben und freier in der Pinselführung.

Diese Entwicklung von der Landschaftsmalerei zur Abstraktion erinnert stark an Mondrians Bäume, vierzig Jahre zuvor. Die gleiche allmähliche Loslösung der natürlichen Formen von dem, was sie in der Natur beschreiben.

Pasmore besteht darauf, daß bei ihm diese Formen nur aus dem Inneren auftauchten, andererseits war das, was der Künstler in seinem Gedächtnis vorfand, ganz klar ein Abbild der natürlichen Welt.

Es lohnt sich, einen Blick von 1950 nach vorn zu werfen, um zu sehen, wohin Pasmores Ideen ihn geführt haben. Die englischen Maler der Generation von Pasmore taten sich nicht leicht mit der Hinwendung zur reinen Abstraktion – doch Pasmore gab sich ihr total hin. Er verlegte sich darauf, Konstruktionen zu erstellen und brauchte dabei oft industrielle Materialien.

Pasmore, *Abstraktion in Schwarz*

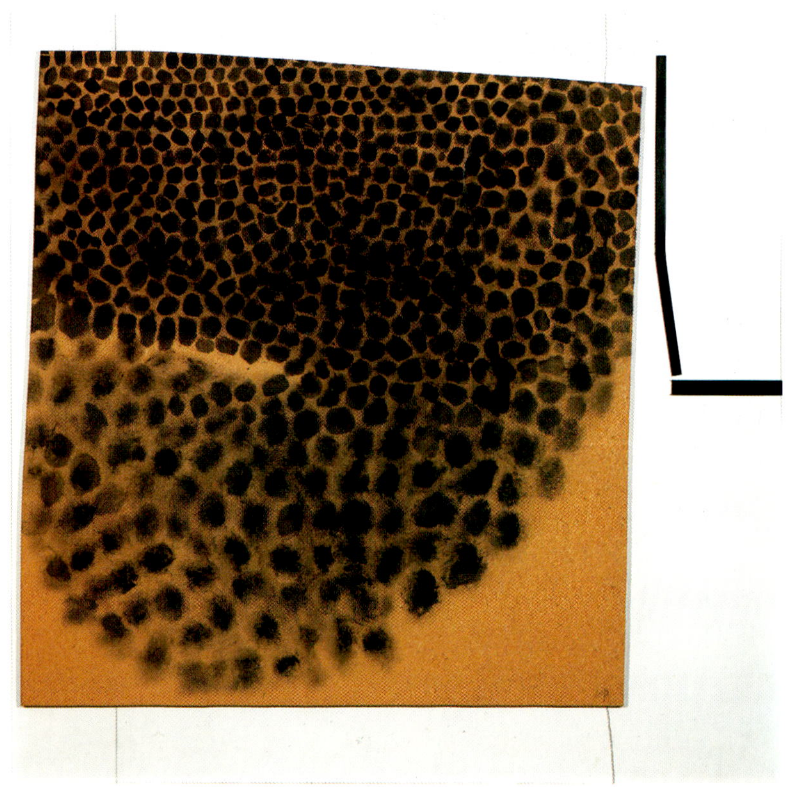

Zum Beispiel *Abstraktion in Weiß, Schwarz und Braun* von 1962/63: kein fester Standpunkt, der Blick wird in die Runde geführt, und die Konstruktion wechselt Form und Farbe.

Tate Gallery, London

Pasmore erklärte: „Man sieht die Dinge nicht in zwei Dimensionen. Wenn man einen Gegenstand darstellt und man mit der visuellen Erfahrung konform gehen will, müßte er dreidimensional sein.“

Dann wurden seine Konstruktionen strenger. „Ich kam zu dem Schluß“, sagte er, „daß diese Vorstellung zu realistisch ist und daß die Dinge nicht realistisch sind. Und so kam ich zur Malerei zurück. Eine gewisse Zeit lang entwickelt man ein Bild seiner eigenen Subjektivität – während die Vernunft schläft, erwacht das Symbol.“

In Bildern und grafischen Arbeiten hat Pasmore weiterhin seine reiche Begabung ausgeschöpft. Seine Arbeit entwickelt sich immer mehr in Serien, und eine Idee entwickelt sich aus der anderen. Sein Werk wächst.

Was er aus Linien und Formen macht, ist ganz deutlich sein Eigenes – es ist unmöglich, Pasmores Arbeiten mit denen anderer zu verwechseln. Und immer erkennt man diese Suche nach Bildern, die mehrdeutig sind und die Phantasie anregen. Er sieht in ihnen Treffpunkte zwischen dem Objektiven und dem Subjektiven.

Eine gekritzelte Linie wird sich organisch entwickeln bis, so sagt Pasmore, „schließlich ein Bild erscheint, das uns durch seine Bekanntheit überrascht, und berührt als erwachten vergessene Erinnerungen, die seit langem verschüttet sind“.

Die *Innere Küstenlandschaft,* die vor mehr als 35 Jahren entstand, ist der Quelle jener Erinnerungen und der Tradition der englischen Landschaftsmalerei näher, der der junge Pasmore sich hingegeben hatte. Der Wind, die Gezeiten und die Felsen scheinen nur ein paar Schritte entfernt zu sein. Und zugleich nimmt der Maler Abschied von der Natur.

Ein letzter Kommentar von Victor Pasmore: „Es ist einem Künstler möglich, die naturalistische Tradition zu verwerfen und dabei naturalistisch zu bleiben.“

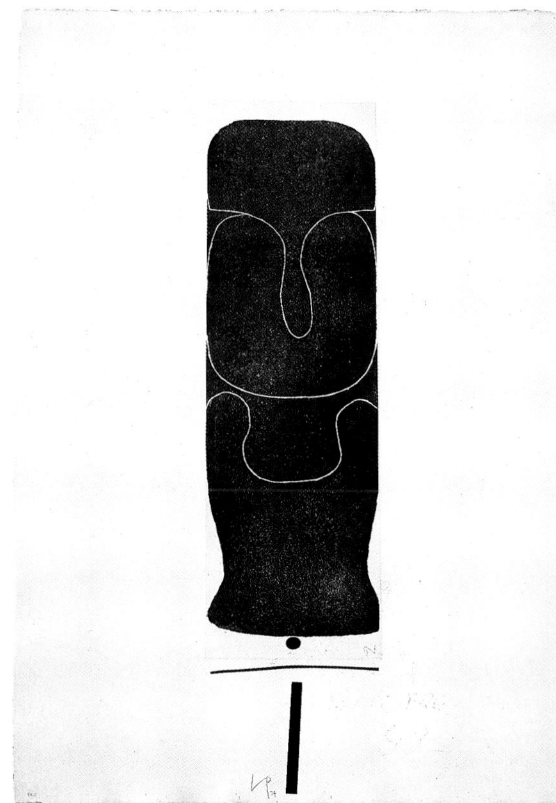

Pasmore, *Braunes Bild*

Die Autoren

Friedrich Gross, zunächst als freischaffender Maler und Graphiker tätig, hat 1982 promoviert und arbeitete seither an Ausstellungen der Hamburger Kunsthalle mit wie „Luther und die Folgen für die Kunst“ (1983/1984), „Eva und die Zukunft. Das Bild der Frau seit der Französischen Revolution“ (1986). Seine Publikationen behandeln die Kunst des 18., des 19. und frühen 20. Jahrhunderts.

Joachim Heusinger von Waldegg, seit 1983 Professor für Kunstgeschichte an der Staatlichen Akademie der Bildenden Künste, Karlsruhe, war zuvor Ausstellungsmacher an der Hamburger Kunsthalle, dem Rheinischen Landesmuseum Bonn und der Kunsthalle Mannheim. Er ist als Autor verschiedener Bücher über deutsche Kunst der zwanziger Jahre hervorgetreten.

Gisela Hoßmann studierte Sprachen und Kunstgeschichte und promovierte mit einer Arbeit über den Dadaisten Hans Richter. Sie war u.a. für das Goethe-Institut im Ausland tätig sowie für den Verein der Freunde des Wallraf-Richartz-Museums in Köln. Seit längerem arbeitet sie freiberuflich bei Rundfunk und Fernsehen. Ihr Spezialgebiet ist die Kunst des 20. Jahrhunderts.

Konrad Klapheck, Maler, lehrt seit 1979 an der Kunstakademie Düsseldorf. 1955 entstand mit seiner „Schreibmaschine“ ein Bild, das die Beschäftigung mit dem Alltagsgegenstand in der Pop Art und im Hyperrealismus vorwegnahm. Ausstellungen in fast allen Kunstzentren der westlichen Welt.

Helmut R. Leppien ist seit 1976 Leiter der Gemäldegalerie der Hamburger Kunsthalle. Er ist Autor des Oeuvre-Katalogs der Graphik von Max Ernst, hat zur Kunst des 19. und 20. Jahrhunderts viele Ausstellungen zusammengestellt und in zahlreichen Katalogen Beiträge publiziert.

Renate Liebenwein ist Kunsthistorikerin in Frankfurt. Sie war fünf Jahre wissenschaftliche Assistentin an der Frankfurter Universität und arbeitet heute als freie Mitarbeiterin für verschiedene Fernsehanstalten. Daneben nimmt sie Lehraufträge wahr und hält Seminare an den Universitäten in Frankfurt und Marburg.

Die Autoren

Reinhart Lohmann ist Kunsthistoriker und freischaffender Dokumentarfilmer. Sein Interesse gilt der Vermittlung von bildender Kunst im Fernsehen.

Karin von Maur ist Oberkonservatorin an der Staatsgalerie Stuttgart, wo sie das Oskar-Schlemmer-Archiv leitet und für die Klassische Moderne zuständig ist. Sie hat zahlreiche Schriften und Kataloge zur Kunst des 19. und 20. Jahrhunderts veröffentlicht, darunter eine Monographie mit Oeuvrekatalog über Oskar Schlemmer und ein Buch über die „Musik in der Kunst des 20. Jahrhunderts". Sie ist freie Mitarbeiterin der Frankfurter Allgemeinen Zeitung und Mitglied von AICA.

Günter Metken lebt als Kunstkritiker in Paris. Er hat an Ausstellungen und Katalogen im Centre Georges Pompidou mitgewirkt und für deutsche und Schweizer Museen gearbeitet. Er ist Mitherausgeber des Oeuvre-Katalogs Max Ernst und hat Bücher über den Surrealismus, die Präraffaeliten und die zeitgenössische Kunst veröffentlicht, Schwerpunkt „Spurensicherung".

Edwin Mullins, Romancier, Kunstkritiker, Journalist und Rundfunkmitarbeiter, hat seit 1962 regelmäßig für verschiedene englische Zeitungen über Kunst geschrieben. Er hat in 20 Jahren viele Kunstsendungen für Radio und Fernsehen gemacht. Unter seinen wissenschaftlichen Veröffentlichungen sind zu nennen: Eine Monographie über Georges Braque, The Pilgrimage to Santiago, The Arts of Britain, The Painted Witch, A Love Affair with Nature.

Karlheinz Nowald ist, nach Mitarbeit in der Kunsthalle zu Kiel und dem Wilhelm-Lehmbruck-Museum Duisburg, seit 1979 Professor für Kunstgeschichte an der Hochschule der Künste Berlin.

Sigrun Paas ist als Kunsthistorikerin seit 1981 in der Gemäldegalerie der Hamburger Kunsthalle tätig. Ihre Ausstellungen und Publikationen sind hauptsächlich der Kunst des 19. und 20. Jahrhunderts gewidmet.

Werner Schmalenbach, in Göttingen geboren, lebte und arbeitete 1932-55 in Basel, wo er Kunstgeschichte, Archäologie und Ethnologie studierte und seine film-, kunstpublizistische, sowie seine Ausstellungs-Tätigkeit begann. Er war 1955-62 Direktor der Kestner-Gesellschaft Hannover und wurde 1962 Direktor der Kunstsammlung Nordrhein-Westfalen, die er heute noch leitet. Er war deutscher Kommissar der Biennale Sao Paulo, Präsident der deutschen Sektion der AICA und Mitglied des Arbeitsausschusses der documenta. Er nahm an zahlreichen internationalen Ausstellungs-Jurys teil und veröffentlichte in Ausstellungskatalogen, Kunstzeitschriften und in Buchform über den Film, die Kunst der Naturvölker und die Kunst des 20. Jahrhunderts.

Wieland Schmied ist Schriftsteller, Ausstellungsmacher, Kunsthistoriker und Kritiker. Er war u.a. Lektor des Insel-Verlages in Frankfurt, Direktor der Kestner-Gesellschaft Hannover, Hauptkustos der Nationalgalerie Berlin, Mitarbeiter der documenta in Kassel, Leiter des Berliner Künstlerprogramms des DAAD. Er leitet die Internationale Sommerakademie für Bildende Kunst in Salzburg. Seit 1986 ist er Ordinarius für Kunstgeschichte in der Akademie der bildenden Künste, München. Er veröffentlichte Lyrik, wurde aber vor allem durch seine Publikationen über bildende Kunst bekannt. Arbeiten von ihm wurden bisher in elf Sprachen übersetzt. Seine Arbeit wurde mit wichtigen Preisen ausgezeichnet.

Marina Schneede, als Kunsthistorikerin spezialisiert auf das 19. und 20. Jahrhundert, ist als freie Mitarbeiterin für Museen und Fernsehanstalten tätig; 1979 bis 1985 war sie Lehrbeauftragte am Kunsthistorischen Institut der Universität Hamburg.

Uwe M. Schneede ist seit 1985 Professor für Kunstgeschichte des 20. Jahrhunderts an der Universität München; zuvor hat er die Kunstvereine in Stuttgart und Hamburg geleitet. Von ihm stammen zahlreiche Publikationen zur Kunst des 20. Jahrhunderts.

Jürgen Schultze, Geschäftsführer der Kulturstiftung Ruhr in der Villa Hügel, Essen, ist seit 1962 im Museumsdienst. Seitdem machte er zahlreiche Ausstellungen und publizierte Schriften zur Kunst des 19. und 20. Jahrhunderts, speziell zur Kunst der Jahrhundertwende.

Evelyn Weiss ist in Rom geboren. Sie studierte in Bonn und Wien Kunstgeschichte, Romanistik, Vergleichende Religionswissenschaften und promovierte in Kunstgeschichte mit dem Thema „Mittelalter“. Seit 1969 betreut sie die Sammlung Ludwig und ist heute stellvertretende Direktorin (Hauptkustos) am Museum Ludwig in Köln. Sie war 1973 und 1975 Kommissarin für den deutschen Beitrag bei der Biennale in Sao Paulo, 1977 im documenta-Team und seit 1983 Beirat der Kommission für die Biennale Venedig. Von ihr stammen zahlreiche Publikationen, wissenschaftliche Bestandskataloge, Aufsätze und Ausstellungskataloge zur Kunst des 20. Jahrhunderts.

Hermann Wiesler, geboren in Dortmund, lebt seit 1963 in Berlin. Er ist Professor für Kunstsoziologie und Ästhetik an der Hochschule der Künste Berlin. Zahlreiche Veröffentlichungen über moderne Künstler und zum Verhältnis Kunst – Industriegesellschaft.

Frank Günter Zehnder studierte Kunstgeschichte, Archäologie und Geschichte in Bonn, Freiburg und München, promovierte 1974 bei Prof. Herbert von Einem in Bonn. 1974 erhielt er den Paul-Clemen-Preis. Er ist heute Abteilungsleiter für mittelalterliche Kunst am Wallraf-Richartz-Museum in Köln und Lehrbeauftragter für Museumskunde an der Universität Bonn. Er publizierte zahlreiche Aufsätze, u.a. Köln, Die Stadt als Kunstwerk, (zusammen mit H. Borger) und St. Ursula, Legende – Verehrung – Bilderwelt.

Verzeichnis der Künstler und der Kunstwerke

(*Kursiv* gedruckte Zahlen beziehen sich auf die Abbildungsseiten)

Quellen

Karl Friedrich Schinkel: Mittelalterliche Stadt an einem Fluß

[1] Aus Schinkels Nachlaß: Reisetagebücher, Briefe und Aphorismen; Mitgetheilt und mit einem Verzeichniß sämmtlicher Werke aus Schinkel's Nachlaß versehen von Alfred Freiherrn von Wolzogen, Bd. 3; Berlin 1863, S. 157 und S. 158; (auszugsweise wiedergegeben im Ausstellungskatalog „Karl Friedrich Schinkel – Architektur, Malerei, Kunstgewerbe", Orangerie des Schlosses Charlottenburg, Berlin 1981, S. 244)

Carl Spitzweg: Der arme Poet

[1] Johann Wolfgang von Goethe: dtv-Gesamtausgabe, Bd. 2; München 1961, S. 73

Adolph von Menzel: Das Flötenkonzert

[1] Paul Ortwin Rave: Adolph Menzel, Das Flötenkonzert Friedrich des Großen; in: H. M. Schletterer (Hrsg.): Aus den Erinnerungen von Johann Friedrich Reichardt (1752 – 1815); Stuttgart 1956, S. 21f.

[2] Axel Delmar: Menzel über Menzel; in: Der Kunstwart, Jahrgang 18, 1905, Heft 13, S. 49; (wiederabgedruckt im Ausstellungskatalog „Adolph Menzel – Realist, Historist, Maler des Hofes"; Kunsthalle zu Kiel 1981, S. 212)

Hannah Höch: Schnitt mit dem Küchenmesser

[1] Theo van Doesburg: Was ist Dada? in: Richard Huelsenbeck (Hrsg.): Dada, Eine literarische Dokumentation; Hamburg 1964, S. 41 und S. 43

[2] Text zu Hannah Höch „Dada Cordial" um 1922; in: Götz Adriani (Hrsg.): Hannah Höch, Fotomontagen, Gemälde, Aquarelle; Köln 1980, Abb. 14, S. 12

[3] Herbert Remmert und Peter Barth (Hrsg.): Hannah Höch, Werke und Worte; Berlin 1982, S. 72

[4] a. a. O., S. 74

siehe außerdem:
Gertrud Jula Dech: Untersuchungen zur Fotomontage bei Hannah Höch anhand des Bildes „Schnitt mit dem Küchenmesser Dada durch die letzte Weimarer Bierbauchkulturepoche Deutschlands"; Maschinenskript; Berlin 1978, S. 113 – 126

Otto Dix: Flandern

[1] Otto Dix, Kat. Museum Villa Stuck; München, S. 292

[2] Adolf Dresler: Deutsche Kunst und entartete „Kunst"; München 1938, S. 36

[3] Führer durch die Ausstellung: Entartete Kunst; Museum Villa Stuck, München o. O., o. J., S. 14 f.

[4] Adolf Dresler, a. a. O., S. 36

[5] Otto Dix, Kat., a. a. O., S. 292

[6] a. a. O., S. 292

[7] a. a. O., S. 19

Wilhelm von Kobell: Die Belagerung von Kosel

[1] Waldemar Lessing: Wilhelm von Kobell; München 1966, S. 52

[2] Christoph H. Heilmann: Wilhelm von Kobell; in: Bayerische Staatsgemäldesammlungen, Neue Pinakothek, Erläuterungen zu den ausgestellten Werken; München 1982, S. 174

Carl Rottmann: Aus dem Griechenland-Zyklus

[1] Erika Bierhaus-Rödiger: Carl Rottmann 1797 – 1850, Monographie und kritischer Werkkatalog, Dok. 180; München 1978, S. 384 und S. 149

[2] Hugo Decker und Erika Bierhaus-Rödiger: Biographie; in: Erika Bierhaus-Rödiger: Carl Rottmann 1797 – 1850, Monographie und kritischer Werkkatalog, Dok. 189; München 1978, S. 26 und S. 150

Wilhelm von Kaulbach: Die Zerstörung Jerusalems durch Titus

[1] H. Janitschek: Geschichte der Deutschen Malerei; Berlin 1890, S. 610

[2] Wilhelm von Kaulbach's Wandgemaelde im Treppenhaus des Neuen Museum zu Berlin; Berlin 1870, S. 2

[3] Adolf Rosenberg: Geschichte der Modernen Kunst, 2. Bd., 2. Aufl.; Leipzig 1894, S. 314

[4] a. a. O., S. 318

Hans von Marées: Goldenes Zeitalter

[1] E. G. Güse: Die Gemälde von Franz Marc und August Macke; in: Bildhefte des Westf. Landesmuseums für Kunst und Kulturgeschichte, Bd. 17, 2. Aufl.; Münster 1984, S. 22

[2] Julius Meier-Graefe: Hans von Marées, Sein Leben und sein Werk, Bd. 3, Briefe und Dokumente; München 1910, S. 209

[3] a. a. O., S. 254

[4] August von Platen: Tristan; in: Ges. Werke, Bd. 1; Tübingen 1853, S. 119

[5] Clemens Brentano, Werke Bd. 3; München 1965, S. 930

[6] Julius Meier-Graefe: Hans von Marées, 4. Aufl.; München 1924, S. 36

Lovis Corinth: Selbstbildnis vor der Staffelei

[1] Lovis Corinth: Selbstbiographie; Leipzig 1926, S. 123

Franz von Lenbach: Franz von Lenbach mit Frau und Töchtern

[1] Adolf Rosenberg: Lenbach; Bielefeld 1898, S. 78

[2] Martin Geck: Die Bildnisse Richard Wagners; München 1970, S. 147

[3] Erika Billeter (Hrsg.): Das Selbstportrait im Zeitalter der Photographie; Bern 1985, S. 500

[4] Dreimal Deutschland: Lenbach, Liebermann, Kollwitz; Kunsthalle Hamburg, 1982, S. 49

Gabriele Münter: Dorfstraße im Winter

[1] Der Blaue Reiter im Lenbachhaus München, Kat. der Sammlung in der Städtischen Galerie, 2. erw. und korr. Aufl., bearb. von Rosel Gollek; München 1982, S. 374

[2] a. a. O., S. 377

[3] a. a. O., S. 10

[4] a. a. O., S. 377

Franz Marc: Der Tiger

[1] Franz Marc, 1880 – 1916, Städtische Galerie Lenbachhaus München; München 1980, S. 44

[2] a. a. O., S. 150

[3] Gottfried Benn; Gedichte, Ges. Werke, Bd. 3, Gesänge I; Wiesbaden 1960, S. 25

[4] Franz Marc, a. a. O., S. 37

[5] a. a. O., S. 33

[6] Ankündigung der 1. Ausstellung des Blauen Reiter

[7] Franz Marc, a. a. O., S. 163

[8] a. a. O., S. 101

[9] Thomas Mann: Der Zauberberg, Bd. 2, 11. Ausg.; Berlin 1925, S. 629

Alexej von Jawlensky: Meditation

[1] Clemens Weiler: Alexej Jawlensky; Köln 1959, S. 104

[2] Brief vom 12. 6. 1938 an Pater Willibrord Verkade; in: Clemens Weiler: Alexej von Jawlensky; Wiesbaden 1955, S. 39ff.

[3] Jürgen Schultze: Alexej Jawlensky; Köln 1970, S. 62

Oskar Schlemmer: Gruppe am Geländer

[1] Tagebuch, 28. April 1925; in: Tut Schlemmer (Hrsg.): Oskar Schlemmer, Briefe und Tagebücher; München 1958, S. 172

[2] Antrittsvorlesung „Perspektiven" von Oskar Schlemmer, gehalten am 8. November 1932 in der Aula der Vereinigten Staatsschulen für Kunst und Kunstgewerbe zu Berlin-Charlottenburg; in: Karin von Maur: Oskar Schlemmer, Monographie und Oeuvrekatalog, Bd. 1; München 1979, S. 343

Richard Oelze: Tägliche Drangsale

[1] Alfred Barr: Oelze-Katalog der Kestner-Gesellschaft; Hannover 1965, o. Pag.

[2] a. a. O.

Philipp Otto Runge: Die Hülsenbeckschen Kinder

[1] Daniel Runge (Hrsg.): Philipp Otto Runge, Hinterlassene Schriften I; Hamburg 1840 (Reprint Göttingen 1965), S. 365

[2] Brief vom 2. November 1805; in: Karl Friedrich Degner: Philipp Otto Runge, Briefe in der Urfassung, Berlin 1940, S. 281

[3] Brief vom 2. November 1805, a. a. O.

[4] Henrik Steffens: Lebenserinnerungen aus dem Kreis der Romantik; Jena 1908, S. 249

Caspar David Friedrich: Das Eismeer

[1] Helmut Börsch-Supan, Karl Wilhelm Jähnig: Caspar David Friedrich – Gemälde, Druckgraphik und bildmäßige Zeichnungen; München 1973, S. 103

[2] Helmut Börsch-Supan: Caspar David Friedrich; München 1973, S. 140

[3] Caspar David Friedrichs Bekenntnisse, ausgewählt von Kurt Karl Eberlein; Leipzig 1924, S. 121

[4] Helmut Börsch-Supan, Karl Wilhelm Jähnig: a. a. O., S. 387

[5] Caspar David Friedrich, Kat. der Ausstellung Hamburg; Hamburg 1974, S. 311

Wilhelm Leibl: Drei Frauen in der Kirche

[1] G. J. Wolf: Wilhelm Leibl; München 1918, S. 19f.

Max Liebermann: Die Netzflickerinnen

[1] Julia Cartwright: Jean François Millet, Sein Leben und seine Briefe; Leipzig 1903, S. 115f.

[2] Max Liebermann: Die Phantasie in der Malerei; in: Günter Busch (Hrsg.): Schriften und Reden; Frankfurt 1978, S. 29

Edvard Munch: Vier Mädchen auf der Brücke

[1] N. Stang: Edvard Munch; Dresden 1972, S. 9

[2] a. a. O., S. 10

[3] a. a. O., S. 16

Ernst Ludwig Kirchner: Fünf Frauen auf der Straße

[1] Kat.: Kirchner; Berlin/München/Köln/Zürich 1979/80, S. 190

[2] a. a. O., S. 51

[3] a. a. O., S. 13

[4] a. a. O., S. 196

Andy Warhol: Texaner, Porträt Robert Rauschenberg

[1] Warhol; in: Andy Warhol/Pat-Hackett, Popism. The Warhol Sixties; New York 1980; S. 3

[2] a. a. O., S. 3

[3] Kat. 16 Americans; New York 1959

[4] Warhol; a. a. O., S. 22

[5] Robert Rosenblum; in: Warhol – Kat. Kestner-Gesellschaft 1981, S. 104

Wolf Vostell: Miss Amerika, 1968

[1] Vostell: Analogien und Antagonismen, Interview mit M. L. Borras; Madrid/Barcelona 1974; in: Ausstellungskat. Galerie van de Loo; München 1975

[2] Vostell und Berlin, Kat. DAAD; Berlin 1982, S. 52

[3] Vostell, Kat. Kestner-Gesellschaft; Hannover 1980, S. 26

[4] Vostell, a. a. O., S. 22

[5] Vostell, a. a. O., S. 12

Hans Holbein d. J.: Bildnis der Frau Holbeins mit den Kindern Katharina und Philipp

[1] Brief des Erasmus von Rotterdam an Thomas Morus, Herbst 1526; abgedruckt in: Die Malerfamilie Holbein in Basel; Kat. Kunstmuseum Basel 1960, S. 32

Salvador Dali: Die brennende Giraffe

[1] Minotaure, Nr. 10, Winter 1937; in: Robert Descharnes: Dali – Sein Werk, sein Leben; Köln 1974, S. 220

[2] Robert Descharnes (Hrsg.): Dali de Gala, (übersetzt von Verf.); Lausanne/Paris 1962, S. 65

[3] R. Descharnes, a. a. O., S. 114

[4] Der neue Anstrich des gespenstischen Sex-Appeals (1934); in: Axel Matthes und Tilbert Diego Stegmann (Hrsg.): S. Dali, Gesammelte Schriften: München 1974

[5] R. Descharnes, a. a. O., S. 118

Heinrich Füssli: Titania liebkost Zettel mit dem Eselskopf

[1] Gert Schiff: J. H. Füssli, Oeuvrekat.; München/Zürich 1973, S. 189

Johannes Itten: Die Begegnung

[1] Tagebuch 1919; hier immer zitiert nach Eva Badura-Triska: Zu Ittens Wiener Jahren 1916 – 1919; in: Kat. Johannes Itten, Künstler und Lehrer; Bern 1984/85, S. 71

[2] Tagebuch, 17. April 1965; in: a. a. O., S. 101

[3] Aus meinem Leben, Jugend- und Studienjahre (1948); in: Willy Rotzler (Hrsg.): Johannes Itten, Werke und Schriften; Zürich 1972, S. 27f.

[4] Fragmente zu Leben und Werk (1964); in: a. a. O., S. 31

[5] a. a. O.

[6] Tagebuch, 28. Februar 1967; a. a. O., S. 104

László Moholy-Nagy: LIS

[1] László Moholy-Nagy Z IX, 1924, zit. nach Kat. Kunst und Dokumentation; Städtische Kunsthalle Mannheim 1982/83, S. 48

[2] László Moholy-Nagy: Ein Totalexperiment; Mainz/Berlin 1972, S. 26

[3] Aus einem Artikel von Moholy-Nagy in MA (Wien), Mai 1922; in: László Moholy-Nagy: Ein Totalexperiment, a. a. O., S. 30 – 31

Sonia Delaunay: Prismes électriques

[1] Guillaume Apollinaire in den „Soirées de Paris" 15. 6. 1914; zit. nach Danielle Molinari: Sonia Delaunay; in: Delaunay und Deutschland, Staatsgalerie moderner Kunst im Haus der Kunst; München 1985/86, S. 196

Juan Gris: Der Frühstückstisch

[1] Will Grohmann: Mit Kahnweiler bei Juan Gris (1965); in: Kat. „Juan Gris"; Baden-Baden 1974, S. 28

[2] L'Esprit Nouveau, Nr. 5, 1921, S. 533; zit. nach der Übersetzung im Kat. „Juan Gris"; Baden-Baden 1974, S. 42

[3] Daniel-Henry Kahnweiler: Juan Gris – Leben und Werk; Stuttgart 1968, S. 148

[4] Aus „Poèmes in prose", Paris 1915; übers. von Karin von Maur nach dem Text auf der Gouache von Gris

[5] Übersetzt von Karin von Maur nach dem franz. Originaltext von Gris; in: Kat. „Juan Gris"; Baden-Baden 1974, S. 42

Jean Dubuffet: Glückliches Land

[1] Jean Dubuffet: Prospectus et tous écrits suivants, Bd. 1, Paris 1967; zit. nach Dubuffet, Retrospektive, Kat. Akademie der Künste; Berlin 1980, S. 43

[2] a. a. O., S. 280

[3] Jean Dubuffet: Prospectus, Bd. 2, a. a. O., S. 62

Alberto Giacometti: Porträt Jean Genet

[1] Goethes Werke, Hamburger Ausgabe, Bd. 1, 3. Aufl., 1956, S. 367

[2] Jean-Paul Sartre: Die Gemälde Giacomettis; in: J.-P. Sartre, Porträts und Perspektiven; Hamburg 1986, S. 281

[3] Eberhard und Barbara Göpel: Max Beckmann, Kat. der Gemälde, Bd. I; Bern 1976, S. 199

[4] Jean-Paul Sartre, a. a. O., S. 282

Bildquellennachweis

Seiten 10 – 16 Nationalgalerie, Staatliche Museen Preußischer Kulturbesitz, Berlin (West); 17 Staatsgalerie Stuttgart, (unten) Universitätsmuseum für bildende Kunst, Marburg; 19 (unten) Graphische Sammlung, München; 21 Galleria degli Uffizi, Firenze (Foto Scala); 22 Nationalgalerie, Staatliche Museen Preußischer Kulturbesitz, Berlin (West); 24 (oben rechts) und 25 (links) Nationalgalerie, Berlin (Ost); 28 – 34 Nationalgalerie, Staatliche Museen Preußischer Kulturbesitz, Berlin (West); 37 und 40 (oben rechts) Otto-Dix-Stiftung, Vaduz, (unten) Galerie der Stadt Stuttgart; 42 Neue Pinakothek, München; 44 (oben) Neue Pinakothek, 44 (unten) Armeemuseum Ingolstadt; 47 – 54 Neue Pinakothek, München; 55 und 57 Bayerische Staatsgemäldesammlungen, München; 59 Zeichnung entnommen dem Buch ‚Reineke Fuchs', Stuttgart 1867; 60 – 64 Neue Pinakothek, München; 65 Staatsgalerie moderner Kunst, München; 66 Neue Pinakothek, München; 69 Sammlung Schäfer, Schweinfurt; 70 Städtische Galerie im Lenbachhaus, München; 71 The Metropolitan Museum of Art (Mr. and Mrs. Julius Held) New York; 72 (oben) Thomas Corinth, New York, (unten rechts) Kunsthaus Zürich (Alle Abb. mit frdl. Genehmigung von Herrn Thomas Corinth, New York); 74 – 80 Städtische Galerie im Lenbachhaus, München; 82 (oben) Musée Gustave Moreau, Paris (Foto Giraudon); 82 (links) Fogg Art Museum, Cambridge (Grenville L. Winthrop Bequest); 83 Nationalgalerie, Staatliche Museen Preußischer Kulturbesitz, Berlin (West); 86 – 97 Städtische Galerie im Lenbachhaus, München; 98 Kunstmuseum Basel; 99 Staatsgalerie moderner Kunst, München; 100 Städtische Galerie im Lenbachhaus, München; 102 Museum am Ostwall, Dortmund; 103 – 106 Städtische Galerie im Lenbachhaus, München; 108 Kunstsammlung Nordrhein-Westfalen, Düsseldorf; 112 Soichi Sunami, New York (Foto); 113 – 114 Kunstsammlung Nordrhein-Westfalen, Düsseldorf; 115 Privatbesitz, Genf; 116 Nationalgalerie, Staatliche Museen Preußischer Kulturbesitz, Berlin (West); 117 Collection Isabella Far, Rom; 118 Staatsgalerie Stuttgart; 120 Kunstsammlung Nordrhein-Westfalen, Düsseldorf; 122 (links) Staatsgalerie Stuttgart; 124 Kunsthalle Hamburg; 125 Staatsgalerie Stuttgart; 126 Kunstsammlung Nordrhein-Westfalen, Düsseldorf; 129 The Museum of Modern Art, New York; 130 Museum Ludwig, Köln; 132 Kunstsammlung Nordrhein-Westfalen, Düsseldorf; 133 Rijksmuseum, Amsterdam; 134 Privatbesitz; 136 Prospekt der Firma Alzmetall; 137 Privatbesitz (Foto); 138 Privatbesitz; 140 – 148 Kunsthalle Hamburg; 149 Staatliche Kunsthalle, Karlsruhe; 150 – 152 Kunsthalle Hamburg; 153 Graphische Sammlung Albertina, Wien; 154 Kunsthalle Hamburg; 157 Neue Pinakothek, München; 158 – 159 Kunsthalle Hamburg; 160 Stedelijk Museum, Amsterdam; 161 Wallraf-Richartz-Museum, Köln; 162 Louvre, Paris; 164 – 167 Kunsthalle Hamburg (Reproduktion mit Genehmigung der Stiftung Seebüll, Ada und Emil Nolde); 168 Rijksmuseum, Amsterdam; 169 Stiftung Seebüll, Ada und Emil Nolde; 172 Wallraf-Richartz-Museum, Köln; 175 (links) Museo Castelvecchio, Verona; 175 (rechts) Wallraf-Richartz-Museum, Köln; 177 Städelsches Kunstinstitut, Frankfurt; 178 Wallraf-Richartz-Museum, Köln; 179 Kommunes Kunstsamlinger, Munch-Museet, Oslo; 180 Kunsthalle Hamburg; 182 Museum Folkwang, Essen; 183 Wallraf-Richartz-Museum, Köln; 184 Museum Ludwig, Köln; 186 (rechts) Von der Heydt-Museum, Wuppertal; 187 Museum Ludwig, Köln; 188 Von der Heydt-Museum, Wuppertal; 190 Museum Ludwig, Köln; 193 (unten) Moderna Museet, Stockholm; 194 Museum Ludwig, Köln; 195 (links) Museum Ludwig, Köln; 196 – 202 Museum Ludwig, Köln; 204 – 205 Kunstmuseum Basel; 207 Kunsthistorisches Museum, Wien; 208 (links und oben) Kunstmuseum Basel; 209 – 210 Kunstmuseum Basel; 212 Germanisches Nationalmuseum, Nürnberg;

213 Kunsthistorisches Museum, Wien; 214 – 216 Kunstmuseum Basel; 217 Kunstmuseum Bern; 220 – 222 Kunstmuseum Basel; 223 Galleria degli Uffizi, Firenze (Foto Scala); 225 (rechts) Kunstmuseum Basel; 226 National Gallery, London; 227 (links und rechts) Kunstmuseum Basel; 228 Kunstmuseum Basel; 232 Kunstsammlung Nordrhein-Westfalen, Düsseldorf; 236 Kunsthaus Zürich; 238 Tate Gallery, London; 239 Kunstmuseum Winterthur; 241 – 242 Kunsthaus Zürich; 243 – 244 Hessisches Landesmuseum, Darmstadt; 245 Galleria degli Uffizi, Firenze (Scala); 248 Kunsthaus Zürich (Gottfried Keller-Stiftung); 252 – 253 Kunstmuseum Bern; 254 Kunsthaus Zürich; 255 Privatbesitz (Foto); 258 – 259 Alle Abb. mit freundlicher Genehmigung von Frau Anneliese Itten (258 links entnommen Johannes Itten, „Kunst der Farbe“, Otto Maier Verlag, Ravensburg); 260 Kunsthaus Zürich; 262 Museum Ludwig, Köln; 263 Bauhaus-Archiv, Berlin; 264 Nationalgalerie, Staatliche Museen Preußischer Kulturbesitz, Berlin (West); 265 Sammlung Hattula und Hans Ruedi Hug, Zürich; 266 Stedelijk van Abbemuseum, Eindhoven; 268 Centre Georges Pompidou, Paris; 269 Jacques Damase (Foto); 270 Centre Georges Pompidou, Paris; 270 (links) Centre Georges Pompidou, Paris; 271 (unten) Centre Georges Pompidou, Paris; 272 Thames and Hudson, London (Foto); 273 Kunstmuseum Basel; 274 Centre Georges Pompidou, Paris; 275 Privatbesitz, Paris; 276 The Museum of Modern Art, New York (Lillie P. Bliss Bequest); 277 The Art Institute of Chicago (Leigh B. Block Collection); 280 Centre Georges Pompidou, Paris; 282 Kunstsammlung Nordrhein-Westfalen, Düsseldorf; 283 Staatsgalerie, Stuttgart; 284 The Museum of Modern Art, New York (Mrs. Simon Guggenheim Fund); 286 Centre Georges Pompidou, Paris; 289 Kunstmuseum Bern (Adolf-Wölfli-Stiftung); 290 – 292 Centre Georges Pompidou, Paris; 293 – 294 Kunsthaus Zürich (Alberto Giacometti-Stiftung); 295 The Fogg Art Museum, Cambridge; 296 Kunsthaus Zürich; 298 Tate Gallery, London; 301 Derby Art Gallery; 302 National Gallery, London; 304 Tate Gallery, London; 305 Entnommen Kat. Staatliche Kunsthalle, Baden-Baden; 307 City Art Gallery, Plymouth; 308 City Art Gallery, Birmingham; 309 City Art Galleries, Manchester; 310 – 322 Tate Gallery, London; 324 (oben) Arts Council Collection, London; 325 City Art Galleries, Manchester; 326 – 327 Tate Gallery, London.